GESCHICHTE DER GESELLSCHAFT DER ÄRZTE IN WIEN

1837—1937

HERAUSGEGEBEN

VON DER

GESELLSCHAFT DER ÄRZTE

MIT 14 ABBILDUNGEN IM TEXT

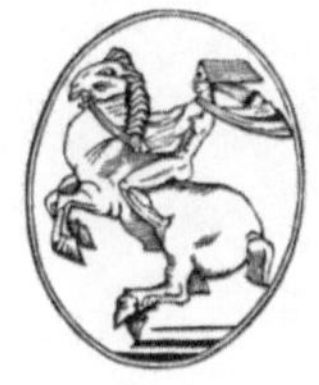

SPRINGER-VERLAG WIEN GMBH

1938

ISBN 978-3-662-27212-1   ISBN 978-3-662-28695-1 (eBook)
DOI 10.1007/978-3-662-28695-1

Vorwort.

Die Jahrhundertfeier der Gesellschaft der Ärzte in Wien gab den Anlaß, auf die wechselvollen Geschicke und die wissenschaftliche Arbeit der Gesellschaft zurückzublicken und sie in breiterem Rahmen darzustellen, zumal die Geschichte der Gesellschaft auch einen wesentlichen Teil der Medizingeschichte der letzten hundert Jahre bildet. Die Bedeutung medizingeschichtlicher Betrachtung wurde in Wien auch von unserem großen Meister *Billroth* stets betont, der vor 50 Jahren einen wenngleich nur kurzen Abriß der Geschichte unserer Gesellschaft anregte und immer den Standpunkt vertrat, daß „Geschichte und Forschung so untrennbar verbunden sind, daß das eine ohne das andere für ihn gar nicht denkbar" sei.

Der langjährige ehrenamtliche erste Bibliothekar der Gesellschaft unterzog sich der Aufgabe, sowohl die äußeren Schicksale wie die Fülle der wissenschaftlichen Leistungen eines Säkulums zusammenzufassen, und ich sage ihm namens der Gesellschaft besten Dank. Ich bin überzeugt, daß diese Geschichte auch außerhalb des engen Kreises unserer Mitglieder reges Interesse finden wird.

Besonderer Dank unserer Gesellschaft gebührt auch dem Verlag Julius Springer, der bei der Herausgabe des Werkes das weitestgehende Entgegenkommen zeigte und dadurch erst die Drucklegung ermöglichte.

Wien, Ende Februar 1938.

Inhaltsverzeichnis.

Hundert Jahre erscheinen dem einzelnen Menschen, dessen durchschnittliches Lebensalter meist viel weniger Jahre beträgt, schon als ein ganz stattlicher Zeitraum, sie werden aber gegenüber der mehrere tausend Jahre betragenden Entwicklung der Medizin nur zu einer kurzen Spanne. Sind ja schon die uns erhaltenen ältesten Dokumente, die uns über eine bereits nach vielen Richtungen hin ausgebildete Heilkunde berichten, zweieinhalb Jahrtausende alt. Aber hundert Jahre sind selbst in unserer jubiläumsreichen und jubiläumsfreudigen Zeit schon ein Abschnitt, nach welchem es sich lohnt, einen kurzen Moment innezuhalten und auf die geleistete Arbeit zurückzuschauen, und das insbesondere in einer Zeit, in der sich der Fortschritt wie auf vielen anderen Gebieten, so auch auf dem der Medizin fast überhastend und überstürzend vollzieht. Es ist fraglos, daß sich jeder Fortschritt, jede Errungenschaft an den Namen eines einzelnen Menschen knüpft, wenn dieser einzelne Mensch auch bewußt oder unbewußt auf den Schultern vieler, vieler Vordermänner steht, und es ist zweifellos, daß ärztliche Gesellschaften oder Korporationen ebensowenig wie die Vereinigungen auf anderen Gebieten unmittelbaren Einfluß auf den Entwicklungsgang einer Wissenschaft oder Kunst nehmen können. Aber man darf doch nicht verkennen, daß die Vereinigungen gleichstrebender Männer dem Gelehrten, der sein Leben der Forschung am Krankenbett, am Leichentisch, im Ambulatorium oder an der Retorte widmet, eine öffentliche Tribüne bieten, von der aus er für seine Ideen und Erkenntnisse wirken, für sie auch eintreten kann; haben ja oft wertvolle Erfindungen und Entdeckungen, namentlich solche theoretischer Natur, das Schicksal, in wenig gelesenen Werken oder Archiven begraben zu werden, in denen sie besonders dem Praktiker unzugänglich sind. Solche Vereinigungen vermitteln gegenseitig befruchtende Gedanken, sie tragen durch öffentliche und freie Aussprache zur Klärung und Kritik bei, geben durch Veröffentlichungen ihrer Berichte in Zeitschriften, Archiven und Jahrbüchern weiteren Kreisen Anregung, erleichtern durch Schaffung von Fachbibliotheken, insbesondere Zeitschriftenbibliotheken, die Möglichkeit, die Errungenschaften des Auslandes kennenzulernen, und sind schließlich oft auch in der Lage, Fragen, die nur in gemeinsamer Arbeit zur Klärung kommen können, zu fördern. Nicht zu unterschätzen ist auch der Umstand, daß ein kollegiales Sichkennenlernen manche Schärfen der wissenschaftlichen Diskussion zu mildern vermag, und *Alexander von Humboldt* betonte, „daß ein persönliches Nähertreten gerade im unentbehrlichen Widerstreit der Meinungen und zur Überwindung des Beharrens auf veralteten Anschauungen notwendig" sei. Ähnliche Erwägungen schwebten aber schon *Baco* vor, der für die ganze zivilisierte Welt eine wissenschaftliche Vereinigung, ein „House of Salomon", geschaffen wissen wollte.

Ärztliche Körperschaften sind uns schon aus früherer Zeit bekannt; ich erinnere an die Asklepiaden-Schulen und an die Collegia medica der Römer im Altertum, an die Collegia medica italienischer Städte im Mittelalter, in dem auch die ersten medizinischen Fakultäten entstanden, die ursprünglich noch die Gesamtheit der Ärzte, die aus ihnen hervorgegangen oder von ihnen rezipiert worden waren, umfaßten. Aber dies waren Körperschaften, die nur den Zwecken des Unterrichts, Zwecken der Sanitätsverwaltung oder standesärztlichen Zwecken dienen sollten. Ausschließlich wissenschaftlichen Zwecken galten erst die in der Neuzeit in verschiedenen Ländern erstandenen Akademien, welche das Gesamtgebiet der Wissenschaften pflegen wollten und in einer Zeit, wo die Medizin noch eng mit philosophischen und naturwissenschaftlichen Disziplinen verknüpft war, auch der medizinischen Forschung dienten. Ich erwähne für die deutschen Lande nur die schon 1652 von dem Arzt *J. L. Bausch* in Schweinfurt gegründete Kaiserlich Leopoldinisch-Karolinische Akademie für Naturforscher als die älteste wissenschaftliche Gesellschaft.

Aber die Medizin wurde immer größer, das Bedürfnis der in der Praxis stehenden Ärzte, sich auch mit den Ergebnissen der fortschreitenden Entwicklung der Heilkunde vertraut zu machen, wuchs immer mehr, man wollte nicht mehr bloß in Büchern lesen — von medizinischen Zeitschriften war damals noch kaum die Rede, sondern auch hören und schauen, seine eigenen Erfahrungen vorbringen und nachprüfen lassen, sich mit gleichstrebenden Männern beraten, und so bildeten sich schon Ende des 17. Jahrhunderts ärztliche Gesellschaften und Vereine, die neben standesärztlichen sich auch mit wissenschaftlichen Fragen beschäftigten, wobei unter Wissenschaft nicht nur rein theoretische Probleme, sondern auch die Fortschritte in der praktischen Ausübung der Heilkunde zu verstehen sind.

In Wien, wo schon 1365 eine Hochschule als die zweitälteste auf deutschem Boden erstanden war, hatte die medizinische Fakultät, die, wie schon früher erwähnt, fast die Gesamtzahl der in Wien praktizierenden Ärzte umfaßte, jahrhundertelang sich nur mit den Angelegenheiten des Unterrichts, der Praxisausübung und des Sanitätswesens der Stadt, mit Begutachtungen, Apothekenrevisionen, Kurpfuschertum usw. beschäftigt. Fragen, die die Heilkunde als solche betrafen, wurden höchstens ganz von weitem gestreift und die medizinische Wissenschaft, wie sie anderwärts wenigstens im Rahmen der bekannten Systeme gepflegt wurde, lag hier bis zur Mitte des 18. Jahrhunderts im Dornröschenschlaf, wenn auch einzelne wenige Männer, meist aus der Fremde berufen, den Anschluß an die bereits im Aufblühen befindliche italienische und französische Medizin zu suchen sich bemühten. Erst um die Mitte des 18. Jahrhunderts trat die Wiener Medizin in das Licht der Medizingeschichte. Es war dies das unbestreitbare Verdienst des großen *Boerhaave*-Schülers *Gerhard van Swieten*, der nicht nur legislatorisch, sondern auch selbst lehrend einen mächtigen Umschwung veranlaßte. Der von *van Swieten* gestreute Samen fiel auf fruchtbaren Boden, ihm entsproßte die ältere Wiener medizinische Schule, deren Träger bald Weltruhm erlangen und zum Aufbau der modernen Medizin manchen wertvollen Baustein legen sollten.

Freilich trat in der offiziellen Medizin nach einem *van Swieten, de Haën, Stoll, Peter Frank, Valentin von Hildenbrand* ein bedauerlicher Stillstand ein,

der sich vor allem darin fühlbar machte, daß man in streng konservativem
Geiste sich mit dem bisher Gewonnenen begnügte und ahnungslos über die bedeutenden Leistungen hinwegsah, welche die französische, englische und deutsche
Heilkunde inzwischen aufzuweisen hatte, falls man überhaupt von ihr Kenntnis
nahm — denn wir dürfen nicht vergessen, daß Österreich in der Zeit des starren
Absolutismus, wie er nach Josephs II. Tode herrschte, auch in wissenschaftlicher
Beziehung durch hohe Mauern vom Ausland abgeschlossen war und daß seit
dem Jahre 1802 ein Mann allmächtig das medizinische Studienwesen beherrschte,
der jeder Neuerung mißtrauisch gegenüberstand und jede selbständige geistige
Regung im Keim zu unterdrücken suchte. Bis 1836 herrschte dieser Mann,
Andreas Joseph Freiherr *von Stifft*, den man auch nicht davon freisprechen kann,
daß Protektionswirtschaft und Nepotismus bei Besetzungen einrissen, und dem
schon *Theodor Puschmann* es zuschrieb, daß der Fortschritt der medizinischen
Wissenschaften in Österreich durch Dezennien gehemmt wurde und alle Versuche, einen neuen Aufschwung derselben herbeizuführen, vereinzelt blieben
und keinen dauernden Erfolg hatten. Die Professoren mußten nach vorgeschriebenen Lehrbüchern unterrichten und durch Befehl des Kaisers Franz war ihnen
eingeschärft, ohne „Grübeleien" die gute alte Tradition festzuhalten.

Ruft man sich für Wien das Bild der Dezennien vor dem März 1848 in Erinnerung, so ersteht vor unseren Augen die Stadt mit den mächtigen Mauern
und tiefen Gräben, mit den engen Gassen und Gäßchen, mit seinem im Umgang
leutseligen Hof und Adel, seinem behäbigen Bürgertum, das Theater und Musik
als höchste Freuden kannte, kurz gesagt, das Wien der seligen Biedermeierzeit.
Politik war verpönt, aber auch wissenschaftliche Bestrebungen wurden insoweit
mit Argusaugen beobachtet, als sie die verhaßte Aufklärung hätten befördern
können. So beklagte sich z. B. 1815 der Wiener Arzt und Naturforscher *Johann
Gottfried Bremser* in einem Brief an *Soemmerring*, daß er seine Abhandlung über
die Eingeweidewürmer vom Zensor zurückerhalten habe, weil dieser in der Ver-
teidigung der Generatio aequivoca Pantheismus gerochen habe.[1] Bei der ersten
Deutschen Naturforscherversammlung in Leipzig, 1822, und bei der nächstfolgenden in Halle gab es österreichische Teilnehmer, die nicht genannt sein
wollten, „befürchtend, ihre Anwesenheit in einer solchen Versammlung könne
von ihren Regierungen übel gedeutet werden".[2] Aber dennoch begann sich unter
der glatten Oberfläche manches zu regen und zu bewegen. Schon am Beginne
des 19. Jahrhunderts hatte es nicht an Ärzten gefehlt, in denen der Wunsch
erwacht war, sich nicht nur mit der erlernten Handwerksmedizin zu begnügen,
sondern sich auch weiterzubilden, die neuen Errungenschaften der Heilkunde zu
verfolgen und selber an dem Fortschritt der Medizin mitzuarbeiten. So kam es
schon 1802 zur Bildung einer Vereinigung von Wiener Ärzten, über die ich bereits
vor Jahren berichtet habe[3] — sie war merkwürdigerweise bis dahin unbekannt
geblieben. Ihr Gründer war ein erst vier Jahre vorher promovierter Arzt, *Johann*

---

[1] *S. Th. Soemmerring*, Vom Bau des menschlichen Körpers. Neue Ausgabe, Leipzig
1844, Bd. 1, S. 344.

[2] *K. Sudhoff*, 100 Jahre Deutscher Naturforscherversammlungen. Leipzig 1922,
S. 10.

[3] Wien. klin. Wschr. 1925, Bd. 38, S. 915 u. 940.

Anton Heidmann, über dessen Lebensdaten wir leider nichts Weiteres wissen und von dem uns nur eine Übersetzung der „Tableaux synoptiques de chimie" des berühmten *Antoine-François Foucroy*, des Begründers der medizinischen Chemie, bekannt ist. Ihm stand als Zweck zunächst die Erweiterung der medizinischen Ausbildung der praktischen Ärzte vor Augen, aber jedes Mitglied sollte auch zu eigenen „Abhandlungen über Gegenstände, die auf die Arzneikunde einen mittelbaren oder unmittelbaren Einfluß haben", angeregt werden. Es waren mit Ausnahme des angesehenen Wiener Arztes *Joseph von Portenschlag*, der in der Frühgeschichte der Blatternimpfung eine Rolle spielte, nur jüngere Ärzte, die diese Vereinigung bildeten, und wir finden auch keinen Professor der medizinischen Fakultät unter den gründenden Mitgliedern. Aber ein Mann findet sich unter diesen gründenden Mitgliedern, der nicht nur zu den Mitgründern unserer Gesellschaft zählt, sondern später auch ihr erster Präsident wurde, *Johann Malfatti*. Was diese Vereinigung, deren Versammlungen zuerst in der Wohnung des Dr. *Heidmann*, später in der *Malfatti*s abgehalten wurden, geleistet hat, habe ich in der bereits erwähnten Arbeit dargelegt. Die Protokolle dieser Vereinigung schließen mit dem Jahre 1811, dem unglückseligen Jahre des Bankozettelkraches. Ganz erstorben dürften aber diese Versammlungen nicht sein; denn *Johann Friedrich Osiander* berichtet uns von seinem Aufenthalt in Wien in den Jahren 1814 und 1815, daß er dort eine Gesellschaft praktischer Ärzte getroffen habe, die sich zu regelmäßigen Zusammenkünften zusammenfänden, „sowohl ihre Erfahrung und Beobachtungen sich mitzuteilen, als über epidemische Konstitution und andere dem praktischen Arzte wichtige Gegenstände sich zu besprechen und zu belehren".[1] Aber auch der früher genannte *Bremser* erwähnt in einem Brief vom 18. März 1815 eine medizinische Gesellschaft in Wien, in der er bereits Bruchstücke seines früher erwähnten Werkes über die Eingeweidewürmer (erschienen 1819) vorgelesen habe.[2]

Nicht ohne Einfluß auf einen engeren Zusammenschluß der Ärzte zwecks Belehrung durch Austausch der gegenseitigen Erfahrungen war auch der Einbruch der Cholera in den Jahren 1831 und 1832; denn das Umsichgreifen der schrecklichen Epidemie und die Ohnmacht, mit der der einzelne der Seuche gegenüberstand, mußte den Ärzten ja recht lebhaft vor Augen geführt haben, wie förderlich eine Vereinigung der zersplitterten Kräfte wäre.

Daß Wien auch die Fühlung mit der deutschen Medizin und Naturwissenschaft erstrebte, beweist die Einladung der Naturforscherversammlung nach Wien für das Jahr 1831. Der Cholera wegen mußte sie aber bis zum nächsten Jahre verschoben werden. Zwar war die Teilnahme der Wiener Ärzteschaft nicht überwältigend — *Stifft* hatte sein Fernbleiben entschuldigt, zwar frönte man in der medizinischen Sektion noch stark der hergebrachten Naturphilosophie, aber die Wiener traten doch trotz ihrer geringen Zahl relativ stark in den Vordergrund. *St. Töltényi* sprach wohl noch über die naturphilosophische Bedeutung der Blutzirkulation und *A. I. Wawruch* hielt eine Gedenkrede für den großen Wiener Naturphilosophen *Philipp Carl Hartmann*; aber man vernahm doch auch Stimmen, die in die Zukunft wiesen. So sprach der Wiener Arzt

---

[1] Nachrichten über Wien, über Gegenstände der Medizin, Chirurgie und Geburtshilfe. Tübingen 1817.

[2] siehe l. c.

Friedrich Müller über die Anwendung und Bedeutung der Auskultation und auch der Name *Carl Rokitanskys* leuchtet schon in der Diskussion über die Bedeutung der *Peyer*schen Plaques bei der Cholera auf. Daß diese neuaufgetretene Geißel in den Verhandlungen der medizinisch-chirurgischen Sektion eine bedeutende Rolle spielte, war nach den Erlebnissen der jüngsten Zeit selbstverständlich und ihr widmete *Wawruch* einen historischen Exkurs. Für den fortschrittlichen Geist, der in Wien schon immerhin Raum gewonnen hatte, zeugte der Ausspruch des Wiener Professors *Fr. Jäger* der Homöopathie gegenüber, die er damit abtat, daß er „die ganze Lehre in das Gebiet des Glaubens verwies und aus dem Reiche des Wissens verbannte", zeugten ferner die Ausführungen des späteren Gründers unserer Gesellschaft, *Fr. Wirer*, der für die Errichtung orthopädischer Institute eintrat, die mit Erziehungsanstalten zu verbinden wären, in welchen durch gymnastische Übungen und vorzugsweise durch Schwimmen die körperlichen Kräfte methodisch entwickelt würden.

Bekannter als die früher erwähnte Vereinigung Wiener Ärzte war der Kreis jener Männer, die sich mit Beginn der Dreißigerjahre zunächst als Abonnenten medizinischer Zeitschriften an den Samstagabenden im Hause des Dr. *Ludwig Kauffmann*, nach dessen Tode bei Dr. *Ludwig Mauthner* zusammenfanden. Über sie berichtete der erste Historiograph unserer Gesellschaft, *S. Hajek*, auf Grund der Aufzeichnungen eines Teilnehmers. Auffallend ist nur, daß unter den Mitgliedern dieser Vereinigung sich eine Reihe von Namen findet, die wir in der ersten Liste der Gesellschaftsmitglieder nicht treffen, in der z. B. auch der Name *Mauthners*, der 1837 das erste Wiener Kinderspital gegründet hatte und 1851 der erste Professor der Kinderheilkunde in Wien wurde, fehlt, was der Ansicht *Hajeks* widerspricht, „daß sich hier der Kern zu weiterer Anbildung für die Gesellschaft der Ärzte gebildet zu haben" scheint.

Die ersten vorbereitenden Schritte zur Gründung jener Gesellschaft, deren Zentenarium den Anlaß zu dieser Festschrift bildet, gingen von Dr. *Franz Wirer* (seit 1837 Ritter *von Rettenbach*) aus, der schon seit 1831 bemüht war, eine wissenschaftlichen und praktisch-medizinischen Zwecken dienende Ärztevereinigung ins Leben zu rufen und die zersplitterten Kräfte zu sammeln. Es ist hier nicht Zeit und Raum, das Leben und Wirken dieses bedeutenden Mannes darzustellen, der 1771 als Sohn eines Korneuburger Wundarztes geboren war, noch als Mediziner zehn Jahre militärärztliche Dienste versehen hatte und darum erst 1799 zum Dr. chirurgiae an der Josephinischen Akademie, 1800 zum Dr. medicinae an der Universität promoviert worden war. Später ein vielbeschäftigter Arzt, dessen Klientel auch die allerhöchsten Kreise umfaßte, wurde er insbesondere durch seine Verdienste um den Badeort Ischl in weiteren Kreisen bekannt, da er dort die erste Solbadeanstalt gründete, eine Anstalt für Molkenkur ins Leben rief und zum Teil auf eigene Kosten Promenaden und öffentliche Gärten schuf. In Ischl hatte er den Erzherzog und Kardinal-Fürsterzbischof von Olmütz *Rudolf* erfolgreich behandelt, weshalb er von diesem den Titel eines Leibarztes und Hofrates erhielt. 1836 hatte er insbesondere seiner Verdienste um Ischl wegen den Leopoldsorden erhalten und war auf Grund dieses im nächstfolgenden Jahre in den Adelsstand erhoben worden. Aber auch um die Förderung der medizinischen Wissenschaft machte er sich verdient, was 1836 in seiner Wahl zum Rector magnificus zum Ausdruck kam. Bereits wenige Jahre nach der Gründung der Gesellschaft der Ärzte — am 30. März 1844 — wurde diese ihres Gründers und besonderen Förderers beraubt. In Bad Ischl erinnert noch heute eine auf einem Marmorsockel stehende gußeiserne Kolossalbüste *Wirers* an diesen bedeutenden Mann.

Lassen wir nun *Wirer* selbst über seine ersten Bemühungen um Gründung einer Gesellschaft der Ärzte in Wien sprechen: „Vor dem Ausbruch der ersten Choleraepidemie in Wien im Jahre 1831", schreibt er 1837, „fühlte ich mit mehreren Kollegen das lebhafteste Bedürfnis, einen ärztlichen Verein zu bilden, um uns in demselben kollegialisch über die so wichtigen Verhältnisse jener bedrängten Zeitperiode beraten zu können. Bei der nächsten öffentlichen Fakultätsversammlung machte ich daher den Vorschlag zur Bildung eines solchen Vereines, mit dem alle anwesenden Fakultätsmitglieder einverstanden waren und dessen mögliche Ausführung sie mir übertrugen. Am nächstfolgenden Tage aber erhielt ich die Weisung, keine weiteren Schritte für die Bildung einer ärztlichen Versammlung zu machen. Obgleich ich nun hierdurch im weiteren Fortwirken für die Realisierung meiner Idee gehemmt worden war, so wurde doch meine Überzeugung immer mehr und mehr befestigt, wie wohltätig, ja wie notwendig die Bildung eines solchen Vereines zur Förderung der Medizin als Kunst und Wissenschaft sein würde und müsse. Bei den nun späterhin sich günstiger gestaltenden Umständen faßte ich daher neuerdings den Entschluß, diese Angelegenheit zur Sprache zu bringen, und hielt mit einzelnen meiner Kollegen über die Möglichkeit und Wirklichkeit einer sanktionierten ärztlichen Gesellschaft Rücksprache. Da nun alle die Ausführung dieses Vorschlages höchst wünschenswert fanden, so ersuchte ich den Herrn Hofrat Baron *von Türkheim* um seine Einwilligung, mit mehreren Herren Kollegen in seiner Wohnung zusammentreffen zu dürfen, um über diesen Gegenstand uns gemeinschaftlich beraten zu können. Dies geschah auch wirklich einige Tage später, allwo folgende Herren Dr. Baron *von Türkheim*, Dr. *von Malfatti, Brants, Jäger Friedrich, Sterz* senior, *Wirer* als die Gründer dieser Gesellschaft sich versammelten und ich mit wenigen Worten meine Gründe für die Bildung einer Gesellschaft der Ärzte und für deren Notwendigkeit in dieser Zeit vorgetragen habe. Da die sämtlich versammelten Herren Kollegen mit diesem Vorschlage einverstanden waren, so wurde einstimmig beschlossen, in dieser Versammlung zu einer Wahl von mehreren Mitgliedern zu schreiten, unter denen auch jüngere Ärzte befindlich sein sollten, um diesen Gegenstand in einer nächsten Versammlung mehreren Ärzten zur Würdigung vorzulegen; die dann sogleich vorgenommene Wahl traf folgende Ärzte: Herrn Dr. *von Bischoff, Czermak, Czykanek, Güntner, Herrmann, Raimann* Hofrat, *Rinna, Schroff Stephan, Vering, Well, Vivenot.* Die zweite Versammlung wurde nun unter Zuziehung dieser Ärzte in der Wohnung des Herrn Barons *von Türkheim* abgehalten, dabei derselbe Vorschlag wegen Errichtung einer Gesellschaft vorgetragen und einstimmig als höchst wünschenswert angenommen; zugleich wurden die Herren Doktoren *von Herrmann* und *von Rinna* ersucht, einen vorläufigen Entwurf der Statuten zu verfassen. In der dritten Versammlung in der Wohnung des Herrn Barons *von Türkheim* wurde der von dem Dr. *Rinna* und Professor *Herrmann* verfaßte Entwurf der Versammlung vorgetragen; da man sich jedoch bei den mündlichen Diskussionen über mehrere wesentliche

Punkte nicht vereinigen konnte, so kam man dahin überein, daß obiger Entwurf den sämtlichen Herren Mitgliedern in alphabetischer Reihe mitgeteilt und von jedem derselben eine schriftliche Meinungsäußerung beigefügt werden solle.

Die vierte Versammlung wurde in der Wohnung des Unterfertigten abgehalten und der nach den schriftlichen Meinungsmitteilungen der sämtlichen Herren Mitglieder modifizierte Entwurf der Statuten einstimmig angenommen und zugleich festgesetzt, daß eine aus der Mitte der Versammlung gewählte Deputation sich zu Sr. Majestät verfüge, um die Erlaubnis zur Bildung einer ärztlichen Gesellschaft nachzusuchen. Noch kam man in dieser Sitzung überein, daß die Anzahl der Gesellschaftsmitglieder auf 30 erhöht und sowohl die bereits bestehenden als die noch hinzuzufügenden Mitglieder einer neuen Wahl unterzogen werden sollten, welche von den bereits bestehenden Mitgliedern durch Stimmenmehrheit vorgenommen werden sollte.

In der fünften und letzten vorbereitenden, abermals in der Wohnung des Unterzeichneten vorgenommenen Sitzung wurde nun die Wahl der sämtlichen 30 Mitglieder vorgenommen und beschlossen, daß man durch eine Deputation die Bittschrift um Bewilligung der Bildung einer ärztlichen Gesellschaft samt dem Statutenentwurfe und dem Verzeichnis der zuletzt gewählten 30 Mitglieder allerhöchsten Ortes überreichen solle, welches auch geschehen ist."

Es liegt uns auch noch das Konzept der Rede vor, die *Wirer* in der zweiten Versammlung hielt, ebenso zwei Brouillons zu den Statuten, eines, welches der Versammlung am 3., und eines, das der Versammlung vom 24. Februar 1837 vorgelegt wurde; in dem ersteren ist von einem „Verein praktischer Ärzte in Wien", in dem zweiten von einer „Ärztlichen Gesellschaft in Wien" die Rede. Als Männer, denen die Verfassung der Statuten anvertraut worden war, wurden schon früher *Herrmann* und *Rinna* genannt. Dr. *Leopold Franz Herrmann* wirkte damals als Professor der Pathologie und Pharmazie und Dr. *Ernst Rinna von Sarenbach*, am 11. Januar 1793 zu Görz geboren, 1816 in Wien promoviert, 1824 zweiter Hofarzt, war Verfasser des „Repertorium (später Klinisches Jahrbuch) der vorzüglichsten Kurarten, Heilmittel, Operationsmethoden", Wien 1833—1836 (4 Bände). Er starb im 44. Jahre schon am 23. Mai 1837, also vor dem Inslebentreten der Gesellschaft. Ihm hielt *Ernst Feuchtersleben* in der Sitzung vom 15. Februar 1841 einen warmempfundenen Nachruf, in dem er sagte: „Wir waren seine letzte irdische Aufgabe, uns hat er seine letzten Tage zugewendet." Aber auch *Herrmann*, der, 1785 in Wien geboren, sich ebenfalls literarisch betätigt hatte, starb schon am 10. Mai 1839.

Es sind uns auch die Äußerungen der einzelnen Mitglieder zu dem erstgenannten Statutenentwurf erhalten. Von diesen sei nur die *Malfatti*s hervorgehoben, in welcher er darauf hinweist, daß er „schon vor 30 Jahren die Ehre hatte, einen Privatverein der Wiener Ärzte bei sich zu halten. Wir durften damals uns keine Statuten erlauben und die einzigen Bedingnisse waren 1. reines tätiges Streben zur Wissenschaft; 2. edles kollegialisches Benehmen mit voller Verzichtleistung auf Persönlichkeit. Nach siebenjährigen erfolgnisreichen wöchentlichen Sitzungen hörte leider durch Übertreibung des 2. Artikels der Verein auf". Wie aus meinem früher erwähnten Aufsatz über diesen Verein hervorgeht, stimmen die Angaben fehlender Statuten und die über die Zahl der Jahre nicht.

8

Türkheim lehnte eine nähere Würdigung des Entwurfes aus dem Grunde ab, daß er „als öffentlicher Sanitätsbeamter bei der k. k. Hofkanzlei in den Fall kommen dürfte, von Amts wegen zur Abgabe eines Gutachtens über denselben aufgefordert zu werden". *L. Türkheim*, den *Skoda* als den zweiten *van Swieten* bezeichnete, der seit Jahren an einer nicht dem Fortschritt nachhinkenden, sondern den Fortschritt erweckenden Reform des medizinischen Studiums in Österreich arbeite, war von Anbeginn aber der wohlwollende Förderer der Gesellschaft.

Am 12. März 1837 wurde ein aus den Ärzten *Gerhard Brants*, praktischem Arzt, *Franz Xaver Güntner*, damals Direktor des Allgemeinen Krankenhauses, *Johann Malfatti*, erzherzoglichem Leibarzt, und *Johann Nepomuk Raimann*, Präses der Fakultät, bestehender Ausschuß eingesetzt, dem die weiteren Schritte übertragen wurden. Es war begreiflich, daß in dem vormärzlichen Wien, in dem ängstlich über jede Vereinsbildung gewacht wurde, in dem man jede harmlose Tischgesellschaft polizeilich überwachte und jeder Versammlung hochverräterische, umstürzlerische Zwecke zuschrieb, auch die Gründung selbst einer Gesellschaft für Ärzte keine so einfache Sache war. Wissen wir ja auch, daß es in den benachbarten deutschen Staaten nicht viel anders war; denn wir hören, daß z. B. die von dem bekannten *Franz Anton Mai* 1780 in Mannheim gegründete Gesellschaft praktischer Ärzte, Wundärzte, Apotheker und Geburtshelfer als „geheime und gefährliche Gesellschaft" unterdrückt wurde.[1] Dazu kam noch, daß man Kompetenzschwierigkeiten mit der medizinischen Fakultät befürchtete.

Da sich unter den Projektanten hochangesehene Ärzte und Leibärzte befanden — außer den bereits obgenannten der Vizedirektor der medizinischen Studien, Dr. *Ludwig* Freiherr *von Türkheim, Joseph von Vering, Rudolf von Vivenot*, die Professoren *Ignaz Rudolph Bischoff* Edler *von Altenstern* und *Friedrich Jäger*, war zwar schon mündlich vom Kaiser die Genehmigung der Gesellschaft zugesagt worden. Umständlicher ging aber die k. k. vereinigte Hofkanzlei vor, der am 27. März 1837 das Gesuch um Errichtung einer ärztlichen Gesellschaft samt Statutenentwurf und einem Verzeichnis von 30 gewählten Mitgliedern zur allerhöchsten Sanktion vorgelegt wurde, „da es sich", wie es in dem Dekret vom 11. April heißt, „hier um Konstituierung einer Gesellschaft handelt, welche Versammlungen halten, ein Lesekabinett etablieren, nach dem Entwurf der Statuten sich ihre eigene Verfassung geben will, wobei politische und polizeiliche Rücksichten und selbst der Bestand und die der hiesigen medizinischen Fakultät erteilten allerhöchsten Privilegien zu berücksichtigen sein dürften", weshalb eine gutachtliche Äußerung von der n.-ö. Landesregierung längstens binnen sechs Wochen verlangt wurde.[2]

Schon am 19. April fand eine Ratssitzung der n.-ö. Landesregierung unter dem Vorsitz des Regierungspräsidenten, Freiherrn *von Talatzko*, statt, in welcher der verlangte Bericht erstattet wurde, aus dem folgende Äußerungen hervorgehoben sein mögen: „Es ist nicht zu verkennen", wird erklärt, „daß seit ungefähr 30 Jahren, insbesondere aber seitdem durch den glorreichen Befreiungskrieg der Jahre 1813, 1814 und 1815 der Welt die Segnungen eines anhaltenden Friedens geworden sind, in allen Ländern Europens ein fortgesetztes, mächtiges und all-

---

[1] *A. Fischer*, Beiträge zur Kulturhygiene. Leipzig 1928, S. 65.
[2] Archiv für Niederösterreich 21472 v. 1837, T. 17.

gemeines Streben für die Erweiterung und Vervollkommnung aller ernsteren Wissenschaften sowohl als auch der bildenden Künste in dem Maße sichtbar geworden ist, wie ein solches in keiner früheren gleichzeitigen Periode der Weltgeschichte aufgefunden werden kann, und daß diese heilbringenden Fortschritte allen Reichen des nützlichen Wissens vorzugsweise den vielen unter dem Schutze sämtlicher Monarchen in allen Ländern entstandenen ganz neuen wissenschaftlichen Instituten, Gesellschaften und Vereinen für Wissenschaft und Künste und den vereinigten Bemühungen und Forschungen derselben zu verdanken sind. Wie sehr sich hiedurch die Wissenschaften der Chymie, der Naturgeschichte in allen ihren Zweigen, der Naturlehre, der Landwirtschaft, der Technik u. s. f. gehoben haben, kann niemandem, der dem Gang der Geisteskultur in diesem Zeitraum nur einigermaßen eine Aufmerksamkeit schenkt, so wenig als das Streben sämtlicher Regierungen, dieses heilbringende Streben auf jede Art zu unterstützen und zu schützen, unbekannt geblieben sein. Dieser allerhöchsten Unterstützung und Förderung der wissenschaftlichen Zwecke haben sich insbesondere auch in den österreichischen Staaten die größtenteils in den letzten 30 Jahren entstandenen gelehrten Institute zu erfreuen: als die königlich böhmische Gesellschaft der Wissenschaften, die Gesellschaft des Musäums in Prag, die ungarische gelehrte Gesellschaft in Pesth, die Akademien, Athenäen und Institute der Wissenschaften und Künste zu Mailand, Venedig, Bergamo, Brescia, Treviso, Rovigno, Padua [alle diese Städte damals noch zu Österreich gehörend], die Landwirtschafts- und überhaupt ökonomischen Vereine in Wien, Prag, Krain, Kärnten, Steiermark und Mähren, die Gesellschaft des Ferdinandäums in Innsbruck, des Johannäums in Graz, die Musikvereine in mehreren Hauptstädten der österreichischen Provinzen u. s. f. Wenn aber der große Nutzen solcher gelehrter Gesellschaften und Vereine zur Beförderung literarischer Fortschritte in jenen Wissenschaften und Künsten, welche die Vermehrung und Erweiterung verschiedener Erwerbszweige, die Beförderung und Erhöhung der Lebensgenüsse und Bequemlichkeiten und die Erhöhung der Annehmlichkeiten des Lebens zum Zweck haben, schon im allgemeinen einleuchtet, so muß eine Gesellschaft zur Förderung des wissenschaftlichen Strebens in der praktischen Heilkunde wohl um so nützlicher und heilbringender sein, als sie unstreitig die wichtigste Wissenschaft für die Menschheit ist und den wesentlichsten und ersten Einfluß auf das Wohlsein und die Glückseligkeit des Menschengeschlechtes übt. Aus diesen Ursachen glaubt die Regierung, um so mehr auf Allerhöchste Bewilligung des vorliegenden Gesuchs unbedingt antragen zu müssen, als dasselbe von einer Vereinigung von 30 der sowohl durch literarische Bildung als durch bewährte praktische Leistungen in dem Fache der Heilkunde und ihrer Hilfswissenschaften ausgezeichnetsten Ärzte des österreichischen Kaiserstaates gestellt wird, von deren vereinigten Bemühungen die segensvollsten Wirkungen für die Menschheit mit so vielem Grunde zu erwarten stehen." Die Landesstelle führte dann eingehend aus, daß irgendeine Kollision mit dem Wirken und den Vorrechten der medizinischen Fakultät nicht in Frage kommen könne, „da deren Wirksamkeit durch den angetragenen ärztlichen Verein nirgends auch nur im geringsten beeinträchtigt wird". Ebensowenig bestünden polizeiliche oder politische Bedenken, da die Aufsicht durch die Polizeibehörden ebenso wie bei den anderen Vereinen gewährleistet sei. Bezüglich der Statuten, von denen die Landesstelle bemerkt, daß sie den Statuten der königlich-böhmischen Gesellschaft der Wissenschaften[1] nachgebildet seien, werden einzelne unwesentliche Änderungen vorgeschlagen.

So wird beantragt, aus dem § 1 die Stelle wegzulassen: „Der vielseitigen um sich greifenden Verwirrung in Wissenschaft und Kunst mit Selbständigkeit kräftig entgegenzuwirken", da diese Stelle allerhand Deutungen unterliegen und da sie auf Homöopathie, Wasserkuren usw. hindeute, zu Reibungen Anlaß geben dürfte. — In § 12 seien die Worte zu streichen: „Sie bilden das vermittelnde Organ zwischen den ordentlichen Mitgliedern und den übrigen ausübenden Ärzten, weil dieser Zweck nicht verständlich ist, allerhand Auslegungen unterworfen sein dürfte und auf eine Art Suprematie des Vereins über die demselben nicht beigetretenen praktischen Ärzte hindeuten würde". — § 15. Hinsichtlich des Empfangs von Diplomen auswärtiger Vereine für ihre Mitglieder, dann der Aufnahme ausländischer Ärzte zu korrespondierenden Gesellschaftsmitgliedern müsse nach den bestehenden Vorschriften, und zwar nach dem Allerhöchsten Kabinettschreiben vom 10. Mai 1813 und nach der Allerhöchsten Entschließung vom 2. Februar 1834 vorgegangen werden. — § 17. Jährlich müssen alle Veränderungen der Mitglieder und ihre Wahl zu den Stellen des Vereins der Regierung angezeigt werden. Abänderungen der Statuten können wohl beraten, aber so lange nicht ausgeführt werden, bis nicht die Regierungsgenehmigung erfolgt.

Die Vereinigte Hofkanzlei pflichtete am 26. Juni 1837 den Ausführungen der n.-ö. Landesregierung bei, ebenso die Polizeihofstelle, die aber die Bemerkung hinzufügte, daß „die Errichtung und der Bestand sogenannter Lesekabinette zwar durch wiederholte Entschließungen untersagt sind, daß aber im vorliegenden Falle eine Ausnahme hievon durch den Zweck der Gesellschaft und durch die Notwendigkeit, ihr die zu dessen Realisierung erforderlichen Mittel zu gestatten, gerechtfertigt wird", wobei nur „die Beschränkung auf solche wissenschaftliche Werke, welche einschlägig auf den Zweck der Gesellschaft zu betrachten sind", und bezüglich des Bezugs ausländischer Werke und Zeitschriften die genaue Beachtung der Zensurvorschriften vorzuschreiben wäre. So entschied sich am 10. Juli 1837 auch der Staatsrat dafür, dem Kaiser die Bewilligung der Gesellschaft und ihrer Statuten unter den von der Vereinigten Hofkanzlei und der Polizeihofstelle angetragenen Modifikationen zu empfehlen.

Interessant ist aber auch ein den Staatsratsakten beiliegendes Gutachten von *Johann Bapt. Weiß* Edlen *von Starkenfels*, Dr. jur., k. k. wirkl. Hofrat und staatsrätlichem Referenten im k. k. Staats- und Konferenzrat für die inländischen Geschäfte, vom 28. Oktober 1837 datiert, der lebhaft dafür eintrat, an Stelle des neu zu gründenden Vereins eine Reform der Medizinischen Fakultät ins Werk zu setzen. Sein Gutachten verweist darauf, daß ein solcher Verein wie der projektierte eigentlich schon als medizinische Fakultät bestehe, die ja alle praktizierenden Ärzte umfasse, zugleich ein integrierender Teil der Universität sei, weshalb sein Hauptzweck daher ein wissenschaftlicher sein sollte. Aber dieser uralte Verein der Wiener praktischen Ärzte habe sich in den letzten Zeiten sehr selten

---

[1] Diese Gesellschaft, die am 4. Dezember 1784 ins Leben trat, erneuerte 1836 ihre Statuten (genehmigt mit Allerhöchster Entschließung vom 15. April 1837); auch hier finden wir die Einteilung in ordentliche Mitglieder von beschränkter Zahl, in außerordentliche, auswärtige und Ehrenmitglieder unbeschränkter Zahl.

und fast immer nur zur Wahl eines Dekans versammelt, der, aus den praktischen Ärzten gewählt, sich nur mit den Rigorosen beschäftigte, die ihm ein bedeutendes Einkommen sicherten, aber sich sonst um die Fakultät nur wenig kümmerte. Dasselbe gelte von dem von der Regierung eingesetzten Präses, der die doppelten Taxen beziehe. So sei die Fakultät immer mehr zur Untätigkeit herabgesunken und der Wunsch von Männern vorzüglicher Bildung unter den hiesigen praktischen Ärzten „in dieser Zeit, in welcher bedeutende Fragen im Gebiet der Heilkunde aufgeregt wurden", ein enges Zusammenwirken zustande zu bringen, sei wohl erklärlich. Wenn aber diese Männer, die ihr Streben und ihre Kräfte einem neuen Verein zu widmen gedenken, ihr Ansehen und ihren Einfluß darauf verwenden wollten, die alte Fakultät zu diesem Vereinigungspunkt zu machen, so würden die Fakultät, die Universität, die Studienleitung und die Monarchie selbst ihnen nur Dank wissen, der Erfolg könnte nicht ausbleiben. Dabei könne die Fakultät auch der Unterstützung des Staates sicher sein, der auch auf den Lehrkörper und alle seine Hilfsmittel fördernd einwirken könne. Dann würde der Ruhm der Fakultät auf das höchste steigen, ein neuer Geist, ein neues Leben in diese dem Anfang nach alte, aber mit jedem Jahr sich immer erneuernde Korporation einziehen. Alle in den vorliegenden Statuten vorgesehenen Mittel, wie allgemeine Versammlungen mit Vorträgen und Mitteilungen, ordentliche, außerordentliche und Ehrenmitglieder, Verkehr mit auswärtigen Gelehrten, alles das könnte von der Fakultät als einem Verein praktischer Ärzte geleistet werden. Das Gutachten schließt mit den Worten: „Wenn es nun auch in dieser Zeit dahin gekommen ist, daß man es oft nicht versuchen will, die alten Einrichtungen zeitgemäß zu entwickeln, so sie in ihrem Verfall hinsinken lassen und lieber neues einrichtet, dabei aber fremden und ausländischen Formen nachgeht, wenn es auch übrigens in solchen Fällen oft nur an einem angemessenen Impulse eines sachkundigen Mannes und dem rechten Standpunkt und dem passenden Augenblick mangelt, so ist dann doch in den österreichischen Gelehrten und insonderheit in den Männern, die hier hervorgetreten sind, zuverlässig eine solche Vorliebe für die alten vaterländischen Institutionen und insonderheit auch für ihre Fakultät vorhanden, daß es wohl auch möglich wäre, ihren Eifer, der hier durchaus nichts Schädliches begründen will und auch in der Zeit der ersten Anstrengungen gewiß manches Gute hervorrufen wird, durch einige aus ihnen für das Bestehende zu entflammen und für die Neubelebung und Veredlung des Bestehenden zu konzentrieren. — Jedenfalls dürfte es zweckdienlich sein, doch die Studienhofkommission noch zu hören und auch die Fakultät vernehmen zu lassen."[1]

Eine Befragung der Studienhofkommission oder der Fakultät ist aktenmäßig nicht nachzuweisen; sie dürfte auch kaum erfolgt sein, denn schon am 14. November 1837 wurden die Errichtung des Vereins „unter den von der Vereinigten Hofkanzlei und der Polizeihofstelle angetragenen Modifikationen" durch Allerhöchste Entschließung bewilligt und die endgültigen Statuten genehmigt.[2]

In diesen Statuten gibt zunächst der § 1 unter den Gründen, die zur Schaffung einer ärztlichen Gesellschaft Anlaß geben, an, „das Bedürfnis, den mächtigen Re-

---

[1] Haus-, Hof- und Staatsarchiv, Staatsrat 1837, Nr. 3595.

[2] Allerhöchste Entschließung vom 14. November, Hofkanzleidekret vom 18. November, Z. 28660, Reg.-Verordnung v. 27. November, Z. 67575, und 13. Dezember 1837, Z. 70372.

gungen, die sich sowohl in dem Wissen als auch in der Kunst des Heilens überall ankündigen, die gedeihliche Richtung mitzuteilen, die wohltätigen Ergebnisse der überall sichtbaren Umstaltung allseitig zu verbreiten und zur fruchtbaren Entwicklung zu überliefern." Die Zahl der ordentlichen Mitglieder wird mit 30 bis 40 festgesetzt. „Nur in Wien wohnende Ärzte, welche bei anerkannter wissenschaftlicher Ausbildung ihr reges Streben zur Beförderung der Wissenschaft durch mehrjährige Tätigkeit beurkundeten, können als solche gewählt werden" (§ 2). Die ordentlichen Mitglieder wählen den Präses, dessen Stellvertreter, den Sekretär, dessen Stellvertreter, welch letzterer zugleich der Rechnungsführer der Gesellschaft ist, schließlich den aus drei Mitgliedern bestehenden Redaktionsausschuß für die herauszugebende medizinische Zeitschrift (§§ 3, 21). Zur Erreichung der Vereinszwecke sollen monatlich zwei Versammlungen abgehalten werden, in der Folge wird die Herausgabe einer medizinischen Zeitschrift, die Schaffung einer Bibliothek und allenfalls eines Lesekabinetts ins Auge gefaßt. „Der Zweck der Versammlungen soll gegenseitige, lebendige Mitteilung und freier Umtausch der Ansichten der Mitglieder sein; denn so erhebt sich das Wissen des einzelnen zum Gemeingute der Gesellschaft und des gesamten ärztlichen Publikums. Ebenso knüpfen sich die Bande kollegialischer Freundschaft und Eintracht inniger und fester durch diesen geistigen Verkehr, wodurch der Gesamtzweck der Gesellschaft nur sicherer gedeihen kann" (§ 6). Neben den ordentlichen Mitgliedern werden in unbeschränkter Zahl, aber „unter denselben Rücksichten und Anforderungen, welche man als Bedingnisse zur Wahl eines ordentlichen Mitglieds festgestellt hat", außerordentliche Mitglieder gewählt, welche das Vorrecht genießen, bei der Aufnahme eines neuen ordentlichen Mitglieds in erster Linie berücksichtigt zu werden, die aber statt des Mitgliedsbeitrags der ordentlichen Mitglieder von 20 fl. C. M. nur die Hälfte zahlen (§§ 11—14). Die Wahl von korrespondierenden und von Ehrenmitgliedern soll zur Festigung der geistigen Bande mit anderen Gesellschaften und Vereinen beitragen (§§ 15, 16). Am Stiftungstage der Gesellschaft hat alljährlich eine Generalversammlung stattzufinden, in welcher über die im Jahr entfaltete Wirksamkeit und über die Finanzen der Gesellschaft Bericht erstattet wird (§ 19). Schließlich soll die sich bildende Bibliothek unter die Leitung und die Aufsicht eines aus den ordentlichen Mitgliedern zu wählenden Bibliothekars gestellt werden (§ 22).

Bezüglich der schon im § 7 der vorbereitenden Statuten in Aussicht genommenen einstweiligen Benützung des Konsistorialsaales zum Zweck der Versammlungen war unter Hinweis auf die mit der medizinischen Fakultät in solch naher Verbindung stehenden wissenschaftlichen und praktisch-medizinischen Zwecke beim Universitätskonsistorium angesucht und hierbei erklärt worden, daß die anderen Bestimmungen des Saales dadurch nicht gestört, Beleuchtung, Beheizung, Reinhaltung bezahlt und ein neuer Luster angeschafft würden. Die Bewilligung wurde in der Konsistorialsitzung vom 9. Juni 1837 unter Voraussetzung der Allerhöchsten Bewilligung des Vereins gewährt.[1]

Hier fand auch am 22. Dezember 1837 die Konstituierung der Gesellschaft statt. Zum Präsidenten wurde, nachdem *Ludwig* Freiherr *von Türkheim, Johann Nepomuk* Ritter *von Raimann* und *Franz Wirer* Ritter *von Rettenbach* die Wahl abgelehnt hatten, *Johann Malfatti* Edler *von Monteregio*, Leibarzt der Erzherzogin

---

[1] Universitäts-Archiv. Consistorialakten 1837, Fasz. I., Nr. 164.

Beatrice von Este, gewählt. *Wirer* wurde, nachdem *Joseph Franz von Jacquin*, Professor der Chemie und Botanik, abgelehnt hatte, Vizepräsident, Sekretär der Protomedikus *Joseph Johann Knolz*, Sekretär-Stellvertreter der Professor der Physiologie *Joseph Julius Czermak*. Ursprünglich waren 30 Mitglieder gewählt und Allerhöchsten Orts bestätigt worden; von diesen war, wie bereits erwähnt, inzwischen *Rinna* gestorben, und da jetzt die Zahl der Mitglieder auf 40 vermehrt werden sollte, wurden 11 neue und 21 Ehrenmitglieder gewählt. In der Liste dieser 40 ordentlichen Mitglieder, die *Hajek* abdruckt, sind mit Ausnahme des Vertreters der theoretischen Geburtshilfe, *J. Ph. Horn*, sämtliche Professoren der Fakultät vertreten, unter ihnen der erst 33jährige *Carl Rokitansky*, damals außerordentlicher Professor der pathologischen Anatomie, der Mann, der später, vom Jahre 1850 ab, durch 28 Jahre die Geschicke der Gesellschaft zu leiten berufen war.

Es wurde ferner beschlossen, dem Kaiser, den Erzherzogen *Ludwig* und *Franz* sowie den Ministern und Präsidenten der Hofstellen persönlich Dank abzustatten und damit die Einladung zu verbinden, die Gesellschaft bei ihrer feierlichen Eröffnung am 24. März mit der Allerhöchsten und hohen Gegenwart zu beehren. An Erzherzog *Franz* wurde das Ersuchen gestellt, das Protektorat zu übernehmen. Es wurde auch beschlossen, um die Erlaubnis anzusuchen, daß die Gesellschaft in ihrem Siegel den k. k. Adler mit der Umschrift „Siegel der k. k. Gesellschaft der Aerzte in Wien" führen dürfe unter Hinweis darauf, „daß sie die allerhöchste Sanktion erhalten und dadurch, daß sie sich Vervollkommnung der praktischen Medizin und der Arzneiwissenschaft überhaupt durch lebendigen Austausch der in der Medizin gemachten Erfahrungen in Beobachtung sporadischer und epidemischer Krankheiten als vorzügliches Ziel gesteckt hat, nur als nutzbringend für den Staat und die leidende Menschheit angesehen werden kann". Dieses Gesuch wurde trotz Befürwortung durch die n.-ö. Regierung vom 8. Januar 1838[1] durch das Dekret der Hofkanzlei vom 15. Februar 1838[2] abgewiesen, worauf die Gesellschaft durch Beschluß vom 20. Februar 1838 ein neuerliches Gesuch an den Kaiser richtete, wobei sie auf andere Gesellschaften hinwies, die das k. k. Siegel führen dürfen, und erklärte, daß sie wegen Aufnahme berühmter ausländischer Ärzte darauf besonderen Wert legen müsse. Hofkanzlei und Staatsrat hatten aber auch diesmal wieder Einwendungen zu erheben. Es wurde gesagt, daß gelehrte Gesellschaften für ihr Siegel gewöhnlich Embleme wählen, welche mit dem Charakter ihrer Beschäftigung übereinstimmen, daß die k. k. medizinische Fakultät die eigentliche k. k. Gesellschaft der Ärzte sei; schließlich wurde beantragt, daß wohl die Führung des kaiserlichen Adlers gestattet werde, die Gesellschaft aber analog den k. k. privilegierten Fabriken und anderen Privatunternehmungen sich nur als k. k. autorisierte oder privilegierte oder bestätigte Gesellschaft zu bezeichnen habe.[3] Schließlich erfolgte am 1. Mai 1838 doch die Allerhöchste Entschließung, durch welche der Gesellschaft der Ärzte in Wien bewilligt wurde, als Siegel den kaiserlichen Adler mit dem Titel k. k. Gesellschaft der Ärzte in Wien führen zu dürfen.[4]

---

[1] Archiv für Niederösterreich 21 472 v. 1837, T. 17.

[2] Archiv der Gesellschaft der Ärzte, Fasz. 1837/38, Pr.-Nr. 39.

[3] Haus-, Hof- und Staatsarchiv, Staatsrat 1838, Nr. 1349. Archiv für Niederösterreich 9856 v. 1838, T. 37.

[4] Hofkanzleidekret v. 7. Mai 1838, Z. 10852. Reg.-Verordnung, Z. 28296.

Nach der konstituierenden Sitzung am 22. Dezember 1837 wurden in den Versammlungen am 31. Januar, 7. und 15. Februar des folgenden Jahres 51 in Wien wohnhafte Ärzte zu außerordentlichen und 221 zu korrespondierenden Mitgliedern gewählt. In der letztgenannten Sitzung wurde auch die Einteilung der Mitglieder in vier Sektionen beschlossen „zur Einführung einer bestimmten Ordnung und Erleichterung der Geschäftsführung bei Behandlung der zur Prüfung und Mitteilung eingelangten wissenschaftlichen Materialien und Gegenstände... Jedem Mitglied soll es freistehen, dieser oder jener Sektion oder auch mehreren beizutreten, und jede Sektion solle sich ihre Ausschußmänner zur unmittelbaren Leitung der Geschäfte ihres wissenschaftlichen Wirkens wählen und so das Teilweise mit dem Allgemeinen der Gesellschaft zu einem Gemeingut der Gesellschaft mit Bezug auf wissenschaftliche Gegenstände verschmelzen". Es sollten eine Sektion für Physik, Chemie und Naturgeschichte, eine zweite für Anatomie, Physiologie, Psychologie und vergleichende Anatomie, eine dritte für theoretische und praktische Medizin, Staatsarzneikunde, pathologische Anatomie und Veterinärkunde, schließlich eine vierte für theoretische und praktische Chirurgie, Ophthalmiatrik, Geburtshilfe und Zahnarzneikunde gebildet werden. Zur Konstituierung der Sektionen kam es aber erst im Jahre 1842.

Der 24. März 1838 brachte die festliche Eröffnungssitzung, an der die Erzherzoge *Franz* und *Ludwig*, der allmächtige Staatsminister Fürst *Metternich*, der Staatsminister Graf *Kolowrat*, der Fürsterzbischof von Wien, *Milde*, zahlreiche hohe Staatswürdenträger und viele Universitätsprofessoren teilnahmen. Der Präsident, *Malfatti*, hielt die Festrede, die, wohl noch ganz von traditionellem Geist erfüllt, doch schon das Herandämmern einer neuen Zeit verrät. *Malfatti* hebt hervor, daß kein Stand solch umfassender und gründlicher Ausbildung bedürfe wie der des wahren Arztes. Je gelehrter und erfahrener der Arzt sei, um so mehr fühle er seine individuelle Unzulänglichkeit und strebe außer sich nach einer Vereinigung, Gesellung gleichgesinnter Kunstgenossen. Der Arzt gehöre zwei Welten an, jener des Makrokosmos und der des Mikrokosmos, und jener sei wahrlich des schönen Namens Heilkünstler nicht wert, der nicht auf dem Gebiet des letzteren festen Fuß gefaßt habe und auf das Gebiet des ersteren den hellen Blick geheftet habe. Sowohl in der leiblichen wie geistigen Sphäre des Menschen gehe ein Assimilations- und Reproduktionsprozeß vor sich. Der erstere setze die Analyse voraus, der letztere sei nur auf dem Wege der Synthese möglich. Diese Synthese aber, zu der jedes Individuum strebt, finde in der geistigen Sphäre ihre höchste Vollendung in der Form der Gesellschaft und die Lösung der großen Probleme könne nie Aufgabe des Individuums, nur die einer fort- und mitlebenden Korporation sein. Daraus erkläre sich auch der hohe Wert der Hippokratischen Schriften, aus denen die Heilkunst als vererbtes Besitztum der Asklepiaden hervorleuchte, bei denen „das Geheimnis zum öffentlichen Eigentum, der Glaube zur Erkenntnis, das Wunder zum Kunstwerk und die Kunst zur Wissenschaft" emporwachse. Lebendiger Ideenaustausch, wechselseitige Mitteilung reiner Beobachtungen und überraschender Zufälligkeiten seien für Kunst und Wissenschaft wertvoller als die unzählige Menge von Schriften, die, größtenteils auf falschen Voraussetzungen beruhend, nur unheilvolle Irrtümer verbreiten könnten. *Malfatti* tritt auch gegen die Systemsucht in der Heilkunde auf; die Systeme verschwänden, während das erprobte Wahre der Alten nicht vollkommen untergehen könne. Zum Schluß sagt er von der Gesellschaft: „Auf festem Felsen ruhend, wird sie zuerst das Heiligtum unserer Tradition und Geschichte — die Basis alles Wissens — getreulich bewahren und beschützen, das überall zerstreute Wahre mit Emsigkeit sammeln, durch eigene Forschungen vermehren und, stets beseelt und geleitet von reiner Liebe zur Weisheit, zum Wachstum der Wissenschaft, zur Erweiterung der Kunst, zum Ruhme des Staates und zum Segen für Gegenwart und Zukunft gedeihen." *Julius Klob*, der bekannte pathologische Anatom und langjährige Sekretär der Gesellschaft, konnte später die Bemerkung nicht unterdrücken, was sich wohl die damals in der feierlichen Sitzung anwesenden allerhöchsten und höchsten Herrschaften bei der Rede *Malfattis* gedacht haben mögen.[1] Welche Bedeutung aber der Gründung der Gesellschaft beigemessen wurde, zeigt uns der Bericht der amtlichen Wiener Zeitung, welche damals schrieb: „Das schöne Fest der Eröffnung dieser gelehrten Gesellschaft wird in den Annalen der österreichischen Literatur als unvergänglicher Leuchtstern glänzen und von der Gesellschaft als unauslöschliches Merkmal ihrer Begründung in der dankbarsten Erinnerung und in der freudigsten Zuversicht für ihr folgenreiches Gedeihen allen künftigen Zeiten bewahrt werden."

Aus der Sitzung vom 11. Juni 1838 erfahren wir von dem umständlichen Wege, der bei der Wahl der ausländischen Mitglieder eingeschlagen werden mußte. Die betreffenden Vorschläge mußten zunächst dem k. k. n.-ö. Landes-Regierungspräsidium angezeigt werden und wurden von da aus der Studienhofkommission vorgelegt, welche mit der Geheimen Hof- und Staatskanzlei „die weitere Rücksprache über die moralischen und politischen Gesinnungen" des ausländischen Mitglieds im diplomatischen Wege einzuholen hatte. Erst nach Einlangen dieser Auskünfte durch Intervention der hiesigen hohen Polizei- und Zensurhofstelle wurde das n.-ö. Landes-Regierungspräsidium und durch dieses die Gesellschaft von der „statthaften oder unstatthaften" Aufnahme der vorgeschlagenen ausländischen Mitglieder in definitive Kenntnis gesetzt.

So erfahren wir, daß z. B. durch das Dekret des k. k. n.-ö. Landes-Präsidiums vom 3. März 1839 die Wahl des Dr. *Schmidt* und des Professors *Weber* in Leipzig, des Professors *Kieser* in Jena, des Professors *Gmelin* in Tübingen, des Professors *Vogt* in Gießen und des Professors *Tommasini* in Parma nicht genehmigt wurde.

Von *Gmelin* — hier ist wohl *Ferdinand von Gmelin* (1782—1848), seit 1805 Professor in Tübingen, gemeint — wird ebenso wie von seinem Bruder *Christian*, der, obwohl Dr. med., Professor der Chemie war, in dem Bericht des Grafen *Karl Ferdinand Buol-Schauenstein* aus Stuttgart vom 22. Januar 1839 angegeben, daß sie sich zur Zeit des letzten polnischen Revolutionskrieges an der bekannten Adresse an den Bundestag zugunsten der Polen beteiligt hätten und im Jahre 1831 als Wahlmänner der Stadt Tübingen für die Wahl des Oppositionskandidaten *Paul Pfizer* eingetreten seien.

Dietrich Kieser (1779—1862), seit 1818 Professor in Jena, wird in dem Bericht des *Franz* Freiherrn *von Binder-Krieglstein* vom 27. Dezember 1838 zur Last gelegt, daß er „das unglückliche Wartburgfest zu verteidigen nicht sowohl als

---

[1] Sitzung vom 4. April 1878.

in ursprünglich unschuldigeren Anlage darzustellen versucht hat". Er habe aber in den 20 Jahren, die seitdem verflossen seien, sich als Lehrer der Arzneiwissenschaft, als praktischer Arzt und als langjähriges Mitglied der Ständeversammlung zur Zufriedenheit bewährt. Der Weimarsche Minister *von Fritsch*, der als Auskunftsgeber figuriert, gibt darum der Hoffnung Ausdruck, daß er durch die Anführung einer Tatsache aus der Vorzeit nicht dazu Anlaß geben möchte, daß dem betreffenden Mann etwas „Nachteiliges" widerfahre. Nichtsdestoweniger wurde *Kieser*, der zweifellos ein bedeutender, wenn auch in naturphilosophischen Bahnen sich bewegender Gelehrter war und sich insbesondere auf embryologischem und psychiatrischem Gebiete auszeichnete, aus der Liste gestrichen.

Abgelehnt wird, wie gesagt, ferner Dr. *Schmidt* in Leipzig, der in der Note des österreichischen Generalkonsuls, *Lothar von Berks*, an den Freiherrn *von Binder* als „wahrhaft verabscheuungswürdiger und unverbesserlicher" Mann bezeichnet wird, der „sich als Student, als Schauspieler und als Kompilator medizinischer Werke in die revolutionären Umtriebe der Burschenschaften tief eingelassen hat" sowie bei allen politischen Bewegungen (zugunsten der Polen und Ungarn) mibeteiligt gewesen sei. Es handelt sich hier zweifellos um *Karl Christian Schmidt* (1792—1855), der den Wiener Ärzten als der Begründer und Redakteur der seinen Namen noch bis in unser Jahrhundert führenden „Jahrbücher der in- und ausländischen gesamten Medizin" (seit 1834 erschienen) bekannt war. Er ging später wohl als politischer Emigrant nach Amerika, wo er in New York starb.

Von *Giacomo Antonio Domenico Tommasini* (1768—1846), seit 1794 ein sehr gefeierter Lehrer in seiner Vaterstadt Parma, sagt eine Mitteilung der herzoglichen Regierung in Parma, die Fürst *F. von Schwarzenberg* unter dem 18. Januar 1839 übermittelte, „que ce savant, pour ce qui regarde sa manière de penser en matière politique, est généralement et depuis longtemps connu d'avoir été, et d'être toujours du parti libéral". Das genügte schon, um seine Streichung aus der Liste der vorgeschlagenen ausländischen Mitglieder zu veranlassen, trotzdem er „Ehrenleibarzt" der Herzogin *Maria Louise* von Parma, der früheren Gattin *Napoleons*, also einer österreichischen Erzherzogin, war.

Bezüglich des Professors *Philipp Friedrich Vogt* in Gießen berichtet der k. k. Geschäftsträger *Ferdinand* Freiherr *von Menßhengen* in Darmstadt am 1. Januar 1839, daß er nicht mehr auf der großherzoglich hessischen Universität wirke, sondern Professor in der Schweiz sei und daß er als eifriger Demagoge bezeichnet werde. *Vogt* (1786—1861), seit 1817 Professor in Gießen, war tatsächlich schon 1834 als Professor der internen Medizin nach Bern berufen worden.

Zu den abgelehnten Gelehrten des Auslands gehörte schließlich noch Professor *Weber* in Leipzig, von dem der schon früher erwähnte *Lothar von Berks* an den Freiherrn *von Binder* berichtete, daß er „bei einem am 7. Dezember 1837 zur der Verherrlichung der radikalen sächsischen Landtagsdeputierten veranstalteten Gastmahl zuerst den zu Ehren der protestierenden Septemvirs ausgebrachten Toast angestimmt, die berüchtigte Adresse an solche unterstützt und sich der zu ihrer pekuniären Aushilfe eröffneten Subskription als Vorstand angeschlossen hat". Es war dies der berühmte *Ernst Heinrich Weber* (1795—1878), seit 1818 Professor in Leipzig, dessen Name der *Weber*sche Versuch und das

Webersche (*Weber-Fechnersche*) Gesetz tragen. Seine in dem vorerwähnten Bericht gekennzeichnete Stellungnahme wird schon dadurch erklärlich, daß sein Bruder, der Physiker *Wilhelm Weber*, sein Mitarbeiter an dem klassisch gewordenen Werk „Wellenlehre", zu den Göttinger Sieben gehörte, die 1837 gegen die Aufhebung der Verfassung protestiert hatten und darum ihres Lehramts enthoben worden waren.

Pardoniert wurde trotz einer nicht ganz einwandfreien Auskunft des ebenfalls schon früher erwähnten sächsischen Ministers *von Fritsch* der Geburtshelfer und spätere Direktor des Weimarschen Medizinalwesens *Ludwig Friedrich Froriep* (später *von Froriep*), 1779—1847, von dem angeführt wird, daß er als Schwiegersohn des Verlegers *Bertuch* an der Redaktion eines „Oppositionsblattes" teilgenommen habe, aber seit der Unterdrückung jenes Blattes sich wieder dem eigenen wissenschaftlichen Beruf zugewendet habe und namentlich bei der Frau Großherzogin Achtung und Vertrauen genieße.

Alle diese Berichte sowie auch die günstigen Auskünfte sind an den Fürsten *Metternich* gerichtet und befinden sich unter den Akten der Staatskanzlei im Haus-, Hof- und Staatsarchiv.

Nichtsdestoweniger figurieren alle die genannten Männer außer *Tommasini* in der gedruckten Liste vom Jahre 1840 als Mitglieder der Gesellschaft: *Kieser* und *Weber* als Ehrenmitglieder, *Gmelin*, *Schmidt* und *Vogt* als korrespondierende Mitglieder. Welche Intervention nach dem angeführten Dekret der Landesregierung stattfand, ist weder aus den staatlichen Archiven noch aus dem unserer Gesellschaft zu entnehmen.

Ungünstige Auskünfte sandte am 18. Juni 1840 Fürst *Felix von Schwarzenberg* über *Benedetto Mojon*, der Professor der Anatomie und Physiologie in Genua gewesen war, später aber nach Paris ging, wo er korrespondierendes Mitglied der Académie de médecine und Präsident der Société médicale d'émulation wurde. In Wien hatte er schon mit *Georg Prochaska*, dem verdienstvollen Professor der Physiologie um die Wende des Jahrhunderts, freundschaftliche Verbindungen angeknüpft. Die Auskunft bezeichnet ihn als einen Mann, „dessen politische Grundsätze und Verhältnisse die Aufmerksamkeit der Regierung in Anspruch zu nehmen hätten".

Ausführlich berichtete Graf *von Lebzeltern* aus Neapel am 9. Oktober 1840: „Les informations que je me suis empressé de prendre sur Mr. *Portal* ont été si défavorables à ce savant que j'ai cru devoir les vérifier avant de les soumettre à Votre Altesse ce qui a occasionné un retard qui me permet seulement aujourd'hui de rapporter le résultat de tous les renseignements obtenus. Il conte de ces derniers que les principes politiques du Professeur dont il s'agit penchent pour le libéralisme quoiqu'il ait soin de ne point les afficher publiquement. Sa moralité ne semble pas non plus reposer sur une base bien ferme et correcte, car plusieurs faits qu'on raconte de lui la représentent comme peu scrupuleux dans le choix des moyens pour faire sa fortune." Hier handelt es sich um den Professor *Placido Portal* in Palermo, der aber ebenso wie *Mojon* doch in der Liste der Ehrenmitglieder aufscheint.

Auch in späteren Jahren finden wir Ablehnungen verzeichnet; sie betreffen im Jahre 1845 den hervorragenden Physiologen *Gustav Valentin* in Bern, den berühmten Anatomen *Jakob Henle* und den bekannten Internisten *Karl von*

Pfeuffer (im Bericht heißt es *Pfeiffer*), diese beiden damals in Zürich, die angeblich in Paris „zu wenig oder gar nicht bekannten" *Salomon Jonas Otterburg*, einen sehr renommierten Pariser Arzt und Geburtshelfer, *Berard*, worunter der Professor der Physiologie *Pierre-Honoré Bérard* oder sein jüngerer Bruder *Auguste*, Professor der chirurgischen Klinik am Hôpital de la Pitié, gemeint sein kann, ferner *David Gruby*, den bekannten Entdecker des Trichophyton tonsurans, schließlich einen Dr. *Macias* in Syra (eine der Kykladen?), über den noch keine amtliche Auskunft vorliege.[1] Im Jahre 1846 wird Professor *Karl Lowig* in Zürich,[2] ein berühmter Chemiker, abgelehnt.

Eingeschaltet sei hier, daß die Gründung der Wiener Gesellschaft noch in demselben Jahre zur Gründung einer ähnlichen Vereinigung in der Hauptstadt des damals noch eng mit Österreich verbundenen Ungarn Anlaß gab; denn schon am 14. Oktober 1837 erfolgte die Gründung der Regia Buda-Pestiensium Medicorum Societas, die auch dort von den offiziellen Fakultätskreisen und von seiten der Behörden scheel angesehen wurde und deren Statuten erst fünf Jahre später genehmigt wurden, die aber vor der Wiener Gesellschaft — 1891 — ihr eigenes Heim beziehen konnte.[3]

Hajek nennt das erste Jahrzehnt der Gesellschaft ein insofern augustisches, als sie sich in dieser Zeit der besonderen Förderung, auch in materieller Beziehung, des kaiserlichen Hofes und der Regierung zu erfreuen hatte. Erzherzoge und Minister besuchten z. B. die Versammlungen vom 1. Februar 1839 und die feierliche Sitzung vom März 1841; 1840 übernahm der Staatsminister Graf *Franz Anton Kolowrat*, der schon in Prag sich durch Förderung von Kunst und Wissenschaft ausgezeichnet hatte, das Protektorat der Gesellschaft. Unter den Abonnenten ihrer Verhandlungen sind sechs Erzherzoge angeführt.

Wenig Förderung aber von behördlicher Seite erfuhr die Gesellschaft in der Lösung ihrer Unterkunftsfragen. Sehr bald hatte sich das Bedürfnis ergeben, der Gesellschaft, die, wie erwähnt, im Konsistorialsaal der Universität ihre Versammlungen abhielt, auch ein Heim zu schaffen, das insbesondere für die geplante Bibliothek und das ebenfalls zu schaffende Lesezimmer dringend notwendig war. Denn schon im ersten Jahre ihrer Gründung waren der Gesellschaft von Autoren des In- und Auslandes Bücherspenden, vor allem die eigenen Werke der Autoren, zugeflossen und die abonnierten Zeitschriften konnten nur im Wege des Umlaufs den Mitgliedern zugänglich gemacht werden. Die Gesellschaft trachtete zunächst, im Konviktgebäude der Universität Räumlichkeiten zu erhalten; ihr diesbezügliches, an den Protektor Grafen *Kolowrat* 1840 gerichtetes Gesuch blieb aber unerledigt. Ende 1841 wurde eine Wohnung im 4. Stock des Gebäudes des Domkapitels am Stefansplatz, bestehend aus sechs Zimmern, um den Preis von 500 fl. C. M. gemietet, die Einrichtung hierzu (Bücherkästen, Tische, Sessel)

---

[1] Reg.-Dekret v. 27. September 1845, Z. 2477 P.

[2] Reg.-Dekret v. 8. Dezember 1846, Z. 3265 P.

[3] Siehe *Heinrich Pach*, Die „Regia Buda-Pestiensium Medicorum Societas". Wien. klin. Wschr. 1912, Bd. 25, S. 1972. — Am 15. Juli 1839 hatte die k. k. vereinigte Hofkanzlei über Wunsch der k. ungarischen Hofkanzlei die Regierung ersucht, ein Exemplar der Statuten der Gesellschaft der Ärzte in Wien vorzulegen. (Archiv für Niederösterreich 42064 v. 1839, T. 17 ad 37944.)

angeschafft, ein Diener angestellt und der im Haus wohnende Dr. *Anton Frölich von Frölichsthal* mit der Überwachung des Heims betraut. Der Diener, der invalide Korporal *Anton Pelikan*, bezog ein Gehalt von 180 fl. C. M. In seiner vom Gesellschaftsdienst freien Zeit hatte er Hausdienste bei Dr. *Frölich* und dessen Mutter zu verrichten, wofür er daselbst Kost und Wohnung erhielt.

Am 15. Oktober 1841 wurde dieses Lesezimmer, für welches die Stunden von 12—2 und von 4—7 Uhr bestimmt wurden, eröffnet und zugleich der Freitag von 4—7 Uhr zum Tag freier Zusammenkünfte gewählt. Als aber im

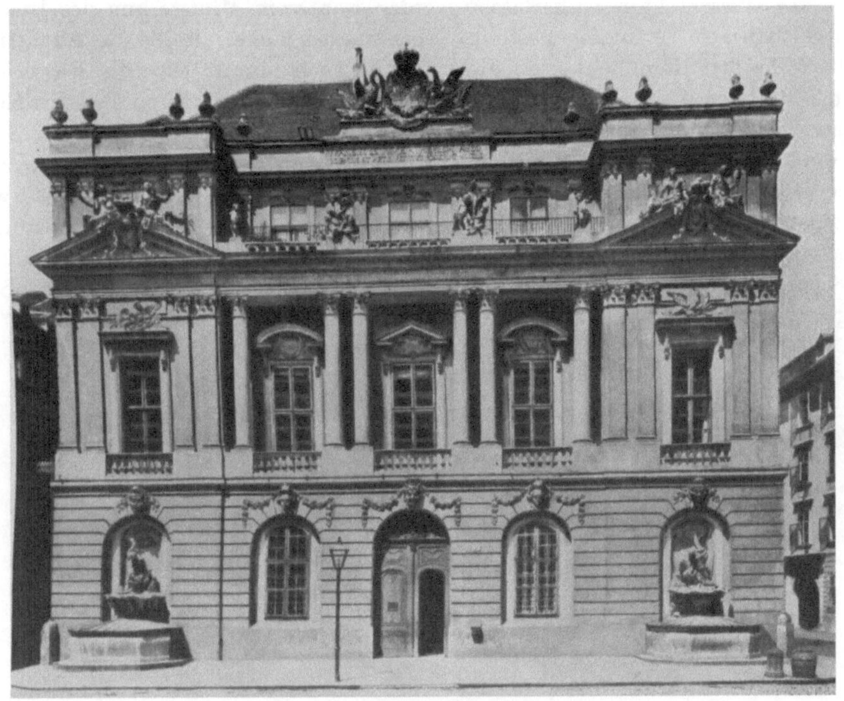

Akademie der Wissenschaften in Wien.

April 1842 die Sektionssitzungen eingeführt und am Freitag abgehalten wurden, wurde der Tag der freien Zusammenkünfte auf Montag verlegt. Das hochgelegene Lokal war begreiflicherweise für die älteren Kollegen recht unbequem, und nachdem man vergeblich versucht hatte, in demselben Gebäude eine geeignetere Wohnung zu finden, siedelte man am 1. November 1844 in das Haus „Zum Eisgrübel", Stadt Nr. 605 (später Am Peter Nr. 15, 1896 abgerissen) über, wo zwei größere Wohnzimmer im ersten Stock zur Verfügung standen, von denen das eine für die Bibliothek und als Lesezimmer, das andere für die „Unterhaltung" bestimmt war. Die Räume standen mit Ausnahme des Freitags, wo, wie erwähnt, um 7 Uhr die Sektionssitzungen abgehalten wurden, von 9 Uhr morgens bis 10 Uhr abends zur Verfügung. Die allgemeinen Versammlungen, deren vom Jahre 1844 ab monatlich nur eine abgehalten wurde, fanden weiter im Konsistorialsaal der Universität statt.

Aber die Wohnungssorgen waren damit keineswegs behoben. Die zwei Zimmer konnten der wachsenden Mitgliederzahl nicht genügen und es wurde 1851 in das zweite Stockwerk des Hauses Nr. 780 in der Wollzeile (jetzt Nr. 21) gezogen; 1855 stellte zwar das Finanzministerium eine Wohnung im sogenannten Feldbischofsgebäude in der Teinfaltstraße Nr. 72 (später Nr. 10) unentgeltlich zur Verfügung,[1] aber wegen Eigenbedarfs wurden der Gesellschaft diese Räume schon für Michaeli 1856 wieder gekündigt,[2] welcher Termin aber über Ansuchen bis Georgi 1857 verlängert wurde.[3] In diesem Jahre wurden der Gesellschaft endlich Räume in der Aula der alten Universität, welche der Kaiserlichen Akademie der Wissenschaften überlassen worden war, vom Ministerium des Innern unentgeltlich zur Verfügung gestellt, „aber nur so lange, als die K. Akademie die betreffenden Räumlichkeiten nicht in Anspruch nimmt oder die Regierung sonst in anderer Weise nicht verfügt". Es waren dies im vorderen Teil des Erdgeschosses gelegene Räume, und zwar auf der einen Seite des Ganges ein Saal und ein daran anstoßendes Zimmer, auf der anderen Seite ein Vorzimmer, ein kleineres und ein größeres Zimmer, dann eine kleine Dienerwohnung, aus zwei übereinanderliegenden Wohnlokalitäten bestehend. Hier waren das Versammlungslokal, das Lesezimmer und die Bibliothek der Gesellschaft bis zur Eröffnung des eigenen Hauses, also 36 Jahre, untergebracht. Dieses Lokal hatte ich noch als ganz junger Arzt und Zaungast kennenzulernen Gelegenheit.

---

[1] Erlaß v. 16. Januar 1855, Z. 933.

[2] Erlaß des Finanzministeriums, Z. 51 568/1855.

[3] Note der k. k. Direktion in Dicasterial-Gebäude-Angelegenheiten v. 6. Mai 1856, Z. 2421.

1838—1850

Von den Ereignissen dieser Jahre, welche den Zeitabschnitt bis zur Übernahme des Präsidiums der Gesellschaft durch *Rokitansky* umfassen, seien folgende hervorgehoben.

Schon im ersten Jahre ihres Bestehens konnte die Gesellschaft sich einer eigenen Stiftung rühmen; denn *Wirer* hatte seinem Werke der Schaffung der Gesellschaft dadurch die Krönung gegeben, daß er 1838 die ihm im Jahre 1837 als Rector magnificus zugeflossenen Bezüge im Betrage von 1200 fl. C. M., auf 2000 fl. ergänzt, zu dem Zwecke stiftete, daß aus den Interessen verarmte Mitglieder der Gesellschaft mit je 100 fl. beteilt werden sollten.[1] 1841 wurde der Stiftungsbrief dahin abgeändert, daß bei Fehlen solcher Bewerber die Interessen der Stiftung, wenn sie den Betrag von 450 fl. C. M. erreichen, zur Ausschreibung einer Preisaufgabe aus dem Gebiet der Medizin zu verwenden seien.[2]

1839 erfolgte die erste Änderung der Gesellschaftsstatuten, deren § 1 nun lautete: „Der Hauptzweck der Gesellschaft ist: Beförderung der Arzneiwissenschaft mit Benützung der mit der Arzneikunde in nächster Beziehung stehenden Hilfswissenschaften durch persönlichen und schriftlichen Verkehr und wechselseitige Mitteilung eigener und fremder Beobachtungen und Erfahrungen aus dem Gesamtgebiet der Arzneikunde und der damit verwandten Wissenschaften. — Ferner bezweckt die Gesellschaft: Erweckung und Unterhaltung eines kollegialen und freundschaftlichen Verhältnisses unter gleichen Kunstgenossen im Interesse der Arzneiwissenschaft.“ — § 5 verlangt von den Mitgliedern: „Anerkannte wissenschaftliche Ausbildung in Verbindung mit einem mehrjährig an Tag gelegten Streben zur Beförderung der ärztlichen Wissenschaft und Kunst sowie Liebe zu einer gemeinnützigen Tätigkeit“, auf welche Eigenschaften bei der Wahl zu sehen sei. — Die außerordentliche Mitgliedschaft wird aufgehoben, die Zahl der ordentlichen Mitglieder dagegen auf 100 erhöht (§ 6). — Die Gesellschaft wird unter den Schutz eines Protektors gestellt, dem sie alljährlich nach Beendigung der Hauptversammlung über ihre Wirksamkeit und Leistungen Bericht erstattet (§ 17). — Ihre Verwaltung wird außer den beiden Präsidenten und Sekretären einem aus 36 Mitgliedern bestehenden Verwaltungsausschuß unterstellt (§ 18). — Die vier erstgenannten Funktionäre bilden die „Vorsteher‘‘ der Gesellschaft und werden auf drei Jahre gewählt (§§ 20—22). — Die Gesellschaft hält jeden Monat zwei Versammlungen, und zwar am 15. und Letzten jeden Monats ab; fallen diese Tage auf einen Sonn- oder Feiertag, so findet die

---

[1] Reg.-Dekret v. 17. Mai 1838, Z. 28387.
[2] Reg.-Dekret v. 4. August 1841, Z. 41580.

Versammlung am nächstfolgenden Tage statt (§ 26). — Eine gewisse, durch
die Zeitverhältnisse bedingte Ängstlichkeit verrät der § 39: „Wenn einzelne
Versammlungen feierlich begangen und dazu hochgestellte Staatsmänner eingeladen werden, so sind zum Gegenstand öffentlicher Vorträge nur von Mitgliedern der k. k. Gesellschaft gelieferte und bei der vorläufigen Beurteilung
als zum Vortrage geeignet befundene Arbeiten, und zwar mit Belassung in ihrer
Original-Form zu wählen; neue Gegenstände aber nur dann vorzutragen, wenn
sie vorläufig von der Mehrheit der Gesellschaftsleiter zum Vortrag geeignet

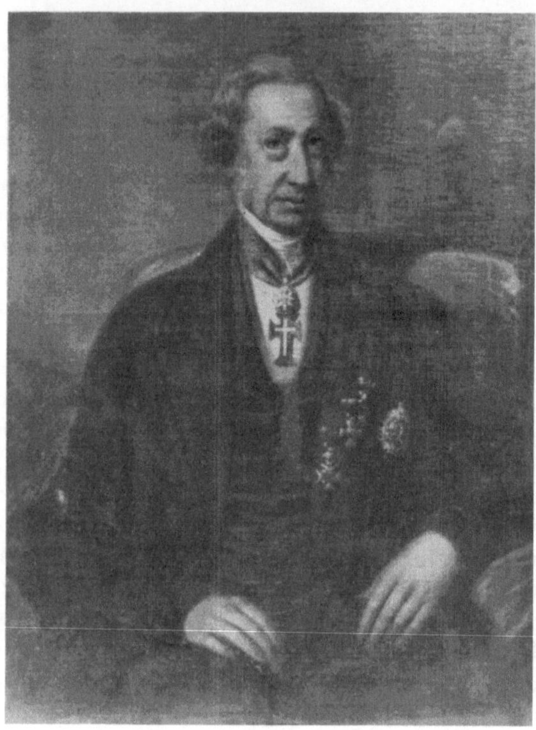

Johann Malfatti, Edler von Monteregio.[1]

befunden worden sind.“ — Am Stiftungstage der Gesellschaft, das ist am 24. März,
wird alljährlich eine Hauptversammlung abgehalten (§ 40). — Da, wie schon
erwähnt, bereits in den Gründungsverhandlungen von den Behörden eine Kollision
mit der medizinischen Fakultät befürchtet wurde, bestimmt der § 44: „In den
seltenen Fällen, als ein und derselbe Gegenstand bei der Gesellschaft in wissenschaftlicher und bei der medizinischen Fakultät in ämtlicher Verhandlung
stehen sollte, ist vor jeder Veröffentlichung von Seite der Gesellschafts-Vor-
steher entweder mit dem Präses der medizinischen Fakultät oder dem Dekane und
Notar derselben auf dem kürzesten Wege eine freundliche Rücksprache zu pflegen,
um jeder etwa möglichen Kollision vorzubeugen.“[2]

---

[1] Die Bilder *Malfattis, Wirers, Güntners, Rokitanskys, Bambergers, Billroths* und
Dittels stammen aus dem Wiener Institut für Geschichte der Medizin.
[2] Bewilligung mit Reg.-Dekret v. 17. Oktober 1839, Z. 58353.

In der Versammlung vom 15. Januar 1840 kam es erstmalig zur Wahl eines Bibliothekars in der Person des damaligen Bezirksarztes in der Roßau, *Hermann Hieronymus Beer*.

Schon in einem Schreiben vom 13. Juni 1840 konnte Graf *Kolowrat* nach der Überreichung des Jahresberichts von 1839/40 der Gesellschaft für ihr reges und nützliches Wirken seine Anerkennung aussprechen und mit der Versicherung schließen, daß er es als seine Pflicht ansehe, jede sich darbietende Gelegenheit zu ergreifen, um seine Teilnahme an den Gesellschaftsbestrebungen zu beurkunden

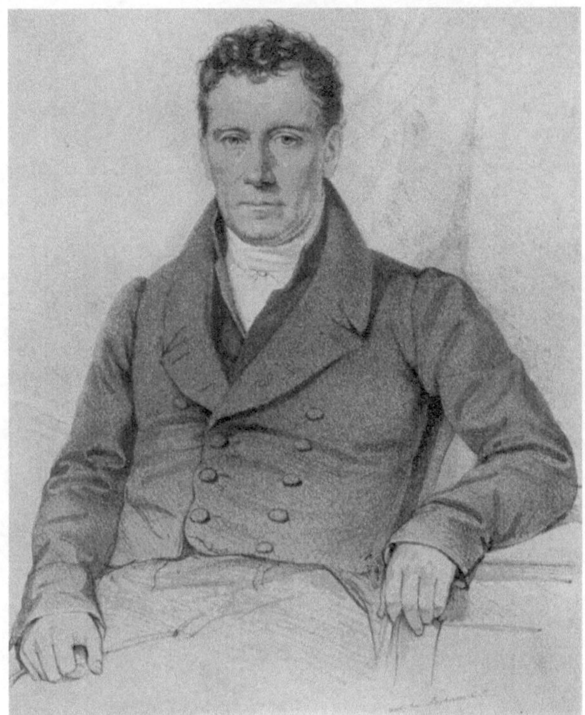

Franz Wirer, Ritter von Rettenbach.

und selbst die Aufmerksamkeit der höchsten Staatsverwaltung auf die wichtigen Ergebnisse ihrer Arbeiten und Erörterungen zu leiten.

1841 legte der erste Präsident, *Malfatti*, infolge persönlicher Differenzen — im offiziellen Bericht heißt es: ,,infolge der im Vereinsleben unvermeidlichen Mißverständnisse'' — sein Amt nieder, trat ganz aus der Gesellschaft aus, die ihn aber am 26. März 1845 zu ihrem Ehrenmitglied wählte.

1842 veranstaltete die Gesellschaft unter ihren Mitgliedern eine Bücherkollekte zugunsten des älteren, schon 1816 gegründeten ärztlichen Vereins in Hamburg, der durch eine große Feuersbrunst, die einen großen Stadtteil vernichtete, seine Bibliothek vollkommen eingebüßt hatte.

Nach der Beratung vorläufiger Statuten am 15. April 1842 kam es zur Bildung der, wie schon erwähnt, bei der Gründung in Aussicht genommenen Sek-

tionen, und zwar einer pharmakologischen und pathologischen für die propä-
deutischen oder theoretischen Fächer und einer staatsarzneilichen (hygienischen)
und therapeutischen für die praktischen Fächer: die Beratungen der Sektionen
sollten jeden Freitag um 7 Uhr abends im Bibliothekssaal der Gesellschaft statt-
finden, binnen vier Wochen also jede Sektion einmal (§ 10). Die behördliche Genehmigung erfolgte anstandslos, ,,da dadurch keine Abänderung in den Statuten

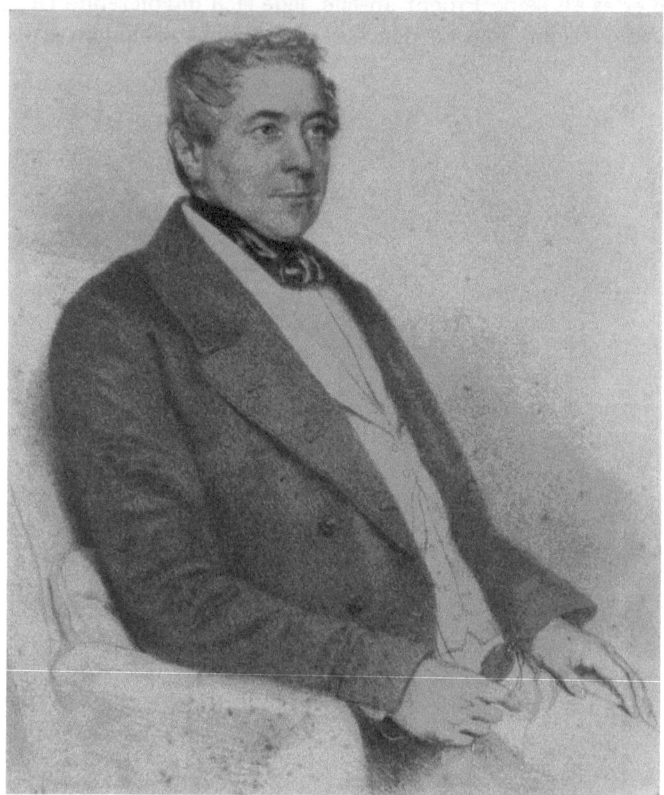

Franz Xaver Ritter von Güntner.

bewirkt wird, diese Einteilung lediglich zur Förderung der Hauptzwecke dienlich
sei und eigentlich bloß als Gesellschafts-Reglement erscheint".[1]

Ein Schreiben *Metternichs* vom 13. Dezember 1842 gestattete die Beförderung
der ausländischen Gesellschaftskorrespondenz durch die k. k. Gesandtschaften.

Am 5. März 1842 wurde zu Ehren *Wirers*, der ja nicht nur der Gründer,
sondern bis zu seinem Lebensende die Seele der Gesellschaft war, im Schoße der
Gesellschaft eine Feier veranstaltet, bei der nach einer Ansprache des damaligen
Gesellschaftssekretärs, *Feuchtersleben*, eine von *K. Lange* geschnittene Medaille
dem Gefeierten überreicht wurde und der Vizepräsident, Professor *Bischoff*, die
Verdienste *Wirers* eingehend würdigte. In demselben Jahre wurde der Gesellschaft von Dr. *Sterz* sen. auch ein Portrait *Wirers* gewidmet, das noch heute

---

[1] Reg.-Dekret v. 2. Juli 1842, Z. 38 555.

unseren kleinen Sitzungssaal ziert. Es ist ein von *Josef Binder* nach *Leopold Kupelwieser* gemaltes Ölgemälde. Das Portrait *Malfattis*, das wir ebenfalls besitzen, wurde erst 1853 von den Mitgliedern *Alois Pasquali* und *Peter* (?) *Stoffela* der Gesellschaft gestiftet.

Am 26. März 1844 wurde beschlossen, die Zahl der allgemeinen Sitzungen zu vermindern und nur eine Versammlung am 15. jeden Monats zu halten.

Am 30. März 1844 verschied der Gründer und damalige Präsident der Gesellschaft, *Wirer*, der testamentarisch seine ganze Bibliothek der Gesellschaft legierte.[1] Ihm folgte *Franz Güntner*.

Wie sehr die Gesellschaft bedacht war, ihre Bibliothek auszugestalten und die literarische Tätigkeit ihrer Mitglieder zu fördern — das Zeitschriftenverzeichnis von 1844 umfaßt bereits 26 laufende Zeitschriften, beweisen zwei Eingaben, die die Gesellschaft am 20. Juni 1844 vorlegte, die eine an den Hofbibliotheks-Präfekten um die Bewilligung, Bücher aus der Hofbibliothek entlehnen zu dürfen, die andere an die Studienhofkommission um die gleiche Bewilligung, die Universitätsbibliothek betreffend. Bezüglich des letzteren Ansuchens liegt uns ein abschlägiger Bescheid der k. k. Studienhofkommission vom 20. Juli 1844 vor. Am 1. August 1844 wurde von der Gesellschaft ferner das Ansuchen an die Regierung gerichtet, daß auch Nichtmitglieder gegen Bezahlung von jährlich 6 fl. C. M. die Bibliothek und das Lesezimmer benützen dürften. Dieses Ansuchen wurde von der Polizei- und Zensurstelle genehmigt und hierbei ausdrücklich hervorgehoben, daß dies „in Berücksichtigung des bisherigen tadellosen Verhaltens der Gesellschaft" erfolge, was wohl — wir erinnern an die Äußerung der Polizeihofstelle bezüglich des zu gründenden Lesezimmers — nur in politischer Hinsicht gemeint sein konnte.[2]

1845 wurde zum erstenmal ein eigener Vermögensverwalter bestellt — bis zu diesem Jahre hatte der zweite Sekretär die finanzielle Gebarung besorgt. In diesem Jahre begannen auch im Schoße der Gesellschaft die Beratungen über einen neuen Statutenentwurf, der in der Generalversammlung vom 26. Juni 1845 beschlossen und nach mancherlei Beanständigungen in formaler Hinsicht am 1. Januar 1846 neuerlich der Regierung vorgelegt wurde.[3]

Hier wird die Zahl der Mitglieder auf 125 festgesetzt (§ 4). Mit der Leitung der Gesellschaft wird ein Verwaltungsrat betraut, der aus den Mitgliedern des Präsidiums — Präsident, Präsident-Stellvertreter und zwei Sekretäre, aus den Vorsitzenden und Sekretären der vier Sektionen, dem Kassier und den beiden Bibliothekaren, zusammen aus 15 Mitgliedern besteht (§§ 16 und 17). Bezüglich der Sektionen heißt es, daß ein Mitglied nicht mehr als einer Sektion zugeteilt sein, jedoch auch an den wissenschaftlichen Verhandlungen anderer Sektionen teilnehmen könne (§ 19). Ganz eingehend werden in diesen Statuten der Wirkungskreis und die Pflichten der einzelnen Funktionäre festgelegt (§§ 21—28). Infolge der Sektionssitzungen wird monatlich nur eine allgemeine Versammlung

---

[1] *Wirer* wurde am Matzleinsdorfer kath. Friedhof begraben, nach Auflassung dieses Friedhofs am 14. Oktober 1909 exhumiert und in einem Ehrengrab der Stadt Wien, Zentralfriedhof, Gr. O, R. 1, Nr. 55, beigesetzt.

[2] 16. August 1844, Z. 7982. Indorsat der Polizei-Ober-Direktion v. 21. August, Z. 1671.

[3] Bewilligt mit Allerhöchster Entschließung v. 23. Januar 1847. Reg.-Dekret v. 3. Februar 1847, Z. 5952.

abgehalten (§ 29). Es folgen Bestimmungen über die Vermögensverwaltung (§§ 34—39) und auch die „Zeitschrift der k. k. Gesellschaft der Ärzte" wird in den Statuten verankert (§§ 40 und 41). Gleichzeitig mit den Statuten wurde auch eine Geschäftsordnung der Gesellschaft, die genauere Bestimmungen für die Sektionen, für das Lesekabinett und die Bibliothek enthielt, beschlossen.

Das Sturmjahr 1848 konnte auch an der Gesellschaft der Ärzte nicht spurlos vorübergehen. In der Jahresversammlung vom 24. März 1848 durfte zwar noch der erste Sekretär, Dr. *Johann Anton Raimann*, Professor der inneren Klinik für niedere Wundärzte, ein Neffe *J. N. Raimanns*, die „neue, geistig freie Zeit" begrüßen, aber von Ende März ab wurden mehr als ein Jahr keine allgemeinen Sitzungen abgehalten.

Die Sektionssitzungen wurden schon Ende Januar 1849 aufgenommen, nachdem über Ansuchen am 17. Januar 1849 von der Zentralkommission der k. k. Stadtkommandatur die Bewilligung erteilt worden war, sich wöchentlich einmal, und zwar jeden Freitag, in dem Leselokale unter der Bedingung versammeln zu dürfen, daß die Versammlung nur auf wissenschaftliche Besprechungen im Felde der Medizin sich beschränken und insbesondere jede politische Debatte ferngehalten werde. Aber jeder Sitzung hatte ein stadthauptmannschaftlicher Kommissär beizuwohnen. Die Abhaltung einer Generalversammlung wurde zwar für den 29. Mai (fortgesetzt am 6. Juni) gestattet, aber erst am 24. Dezember 1849 wurde unter den gleichen Bedingungen, wie sie oben für die Sektionssitzungen angeführt sind, für das Jahr 1850 die Bewilligung erteilt, auch die statutenmäßigen allgemeinen Monatsversammlungen im k. k. Konsistorialsaal der Universität abzuhalten. Die erste Sitzung fand dementsprechend am 3. Januar 1850 statt.

Die Wünsche nach Reform des ärztlichen Studiums und des Spitalswesens, die schon früher erhoben worden waren, wurden jetzt nicht nur in der Ärzteschaft, sondern auch im Professorenkollegium immer lauter, die Berufung des in der Gesellschaft der Ärzte so angesehenen *Ernst von Feuchtersleben* zum Unterstaatssekretär im Ministerium des Unterrichts erweckte freudige Hoffnungen und speziell die jungen, aufstrebenden Mitglieder der Gesellschaft, „die junge Wiener Schule, die, welche da fühlt, hört, chemisch analysiert",[1] erwarteten von dem freiheitlichen Zug, der durch das Volk und auch durch die Mehrheit der Ärzteschaft ging, auch im Schoße der Gesellschaft eine stärkere Berücksichtigung ihrer wissenschaftlichen Interessen. Männer wie *Hebra, Hyrtl, Rokitansky* und *Skoda*, welche die Größen der jüngeren Wiener medizinischen Schule werden sollten, hatten sich ins Mediziner-Corps der akademischen Legion eingereiht; aber auch von den älteren waren einzelne, wie *Stanislaus von Töltényi*, unerschrocken in Wort und Schrift für die Freiheit der Lehre eingetreten.

Die geplante Reform der Fakultät, deren Beratung bereits am 3. April 1848 einsetzte, drohte sogar, den Bestand der Gesellschaft ernstlich zu gefährden. Der Primararzt *Carl Haller* hatte schon in der Ausschußsitzung vom 31. März 1848 und dann in der Generalversammlung vom 15. April 1848 den Antrag gestellt: „die ärztliche Gesellschaft soll der medizinischen Fakultät die vorläufige freund-

---

[1] *I. Fischer*, Wiens Mediziner und die Freiheitsbewegung des Jahres 1848. Wiener medizingeschichtliche Beiträge, Heft 1. Wien 1935, S. 59.

liche Anzeige machen, daß sie im Hinblick auf die bevorstehende Erledigung ihrer korporativen Fragen und die im neuen Statutenentwurf durch Bildung von Sektionen in Aussicht gestellte wissenschaftliche Tätigkeit ihr bisher isoliertes Streben mit dem der Fakultät zu vereinigen wünscht und sich in ihr aufzulösen bereit sei". Auch das Vermögen der Gesellschaft, die *Wirer*-Stiftung und die Bibliothek sollten der Fakultät zufallen, von dieser aber „ein Vereinigungsort gegründet werden, in welchem alle amtlichen Geschäfte der Fakultät verhandelt und den sozialen und geistigen Bedürfnissen der Standesmitglieder auf eine ähnliche Weise entsprochen werden könnte, wie das der Juridisch-politische Leseverein für einen Teil der gebildeten Klasse Wiens verwirklicht". Es war begreiflich, daß sich eine lebhafte Debatte an diesen Antrag schloß und die Meinungen hart aufeinander stießen, da letzten Endes die Gesellschaft der Ärzte dann nur zu einem bloßen Ärzteverein herabgesunken wäre. *Hajek* meint, daß diese Verhandlung der beste Ausdruck dafür gewesen sei, daß „in der kleinen Schar der Pioniere für die Pflege der Wissenschaft und Kollegialität das Selbstvertrauen manchmal ins Schwanken geriet"; ich möchte aber eher annehmen, daß man bei der beabsichtigten Reform der Fakultät — man dachte hierbei sogar auch an eine Gründung einer Akademie der medizinischen Wissenschaften, hochfliegende Pläne verwirklichen wollte, denen die k. k. Gesellschaft der Ärzte im Wege gestanden wäre, wofür auch der Umstand spricht, daß diese Projekte nicht von der Gesellschaft, sondern von der Fakultät ausgegangen waren.

Der Antrag *Hallers* kam durch die politischen Ereignisse der Jahre 1848/49 nicht zur Beschlußfassung in einer hierzu notwendig gewesenen Generalversammlung. Aber noch am 30. September 1848 wandte sich die medizinische Fakultät direkt an die Gesellschaft der Ärzte mit einer Zuschrift, in der sie die Bildung von wissenschaftlichen Sektionen in Aussicht stellte. „Um jedoch für die Wissenschaft gediegene und wahrhaft große Leistungen zutage zu fördern, ist es Pflicht der Fakultät, alle Kräfte und Mittel aufzurufen, welche im Schoße derselben vorhanden sind und welche bisher zum Teil außerhalb der Fakultät das Feld der wissenschaftlichen Tätigkeit aus dem Grunde zu betreten geneigt waren, weil es der Fakultät als gelehrter Korporation der Universität nicht gestattet war, ihrem Drang nach wissenschaftlichem Wirken frei folgen zu können." Die hier vorgebrachte Motivierung war wohl etwas dürftig und nur als Vorwand zu werten. Als besonderes Lockmittel wird der Gesellschaft mitgeteilt, daß das k. k. Ministerium des öffentlichen Unterrichts mit Dekret vom 23. September l. J., Z. 6235, der medizinischen Fakultät 15 Zimmer (darunter drei große Säle) mit separiertem Aufgang im k. k. Stadtkonviktsgebäude für wissenschaftliche und Studienzwecke zur unentgeltlichen Benützung eingeräumt habe. Schließlich werden die Vorstände der Gesellschaft zu einer gemeinsamen Beratung mit der Fakultät eingeladen, welche Sitzung auch am 3. Oktober 1848 stattfand und in der nach lebhafter zweieinhalbstündiger Diskussion der Beschluß gefaßt wurde, daß die medizinische Fakultät die Angelegenheit im nächsten Jahre einer reiflichen Erwägung unterziehen und das Resultat seinerzeit der Gesellschaft der Ärzte mitteilen werde.

Den Wünschen nach einer Reform der Gesellschaft, welche bei diesen Verhandlungen aufgetaucht waren und die sich u. a. auch auf ihre bisherige Exklusivität bezogen, wurde insofern Rechnung getragen, als in der Ausschußsitzung vom 18. März 1850 der Vorschlag *H. Herzfelders*, die Zahl der Mitglieder künftig nicht auf eine bestimmte zu beschränken, einstimmig angenommen wurde.

Von Maßnahmen der Gesellschaft, die eine Vertiefung der wissenschaftlichen Arbeit auf dem Gebiet der Heilkunde bringen sollten, ist zunächst der von *Wirer* im Betrag von 100 Dukaten gestiftete Preis für die Lösung einer wissenschaftlichen Frage zu nennen,[1] als die nach verschiedenen Vorschlägen gewählt wurde: „Was haben die österreichischen Ärzte seit *van Swieten* in der Heilkunde geleistet oder Pragmatische Geschichte der praktischen Medizin in den österreichischen Staaten seit *van Swieten* bis zum Schlusse des Jahres 1840.'' Interessant erscheint die Begründung dieser Preisfrage, die anscheinend von *Wirer* selbst formuliert wurde: „1. Sie füllt eine Lücke in der österreichischen Literatur aus und deren Beantwortung kann für Österreich nur eine ehrenvolle sein; 2. ist sie für eine Gesellschaft österreichischer Ärzte passend, indem diese Gesellschaft hiedurch die Heroen der österreichischen Medizin, die vor der Bildung der Gesellschaft gelebt und gewirkt haben, gleichsam in ihren Kreis zieht und ihren Manen einen schönen Beweis ihrer Pietät gibt; 3. sollte jedenfalls die erste Preisfrage unserer Gesellschaft, welcher die allerhöchste Gnade und der oberste Schutz zuteil geworden, eine patriotische sein; 4. vor den Augen Deutschlands und Europas wird durch diese Frage gezeigt, daß österreichische Ärzte vor dem Forum und dem strengen richterlichen Stuhle der Wissenschaft nicht zurücktreten; 5. das Großartige der Frage würde in deren Beantwortung ein historisches Monument für unsere Gesellschaft bilden; 6. Belgien, Rußland, Frankreich und die Schweiz haben schon eine Geschichte der Medizin in ihren Ländern. Warum nicht auch Österreich?; 7. Österreich besitzt viele Schriftsteller und Ärzte, deren Ruf ein europäischer ist, und es ist vielseitig an der Zeit, den Verkleinerern und Verkennern österreichischer Verdienste mit einem historischen Monument würdevoll entgegenzutreten; 8. die Quellen zur Beantwortung dieser Frage sind in Wien zu finden und das Werk von *Hecker*: ‚Die Wiener Schule' ist sehr kurz und unvollkommen und reicht nur bis *Stoll*; 9. Österreich als Schutzwehr gegen die Pest im Orient für den ganzen Okzident besitzt in medizinisch-polizeilicher Beziehung eine sanitäre Gesetzgebung, deren Vortrefflichkeit allgemein anerkannt ist und deren historische Entwicklung für Europas übrige Staaten von hohem Interesse ist; 10. für den praktischen Arzt in Wien selbst ist eine rein historische Darstellung des Genius epidemicus von höchster Wichtigkeit; 11. die Entwicklung, welche die Heilkunde jetzt zu nehmen droht, macht es nötig, den Geist der hippokratischen Medizin neu anzuregen und zu beleben. Daher hat *Joseph Frank* der Versammlung der Naturforscher und Ärzte in Italien im Jahre 1840 eine Preisfrage über den Geist der praktischen Medizin gesetzt. Wo findet sich aber dieser Geist edler repräsentiert als in Männern wie *van Swieten, de Haën* etc.?; 12. große Neuerungen der Zeit (Schädellehre, Mesmerismus, Perkussion) gehören österreichischen Ärzten (*Gall, Mesmer, Auenbrugger*) an; 13. vorzüglich wünschenswert ist eine parallel fortlaufende historische Darstellung der Veränderungen des Genius epidemicus und der sukzessiven Entwicklung der

---

[1] Versammlung vom 31. März 1841.

Staatsarzneikunde und des Sanitätswesens in den k. k. österreichischen Staaten, insoferne diese Entwicklung ihre Wurzel in den Leistungen österreichischer Ärzte und Naturforscher hat."

Es spricht für eine geringe Vertrautheit der damaligen Wiener Ärzte mit der Literatur ihres Faches, für ihren geringen historischen Sinn oder ihren mangelnden Ehrgeiz, sich schriftstellerisch zu betätigen, daß die Preisausschreibung, obwohl ihr ursprünglich zweijähriger Termin verlängert worden war, erfolglos blieb. Freilich war gerade der Mann, der diese Aufgabe hätte spielend lösen können, *Burkhard Eble*, k. k. Regiments-Feldarzt und Bibliothekar der Josephinischen Akademie, bekannt durch seine zwei Fortsetzungsbände des klassischen *Sprengel*schen Geschichtswerks, die gerade die in Frage stehende Zeit behandelten, schon 1839 nach längerer Krankheit, kaum 40 Jahre alt, gestorben.

Nicht uninteressant für den Geist, der damals unter den Wiener Ärzten herrschte, ist eine kurze Übersicht über die Themen, die zur Preisausschreibung dem hierzu eingesetzten Komitee übermittelt wurden. Ein Teil ist vom Autor gezeichnet, ein anderer nicht.

Ein Thema lautet: „Welche Gegenstände der Heilkunde sind durch Preisfragen erörtert worden; und welchen Nutzen haben letztere überhaupt für die Medizin?"

In die allgemeine Pathologie führen zwei Themen, welche die Entzündung betreffen: 1. Es solle die Entzündung nach allen ihren Eigentümlichkeiten und Beziehungen, vorzüglich mit Benützung aller in den letzten Dezennien angestellten Forschungen, gemachten Entdeckungen, genommenen Resultaten untersucht, die Konkurrenz und gegenseitige Bestimmung der dabei vorzüglich beteiligten Systeme herausgehoben, der Ausgangspunkt und die Entwicklung dieser Prozesse in anatomischer, physiologischer und pathologischer Hinsicht verfolgt, an konkreten Fällen immer erörtert und nachgewiesen und so die verschiedenen Modifikationen dieses ersten und wichtigsten pathologischen Vorgangs aus e i n e m Gesichtspunkt zur klaren Anschauung gebracht werden. 2. Durch welche pathognomischen Erscheinungen unterscheidet sich die genuine Entzündung von akuten und dyskrasischen Prozessen in den Organen des Kopfes, der Brust und des Unterleibs? Welcher Unterschied besteht in der Therapie dieser zwei verschiedenen pathischen Prozesse und sind namentlich in letzteren örtliche und allgemeine Blutentziehungen angezeigt? In dieser zweiten, von *L. Mauthner* gezeichneten Frage klingen die Anschauungen *Rokitanskys* durch. Weitere Vorschläge betreffen die klinische Medizin und *Joseph Gorischek* wünscht eine möglichst vollkommene praktische Abhandlung über den Typhus abdominalis, „seinem Wesen nach und in seiner Beziehung auf andere Krankheiten". Zwei Wünsche betreffen die Tuberkulose, und zwar der *Hallers*: „Welche Erscheinungen begleiten die erste Entwicklung von Tuberkeln in den Lungen und inwiefern vermag man dieselbe nach dem gegenwärtigen Stand der Wissenschaft von ähnlichen Krankheitsprozessen zu unterscheiden", und der eines Anonymus: „Welche Veränderungen in den organischen Säften liegen der Tuberkulose zugrunde und welche Anzeigen ergeben sich aus denselben für die rationelle Therapie dieser Krankheit?"

Nicht minderes Interesse finden neurologische und psychiatrische Themen. *J. A. Raimann* fragt: „Kommt die Gehirnentzündung ohne gleichzeitige Entzündung der Gehirnhäute — sowie letztere ohne die erstgenannte Entzündung vor? — Wenn dies der Fall ist, wie ist eine jede dieser Entzündungen für sich allein in jedem Zeitraum ihres akuten und schleichenden Verlaufs bei Individuen verschiedenen Alters verläßlich zu erkennen? — Mit welchen Krankheiten können die genannten Entzündungen, wenn sie einzeln oder miteinander verbunden gegenwärtig sind, leicht verwechselt werden und wie unterscheidet man diese Entzündung von solchen, nur teilweise und anscheinend ihnen ähnlichen Krankheiten?" Als weitere Preisfrage wird vorgeschlagen: „Welche Tatsachen der Erfahrung geben uns bei Geisteskrankheiten Aufschluß über das Verhältnis der Psyche zum körperlichen Organismus sowohl in der Sphäre des Zerebrospinalsystems als in den Organen der Brust und des Unterleibs?" — „Worin besteht die psychische Heilmethode, abgesehen von mündlichen Trostworten?"

Das pharmakologische Gebiet betrifft der Vorschlag, als Preisfrage eine allgemeine deutsche Pharmakopoe zu entwerfen, der Wunsch nach einer Geschichte der Materia medica in Beziehung auf die vorzüglichsten Arzneimittel, endlich die auf die Homöopathie hinzielende Frage: „Bis zu welcher Kleinheit der Gaben wirken die Heilmittel, nach Angaben von Beobachtungen und Erfahrungen nachgewiesen?"

Schließlich schlug *Töltényi* als Preisaufgabe vor: „Welches sind die Ursachen der großen Sterblichkeit in Wien? Mit örtlicher Genauigkeit nachzuweisen, damit daraus gemeinnützige Resultate für die medizinische Polizei erwachsen."

Im Jahre 1843 wurde als weitere Preisaufgabe „Die Tuberkulose" gewählt, insbesondere unter Hinweis darauf, daß zwei Drittel der in Wien lebenden Menschen dieser Krankheit zum Opfer fielen. Hierbei wurde insbesondere die Beantwortung folgender Fragen gewünscht: „Welches sind die sowohl disponierenden als okkasionellen Ursachen der Tuberkulose? Welche geographischen und topographischen Verhältnisse und welche Krankheiten sind ihrer Entwicklung günstig oder schließen sie aus? Wie wird sie in ihren verschiedenen Phasen von ihrem ersten Auftreten an erkannt? Gibt die pathologische Chemie über die ihr zugrunde liegende Blutbeschaffenheit Aufschluß? Zeigen anatomisch-pathologische Daten zuverlässige Heilungsprozesse und in welchen Stadien und unter welchen Verhältnissen? Wie muß die Prophylaxis, wie die Therapie eingeleitet werden?"

Von den anderen vorgeschlagenen klinischen Themen seien erwähnt: Festsetzung des Begriffes Typhus; ist das häufigere Vorkommen der Herzkrankheiten in unseren Tagen ein wirkliches oder nur ein scheinbares? Welche Ursachen sind hiermit im speziellen, die das (wirkliche oder scheinbare) häufigere Vorkommen der genannten Krankheit erklären? Hat der Genius epidemicus hier einen Einfluß und welchen? (*Hieronymus Beer*); die verschiedenen Arten der Erweichungen der Nervenzentren (Großhirn, Kleinhirn, Rückenmark); Kennzeichen und Mittel im Scheintod.

In das pharmakologische Gebiet fallen: Das Jod (seine Präparate, Wirkung); die schon früher gestellte Frage: Bis zu welcher Kleinheit der Gaben kann durch Erfahrung die Wirksamkeit der Heilmittel nachgewiesen werden?; von welchen Alkaloiden, die sich als heftige Gifte äußern, sind bestimmte Erfahrungen ihrer Heilwirkung nachgewiesen?; welche kräftig wirkende Pflanzen müssen wild eingesammelt werden und dürfen nicht im Garten (des Apothekers) gezogen werden?

Wirer will die Bedeutung der Elektrizität für die praktische Medizin behandelt wissen; *M. Hagers* Thema zielt auf den Entwurf einer zweckentsprechenden Studienordnung: „In welcher Folge und Ausdehnung sollen die einzelnen Zweige der Heilkunde gelehrt werden, um dem Schüler ein zusammenhängendes Ganzes zu überliefern?"

Schließlich wird vorgeschlagen, ohne Zwang zu einem bestimmten Thema die beste Abhandlung aus dem Gebiet der Medizin und der Chirurgie überhaupt zu prämiieren.

Die zur Beantwortung der gestellten Preisfrage über Tuberkulose eingelieferten Schriften wurden von dem zu ihrer Prüfung eingesetzten Komitee (*K. D. Schroff, Haller, Gouge* und *Hummel*) nicht als preiswürdig anerkannt, was auch von der Allgemeinen Versammlung vom 15. Juli 1846 — die Manuskripte lagen im Lesezimmer zur Einsicht der Mitglieder auf — bestätigt wurde.

Bei der Preisausschreibung im Jahre 1846 wurde die von Dr. *Anton Flechner* vorgelegte Frage: „Gibt es Krankheitsmetastasen? Begründung ihrer Zulässigkeit auf physiologischem und pathologischem Wege und Nachweisung derselben aus der Erfahrung durch zahlreiche und entschiedene eigene und fremde Beobachtungen" auf Grund des Beschlusses vom 13. November d. J. als Thema gestellt.

Derselbe Antragsteller hatte auch einen zweiten Vorschlag vorgebracht: „Prüfung des ätiologischen Verhältnisses zwischen Chlorosis und den Störungen des Menstruationsprozesses, mit besonderer Berücksichtigung der Frage: Ist Amenorrhoe Ursache oder Folge der chlorotischen Blutentmischung? Möglichst Bestimmung des Wesens dieser Krankheit und Aufstellung einer rationellen Behandlung derselben."

Andere Vorschläge betrafen den Entwurf einer medizinischen Topographie Wiens (*Joseph Schneller*), drei Vorschläge die Epilepsie, wobei besonderes Gewicht auf die anatomisch-pathologischen Ergebnisse und auf die Zurechnungsfähigkeit der Epileptischen gelegt wurde (gemeinsamer Vorschlag von *Augustin Zink, Theodor von Jurié, Hieronymus Beer, L. Mauthner* und *Rokitansky*, Alternativvorschlag von *Schneller* und Vorschlag von *K. D. Schroff*), schließlich einer die Wirkungsweise der Kompression vom anatomisch-physiologischen Standpunkt bei verschiedenen Krankheiten und die Methode ihrer Verwendung (*Haller*).

Über das weitere Schicksal dieser Preisausschreibung ist uns nichts bekannt; wir hören nur in einem Bericht der Hauptversammlung vom 26. März 1850, daß in den letzten Jahren keine Bewerbungsschriften eingelangt seien, „und zwar zum Teile wohl, weil durch die politischen Verhältnisse alle wissenschaftlichen Arbeiten ins Stocken geraten sind, zum Teile aber dadurch, daß die gestellten Fragen viel zu umfassend waren". In dieser Sitzung wurde die Einsetzung eines Ausschusses (Reg.-Rat *Knolz* und je ein Sektionsmitglied) beschlossen, der über die zu stellenden Fragen und über die auszuschreibenden Preise Bericht erstatten sollte.

In der Generalversammlung vom 24. März 1846 wurden zwei von einem Mitglied ausgesetzte Preise über die besten Vorträge des abgelaufenen Jahres Professor *Schuh* für seinen Vortrag über Leberkrankheiten und *Hyrtl* für den „Beitrag zur Physiologie der Harnsekretion" verliehen, „in gerechter Anerkennung ihrer streng wissenschaftlichen Richtung und der umfassenden Erfahrungen und Arbeiten, die ihnen zur Grundlage dienten".

Von besonderer Bedeutung in wissenschaftlicher und praktisch-medizinischer Hinsicht war die mit Unterstützung der Regierung erfolgte Gründung eines Laboratoriums für chemisch-pathologische Untersuchungen im Allgemeinen Krankenhaus. Den Anstoß hierzu gaben die Verhandlungen der Gesellschaft, welche über Anregung *Wirers* 1841 über Lyssa gehalten wurden. Das Laboratorium wurde in dem Parterre des sogenannten Männer-Dreigulden-Traktes im Allgemeinen Krankenhaus untergebracht, wo ein Zimmer und eine kleine Küche sowie später ein zweiter Raum zur Verfügung gestellt wurden.[1] Die Einrichtung wurde von *Wirer* auf eigene Kosten beschafft. Hier arbeitete der Schüler *Liebigs* und *Wöhlers Johann Florian Heller*, der schon in einem Vortrag vom 30. November 1840 die Anregung zur Förderung des Studiums der pathologischen Chemie gegeben und zugleich die Grundideen eines pathologisch-chemischen Systems entwickelt hatte, ferner der Professor der Chemie an der Josephinischen Akademie *Franz Ragsky*, der damalige Assistent *Rokitanskys* und später hervorragende Professor der pathologischen Anatomie *Joseph Engel*, schließlich *Wilhelm Friedrich Rochleder*, der 1845 Professor in Lemberg wurde. Es war das Verdienst *W. von Wells*, des damaligen Vizedirektors der medizinischen Studien, daß er die Bedeutung dieser neuen Einrichtung erkannte und dafür wirkte, daß dieses Laboratorium schon 1844 der medizinischen Studienabteilung abgetreten wurde, „damit dasselbe in seinen Einkünften für die Zukunft gesichert sei“. Doch sollte es weiter für alle von der Gesellschaft gewünschten Untersuchungen zur Verfügung stehen.[2] Die Leitung des Laboratoriums wurde *Heller* übertragen, einem Mann, dessen Name uns noch heute durch die *Heller*sche Eiweiß- und Blutprobe vertraut ist. Fast 30 Jahre wirkte dieser verdienstvolle Mann, der seit 1847 auch dem Lehrkörper der medizinischen Fakultät angehörte. An seiner Statt wurde erst nach seinem im Jahre 1871 erfolgten Tode 1874 *Ernst Ludwig* zum o. Professor und Vorstand des Instituts für medizinische Chemie ernannt.

Im Jahre 1841 wurde auch im Anschluß an einen Vortrag *W. Hrubys* in der Allgemeinen Versammlung vom 15. Mai auf Anregung *Wirers* ein Komitee zur Untersuchung der Wirkungen der Elektrizität bei Krankheiten eingesetzt (*J. Wisgrill* — Vorsitzender, *W. Hruby* und *M. Heider* — Sekretäre), über dessen Bitte das Ehrenmitglied *Andreas von Ettinghausen*, Professor der Physik an der Universität, uneigennützig jede Woche eine Vorlesung über die physikalischen Grundlagen der Lehre von der Elektrizität und über die einschlägigen Apparaturen hielt. Hochinteressant für die Geschichte der Anwendung der Elektrizität in der Medizin ist die Eingabe, welche die Gesellschaft der Ärzte und dieses Komitee am 24. Januar 1844 an den Kaiser um Zuweisung einer eigenen Abteilung im Wiener Allgemeinen Krankenhaus zur Vornahme physikalischer Kuren richteten.

Sie sei hier wenigstens auszugsweise wiedergegeben: „Hundert Jahre sind es, seitdem die Ärzte angefangen haben, die Elektrizität zur Heilung von Krankheiten anzuwenden, und in dieser ganzen Zeit hat sich die hohe Wirksamkeit dieser allgemeinen Naturkraft vielfach bewährt. Besonders zeichneten sich die gefeierten Wiener Ärzte *van Swieten* und *de Haën* durch elektrische Kuren vor allen anderen Ärzten des Auslandes aus.

---

[1] Reg.-Dekret v. 27. Mai 1843, Nr. 29718.

[2] Zuschrift des Vizedirektorats der medizinischen Studien v. 9. Juli 1844.

Die elektrischen Kuren waren jedoch damals wegen unzureichender physikalischer Apparate immer mit abschreckenden Schwierigkeiten und großen Unkosten verbunden. Man kannte nichts weiter als die Reibungselektrizität. Die Scheibenmaschinen nebst der Leidnerflasche waren die einzigen Behelfe eines mit der Elektrizität sich befassenden Arztes. Später wurde zwar die Voltaische Säule als ein mächtiges Heilmittel bekannt; allein die Konstruktion der Voltaischen Säulen war so unvollständig, mit so großen Unkosten und so mühsamen Arbeiten verbunden, daß die praktische Medizin nur wenig Nutzen aus dieser Entdeckung schöpfen konnte.

Erst in dem letzten Dezennium, seit der Entdeckung der Magnetoelektrizität sowohl als der Induktionserscheinungen überhaupt und seit der Erkenntnis der konstanten Voltaischen Batterie haben die Physiker Apparate angeben können, die für den praktischen Arzt zweckmäßig und den verschiedenen Krankheitszuständen angemessen sind. Nebstdem haben auch die erstaunlichen Fortschritte des physikalischen Wissens nicht nur die Gesetze der Elektrizität und des Magnetismus deutlich gemacht, sondern auch alle anderen Teile dieser Wissenschaft mächtig gefördert, so zwar, daß wir nicht nur die mannigfaltigsten physikalischen Apparate zum ärztlichen Zwecke besitzen und nach Umständen die Reibungselektrizität, die Voltaische Säule, die Magnetoelektrizität oder eine zweckmäßige Kombination dieser Elektrizitätsgattungen benützen können, sondern es stehen außerdem noch andere physikalische Agenzien dem Arzte zum Heilzwecke bereit. Wenn also im Verlauf dieser untertänigsten Bittschrift von Elektrizität und elektrischen Kuren gesprochen wird, so mag dies nur als nötige Abkürzung gelten und es ist darunter eigentlich alles dasjenige verstanden, was die heutige Physik dem praktischen Arzte von Elektrizität, Galvanismus, Magnetismus, Wärme und Licht usw. Brauchbares in die Hand gibt." Es wird des weiteren auf die bisher gewonnenen Erfahrungen im In- und Ausland hingewiesen, welche zur Bildung des früher genannten Komitees geführt hatten und in dem mit allem Ernst, Zeitaufwand und auch mit pekuniären Opfern — *Wirer* hatte auch hier die notwendigen Apparate auf eigene Kosten besorgt — an das Studium aller einschlägigen Fragen gegangen wurde. Der Endzweck des Komitees sei aber die Erweiterung der eigentlichen Heilkenntnisse, und wenn schon bisnun zahlreiche Krankheiten, welche das Gesuch aufzählt, mit glücklichem Erfolge zur Behandlung kämen, eröffne sich die Aussicht, viele Krankheitszustände, die man heute noch als unheilbar betrachte, einer Heilung zuführen zu können. Es wird hier auch des Scheintodes gedacht, bei dessen schwieriger Erkennung sich gerade der galvanische Strom als das „empfindlichste Reagenz" erweise und bei dem gerade die Elektrizität zu den wirksamsten Belebungsmitteln zähle. Da der einzelne nicht in den Stand gesetzt sei, größere Erfahrungen zu erwerben, und auch die entsprechenden Einrichtungen kostspielig seien, bitte das Komitee, „1. daß im Allgemeinen Krankenhaus ihm eine geeignete Lokalität von wenigstens zwei Krankenzimmern überlassen wird; 2. daß ihm das Recht eingeräumt wird, sowohl im Allgemeinen Krankenhaus als auch in den verschiedenen Siechenhäusern Kranke zu Heilversuchen aufzusuchen und mit deren Einwilligung aufzunehmen; 3. daß der erste Sekretär des Komitees, Dr. *Hruby*, zur unmittelbaren Leitung der Heilversuche mit dem Titel eines Primaradjunkten und mit Besoldung im Allgemeinen Krankenhaus angestellt wird und daselbst eine Naturalwohnung oder Quartierentschädigung erhalte, daß dem Primaradjunkten ein Sekundararzt, der das Vertrauen des Komitees besitzt, beigegeben werde und einer der Herren Primarien des k. k. Allgemeinen Krankenhauses die so begründete physikalische Heilanstalt als zu seiner Abteilung gehörig beaufsichtige, damit die Hausordnung aufrechterhalten werde, in scientischer Hinsicht aber nur einzig das Komitee die höchste Autorität bleibe".

Diesem Gesuch wurde keine Folge gegeben; es wurden die Primarärzte des Allgemeinen Krankenhauses mit den einschlägigen Versuchen betraut, doch sollte der Präsident der Gesellschaft der Ärzte jedesmal im kurzen Wege davon in Kenntnis gesetzt werden, „damit die Mitglieder dieser Gesellschaft, denen daran gelegen ist, die diesfälligen Kuren beobachten und an denselben mit Vorwissen des Krankenhausdirektors und Zustimmung des Primararztes, den es betrifft, werktätig teilnehmen können".[1]

Über Anregung des damaligen Präsidenten, *F. X. Güntner*, wurde am 9. Mai 1844 in der Sektion für Therapie ein Komitee zur Selbstprüfung von Arzneimitteln eingesetzt, das bis zum Herbst neun Versammlungen abhielt, über die *Klucky* am 25. Oktober des Jahres einen vorläufigen Bericht erstattete. Bis dahin waren vier Arzneistoffe geprüft worden, und zwar Chelidonium, Belladonna, Arnika und Chamomilla.

Veranlaßt durch das Wiederaufleben des Magnetismus in Wien und im Anschluß an einen Vortrag *Czermaks*, in dem dieser eine längere Zeit aufsehenmachende Somnambule des Betrugs geziehen hatte (15. Juli 1845), wurde über Beschwerde von seiten des das Medium behandelnden Arztes, *A. Eisenstein*, unter Vorsitz *Güntner*s eine Kommission „zur Untersuchung der sogenannten somnambulen Zustände und des Einflusses des Mineralmagnets auf sensible Individuen" gebildet. Der namens dieser Kommission von *Adolph Gouge* erstattete Bericht nimmt in der Zeitschrift der Gesellschaft der Ärzte (1847, Bd. 3, 2, S. 1) 198 Seiten ein. Die Untersuchung bezog sich nicht nur auf das früher genannte Medium, sondern auch auf andere gesunde und kranke Individuen. Der Bericht konstatiert, „daß das der Kommission gemachte Versprechen: die gegen die Kranke [die des Betrugs beschuldigt wurde] gemachten Verdächtigungen zur Evidenz zurückzuweisen und mehrere bisher teils geahnte, teils unbekannte physiologische und pathologische Wahrheiten zu konstatieren, auf einer Selbsttäuschung (Illusion) des Antragstellers beruhte und daß die Beweise für diese Angaben ebensowenig geliefert wurden als bewiesen wurde, welch herrliches diagnostisches und therapeutisches Moment der Mineralmagnet sei".

Die Pharmakologische Sektion beschäftigte sich eingehend mit den Grundsätzen, die bei der Abfassung einer neuen Pharmakopoe zu berücksichtigen wären (27. 2. und 24. 4. 1846), und mit der Beratung der zwei vom Präsidium gestellten Fragen: „1. Welche Stellung hat die Pharmazie gegenüber der Arzneikunde einzunehmen?" „2. Was unterstützt, was hemmt ihr Bestreben, diese Stellung einzunehmen?" Auszüge aus den diesbezüglich eingelaufenen Antworten wurden in der Sitzung dieser Sektion vom 19. Juni 1846 zur Verlesung gebracht und auf Grund derselben Leitsätze aufgestellt, die in den folgenden Sitzungen der Sektion besprochen wurden.

---

[1] Reg.-Dekret v. 5. Januar 1845, Z. 252.

In der allgemeinen Versammlung vom 15. Februar 1848 wurde ein Komitee gebildet, das mit den Vorarbeiten „Über den Plan und den Umfang einer medizinischen Topographie Wiens" beauftragt wurde.

In den Sektionen für Pharmakologie und Hygiene wurde 1849 und 1850 ein von einem gemeinschaftlichen Komitee (*Beckert, Flechner, Pach, Schneller* und *Würth*) beratener und in Druck gelegter Entwurf einer Apothekerordnung für den österreichischen Kaiserstaat eingehend diskutiert. Das Ministerium des Innern sicherte der Gesellschaft auch zu, daß „ihre Ansichten und Bemerkungen, die bei Prüfung des Entwurfs der neuen Apothekerordnung geäußert wurden, volle Berücksichtigung" finden würden.[1]

Bezüglich eines von *M. Heider* abgefaßten Entwurfs, in dem das Publikum auf die immer mehr um sich greifende Scharlatanerie aufmerksam gemacht werden sollte und der in der allgemeinen Versammlung vom 3. Januar 1850 eingehend beraten worden war, entschloß man sich doch in der nächstfolgenden allgemeinen Versammlung, von der Veröffentlichung abzusehen.

Schon in den ersten Statuten hatte die Gesellschaft der Ärzte die Herausgabe einer Zeitschrift ins Auge gefaßt, aber erst 1842 gelang es, wenigstens die „Verhandlungen der k. k. Gesellschaft der Ärzte in Wien" der ersten drei Jahre, 1838, 1839, 1840, nebst einer Geschichte der Gesellschaft zum Druck zu bringen, denen dann je ein Band für das Jahr 1841/42, 1842/43 und 1843/44 folgten. Gleichzeitig mit dem letztgenannten Band erschien aber endlich auch die eigene „Zeitschrift der k. k. Gesellschaft der Ärzte in Wien" (ein Band des Jahrganges 1, 1844), zu deren Redakteur Dr. *Franz Zehetmayer* gewählt worden war. Sie brachte außer den Sitzungsberichten auch wertvolle Originalartikel, Bücherbesprechungen, Artikel über medizinische Tagesfragen, die Sanitätsverordnungen und persönliche Notizen.

Überblicken wir die Arbeit, welche in den Sitzungen der Gesellschaft der Ärzte in dem ersten Dezennium geleistet wurde, so ist es begreiflich, daß sich in ihr vor allem deutlich der Stand der Medizin spiegelt, wie sie in diesen Jahren in Wien gelehrt und geübt wurde. Es waren aber auch jene bedeutsamen Jahre, in denen sich der Umschwung von der hergebrachten Tradition naturphilosophischer und naturhistorischer Denkweise zur naturwissenschaftlichen Richtung hin vollzog, die einzig und allein durch genaueste Beobachtung und Beschreibung die reichen Erfahrungen, die das große Material der Krankenhäuser bot, zu bearbeiten bestrebt war, die Hilfswissenschaften der Physik und Chemie in ihren Kreis zog und in dem pathologisch-anatomischen Befund die Erkenntnis am Lebenden zu kontrollieren und zu vertiefen suchte.

1831 hatte bereits *Joseph Berres* die Lehrkanzel für Anatomie übernommen und die in Wien bis dahin noch ganz vernachlässigte mikroskopische Forschung auf ein hohes Niveau gebracht. 1834 war *Carl Rokitansky* Professor der pathologischen Anatomie geworden und begann nicht nur auf seinem Gebiet bahnbrechend, sondern auch auf alle anderen Gebiete befruchtend zu wirken. 1837 wurde der begabte Chirurg *Franz Schuh* Primararzt am Allgemeinen Krankenhaus, 1839 war das klassische Werk *Joseph Skodas* „Abhandlungen über Perkussion

---

[1] Dekret des Ministeriums des Innern v. 25. Oktober 1850, Z. 21 138.

und Auskultation" erschienen, das Werk jenes Mannes, der später in seiner Antrittsrede als Kliniker am 15. Oktober 1846 den Grundsatz besonders hervorhob, daß für die Erforschung der Gesetze des tierischen Organismus dieselben Hilfsmittel anzuwenden seien, welche die Physik und Chemie zur Ermittlung der Gesetze der anorganischen Welt anzuwenden pflegen. Und bald — am Beginn der Vierzigerjahre — traten auch Männer wie *Dittel, Hebra, Hyrtl, Sigmund* und *Türck* mit ihren bahnbrechenden Leistungen auf die medizinische Schaubühne.

Die Berichte über die Sitzungen, wie sie uns in den Protokollen vorliegen, können uns aber nur ein schwaches Bild von der Bedeutung dieser ersten wissenschaftlichen Vereinigung in Wien geben; denn, so drückte es schon *Feuchtersleben* in seinem Bericht in der Generalversammlung vom 24. März 1842 aus: „Eine Gesellschaft wirkt nicht nur durch die Resultate, die sich wie fertige Arbeiten einer Fabrik produzieren lassen; sie wirkt weit mehr durch das Leben, das in ihr geweckt und genährt wird; denn es ist nicht der Buchstabe, sondern der Geist, welcher die Wissenschaft belebt." *Feuchtersleben* war es auch, der immer wieder den Wert der Diskussionen gegenüber den Vorträgen und Vorlesungen betonte; so werde, meint er, die Beleuchtung der verhandelten Gegenstände immer vielseitiger, der Standpunkt, auf dem sich unsere Kunst und Wissenschaft in diesem Augenblick befinden, im ganzen ersichtlicher, die Freude, den eigenen und fremden Gesichtskreis durch Mitwirken zu erweitern, angeregt, jeder Einzelne fühle sich mit in die Gesamtheit hineingezogen, das Band, das uns verschlingt, werde enger geschlungen (Hauptversammlung 24. 3. 1843).

Der Reiz, den uns ein Überblick über die Mitteilungen und Vorträge gewährt, liegt auch darin, daß wir viele der neuen Errungenschaften der Medizin gleichsam in statu nascendi vor uns erstehen sehen, und es ist nicht minder reizvoll, das erste Auftreten jener Männer in der Gesellschaft verfolgen zu können, die, bis dahin noch unbekannt, hier den Grund zu ihrem späteren Ruhme legten.

Anfänglich war es Pflicht des ersten Sekretärs der Gesellschaft, allmonatlich einen Bericht über die „Witterungs- und Krankheitskonstitution" des abgelaufenen Monats vorzulegen, der die betreffende Sitzung einleitete und an den sich meist ergänzende Mitteilungen von seiten der Gesellschaftsmitglieder anschlossen. Das geschah zuerst in einer der Monatsversammlungen; später, nach dem Inslebentreten der Sektionen, wurde dieser Bericht in die Sektion für Therapie verlegt.

So heißt es schon im Protokoll der ersten Sitzung vom 17. April 1838: „In derselben teilte der Gesellschaftssekretär die Witterungs- und Krankheitskonstitution in den Monaten Jänner, Februar und März mit und würdigte die Bedeutung der stehenden endemischen und Jahreskonstitution, namentlich aber die Wichtigkeit ersterer und ihren Einfluß auf die Kurmethoden, welche ihren Wechsel und Übergang frühzeitig erkennen lassen", und in dem 1842 erschienenen ersten Band der „Verhandlungen" finden wir eine von *H. H. Beer* bearbeitete „Übersicht der Witterungs- und Krankheitskonstitution in den Jahren 1838 und 1839" und einen Auszug aus den Berichten *Feuchterslebens* über die „Krankheitskonstitution im Jahre 1840". In dem letzteren sagt der Verfasser: „Unsere Statuten schreiben uns Berichte über die in Wien herrschende Krankheits-Konstitution vor. Gewiß entspricht diese Vorschrift ganz eigentlich dem Sinn und Zwecke unseres Vereines. Solche Berichte sollen und können den Kern bilden, um welchen herum sich allmählig die Beobachtungen und Schlüsse der einzelnen anschließen, bis die Frucht, die aus dem Ganzen erwachsen soll, vollendet ist. Und wie sollte sie auch je erwachsen, wenn nicht aus der vereinten Pflege durch viele? Nur so und nur wenn eine solche Pflege beharrlich und in einem Geiste eine Reihe von Jahren hindurch fortgesetzt wird, können wir hoffen, endlich einmal in dieser, wenn ich nicht irre, wichtigsten, aber noch dunkelsten Region ärztlicher Forschung einem Gesetzlichen auf die Spur zu kommen... Und wenn wir statt gehoffter Resultate über den Gang des Krankheitsgenius hinaus nur die Gewißheit erhalten, daß dieser sich seit der Zeit, als wir ihn zum Gegenstand unserer Betrachtung machten, unverändert gleich blieb —, so ist auch diese Gewißheit ein Resultat."

Aber wir dürfen nicht glauben, daß dies nur eine Eigentümlichkeit der Wiener Medizin war. Schon in den Statuten der 1810 gegründeten Medizinisch-chirurgischen Gesellschaft in Berlin (seit 1833 *Hufeland*sche Gesellschaft) lesen wir unter Punkt 1 des § 9 „Ordnung der Beschäftigung der Gesellschaft in jeder Versammlung": „Bestimmung der herrschenden Gesundheitskonstitution, des Barometer- und Thermometerstandes, der Krankheiten, der Sterblichkeit in den letztverflossenen 14 Tagen." *Maximilian Sternberg* weist darauf hin, daß die Lehre von einer allgemeinen „stationären Krankheitskonstitution" oder einem „Krankheitsgenius", der mit dem Wechsel der Jahreszeit, also unter dem Einfluß der Bewegungen der Gestirne allmähliche Veränderungen erfahren oder plötzlich zu einem Genius epidemicus werden konnte und den Verlauf jedes einzelnen Krankheitsfalles beeinflußte, schon von *Thomas Sydenham* ausgesprochen und in Wien in noch erweitertem Maße von *Stoll* vertreten worden war. Noch heute hätten sich im Sprachgebrauch diese Ideen in dem Ausdruck „allgemeiner Gesundheitszustand" erhalten und noch heute sei man geneigt, diesem eine geheimnisvolle Beeinflussung des eigenen Gesundheitszustandes zuzuschreiben.[1]

Wie fest man aber damals in diesen Ideen verankert war, zeigen auch der Vortrag *Bischoffs* über Änderung des Krankheitsgenius (15. 12. 1840) und die Ausführungen *Wirers* und *Bischoffs*, welche anläßlich der am 8. Juli 1842 bevorstehenden Sonnenfinsternis auf die „kosmischen Influenzen" in physiologischer und pathologischer, namentlich in epidemischer Hinsicht hinwiesen (30. 6. 1842).

Hajek wirft hier die Frage auf, „welches Thema der Forschungen von heute wohl dazu bestimmt sein mag, nach weiteren 50 Jahren einen ebenso vorweltlichen Eindruck bei unseren Nachfolgern hervorzurufen" wie diese Berichte über Witterungs- und Krankheitskonstitution; aber gerade heute mutet uns dieses Thema nicht mehr „so vorweltlich" an, wenn wir an die vielen Arbeiten denken, die gerade in unseren Tagen wieder den Witterungseinflüssen gewidmet sind — ich erinnere an die Zusammenhänge, die man zwischen Föhn und Emboliegefahr angenommen hat, und an die jüngst erschienene Arbeit des Hygienikers *E. Küster* „Wetter und Auftreten von Epidemien", in welcher der Autor an den Schluß seiner Ausführungen die Forderung stellt, ohne jede Voreingenommenheit der Bedeutung des Wetters für die Entstehung von Epidemien weiter nachzugehen.[2]

---

[1] *Maximilian Sternberg*, Josef Skoda. Wien 1924, S. 7, 11.
[2] Med. Welt 1936, Bd. 10, 1133.

An diese Berichte des Sekretärs schlossen sich dann Anfragen und Mitteilungen über ärztliche Beobachtungen, zum Teil den heutigen Demonstrationen vergleichbar, an; eingelaufene medizinische Werke wurden vorgelegt und Referenten zugeteilt, schließlich wurde ein Vortrag gehalten oder eine eingesandte Abhandlung zur Verlesung gebracht.

Es gibt kein Gebiet der Heilkunde, das nicht schon in diesem ersten Dezennium zur Sprache gekommen wäre, und so zahlreich und mannigfaltig waren schon damals die Gegenstände der Vorträge und Abhandlungen, daß es kaum möglich wäre, sie alle einzeln anzuführen. Nur die allerwichtigsten Themen seien hervorgehoben und zugleich an ihnen gezeigt, wie sich der Fortschritt der Medizin auch schon in diesem Dezennium manifestierte.

Vorangestellt seien einige Vorträge allgemein medizinischen Inhalts. So sprach *J. Knolz* über die Bedeutung der medizinischen Systeme (31. 1. 1842), in welchem Vortrag wir einen Einblick gerade in die Denkungsweise einer Zeit erhalten, die sich selbst schon als eine Zeit der Umgestaltung in der Medizin ansah. Im Anschluß an diesen Vortrag entwickelte sich in der nächsten Sitzung vom 15. Februar 1842 eine Debatte über den Brownianismus. Über den ärztlichen Blick und Takt sprach *Wirer* (A. V. 30. 11. 1843).[1] Über das Wesen der Medizin als Wissenschaft und Kunst sprach *Heider* in einem Vortrag über die physikalischen Forschungsmethoden, deren hohen Wert er auch für die Medizin hervorhob. Als Wissenschaft setze er die Medizin der Physik vollkommen gleich, aber die praktische Ausübung der Heilkunde sei von der Physik wesentlich verschieden, weil die bloße Erklärung der Krankheitserscheinungen ihr nicht genüge, sondern deren geeignete Behandlung ihre Hauptsache bilde (A. V. 15. 12. 1846).

Hier wäre auch der Stellung der Gesellschaft gegenüber der Homöopathie zu gedenken, die in Wien wie allerorts ihre begeisterten Anhänger gefunden hatte. Gab es ja in Wien auch einen Verein homöopathischer Ärzte und seit 1848 zwei Dozenten der Homöopathie an der Fakultät. Es ist verständlich, daß die Homöopathie in einem Kreis von Männern, deren Hauptstreben dahin gerichtet war, die Heilkunde auf streng naturwissenschaftlicher Grundlage aufzubauen, nicht viel Sympathie fand; aber es ist gerade darum interessant zu hören, daß der Ausschuß der Pharmakologischen Sektion sich 1847 bezüglich des Vorschlags, einen homöopathischen Arzt in die Sektion zu wählen, dahin äußerte, daß dieser Vorschlag darum zu begrüßen sei, weil er — der Ausschuß — es für eine der Aufgaben der Wissenschaft halte, auch ihrerseits dazu beizutragen, jenen unseligen Zwiespalt zu schlichten, der außerhalb des Gebietes der Wissenschaft gelegen sei und im versöhnenden Sinne der letzteren für immer beseitigt werden solle.

Im engen Zusammenhang mit der Medizin standen damals aber noch die naturwissenschaftlichen Fächer, wie diese ja übrigens bis zum Ende des Jahrhunderts auch noch Prüfungsgegenstände der Medizinstudenten waren. So finden wir sie auch in den Verhandlungen der Gesellschaft vertreten, wenn z. B. *St. Töltényi* über das Prinzip in den Naturwissenschaften (15. 5. 1840) oder

---

[1] A. V. = Allgemeine Versammlung, Path. = Sektion für Pathologie, Hyg. = Sektion für Hygiene, Phys. = Sektion für Physiologie, Pharm. = Sektion für Pharmakologie, St.-Arzk. = Sektion für Staatsarzneikunde.

A. Pleischl über die Bedeutung der Kohlensäure im großen Naturhaushalt (A. V. 16. 2. 1846) sprachen. — In das Gebiet der Botanik fallen Vorträge wie der des berühmten Botanikers *Karl Martius* aus München über die Morphologie der Pflanzen (15. 10. 1839) und der von *J. J. Czermak* über die Bewegungen der Pflanzenzellen (31. 10. 1839). — Zoologischen Inhalts waren die von dem Letztgenannten gehaltenen Vorträge über Beobachtungen an Amphibien (15. 7. 1840) oder über die Anatomie der Hoden bei Salamandra atra (A. V. 30. 6. 1843). — *Ettinghausen*, der sich, wie bereits erwähnt, um die Einführung der Ärzte in das Gebiet der Elektrizität verdient machte, sprach schon am 31. Mai 1838 über die Grundlagen der Elektrizitätslehre. *J. Berres* demonstrierte seine Methode, die *Daguerre*schen Bilder zu fixieren und sie für den Druck geeignet zu machen (30. 4. 1840), und *Pleischl* sprach über die Verflüssigung von Gasen (A. V. 15. 2. 1845).

In das Gebiet der Anatomie führen uns die Vorträge des früher genannten *Czermak* über die Struktur des Magens (15. 1. 1840) und über die Drüsen der Darmschleimhaut (Path. 31. 1. 1845). In dem letztgenannten Jahre trat aber schon *Josef Hyrtl*, der 1845 von Prag nach Wien berufen worden war, mit einer Reihe von Demonstrationen in der Sektion für Pathologie auf; gestützt auf zahlreiche zootomische Studien, erörterte er den Bau der Niere (A. V. 15. 12. 1845). Er zeigte seine einzig dastehende Sammlung von inneren Gehörorganen des Menschen und der Tiere (A. V. 15. 4. 1847) und sprach über die von ihm bei Wiederkäuern und Pachydermen entdeckten arteriellen Wundernetze der Nasenhöhle (Path. 10. 12. 1847). Sein Assistent *Carl Langer* trug über den Bau der Milchdrüse beim Mann vor (ebenda 9. 11. 1849).

Speziell embryologischen Inhalts waren die Mitteilungen von *Berres* über einen „kaum" vierwöchigen Embryo (15. 1. 1840), von *Czermak* über die Formen der Dehiszenz (A. V. 16. 7. 1843), über die mikroskopischen Elemente des Dotters (Path. 12. 5. 1844) und die Entstehung der Gefäße (ebenda 5. 7. 1844), von *Franz Müller* über Eihäute und Nabelbläschen bei Pferdeembryonen (Phys. 4. 1. 1850) und von *Carl Wedl* über das Verhalten des Nabelbläschens (ebenda 1. 2. 1850).

Mit der Physiologie des Sehens beschäftigte sich *Ettinghausen* (15. 2. 1839). *Czermak* sprach über Zeugung und Entwicklung (30. 6. 1840) und über die Physiologie des Blutes (Path. 23. 12. 1842), *Knolz, P. Wagner* und *H. Böhm* jun. über den Einfluß klimatischer Verhältnisse auf die Zeugung (Hyg. 3. 11. 1843), *Franz Zehetmayer* über Bau und Funktion der Leber (Path. 16. 2. 1844) und *Fr. Polansky* über die Schweißsekretion (ebenda 13. 11. 1846).

Wie die schon im vorangegangenen erwähnte Gründung eines pathologisch-chemischen Laboratoriums zeigt, war schon frühzeitig das Interesse für die medizinische Chemie rege, deren Bedeutung für die Heilkunde *Wirer* immer wieder betonte. In erster Linie war es *Heller*, der seine ganze Arbeitskraft in den Dienst dieser Disziplin stellte und mit einer Reihe von Vorträgen vor die Gesellschaft trat: über das rotfärbende Prinzip des Blutes, als welches er die von ihm schon 1827 entdeckte Rhodizonsäure (C_3O_5) ansah, Chemie der Galle und die Bildung von Gallensteinen (15. 1. 1840), Anthropochemie und pathologische Chemie (30. 11. 1840), Analyse des Blutes (Path. 7. 6. 1844), Nachweis von Jod und Brom im Harn und Blut (A. V. 15. 6. 1844), Zuckergehalt des Harns bei Diabetes und ein neues Reagens für Harnzucker — *Heller*sche Probe, in dem-

selben Jahre auch von *Moore* beschrieben, daher *Heller-Mooresche* Probe
(ebenda 14. 11. 1844), Harnsedimente (Ther. 17. 1. 1845), chemische Untersuchungen von Eiter bei akuten Prozessen und bei den sogenannten „kalten
Lymphabszessen" sowie über die chemischen Befunde aus dem Harn und dem
Darm der Choleraleichen (Path. 13. 7. 1849) und über das chemische Verhalten
des Albumins und der Proteinverbindungen überhaupt (ebenda 7. 12. 1849).
Neben *Heller* ist *Fr. Ragsky* zu nennen, der über die Chemie des Harns (Pharm.
16. 12. 1842), Zucker- und Gallennachweis im Harn (ebenda 14. 11. 1845) und
über den Nachweis von Chloroform im Blute (ebenda 10. 12. 1847) vortrug.

Fast unübersehbar sind die Mitteilungen aus dem Gebiet der **Pharmazie,
Pharmakognostik** und **Pharmakologie,** die in den Verhandlungen der Gesellschaft oft zu eingehenden Aussprachen führten; gab es ja eine eigene Sektion
für Pharmakologie, an der neben Ärzten auch Apotheker teilnahmen. Diese Mitteilungen würden uns wertvolle Beiträge zur Geschichte der Pharmakologie
liefern, scheinen aber, da sie zumeist nur in den Sitzungsprotokollen begraben
blieben, bisnun wenig Beachtung gefunden zu haben.

Ich nenne die Mitteilungen: *J. Zangerl* über Anthrakokali, das von *Joseph
Polya* in Pest angegeben worden war (15. 2. 1839), und Cochenille bei Keuchhusten (Ther. 28. 11. 1845), Landtierarzt *J. J. Brosche* über Rad. gent. cruciat.,
die gegen Lyssa empfohlen wurde (31. 3. 1840), *I. Hofmannsthal* über Carobe di
Giudea, eine Gallenart, die man gegen Asthma verwendete (1. 6. 1840), *V. Alexo-
vits* über Digitalis purpurea (15. 2. 1841), *C. J. Meyer* über Arnika (30. 1. 1841),
A. Pleischl über kohlensaures Eisenoxyd (30. 11. 1841), natürliche und künstliche Mineralwässer (Pharm. 3. 6. 1842 und 4. 2. 1848), Bereitung und Prüfung
der Extrakte (ebenda 5. 5. 1843), Opodeldok und Aq. mercurialis (ebenda 29. 11.
1844), Prunus laurocerasus (ebenda 13. 6. 1845 und 3. 2. 1847), Tamarinden (ebenda 13. 6. 1845), Decoct. Pollini (ebenda 7. 11. 1845), Malas ferri, Protojoduretum
hydrargyri und Amylum jodatum (ebenda 2. 1. 1846), Chinoidin (ebenda 11. 7.
1846), Verbesserung des Geschmacks des Bitterwassers (ebenda 3. 12. 1847), Ein-
hüllung schwer zu nehmender Arzneimittel (ebenda 4. 2. 1848), *J. Moos* über Jodeisen (3. 1. 1842), *Fr. Ragsky* über die mikroskopische Prüfung verschiedener
Opiumsorten (A. V. 31. 1. 1843) und Arsengehalt des Phosphors (Pharm. 30. 1.
1846), Magister *Wöber* über Barytum jodatum (ebenda 13. 1. 1843), Magister
J. Fuchs über Reindarstellung von Alkaloiden (ebenda 10. 2. 1843), Eisenwein-
stein und Glob. martiales (ebenda 21. 3. 1845), Acid. Halleri (ebenda 5. 12. 1845),
Pulvis Belioli (ebenda 21. 5. 1846), Vesicator Taffet (ebenda 2. 7. 1847), Aq.
lauroc. und Piperin (ebenda 16. 2. 1849), Decoct. Zittmanni (ebenda 13. 4. 1849),
Cassia (ebenda 11. 5. 1849) sowie Karbolsäure und Castorium (ebenda 6. 7. 1849),
Magister *R. Schiffner* über essigsaures und salzsaures Morphium (ebenda 10. 3.
1843) und über verschiedene Alkaloide (ebenda 27. 12. 1844 und 21. 3. 1845),
Dr. chem. *G. Girtler* über Jodeisen (ebenda 13. 4. 1843), *Wirer* über Kräutersäfte
(ebenda 21. 6. 1843), Magister *C. Masarei* über Scilla (ebenda 16. 12. 1843),
Magister *A. Rochleder* über Scilla (ebenda 12. 1. 1844) und Chinaextrakte (31. 5.
1844), Magister *I. Pach* über Opium (ebenda 21. 1. 1844), Chinaextrakte (ebenda
31. 5. 1844), Osmunda, früher gegen Rachitis, Skrofulose und Tuberkulose verwendet (ebenda 29. 11. 1844, 5. 12. 1845, 2. 1. 1846), Lactuca virosa (ebenda
11. 7. 1845), Warburgsche Tinktur, welche damals häufigen Stoff zu pharma-

zeutischen und therapeutischen Mitteilungen gab (ebenda 4. 12. 1846, 2. 7. 1847),
Berberin (ebenda 5. 3. 1847), Fol. Sennae (ebenda 2. 11. 1849), *H. Beer* über Aq.
Goulardi (A. V. 31. 1. 1844) und Prunus laurocerasus (ebenda 15. 5. 1845),
J. Czermak über Pepsin (ebenda 29. 2. 1844), *C. Haller* über Crotonöl (ebenda
29. 2. 1844), Magister *I. Endlicher* über Graswurzelextrakte (Pharm. 31. 5. 1844),
Magister *W. Sedlaczek* über Ballota lanata und Flor. Tiliae (ebenda 31. 5. 1844),
Cort. Frangulae (ebenda 21. 2. 1845) und Rheum (ebenda 2. 7. 1847), Magister
Fr. Beckert über Moschuswurzel, Rad. Sumbuli, Ferula sumbul. (ebenda 27. 12.
1844) und Scammonium (ebenda 18. 4. 1845), *Th. Schlosser* über die Darstellung
der Galle (ebenda 21. 2. 1845), *J. Netwald* über Erva lenta (ebenda 18. 4. 1845),
doppelkohlensauren Kalk (ebenda 6. 11. 1846 und A. V. 15. 6. 1847), medizinische
Zigarren (Pharm. 12. 11. 1847) und Eisenoxydhydrat (ebenda 7. 1. 1848), *K. D.
Schroff* über mikroskopische Untersuchungen einer Reihe von Wurzeln (ebenda
18. 4. 1845), Osmunda (ebenda 2. 1. 1846) und Irisarten (ebenda 30. 11. 1849),
Magister *Fr. Etzelt* über Erva lenta und Scammonium (ebenda 16. 5. 1845),
C. Brants über Folia Matico (ebenda 5. 12. 1845), Magister *A. Pöckelhofer* über
Sorbus aucup. und Extr. mart. pomat. (ebenda 30. 1. 1846) sowie über Cubebin
(ebenda 27. 3. 1846), Magister *W. Steinhäuser* ebenfalls über Cubebin (ebenda
24. 4. und 21. 5. 1846), *J. Gölis* über essigsaures Blei in inneren Krankheiten
(Ther. 26. 11. 1847), *A. Gouge* und *F. X. Czykanek* über Rhamnus frangula (ebenda 31. 12. 1847 bzw. Ther. 28. 1. 1848), *J. Melicher* über Collodium (Pharm. 16. 2.
1849), *R. Frankel* über blutstillende Mittel (ebenda 13. 4. 1849).

Außer diesen speziellen Anführungen wären noch die längeren Diskussionen
über Jodkali (Ther. 27. 5., 2. und 30. 12. 1842), Punica granat. und andere Bandwurmmittel (Pharm. 20. 10. und 17. 11. 1843), Cinnamomum und Cassia (ebenda
9. 2. und 8. 3. 1844) und Lebertran (ebenda 8. 3. 1844) zu nennen.

Der Bericht des Komitees zur Selbstprüfung von Arzneien wurde bereits im
vorangegangenen erwähnt.

Überblickt man die im vorstehenden angeführte Liste der verschiedensten
Arzneimittel, von denen ein großer Teil auch auf ihre mikroskopische und chemische Beschaffenheit, auf ihre Wirkung im Tierversuch und am Krankenbett sowie
durch Selbstversuche zur Prüfung kam, so kann man füglich behaupten, daß hier
das Fundament zu einer wissenschaftlichen Pharmakognosie und experimentellen
Pharmakologie gelegt wurde, zu dem übrigens schon im 18. Jahrhundert *Anton
Stoerck* in Wien die ersten Bausteine geliefert hatte.

Den Geist der Zeit läßt es aber noch erkennen, wenn man über die Wirksamkeit der Arzneimittel unter der Herrschaft eines bestimmten Genius epidemicus
diskutierte (Pharm. 2. 11. 1844), während umgekehrt wir an eine der neuesten
Therapieformen erinnert werden, wenn *Wirer* die Anwendung der Arzneimittel
auf die Haut, um dadurch auf innere Krankheiten zu wirken, zum Beratungs-
gegenstand vorschlug (ebenda 30. 6. 1843); ebenso könnten auch heute noch die
Worte *J. Netwalds*, der am 15. Juni 1841 in der Allgemeinen Versammlung einen
Vortrag „Über die Anwendung neuer Arzneimittel im allgemeinen und insbesondere chemischer Natur" hielt, gesprochen sein: „Man kann, ohne dem echten
wissenschaftlichen Streben einzelner im geringsten nahe zu treten, fast behaupten,
daß bei der Mehrzahl der Apotheker nur der durch die Konkurrenz an-
gespornte Ehrgeiz die Triebfeder zu den oft beträchtlichen Opfern für die Be-

reitung neuer Stoffe sei, für deren Abnahme dann niemand bürgt.“ Der Vortragende wies zugleich auch auf die zu hohen Preise der Arzneimittel hin.

Eine Aussprache über Volksmittel hatte schon in der Sitzung der Pharmakologischen Sektion vom 7. Juli 1843 stattgefunden. Der später vom Präsidium an die Sektion ergangenen Aufforderung, die Volksmittel zu prüfen und zu sichten, galten die Vorträge *J. N. Lackners* und *J. Melichers* (ebenda 7. 1. 1848) sowie *M. Heiders* (ebenda 3. 3. 1848).

Erwähnenswert wären noch die Diskussionen über den Verkauf von Arzneimitteln durch Materialisten und Kräuterhändler (ebenda 13. 6. 1845) und der Vortrag *K. D. Schroffs* über die Grundsätze einer neuen Pharmakopoe (ebenda 27. 2. und 24. 4. 1846). Daß gelegentlich auch die Frage der Spezialitäten und Geheimmittel zur Sprache kam, ist selbstverständlich.

Das Gebiet der **Materia alimentaria** berührten die Vorträge von *St. Endlicher* über die Kartoffelfäule (A. V. 15. 11. 1845), an die sich später die Ausführungen *A. Pleischls* über seine Bemühungen, die von dieser Krankheit ergriffenen Kartoffeln aufzubewahren und genießbar zu machen, anschlossen (Pharm. 12. 11. 1847), ferner der Vortrag *H. Weydas* über die Wirkung des Tees (Ther. 1. 3. 1844).

In **toxikologischer** Beziehung war es vor allem die Arsenikvergiftung, welche das Interesse der Mitglieder rege erhielt. Sie gab Anlaß zu ausführlichen Diskussionen in der Sektion für Hygiene (2. 12. 1842 und 7. 2. 1843) und in der für Pharmakologie (13. 6. 1845). Auf sie und ihre Antidote bezogen sich die Vorträge von *A. Flechner* (16. 11. 1841), *Bischoff* (A. V. 30. 11. 1842), Magister *I. Pach* (ebenda 11. 7. 1845), Magister *J. Fuchs* (ebenda 11. 7. 1845 und 29. 10. 1847), *Netwald* (Pharm. 6. 11. 1846, 4. 2. und 3. 3. 1848) und *A. Pleischl* (ebenda 3. 2. 1847). Außerdem kam das Schlangengift durch *J. J. Czermak* (2. 1. 1839) und *Fl. Heller* (Pharm. 7. 7. 1843) sowie die Blausäure und das Zyankalium durch *R. Bischoff* (A. V. 30. 11. 1842) und *J. Netwald* (Pharm. 17. 11. 1843) zur Sprache. Magister *Wöber* demonstrierte einen Kyanometer zur Bestimmung des Blausäuregehalts des destillierten Wassers (ebenda 18. 11. 1842).

Mit **allgemein pathologischen** Fragen beschäftigte sich *St. Töltényi*, der über den Einfluß der vergleichenden Physiologie und Pathologie auf die spezielle Pathologie und Therapie (30. 4. 1838), den Einfluß der pathologischen Anatomie auf die Medizin (15. 6. 1838) und über die Grundsätze der allgemeinen Pathologie (Path. 25. 11. 1842) sprach. In dem letztgenannten Vortrag führte er aus, daß die Gesetze des Lebens auch die Krankheiten und ihre Heilung beherrschen und der höchste Grundsatz das Gesetz der Selbsterhaltung sei.

Das Streben, die Krankheitsbilder auch anatomisch zu erfassen, das *Rokitansky* schon von Anbeginn seiner Tätigkeit als Hauptaufgabe vor Augen schwebte, brachte es mit sich, daß selbst in dieser noch stark naturphilosophisch orientierten Zeit **pathologisch-anatomische** Vorträge relativ häufig auf der Tagesordnung der Gesellschaft standen. Hier sind zunächst die Mitteilungen *Rokitanskys* selbst zu nennen: Über die pathologische Anatomie der Tuberkulose (15. 4. 1839) und des Typhus (16. 11. 1839), Kropf (Path. 27. 6. 1846), Zystenbildung (ebenda 11. 12. 1846), die organischen Bedingungen der Zyanose (ebenda 12. 3. 1847), Verknöcherungen und ihre Bildung (ebenda 5. 11. und 10. 12. 1847) und über den Bau der Schilddrüse (ebenda 23. 2. 1849). Sein Assistent *Jakob Kolletschka* erörterte die Phlebitis, damals ein beliebtes Thema, vom pathologisch-anatomischen Gesichtspunkt aus (16. 1. 1840), den Zusammenhang von Trismus und Entzündung der Nabelarterien (15. 5. 1840) und die Gehirnhypertrophie (30. 6. 1842). Ein anderer *Rokitansky*-Assistent, der verdienstvolle *Joseph Engel*, sprach über die Bedeutung der normalen und abnormen Thoraxformen (15. 12. 1842), die verschiedenen Afterbildungen des Organismus in chemischer, mikroskopischer und medizinisch-praktischer Beziehung, deren Entstehung er im Sinne der Lehre seines Meisters durch eine sich „lokalisierende Dyskrasie" zu erklären suchte (A. V. 16. 1. 1843), über Entzündung und Blutkrasen (Path. 21. 1. 1843), das Blut der Neugeborenen (ebenda 17. 2. 1843) und über die pathologische Anatomie des Typhus (A. V. 1. 3. 1843). *A. Roßwinkler* behandelte das Vorkommen der außergewöhnlich großen Thymusdrüse, deren häufigeres Auftreten er bei Selbstmördern feststellen konnte (ebenda 13. 7. 1849).

Daß in einer Stadt, wo die Tuberkulose so verheerend wirkte — der Name Morbus viennensis stammt ja aus diesen Tagen, die Tuberkulose häufig auf der Tagesordnung stand, war naheliegend. Aber während noch 1838 der Physiologe *J. J. Czermak* die Tuberkeln als Parasiten erklärte, die auf der niedersten Stufe der Entwicklung stünden und sich an die sogenannten Hydatiden, die Blasenwürmer, anreihten (15. 5. 1838), erörterte schon im nächsten Jahre *Rokitansky* bei seinem ersten Auftreten in der Gesellschaft die Entstehung und Metamorphose der Tuberkeln auf gründlicher pathologisch-anatomischer Basis, wobei er auch für die damals noch umstrittene Identität der Skrofulose mit der Tuberkulose eintrat (15. 4. 1839). 1841 sprach *C. Haller* über die verschiedenen Verlaufsformen der Tuberkulose (15. 5. 1841), während *M. Hager* und *Czermak* über die künstliche Erzeugung von Tuberkeln bei Kaninchen berichteten (1. 6. 1841). Der letztgenannte kam in der Sitzung vom 2. November 1841 wieder auf die Frage der Bildung von Tuberkeln zurück.

1843 fand eine eingehende Diskussion über die Ansteckungsfähigkeit der Tuberkulose statt (Path. 15. 5. und 9. 6. 1843), in welcher auch die gegenseitige Ausschließung von Kropf und Tuberkulose zur Sprache kam,[1] ähnlich wie man später eine solche für Tuberkulose und Intermittens annehmen zu können glaubte (ebenda 16. 1. 1847). Ganz besonderes Interesse nahm die Diätetik der Tuberkulose in Anspruch, die ausführlich erörtert wurde (Ther. 20. 3., 17. 4., 10. 7., 27. 11. und 28. 12. 1846, 29. 1. 1847). Schon in der Sitzung vom 10. Juli 1846 stellten *Well* und *Güntner* fest, daß frische, freie Luft nicht nur ein Hauptschutzmittel gegen „etwa zu besorgende Tuberkulose" sei, sondern auch bereits Erkrankten in möglichst ausgedehntem Maße verschafft werden solle. Aber schon ein Jahr früher hatte *Czermak* über seine stets gelungenen Versuche an Kaninchen berichtet, durch Verabreichung schlechter Nahrung, behinderte Körperbewegung und den Aufenthalt in verdorbener, schlechter Luft Tuberkulose hervorzurufen (Path. 28. 2. 1845).

Bei seinem ersten Auftreten in der Gesellschaft trug *J. Skoda*, der nicht nur den exakten physikalischen Unterbau für die Perkussion und Auskultation schuf, sondern hierbei vor allem auch die klinisch-diagnostische Bedeutung dieser Untersuchungsmethoden im Auge hatte, über die Diagnose der Herzklappen-

[1] Siehe meine Arbeit: Kropf und Tuberkulose. Wien. klin. Wschr. 1927, Bd. 40, S. 948.

44

fehler unter Vorweisung von Abbildungen vor (30. 11. 1839), ein Vortrag, von dem *M. Sternberg* betonte, er habe seinen Gegenstand so vollendet dargestellt, daß er auch heute noch unverändert vor Studenten gehalten werden könnte. In seiner Mitteilung vom 31. Oktober 1840 über 40 Punktionen der Brusthöhle konnte *Skoda* auch über eine Punktion bei Hydropericard berichten. Diese von *Fr. Schuh* am 24. Juli 1840 ausgeführte Punktion des Herzbeutels — die Inzision war schon 1819 von *Romero* vorgenommen worden — war überhaupt die erste Operation dieser Art; sie war erst durch *Skodas* verfeinerte Methodik der physikalischen Untersuchung ermöglicht worden. Was man damals bei diesen Punktionen befürchtete, war nicht die Infektion, die man ja noch nicht kannte, sondern die durch das Eindringen von Luft bedingte „chemisch-dynamische" Wirkung, weshalb *Schuh* und *Skoda* den Luftzutritt durch einen Klappenmechanismus, den sogenannten Trogapparat, zu verhindern suchten.

Das Gebiet der **Herzkrankheiten** behandelten des weiteren Vorträge von *J. Dlauhy,* dem Assistenten *Rokitanskys,* über Endokarditis vom pathologisch-anatomischen Standpunkt (1. 2. 1841) und von *C. Haller* über Kältebehandlung dieser Krankheit. *K. Hammerschmidt* sprach über ein von ihm angegebenes Sphygmometer, mit Hilfe dessen die Stärke des Arterienpulses und des Herzschlages dem Auge wahrnehmbar gemacht werden könnte (Path. 12. 5. 1843), und ebenda wurde die Abhandlung von *J. Hamernik,* damals noch Sekundararzt bei *Oppolzer* in Prag, über die Geräusche in der Herzgegend und ihre Entstehung zur Verlesung gebracht (7. 6. 1844).

Die Behandlung **pleuritischer Exsudate**, über die, wie früher erwähnt, *Skoda* berichtet hatte, blieb auch später Gegenstand der Diskussion (A. V. 18. 4. 1843, Path. 23. 5. und 20. 6. 1845), wobei *F. Zehetmayer* insbesondere die Behandlung der jauchigen Exsudate zur Sprache brachte (Path. 23. 5. 1845).

Zehetmayer besprach auch die Differentialdiagnose der **Pneumonie** und der **Tuberkuloseinfektion** auf Grund mikroskopisch-chemischer Untersuchung des Sputums (A. V. 15. 3. 1844). In der Behandlung der Pneumonie stand damals der Aderlaß noch in hohem Ansehen. Demgegenüber konnte *Haller* über günstige Ergebnisse bei Gebrauch der Emollientia ohne Blutentziehung berichten (Path. 16. 4. 1847); *M. Hager* betonte in derselben Sitzung, daß der Verlauf vieler Krankheiten bei homöopathischer Behandlung auch anderen Ärzten ermöglicht hätte, Krankheiten bei dem Gebrauch ganz indifferenter Mittel dem natürlichen Verlauf zu überlassen und so die Naturgeschichte der Krankheiten zu studieren. In ähnlicher Weise sprach sich *J. Dietl* für die rein diätetische Behandlung der Pneumonie aus (Path. 16. 5. 1847), während der Aderlaß bei der Lungenentzündung, im Anschluß an einen Vortrag *Lackners,* wieder den Gegenstand der Diskussion in der Therapeutischen Sektion vom 23. Dezember 1847 und vom 4. Februar 1848 bildete.

Der **Typhus** gehörte vor der Einführung der Hochquellenwasserleitung zu den in Wien endemischen Krankheiten. Der Vorträge *Rokitanskys* und *Engels* zur pathologischen Anatomie dieser Krankheit ist bereits Erwähnung getan worden. Über gehäufte Typhuserkrankungen berichteten *E. Dobler* (15. 10. 1838), *C. Folwarczny* (15. 12. 1838) und *F. H. Bittner* (29. 2. 1840). Ganz im Geiste der naturphilosophischen Richtung waren die Ausführungen von *J. Moos* gehalten (1. 6. 1841), an die sich eine lange, mehrere Sitzungen in Anspruch nehmende

Diskussion anschloß. *J. Schneller* sprach über die „Kombinations- und Ausschließungsfähigkeit" des Typhus (A. V. 30. 11. 1843). Eingehend beschäftigte man sich mit den verschiedenen Behandlungsarten der Krankheit; so besprach *I. Sauer* die Therapie mit Jodkali (15. 5. 1840), während im Anschluß an ein von *Karl Hohnbaum* aus Hildburghausen eingelangtes Schreiben über die Argentum nitricum-Behandlung diskutiert wurde (15. 5. 1841). *F. X. Czykanek* trat für die Chinintherapie ein (31. 5. 1842), die eine eingehende Aussprache in der Sektion für Therapie vom 20. Dezember 1844 zur Folge hatte.

Die Cholera, die nach ihrem ersten Auftreten in Wien im Jahre 1831 die Stadt noch öfters heimsuchte, bildete begreiflicherweise den Gegenstand zahlreicher Mitteilungen — *J. Reider* und k. k. Oberst *Fr. Hauslab* über die Verbreitung der Krankheit (Hyg. 19. 11. 1847 bzw. A. V. 15. 12. 1847), *H. Böhm*s historischer Bericht über die Epidemie vom Jahre 1831, wobei er sich gegen die Annahme von der Verbreitung der Cholera durch ein Kontagium aussprach und sich der *Hufeland*schen Ansicht von „einer progressiven krankmachenden Veränderung der Atmosphäre" anschloß (Hyg. 17. 12. 1847), Diskussion über die Nichtkontagiosität im Anschluß an einen Aufsatz von *R. Grohmann* (ebenda 3. 2. 1849), Mitteilung *C. Wedls*, daß er in den Gefäßen der Schleimhaut des Dünndarms von Choleraleichen neben den Blutkörperchen „größtenteils etwas abgeplattete, rundliche oder unregelmäßig gestaltete braunschwarze Körper bis zur Größe von 0,0004 W. Z." gefunden habe (Path. 18. 5. 1849), *Dittels* Bericht über die im k. k. allgemeinen Krankenhaus errichtete Choleraabteilung, deren Ordinarius er war (A. V. 15. 1. 1850), schließlich die breitangelegte Diskussion in der Sektion für Therapie vom 15. Februar und 15. März 1850, die sich mit den disponierenden und Gelegenheitsursachen, dem Wesen der Cholera, ihren Erscheinungen in der gegenwärtigen Epidemie und der Therapie befaßte.

Über die Pest sprach schon im ersten Jahre der Gesellschaft in französischer Sprache *A.-F. Bulard* aus Paris (16. 11. 1838), *Wirer* behandelte den Ursprung der Krankheit, wobei er auch die Aufforderung an die Regierung richtete, fähige Ärzte nach dem Orient zu entsenden, um dort den Ursprung, die Natur, den Verlauf, die Prophylaxe und die Therapie der Pest zu studieren (2. 1. 1839), und *Knolz*, der hauptsächlich die Quarantänemaßnahmen besprach und zum Schluß betonte, daß die Eindämmung der Pest die soziale Wahrheit in glänzendem Licht darstelle, daß die öffentliche Gesundheit immer den gleichen Schritt mit der Zivilisation der Völker beobachte (1. 2. 1839). Hervorzuheben wäre aus der sich an *Wirers* Vortrag anschließenden Diskussion, daß *Malfatti* schon damals die Ansicht aussprach, daß die Pest wahrscheinlich von einer Tierseuche abstamme. Schließlich brachten die Allgemeinen Versammlungen vom 16. Dezember 1844 und 15. Februar 1845 wieder Diskussionen über die Krankheit.

Über Blattern sprachen Primararzt *F. H. Bittner* (15. 10. 1839), über Erysipel Primararzt *L. Creutzer* (30. 11. 1840), über die Übertragung der Rotzkrankheit auf den Menschen *Czykanek* (15. 7. 1841).

Über die Lyssa in Wien seit 1808 gab der Direktor des Tierarzneiinstituts, *F. G. Eckel*, einen ausführlichen Bericht (2., 16. und 30. 11. 1841). Die Krankheit wurde Gegenstand einer ausführlichen Diskussion in der Sektion für Pathologie vom 27. Oktober 1843 und auch später noch referierte *Anton Hayne* über neuerlich vorgekommene Fälle (Hyg. 19. 10. 1849).

Über endemische, epidemische und epizootische Krankheitsformen im allgemeinen sprach *Töltényi* (Path. 21. 1. 1843), an welchen Vortrag sich eine längere Diskussion anschloß, während speziell über Kontagien in derselben Sektion am 12. Mai, 9. Juni und 14. Juli 1843 debattiert wurde. Nach Erregern der Infektionskrankheiten hatte schon *J. Berres* gefahndet, der am 28. Februar 1839 auf Grund seiner mikroskopischen Untersuchungen von Hautschüppchen, Bläscheninhalt oder frei auf der Körperoberfläche abgesonderten Stoffen über „Kontagien" berichtete. Er beschrieb sie als Kügelchen von 0,001 W. Z. im Durchmesser und stellte den Satz auf, daß nicht der Stoff des Kontagiums, sondern sein „spezifisches Leben" die Ansteckung bewirke und daß die Infektion ein dynamisch-vitaler Prozeß sei, welcher zwischen dem lebenden Kontagium und dem lebenden prädisponierten Individuum erfolgreich stattfinde.

Über Dyskrasien im allgemeinen sprach der Medikohistoriker und Pädiater *A. Schöpf* aus Pest (15. 6. 1839), über Gichtdyskrasie — Wesen und Behandlung — leitete *Wirer* eine Diskussion ein (16. 11. 1842), die sich bis zum 15. Februar 1843 fortsetzte und aus der insbesondere die Ausführungen von *F. W. Lippich*, *J. Moos* und *R. Bischoff* hervorzuheben sind. Die Blutdyskrasien behandelte ebenfalls *Wirer* (Path. 14. 4. 1843).

Die Behandlung des Diabetes mit Karlsbader Wasser war Gegenstand einer Aussprache in der Sitzung vom 15. Februar 1840. *G. Mojsisovics* teilte eine von dem korrespondierenden Mitglied *L. Tognio* eingesandte Krankengeschichte mit, in welcher für die Morphiumtherapie dieser Krankheit plädiert wird (A. V. 31. 3. 1842). Später sprachen *C. Haller* und *Fl. Heller* (Ther. 26. 10. 1849) und *D. Winternitz* (ebenda 23. 11. 1849) über Diabetes und seine Behandlung.

Aus den anderen Gebieten der inneren Medizin seien noch die Ausführungen von *M. Jacobovics* erwähnt, der die Angina nur als Teilerscheinung einer Allgemeinkrankheit erklärte (A. V. 17. 11. 1845), der Vortrag *S. Spitzer*s, Leibarztes des Sultans, über Eunuchen (A. V. 16. 11. 1847) und die Beschreibung des Nierentiefstandes durch *H. Herzfelder* (Path. 20. 4. 1849), schließlich als Kuriosum der Vortrag des Gesellschaftspräsidenten, *Malfatti*, über die Bedeutung der Schädelsuturen bei einigen Krankheiten, in dem er auch ein neues Krankheitsbild, die „Raphagra" ($\acute{\varrho}\acute{\alpha}\varphi\eta$ = die Naht), aufstellte (30. 4. 1840).

Allgemeine diätetische und therapeutische Themen behandelten die Vorträge *Wirer*s über Fettnahrung in Krankheiten (30. 11. 1840) und über die Wichtigkeit des diätetischen Regimes (A. V. 1. 5. 1843), die Diskussion über Blutentziehungen (ebenda 15. 2. 1844), die Anwendung der in Frankreich gebräuchlichen „Haemospasie", eines Vorläufers der *Bier*schen Stauung, bei verschiedenen Krankheiten (Ther. 25. 10. 1844), die Aussprache über die Behandlung mit kalten Umschlägen (ebenda 27. 12. 1845) und die Vorträge *F. Polansky*s über die Anwendung der Kälte in Krankheiten mit vermehrter Wärmeerzeugung (ebenda 20. 3. 1846) und zur Kräftigung des Organismus (A. V. 15. 10. 1846).

Auf dem Gebiet der Kinderheilkunde war es *Ludwig Mauthner* (später *von Mauthstein*), dessen Schöpfung des ersten Kinderspitals in Wien in das Gründungsjahr der Gesellschaft fällt, der sich eifrig an ihren Verhandlungen beteiligte. *Mauthner* sprach über die akuten Brustleiden der Kinder (1. 6. 1841), Hirntuberkel bei Kindern (A. V. 18. 4. 1843), wahren Croup und Scheincroup (A. V. 15. 5. 1846) und über Diphtherie (Ther. 12. 6. 1846). Über die letztgenannte Erkrankung, deren Namen bekanntlich von *Bretonneau* (1826) stammt, hatte übrigens schon *G. Mojsisovics* vorgetragen (15. 2. 1842). *J. Engel* behandelte das Blut der Neugeborenen (Path. 17. 2. 1843), *J. M. Götz* den Verlauf der „großen" Epidemien (Cholera, Typhus, Grippe) bei Kindern (Ther. 26. 5. 1843), *J. Dlauhy* die Stomatitis aphthosa und den Soor (damals auch Stomatitis exsudativa oder „Diphtheritis" genannt) (Path. 14. 11. 1845) und *A. Bednař* die Diarrhoe der Säuglinge (Phys. 4. 1. 1850). Über die Therapie des Keuchhustens wurde in der Sektion für Therapie am 28. November 1845 diskutiert.

Die *Jenner*sche Kuhpockenimpfung, die auf dem Festland zum erstenmal in Wien ausgeführt wurde — am 23. April 1799 hatte *P. J. Ferro* den ersten Impfversuch unternommen,[1] bildete noch für lang hinaus den Gegenstand von Verhandlungen der Gesellschaft. Von *Wirer* selbst war 1842 als Beantwortung einer von der französischen Akademie aufgestellten Preisfrage die Schrift „Über Vaccination, Revaccination und den wahren Werth beider" erschienen (siehe auch Sitzung der Gesellschaft vom 15. April 1842). In der Sektion für Hygiene fand am 19. Mai 1843 und in weiteren Sitzungen eine eingehende Diskussion über Impffragen statt. In der Allgemeinen Versammlung vom 16. Oktober 1843 wurde ein von *J. Moos* in Graz gehaltener Vortrag über den Einfluß der Vakzine auf die Verhütung und Erzeugung von Krankheiten behufs Aussprache zur Verteilung gebracht. In der Sitzung der Sektion für Hygiene vom 18. Dezember 1846 stand die Wirkung erhöhter Wärme auf die Kuhpockenlymphe zur Verhandlung. In derselben Sektion stellte *H. H. Beer* die Fragen zur Diskussion: 1. ob die gegenwärtig bestehenden gesetzlichen Vorsichtsmaßregeln hinreichend seien; 2. ob der Staat verpflichtet und berechtigt sei, zwangsweise die Impfung und andere Mittel zur Abhaltung der Blattern anzuordnen (2. 3. 1849).

Schließlich sei noch darauf hingewiesen, daß *Sobotka* den Zahnprozeß der Kinder, wenn er ihn auch als einen „physiologischen Akt" bezeichnete, als Ursache einer großen Reihe von pathologischen Zuständen und als „einen der einflußreichsten Momente" der großen Mortalität der Kinder im ersten Lebensjahr ansah und als eines der wirksamsten Mittel zur Milderung der Symptome des Zahndurchbruchs die Inzision des Zahnfleisches empfahl (A. V. 16. 6. 1845).

In das Gebiet der Neurologie und Psychiatrie führen uns die Vorträge des Primararztes *L. Köstler* über die Entstehung und Behandlung von Geisteskrankheiten (31. 10. 1838) und *Beers* über Encephalopathia saturnina (15. 7. 1840). Eingehend beschäftigte die junge Gesellschaft der für Österreich mit seinen Alpenländern besonders in Betracht kommende Kretinismus. *Knolz* sprach über Ursachen und Wesen desselben (15. 12. 1841) und *Beer* referierte über die von *J. Guggenbühl* eingesandten Schriften über Kretinismus (15. 7. 1842). Über die Irrenanstalten von Prag und London berichtete *R. Frankel* (15. 2. 1842 bzw. 31. 10. 1842). *I. Hofmannsthal* sprach über die Prager Irrenanstalt (28. 2. 1842). *R. Seligmann* gab einen Überblick über den gegenwärtigen Zustand der Phrenologie, die ja von Wien ausgegangen war (31. 12. 1842), über Chorea sprach *Moos* (A. V. 1. 5. 1843) und einen bedeutungsvollen Vortrag über die Wichtigkeit und den gegenwärtigen Stand der ärztlichen Seelenkunde hielt *E. Feuchtersleben,* der damals an seinem bekannten „Lehrbuch der ärztlichen Seelenheilkunde" arbeitete

---

[1] Siehe *Eugen Stransky*, Beiträge zur Geschichte der Kuhpockenschutzimpfung in Wien. Wiener medizingeschichtliche Beiträge, Heft 3. Wien 1937, S. 2.

(Ther. 24. 5. 1844). *A. Stainer* hielt einen Vortrag über den Einfluß der Strafsysteme auf die Erzeugung von Geisteskrankheiten, der zur längeren Diskussion Anlaß gab (Hyg. 16. 7. 1847).

Als Kuriosum sei ein Vortrag *A. Eisensteins*, der ja als Anhänger magnetischer Kuren bekannt war, über die Lagerung Nervenkranker in den magnetischen Meridian erwähnt (Ther. 24. 5. 1844).

Auch die Beteiligung der Chirurgen an den Verhandlungen der Gesellschaft war rege. Beide Vertreter des Faches an der Universität, *J. von Wattmann* und *Fr. Schuh*, brachten der Gesellschaft viel Interesse entgegen. *Wattmann* sprach über die Behandlung der Trigeminusneuralgie mit dem Glüheisen, von der schon am 31. Januar und 15. Februar *G. Carabelli* gesprochen hatte (29. 2. 1840), über Knochenneubildung nach Durchsägung schlecht geheilter Knochen (15. 4. 1840), künstliche Gelenkbildung (16. 11. 1841), Behandlung der Strikturen (15. 4. 1842), über Myo-, Teno- und Syndesmotomie (Ther. 28. 4. 1843), eingeklemmte Vorlagerungen (A. V. 15. 12. 1843) und über Diagnose, Therapie und Prognose der Aneurysmen (A. V. 15. 6. 1844). *Schuh* sprach über Laryngotomie (A. V. 15. 1. 1845) und über Leberkrankheiten (Ther. 9. 5., 4. 7. und 28. 11. 1845); er berichtete über eine mit glücklichem Erfolg verlaufene Mastdarmresektion (A. V. 15. 12. 1846), Kontrakturen des Kniegelenks (Ther. 28. 1. 1848), Herniotomie ohne Eröffnung des Bruchsacks (ebenda am 9. 2. 1849) und über die erfolgreiche Anwendung der Galvanopunktur zur Heilung von Varikositäten und Aneurysmen (ebenda 9. 3. 1849). Daneben finden wir Vorträge von *G. Mojsisovics* über die Anwendung des Jods in der Chirurgie (31. 10. 1839) und über Frakturenbehandlung (15. 10. 1841), von *C. Haller* über die Erfolge der Behandlung der Knochenkaries durch Lebertran (16. 12. 1839), von *L. Knoth* über seine Frakturenbehandlung (30. 6. 1840) und von *A. Zink* über Tenotomie bei Skoliosen (15. 12. 1840), über die auch *A. Mastalier* am 15. Februar 1841 sprach, sowie über Tenotomie im allgemeinen (Ther. 26. 5. 1843). *Leopold Dittel* erschien das erstemal in der Gesellschaft mit einem Vortrag über die gymnastische Behandlung der Skoliosen und anderer Krankheiten (28. 2. 1842), *J. von Dumreicher*, damals noch Assistent, mit Vorträgen über die Punktion der Hydrokele (Ther. 10. 11. 1843) und über Strikturenbehandlung (A. V. 16. 11. 1847). Von besonderem Interesse ist eine Transfusionsdebatte, die sich an die Mitteilung *Bischoffs* über Tierversuche anschloß, die er sowohl mit unmittelbarer Transfusion von Ader zu Ader wie mit mittelbarer — transfusio infusoria — unternahm, wobei *Bischoff* schon die Frage aufwarf, ob die Transfusion nicht bei Verblutungen auf dem Schlachtfeld von hoher Wichtigkeit sein dürfte (15. 12. 1842), ferner die große Debatte über Lymphgeschwülste (Ther. 10. 11. und 11. 12. 1843, 5. 1. und 3. 2. 1844). *Fr. Zehetmayer* betonte die Wichtigkeit der mikroskopischen Untersuchung bei „Aftergebilden", da von dieser Feststellung die Diagnose, Prognose und Therapie abhingen (Path. 3. 1. 1845). Über Ileus sprach *H. Herzfelder* (ebenda 12. 12. 1845).

Als erster deutscher Operateur hatte *Schuh* in Wien am 27. Januar 1847 die Äthernarkose in Verwendung gezogen. Es war begreiflich, daß die neue Erfindung reichen Anlaß zu Vorträgen und Debatten in der Gesellschaft gab. So brachte *Ragsky* eine historische Skizze der Entdeckung des Äthers und dessen Verwendung in der Medizin, sprach über die Chemie des Äthers und wies bereits auf die Gefährlichkeit der Anwendung bei künstlicher Beleuchtung hin; *Pleischl* erinnerte an die Versuche *Davys* mit dem Stickstoffoxydul, die nach *Vauquelins* und *Thenards* lebensgefährlichen Wiederholungen niemand fortzusetzen gewagt hatte (A. V. 17. 2. 1847). Eine eingehende Aussprache über die Äthernarkose fand in der Sitzung der Sektion für Pharmakologie vom 9. April 1847 statt und in dieser Sektion kam auch am 9. Mai desselben Jahres ein Schreiben *N. I. Pirogoffs* zur Verlesung, in welchem er auf seine Methode der Ätherisation vom Rektum aus hinwies. In der Allgemeinen Versammlung vom 5. Mai 1847 sprach *Pleischl* vom chemischen Standpunkt aus über die mögliche Einwirkung der Ätherdämpfe auf das Gehirn, wobei er die Äthernarkose als einen mächtigen Eingriff in den Organismus, der später zu vielen Geisteskrankheiten Anlaß geben könnte, und in moralischer Beziehung als „des Mannes unwürdig“ bezeichnete.

Die Chloroformnarkose, über die *J. Simpson* am 10. November 1847 in der Edinburger medizinisch-chirurgischen Gesellschaft berichtet hatte, kam schon in der Sitzung der Pharmakologischen Sektion vom 3. Dezember 1847 durch *Pleischl* zur Sprache, in welcher Sitzung *Schuh, Schroff* und *Schneller* die Narkose an sich selbst vornehmen ließen, während *Ragsky* das Chloroform vom Standpunkt des Chemikers aus besprach und in der Sitzung der Pathologischen Sektion vom 10. Dezember 1847 über seine Methode des Chloroformnachweises im Blut berichtete. In der Sektion für Therapie referierte in der Sitzung vom 16. März 1849 *Heider* über die bereits in der Literatur mitgeteilten Todesfälle nach Chloroformnarkose.

Am Schluß des uns beschäftigenden Zeitraums traten mit chirurgischen Vorträgen noch hervor: *W. Linhart*, der bekannte spätere Würzburger Professor der Chirurgie, der seine chirurgische Laufbahn in Wien begonnen hatte, über Anomalien des Netzes (Path. 5. 11. 1847), angeborene Formfehler und Hallux valgus (A. V. 15. 10. 1847), Schenkelhalsbrüche und über die Entzündung der *Cowper*schen Drüsen (Path. 7. 12. 1849), der Primarwundarzt *F. W. Lorinser* über Kontrakturen im Kniegelenk (A. V. 15. 1. und 15. 2. 1848), ferner *J. Melicher* über die Anwendung der „Galvanohaemoplastik“ (eine Art Elektrolyse) in der operativen Chirurgie, insbesondere bei Aneurysmen und Varizen (Ther. 23. 11. 1849).

Was das Gebiet der Geburtshilfe betrifft, so wäre zunächst des Vortrags von *Feuchtersleben* „die Frage vom Versehen der Schwangern, zergliedert“ zu gedenken, in welchem der Vortragende eigentlich keine Beantwortung liefern, sondern nur auf die vorerst notwendige exakte Feststellung der tatsächlichen Verhältnisse hinweisen wollte (30. 6. 1840). Über Kephalhaematom sprach *J. Kolletschka* (16. 11. 1840), über Molenbildung *E. Mikschik* (Ther. 11. 4. 1845), während über Extrauterinschwangerschaft eine Diskussion in der Sektion für Pathologie am 31. Januar 1845 geführt wurde. Über Placenta praevia sprach *E. Lumpe* (Ther. 17. 1. 1845).

Die hohe Mortalität an Puerperalfieber mußte begreiflicherweise den Anlaß geben, auch in der Gesellschaft diesem Thema nahezutreten. Eine Aussprache über Kindbettfieber wurde in der Sektionssitzung für Therapie vom 21. Juni 1844 durch *Moos* eingeleitet, der mit Bezug auf die Resultate *J. J. Scherers* bei der mikroskopisch-chemischen Untersuchung des Blutes, der Lochien und aller übrigen Se- und Exkrete bei einer in Würzburg 1842 herrschenden Puerperalendemie die Thesen aufstellte: „Puerperalepidemien werden durch uns unbekannte epidemische Einflüsse veranlaßt, die umändernd auf das Nerven- und

Blutleben einwirken — die anomale Innervation, die geänderte Blutmischung bilden das erste genetische Moment der Krankheit; die Formen, unter welchen die Puerperalfieber auftreten, sind der Ausdruck eines früheren Allgemeinleidens, sie sind konsekutiv — der Charakter der Puerperalfieber-Epidemie ist nicht entzündlich, folglich sind es auch nicht die Formen, unter denen sie auftreten — die antiphlogistische Behandlung ist zwecklos, ja schädlich." Viele, viele Worte, die aber den Mangel exakter pathologisch-anatomischer und klinischer Beobachtung nicht verdecken können! Eine weitere Debatte über Wochenbettfieber fand in derselben Sektion am 14. Februar 1845 statt, aus der besonders hervorzuheben ist, daß *E. Lumpe* strenge Isolierung, selbst Sperrung der Anstalt empfahl. In einer weiteren Sitzung vom 6. Juni d. J. ergriff sogar der sonst schweigsame Ordinarius des Faches, *J. Klein*, das Wort zu einem Vortrag über Ätiologie und Charakter der Puerperalfieber, der sich aber nur in den ausgefahrenen Geleisen bewegte. Die epochale Entdeckung von *Ignaz Philipp Semmelweis* ist mit der Geschichte der Gesellschaft zunächst dadurch verknüpft, daß im Dezemberheft des Jahres 1847 der „Zeitschrift der k. k. Gesellschaft der Ärzte in Wien" die erste Mitteilung darüber durch *Hebra* erfolgte, eine Mitteilung, die mit dem Appell an die Vorsteher sämtlicher Gebäranstalten schloß, das Ihrige zur Bestätigung oder Widerlegung der *Semmelweis*schen Beobachtungen beizutragen, ein Appell, der im Aprilheft des Jahres 1848 wiederholt wurde. Im Rahmen der Gesellschaft, und zwar in der Sektion für Pathologie, kam die Lehre *Semmelweis'* am 23. Februar 1849 in einem Vortrag *Hallers* zur Sprache, worauf die Versammlung beschloß, *Semmelweis* selbst zu einem Vortrag aufzufordern.

Die Gynäkologie betreffen die Diskussion über die Heilmittel gegen „Gebärmutterblutflüsse" (1. 3. 1841) und die über die Therapie der Ovarialzysten, wobei es sich hauptsächlich um die Vornahme der Punktion handelte (Ther. 10. 11. 1843). *Fr. Kiwisch*, damals in Prag, sprach über die Anwendung der von ihm angegebenen Uterussonde (A. V. 15. 5. 1845), zwei Jahre später, als er schon Professor in Würzburg war, über die Diagnose der Eierstockkrankheiten (A. V. 15. 1. 1847). Über die *Bartholini*schen Drüsen trug *L. Giegl* vor (A. V. 15. 7. 1845), über Dysmenorrhoea membranacea *H. Herzfelder* (A. V. 15. 7. 1847). *E. Mikschik* demonstrierte eine Kranke, an der er vor zweidreiviertel Jahren ein Karzinom der Portio nach Abtragung dieser mit Erfolg operiert hatte (A. V. 15. 12. 1846).

Sehr wenig tritt in diesem Zeitraum die Ophthalmologie hervor, trotzdem der begabte *Friedrich Jäger* nicht nur zu den gründenden, sondern auch einflußreichsten Mitgliedern der Gesellschaft gehörte. Hervorzuheben wäre aber, daß *L. Türck* in der Sitzung der Sektion für Physiologie und Pathologie vom 4. Januar 1850 wohl als einer der ersten die Netzhautveränderungen bei Nierenkrankheiten beschrieb. Das gleiche gilt für die Laryngologie und Otologie. Bezüglich der ersteren wäre nur die Diskussion zu erwähnen, die über die Ursachen des Stotterns am 5. Februar, 6. März, 1. und 29. Mai 1846 in der Pathologischen Sektion abgehalten wurde, bezüglich der Ohrenheilkunde der Vortrag *F. Polanskys* über den Einfluß der Krankheiten des vor dem Labyrinth liegenden akustischen Apparats auf die Schwächung des Gehörs (A. V. 29. 2. 1844).

Dagegen ist die Zahnheilkunde, die sich damals noch nicht von der allgemeinen Medizin abgetrennt hatte — erst 1861 gründete *Heider* den Verein österreichischer Zahnärzte —, hauptsächlich durch Vorträge *Carabellis*, *Heiders* und *Jarischs* gut vertreten: *Carabelli* über die Entwicklung des progressiven und regressiven Lebens an den Zähnen in jedem Lebensalter (30. 4. 1841), Diskussion über Zahnheilmittel (Pharm. 16. 12. 1843), *M. Heider* über Gold- und Platinlegierungen und ihre odontotechnische Verwendbarkeit (ebenda 21. 2. 1845), *Ph. A. Jarisch* über die bei künstlichen Gebissen gebräuchlichen Legierungen (A. V. 15. 4. 1845), *Heider* und *Jarisch* über die Verwendung des Äthers in der Zahnheilkunde (Pharm. 9. 4. bzw. Ther. 30. 4. 1847) und *Heider* über die zum Plombieren gebräuchlichen Stoffe (Pharm. 1. 6. 1849).

Der Aufschwung, den die Dermatologie in Wien in diesem Zeitraum nimmt, ist durch den Namen *Hebras*, des Begründers der pathologisch-anatomischen Richtung des Faches, gekennzeichnet. Bei seinem ersten Auftreten in der Gesellschaft der Ärzte sprach *Hebra* über die Krankheiten der behaarten Kopfhaut (16. 11. 1842). Sein neues System der Hautkrankheiten skizzierte er in der Sitzung der Pathologischen Sektion vom 22. Dezember 1843, ebenda sprach er am 8. November 1844 über Phthiriasis, gegen deren Auffassung als selbständige Krankheit er immer wieder Einspruch erhob und die er als „apokryphisch und nur auf Tradition beruhend" erklärte, und am 31. Januar 1845 über Molluscum contagiosum. In der Allgemeinen Versammlung vom 15. Oktober 1846 sprach *Hebra* in der Diskussion über die damals noch viel umstrittene Natur des Weichselzopfes, wobei er die angeblichen Gefahren „bedenklicher Metastasen" nach Abschneidung des Weichselzopfes mehr als in Frage stellte. Dem Märchen von der Krätzdyskrasie und den Krätzmetastasen suchte er durch Demonstration von Krätzmilben und Milbeneiern, die er einem an Krätze erkrankten Individuum an verschiedenen Hautstellen entnahm, ein Ende zu bereiten (Path. 16. 10. 1846) und in der Sektion für Physiologie und Pathologie vom 1. Februar 1850 widmete er der Therapie der Hautkrankheiten und dem Lupus eine ausführliche Darstellung. — *C. Wedl*, später Professor der Histologie, demonstrierte den Acarus folliculorum (A. V. 15. 6. 1847) und den Favuspilz (Path. 23. 2. 1849). — Die Varizen, Venenentzündung, Fußgeschwüre (auch den plötzlichen Tod nach Venenverletzungen) hatten schon *G. Mojsisovics* und *J. Moos* in den Versammlungen vom 15. und 30. April 1841 zum Gegenstand von Vorträgen gemacht und dasselbe Thema rollte in der Allgemeinen Sitzung vom 15. Januar 1850 wieder *J. E. Polak* auf.

Was die Geschlechtskrankheiten betrifft, behandelte der Primararzt *J. Ratter* die Syphilistherapie (15. 7. 1839), *Güntner* regte in der Versammlung vom 30. Juni 1842 die Diskussion über Lues gonorrhoica, die er selbst in Frage stellte, an, *L. Giegl* sprach schon am 2. Januar 1844 über das Vorkommen von primären syphilitischen Geschwüren an der Portio vaginalis; die Behandlung der Syphilis erörterten später *R. Bischoff* und *P. Stoffella* (A. V. 2. und 31. 1. 1844) und *Hebra* (Path. 20. 6. 1845). Die Diagnostik des Ulcus syphiliticum besprach *C. Folwarczny* (Ther. 27. 12. 1845). Eingehende Diskussion fanden die bekannten *Ricord*schen Impfversuche, die in Wien besonders von *M. Jacobovics* zum Gegenstand von Nachuntersuchungen gemacht wurden (Ther. 23. 1. und 20. 2. 1846, A. V. 16. 3., 15. 4., 15. 5., 15. 6. und 15. 7. 1846). In der letztgenannten Sitzung sprach über Aufforderung des Präsidenten in französischer Sprache auch *Jules-Léon Rattier*, ein Assistent *Ricords*. Schließlich war auch die Kompression der Bubonen am 25. Juni 1847 Gegenstand der Debatte in der Sektion für Therapie.

Das damals als Staatsarzneikunde bezeichnete Fach umfaßte sowohl das, was wir heute gerichtliche Medizin, als das, was wir jetzt Hygiene nennen. Was die gerichtliche Medizin betrifft, so bildete die Pariser Morgue den Gegenstand eines Vortrags von *R. Frankel* (15. 4. 1841); der Scheintod wurde von *P. Wagner* eingehend besprochen (Hyg. 1. 12. 1843). An das Referat *Beers* über die Abhandlung *H. E. Richters*, die jugendlichen Brandstifter betreffend, schloß sich eine längere Diskussion an (ebenda 5. 6. 1846). Ebenderselbe besprach auch mit Beziehung auf *H. Fouques'* gleichnamige Arbeit das Problem der Leichenstarre (ebenda 21. 5. 1847). Über die verschiedenen Strafsysteme sprachen *A. Stainer* und *Töltényi* (ebenda 22. 1., 23. 10., 20. 11. und 18. 12. 1846, 19. 2., 23. 4., 18. 6. und 16. 7. 1847).

Speziell hygienische Themen bildeten die chemische Analyse des Wassers der Wiener öffentlichen Wasserleitung (auf Grund der Untersuchungen des Pharmazeuten *Würzler* — 15. 12. 1838), die Einbalsamierungsmethoden (*F. Riess* — 15. 5. 1839), die Untersuchung gefärbter Zuckerwaren (Apotheker *I. Pach* — Pharm. 13. 1. 1843), Schädlichkeit schlechter Wohnungen (*F. G. Eckel* — Hyg. 27. 1. 1843), die Verunreinigung von Kappern und Gurken durch Kupfer (ebenda 13. 2. 1843), die Desinfektion der Effekten und Wäsche von Infektionskranken sowie die Untersuchung von Weinen, insbesondere auf Zusatz von Bleizucker (ebenda 14. 6. 1843), die Gefahren der Kohlensäurevergiftung, speziell bei der Weinbereitung (Pharm. 20. 10. 1843), die empfehlenswerteste Art der Leichenbestattung (*Knolz* und *Ragsky* — Hyg. 3. 11. 1843), die Bleivergiftung bei Arbeitern (*Beer* — ebenda 3. 11. 1843), die Schädlichkeit der Benützung neugebauter Häuser (ebenda 1. 12. 1843, 19. 12. 1845, 13. 3. und 10. 4. 1846), bezüglich deren in der letztangeführten Sitzung auch ein Pariser Architekt, *Tiget*, in französischer Sprache einen Vortrag über die Ursachen der Feuchtigkeit neuerbauter Häuser und die Mittel zur Behebung derselben hielt, die Wichtigkeit des Unterrichts im Rettungswesen (*P. Wagner* — ebenda 30. 12. 1843 und 23. 2. 1844), die Totenbeschau (*H. Böhm* — ebenda 17. 5. und 14. 6. 1844), die Massenvergiftungen an Haselnußgefrorenem (*Knolz* — ebenda 13. 12. 1844), die Prüfung verzinnter Gefäße (*Knolz* — ebenda 7. 2. 1845), Fragen der Selbstdispensation von Arzneimitteln von seiten des Arztes, wobei auch naturgemäß die Homöopathie Berücksichtigung fand, und Fragen des Apothekerwesens (ebenda 2. und 30. 4., 30. 5., 27. 6., 24. 10. und 21. 11. 1845) und die bei den Arbeitern in Zündholzfabriken auftretende Phosphornekrose, auf die zuerst der Sekundarchirurg am Wiedner Bezirkskrankenhaus *A. Oberhofer* aufmerksam gemacht hatte (ebenda 21. 11. und 19. 12. 1845, A. V. 15. 1. 1846). In der letztangeführten Sitzung gab *F. W. Lorinser* eine umfassende Darstellung der Krankheit und mit Bezug auf diese gehäuften Erkrankungen wies der Präsident, *Güntner*, auf die Wichtigkeit des Studiums der Gewerbekrankheiten hin, indem er, wie es im Protokoll heißt, sagte, daß es eine der schönsten Aufgaben der Gesellschaft sei, die Gewerbe in Beziehung auf ihre gesundheitlich schädlichen Einflüsse zu untersuchen, auf diese Schädlichkeiten aufmerksam zu machen und die Mittel zur Verhütung der letzteren im Privatwege oder durch die Behörden bekanntzumachen. — Über die neue Gasbeleuchtung, die anfangs der Vierzigerjahre in Wien zur allgemeinen Einführung gelangte, sprach *Ragsky* (Hyg. 13. 3. 1846) und über die Krankheiten des Auges und Neurosen bei Kanalräumern *M. Jacobovics* (Path. 6. 4. 1846). —

I. Hofmannsthal berichtete über die Organisation der Samaritanergesellschaft in London, die den „extrahospitalen" Bedürfnissen der Krankenhausinsassen diene (Hyg. 23. 10. 1846).

Gegenstand einer längeren Diskussion, die ebenfalls von *Hofmannsthal* eingeleitet wurde, bildeten die Fragen, ob es vom Standpunkt der Kranken und im Interesse der Wissenschaft besser sei, in großen Städten bei gleicher Bettenzahl viele kleinere Anstalten oder einige größere Spitäler zu schaffen (ebenda 21. 1. und 18. 2. 1848). — Im Anschluß an eine Mitteilung *Pleischls* über Vergiftungen durch grüngefärbte Zuckerwaren in der Sektion für Pharmakologie vom 8. Januar 1847 kam es zu einer Aussprache über giftige Grünfärbungen bei Kinderspielzeugen und verschiedenen Papiersorten (siehe auch A. V. 15. 1. 1847), weshalb es sich die Pharmakologische Sektion zur Aufgabe stellte, unschädliche Pigmente, besonders zur Grünfärbung, in Vorschlag zu bringen. Schließlich sprach *Pleischl* über die gesundheitliche Bedeutung der Bleiglasur (Pharm. 1. 6. 1849).

Daß die Freiheitsbewegung vom Jahre 1848, welche zum erstenmal in Wien die Arbeiterfrage zur Diskussion gestellt hatte, auch auf die Medizin nicht ohne nachwirkenden Einfluß blieb, zeigte der Wunsch, den der damalige Präsident der Gesellschaft, *Güntner*, am 16. November 1849 in der Sektion für Hygiene zum Ausdruck brachte, es möge sich die Gesellschaft außer ihren übrigen wissenschaftlichen Bestrebungen auch sozial-medizinischen Aufgaben zuwenden, um dem Publikum zu beweisen, daß dem ärztlichen Stand auch ohne pekuniäre Vorteile das Wohl des Volkes am Herzen liege, weshalb er der Sektion besonders folgende Themen vorschlug: 1. Populäre, den medizinischen Wissenschaften und der Industrie entsprechende Bearbeitung der Krankheiten der verschiedenen Handwerker und Fabrikarbeiter; 2. ruhige Kritik populärer medizinischer Schriften; 3. Besprechung der Vorurteile über Gegenstände der Hygiene; 4. Besprechung über volksgebräuchliche Heilmittel.

Bereits in der Sitzung der Pharmakologischen Sektion vom 4. November 1849 war bezüglich der schon erwähnten Beratung über die zunehmende Kurpfuscherei auch der Wunsch ausgesprochen worden, daß die Gesellschaft der Ärzte mehr in das Leben eingreifen und sich die Aufklärung des Publikums zur Aufgabe machen solle.

Eifrig beschäftigte sich die Gesellschaft mit der, wie angeführt, in Wien schon seit *de Haën* in Anwendung gezogenen Elektrotherapie. Professor *von Ettinghausen*, der, wie ebenfalls früher erwähnt, bereits in der Sitzung vom 31. Mai 1838 über die Elektrizitätslehre im allgemeinen gesprochen hatte, war auch später andauernd bemüht, die Mitglieder der Gesellschaft über Verbesserungen und neue Konstruktionen der elektrischen Apparate am laufenden zu erhalten. *J. Wisgrill* und *W. Hruby* berichteten über die Resultate eigener Erfahrungen auf dem Gebiet der Elektrotherapie (15. 6. 1838 und A. V. 15. 5. 1843).

Einen überaus breiten Raum in den Verhandlungen nahm die Balneologie ein. Über Dampfbäder sprachen *J. Sterz* sen. (15. 5. 1841), *Fr. Gözsy* (3. 1. 1842) und *F. Polansky* (Pharm. 4. 6. 1847), über Wasserkuren im allgemeinen und Kaltwasserkuren im besonderen *A. Frölichsthal* (15. 10. 1842) und *M. Hager* (Ther. 12. 11. 1844), an welche beiden Vorträge sich lange Diskussionen anschlossen, über die Wirkung kohlensaurer Gasbäder *Pleischl* (A. V. 10. 2. 1846) und über die Gasbäder in Österreich *J. Vogel* (A. V. 15. 1. 1847), über die Bildung der Mineralquellen *J. Binder* (A. V. 16. 3. 1846) und ebenderselbe über natürliche und künstliche Mineralwässer (Pharm. 9. 5. 1847). Reichlich flossen auch die Mitteilungen über die einzelnen Badeorte, bei denen nicht nur die chemische Zusammensetzung der Quellen und die Einrichtung der Badeorte, sondern auch die therapeutischen Wirkungen zur Sprache kamen; so sprachen über Karlsbad *J. Sterz* (15. 5. 1838), *Malfatti* (15. 7. 1840), *Pleischl* (A. V. 16. 11. 1844 und Pharm. 8. 1. 1847) und *Czykanek* (Ther. 9. 5. 1845), über Ischl *Sterz* (16. 2. 1839), *Wirer* (31. 5. 1839, 15. 12. 1842 und Pharm. 7. 4. 1843) und *Haller* (A. V. 31. 1. 1843), über Kreuth in Bayern *J. Zangerl* (1. 7. 1839), über Franzensbad *L. Köstler* (2. 1. 1840), über Marienbad *J. Frankl* (31. 3. 1840 und A. V. 15. 2. 1848) und *Pleischl* (Pharm. 4. 6. 1847), über Gleichenberg *F. H. Bittner* (1. 6. 1840) und *Knolz* (15. 5. 1841), über Kojetin bei Holicz *Pleischl* (31. 10. 1840), über Baden bei Wien *Bischoff* (15. 12. 1840) und *B. Obersteiner* (Ther. 30. 4. und 28. 5. 1847), über Helgoland *Czykanek* (A. V. 30. 11. 1843), über Trentschin *Tietl* (A. V. 15. 5. 1844), über Hall in Oberösterreich *C. Sigmund* (Ther. 21. 6. 1844), über Altenburg in Niederösterreich *Kreutzinger* (A. V. 15. 4. 1845), über Pyrawarth *J. Zangerl* (A. V. 15. 5. 1845), über Gastein *Pleischl* (Pharm. 7. 11. 1845 und 18. 1. 1847), über Meran und Venedig *Aitenberger* (Ther. 30. 10. 1846), über Neuhaus bei Cilli *P. Wagner* (A. V. 16. 11. 1847), schließlich über Iwonicz und Szcawnica in Galizien *Pleninger* bzw. *A. Flechner* (Ther. 15. 3. 1850).

Dem Studienplan der Studierenden der Wundarzneikunde und der Medizin war damals auch noch die Veterinärkunde eingegliedert. Auf sie bezüglicher Vorträge wurde bereits bei Anführung der Rotz- und Lyssaerkrankungen des Menschen Erwähnung getan. Zu nennen wären außerdem die Vorträge von *F. G. Eckel* über die Übertragung von Tierkrankheiten und Rotz (15. 7. 1841), von *A. Hayne* und *Eckel* über die Rinderpest (Path. 6. 12. 1844 bzw. 28. 2. 1845), von *A. Hayne* über Schlachtmethoden (ebenda 29. 5. 1846) und von *R. Seifert* über Äthernarkosen bei Haustieren (A. V. 17. 2. 1847).

Außerordentlich groß war die Zahl der Demonstrationen, welche den Wiener Ärzten die Kenntnis neuer Instrumente und Apparate, teils eigener, teils fremder Erfindung, vermitteln sollten. So zeigte schon in der Sitzung vom 17. April 1838 *Ignaz Gruber*, der bekannte Erfinder des Ohrtrichters, diesen nebst anderen für die Ohrenheilkunde bestimmten Instrumenten, *Czykanek* ein „Fauteuilbad" (15. 10. 1838), *Ettinghausen* das *Wheatstone*sche Stereoskop (15. 2. 1839), *Schuh* aus Berlin ein Mikroskop, das angeblich 120000fache Vergrößerungen ermöglichen sollte (15. 5. 1839), *R. Schmerling* Instrumente für Lithotripsie, gegen die aber mehrfache Einwände erhoben wurden (15. 6. 1839), der Optiker *Waldstein* aus München seine Brillenmodelle (1. 7. 1839), *C. Knaffl* die *Güntz*sche Impffeder (15. 6. 1840), *Faber* eine „Sprachmaschine" (16. 11. 1840), *E. Feuchtersleben* eine elastische Sprachröhre des *C. Reuter* für Schwerhörige und Brustkranke (15. 5. 1841), *Fr. Liharzik* geburtshilfliche Instrumente (15. 5. 1841), *V. Ivánchich* Lithotripsie-Instrumente (15. 6. 1841), *Kraus* das Spekulum von *Segalas* (30. 6. 1841), *Ragsky* und *Heller* Urometer (Pharm. 1842/43), *Ph. A. Jarisch* Gaumenobturatoren (Path. 1842/43), *Unger* einen Schienenapparat für Frakturen an den unteren Extremitäten (A. V. 30. 6. 1843), *Wattmann* den *J. Tschallener*schen Apparat zur Verhütung des Lufteintritts bei der Parazentese der Brusthöhle (Ther. 5. 1. 1844), *Hebra* einen Duschapparat (A. V. 15. 5. 1844),

Pleischl einen Kryometer zur Bestimmung hoher Kältegrade (Pharm. 31. 5. 1844), *Willis* aus London Respiratoren, um das Eindringen kalter Luft zu verhindern (A. V. 15. 1. 1845), *Sartorius* einen Duschapparat (ebenda), *C. Haller* einen Rettungsgürtel (ebenda 15. 11. 1845), *R. Specz* Apparate zur Haemospasie (ebenda 14. 11. 1844), *R. Frankel* französische Moulagen (ebenda 15. 4. 1845), *Haller* einen Apparat zum Milchwärmen mit Saugstück aus Elfenbein (ebenda), *Güntner* elastische Gebisse (ebenda), *A. Schleifer* gläserne Spritzen (Pharm. 18. 4. 1845), *Zangerl* das *J. Tschallener*sche Krankenbett (A. V. 16. 2. 1846) und Apotheker *I. Würth* einen Antidotenkasten (Pharm. 5. 3. 1847). Eine Reihe von Demonstrationen des Jahres 1847 (*A. Elfinger*, *A. Zsigmondy*) betreffen die Verwendung des Guttapercha zu plastischen und chirurgischen Zwecken, insbesondere zur Anfertigung von Obturatoren, Harnrezipienten, Pessaren, Bougies, Kathetern usw. *Haller* empfahl das Guttapercha auch zur Konservierung von Leichen (A. V. 15. 5. 1847).

1850–1878

Wenn wir ebenso wie *Hajek* diese Jahre als einen besonderen Zeitabschnitt zusammenfassen, so geschieht dies nicht nur darum, weil es jene drei Jahrzehnte sind, in welchen *Carl Rokitansky*, immer wieder nach dreijähriger Amtsperiode zum Präsidenten erwählt, die Führung der Gesellschaft innehatte, sondern auch darum, weil es jener Zeitabschnitt war, in welchem die zweite Wiener medizinische Schule zu höchster Stufe emporstieg und Wien auf einer Reihe von Gebieten der Heilkunde Neues schaffend hervortrat. Nach oben findet dieser Zeitraum durch die neu erstandene Wissenschaft von den Mikroorganismen und durch die allgemeine Einführung der antiseptischen Methoden seine Begrenzung.

Ein *Arlt, Bamberger, Billroth, Brücke, Hebra, Hyrtl, Kaposi, Leidesdorf, Meynert, Neumann, Oppolzer, Politzer, Rokitansky, Schroff, Skoda* und *Türck* — alles Männer, die neben anderen die wissenschaftliche Arbeit der Gesellschaft mächtig förderten, aber zum Teil auch als Präsidenten, Vizepräsidenten und Sektionsvorsitzende sich an ihrer administrativen Führung beteiligten, warfen ihren strahlenden Glanz auf das medizinische Leben dieser ruhmvollen Epoche und gestalteten die Gesellschaft zu einer wahren Pflegestätte der Wissenschaft und zum Sammelpunkt der ärztlichen Elite.

Am 26. März 1850 war *Rokitansky*, der Mann, der die pathologische Anatomie auf neue Grundlagen gestellt hatte, zum Präsidenten der Gesellschaft gewählt worden. Es war nach dem durch die Revolution des Jahres 1848 und dem Belagerungszustand des folgenden Jahres geschaffenen Stillstand in der Tätigkeit der Gesellschaft keine leichte Aufgabe, die der neue Präsident damit übernahm, das wissenschaftliche Leben neu zu erwecken, zumal auch die vorangegangenen Ereignisse infolge Verschlechterung der materiellen Lage der Ärzte zahlreiche Mitgliederaustritte veranlaßt hatten und der Druck der Reaktionszeit die freie Forschung nicht sonderlich begünstigen konnte. Aber den Schlüssel für *Rokitansky*s Erfolge bietet uns nicht nur das Beispiel, das dieser rastlose Arbeiter selbst gab, sondern auch der Umstand, daß er es verstand, alle jüngeren Talente in seinen Bann zu ziehen, sie anzufeuern und zu fördern und sie damit auch der Tätigkeit der Gesellschaft nutzbar zu machen.

Schon in der Jahresversammlung, die *Rokitansky* an die Spitze der Gesellschaft gestellt hatte, wurde der Numerus clausus in der Mitgliederzahl durchbrochen, zum Vizepräsidenten der unermüdliche *K. D. Schroff* gewählt, der diese Stelle bis zum Jahre 1873 bekleidete, zu Sekretären wurden *Hebra* und *Herzfelder* berufen. Der Jahresbeitrag wurde von 20 fl. C. M. auf 15 fl. herabgesetzt, aber in der Folge wieder auf 20 fl. erhöht, als der Bezug der Zeitschrift der Gesellschaft den Mitgliedern zugute kam.

Bezüglich der auswärtigen Ehren- und korrespondierenden Mitglieder richtete die Gesellschaft am 1. November 1850 an die Regierung die Anfrage, „ob bei dem konstitutionell zugestandenen Vereins- und Assoziationsrechte" die Verpflichtung der Genehmigung von seiten der Regierung noch weiter aufrecht bleibe, eine Frage, die von der Statthalterei dahin beantwortet wurde, daß diesbezüglich keine Änderung stattzufinden habe.[1]

Tatsächlich erfahren wir, daß noch in diesem Jahre die Aufnahme des be-

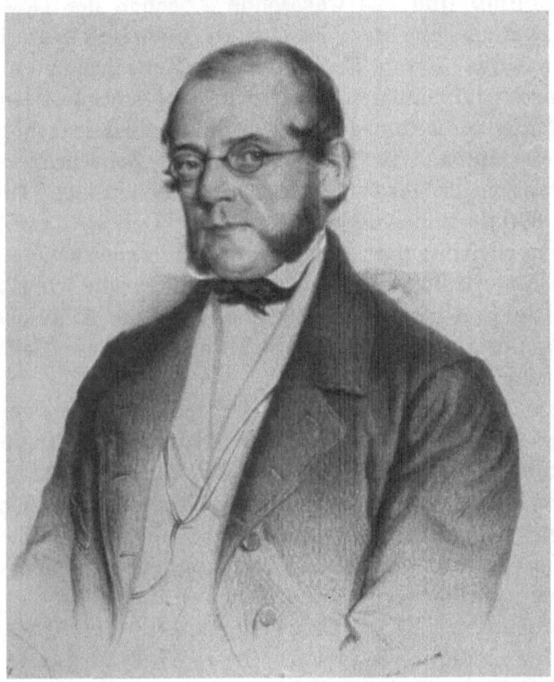

Carl Freiherr von Rokitansky.

rühmten Physikers *Dominique-François Arago* in Paris als Mitglied nicht bewilligt wurde, was bei der politischen Rolle, die dieser Gelehrte bei der Februarrevolution des Jahres 1848 gespielt hatte, nicht verwunderlich war; 1852 wurden der Walliser Staatsarzt Dr. *Maurice Claivaz*[2] und ein Dr. *Günzburg*,[3] die beide zu Ehrenmitgliedern gewählt worden waren, abgelehnt. Ein diplomatischer Bericht sagt von dem Basler Physiologen *Johann Ignaz Hoppe*, daß er von den Radikalen und Freisinnigen als ultramontan bezeichnet und als Scharlatan hingestellt werde: aus ihrem Lager stamme auch das Spottgedicht: „Der Dr. *Hoppe* kuriert die Leute im Galoppe."[4] *Isaco Galligo*, der Redakteur der medizinischen Zeit-

<hr>

[1] Dekret der k. k. n.-ö. Statthalterei v. 8. Mai 1851, Z. 14895.

[2] Dekret der k. k. n.-ö. Statthalterei v. 24. November 1851, Z. 23949.

[3] Dekret der k. k. n.-ö. Statthalterei v. 13. August 1852, Z. 16538.

[4] Haus-, Hof- und Staatsarchiv F. 12 F. 3, Berichte des Freiherrn v. *Menßhengen* aus Bern v. 16. September 1858, Nr. XLVII.

schrift „L'Imparziale" in Florenz, wird wohl als höchstgebildeter und geschätzter Arzt bezeichnet, gehöre aber zu den Ultraliberalen. Er habe seinerzeit Artikel für die „Opinione", eines der liberalsten Journale, geliefert und im Jahre 1859 bei Volksversammlungen oftmals Reden gegen den österreichischen Staat gehalten.[1]

Zwar entfiel auf Grund des Vereinsgesetzes vom 15. November 1867 die Notwendigkeit, die Wahl der ausländischen Mitglieder von der Regierung überprüfen zu lassen; doch finden wir auch viel später noch Notizen über Genehmigungen korrespondierender und Ehrenmitglieder durch die k. k. n.-ö. Statthalterei.

Rokitanskys Einfluß und das wachsende Ansehen der Gesellschaft trugen dazu bei, daß die Regierung der Gesellschaft mehrfach materielle Förderung angedeihen ließ, um das weitere Erscheinen der Zeitschrift zu ermöglichen und besonders den durch die häufigen Übersiedlungen erschütterten Finanzen der Gesellschaft zu Hilfe zu kommen. So wurden, nachdem schon für das Jahr 1849/50 durch den Minister Grafen *Stadion* der „Zeitschrift der Gesellschaft der Ärzte" eine Subvention gewährt worden war,[2] neuerdings vom Minister *Bach* der Gesellschaft 800 fl. zur Ausgleichung ihres Defizits bewilligt[3] und auch anläßlich der Neueinrichtung ihrer Lokalitäten 500 fl. gewährt.[4] Als Illustrationsbeispiel, wie haushälterisch man in der Kassengebarung vorging, sei nur angeführt, daß der Verwaltungsrat am 28. Mai 1851 die Einführung der Gasbeleuchtung für das Lesezimmer darum ablehnte, weil diese Beleuchtung teurer als die Ölbeleuchtung zu stehen komme.

Die Sektion für Pathologie änderte 1851 ihren Namen in den einer Sektion für Physiologie und Pathologie, die Sektion für Hygiene 1852 in den einer Sektion für Staatsarzneikunde.

Wie lebhaft das Interesse der ausländischen Ärzte an der Wiener Gesellschaft der Ärzte war, zeigt uns ein im Februar 1853 von einem englischen Arzt namens *Holland* an die Gesellschaft gerichtetes Ersuchen, eine eigene Sektion für ausländische Ärzte zu gründen und deren Verhandlungen in die Zeitschrift der Gesellschaft aufzunehmen. Es ist mir zweifelhaft, ob der Antragsteller der bekannte Leibarzt der Königin Viktoria Sir *Henry Holland* war. Die Gesellschaft erklärte aber die Gründung einer solchen Sektion für unzulässig.

Wie alt gewisse noch heute nicht verstummte Beschwerden sind, beweist ein in der Jahresversammlung vom 15. März 1855 angenommener Antrag des Verwaltungsrates vom 27. November 1854: 1. daß die Gesellschaft der Ärzte den ersten Anspruch auf die in den Gesellschaftssitzungen gehaltenen Vorträge habe; diese sollten innerhalb dreier Tage nach gehaltenem Vortrag eingesendet werden. Würde von seiten der Redaktion während des genannten Zeitraumes das Ansuchen um den Vortrag nicht gestellt, so bleibe es dem Vortragenden anheimgestellt, mit seinem Manuskript nach Belieben zu disponieren. Sollte endlich der Verfasser eines Aufsatzes besondere Gründe haben, seine Arbeit überhaupt noch nicht oder früher in einem anderen Journale veröffentlichen zu lassen, so seien diese Gründe vor Abhaltung des Vortrages dem Vorsitzenden

---

[1] Ib. F. 12 F. 3, Berichte des Freiherrn *v. Bruck* aus Florenz v. 22. Dezember 1866.
[2] Dekret v. 27. März 1849.
[3] Dekret v. 26. Juni 1851.
[4] Dekret v. 24. März 1858.

mitzuteilen; 2. daß, abgesehen von den beiden Gesellschaftssekretären, welche über die Gesellschaftssitzungen eine kurze Notiz in der Wiener Zeitung zu geben hatten — diese erschien daselbst schon seit den Vierzigerjahren, niemand das Recht habe, über die inneren Vorgänge in der Gesellschaft in irgendeiner Zeitung zu referieren, die Vorträge ganz oder auszugsweise in einem anderen Journale zu veröffentlichen oder darüber eine Kritik zu schreiben, solange dieselben nicht durch die Zeitschrift der Gesellschaft dem wissenschaftlichen Publikum bekanntgegeben worden seien.

Anläßlich der in Wien im Jahre 1856 stattgefundenen Naturforscherversammlung hatte die Gesellschaft beschlossen, ihre Lese- und Sitzungslokalitäten den Naturforschern und Ärzten zur Verfügung zu stellen; in ähnlicher Weise hatte die Gesellschaft auch im Wiener Weltausstellungsjahr, 1873, den Ärzten des In- und Auslandes, welche die Wiener Weltausstellung besuchten, den freien Eintritt in ihre Leseräume von 9 Uhr früh bis $^1/_2$10 Uhr abends gewährt, um dadurch den fremden Kollegen Gelegenheit zu bieten, mit ihren Wiener Standesgenossen in nähere Berührung zu kommen, sie näher kennenzulernen und sich durch sie auch mit der Stadt bekanntzumachen. Es wurden auch den auswärtigen Kollegen zuliebe, welche die Gesellschaftssitzungen mit großem Interesse besuchten, die Versammlungen erst im Hochsommer abgebrochen.

In der Hauptversammlung vom 24. März 1858 wurden über Antrag *Skodas* die Vereinigung der Pharmakologischen und der Therapeutischen Sektion, die Bestimmung jeder vierten Sitzung zur Allgemeinen und des Freitags als Versammlungstag auch für die Allgemeinen Sitzungen beschlossen, welcher Beschluß aber nicht vollkommen zur Durchführung kam.

Durch die neue Geschäftsordnung vom Jahre 1862 kam es zur Auflösung der Sektionen, zur Festsetzung einer Präsidialsitzung im Monat und zur Wahl von drei Vorsitzenden für die übrigen Sitzungen des Monats, welche Bestimmungen, aus der ursprünglichen Sektionseinteilung organisch hervorgegangen, noch heute in Geltung stehen. Das Bedürfnis aber, den einzelnen im letzten Jahrzehnt zu immer größerem Umfang angewachsenen Spezialfächern Rechnung zu tragen, führte 1868 zu losen Vereinigungen von Gesellschaftsmitgliedern der verschiedenen Fächer, die den Zweck verfolgten, sich in periodisch abgehaltenen Zusammenkünften über die Fortschritte dieser Fächer auf dem laufenden zu erhalten, und zu dem Antrag *C. Störks* im Jahre 1870, die frühere Einteilung in Sektionen wieder aufzunehmen.

In der Hauptversammlung vom 12. April 1861 wurden neue Statuten beraten und angenommen. Sie boten keine grundlegenden Änderungen. An die Spitze der Gesellschaft wurde ein Verwaltungsrat gesetzt, welchem außer dem Präsidium — Präsident, Vizepräsident, zwei Sekretäre — der Ökonom, einer der zwei Bibliothekare, einer der zwei Redakteure der Gesellschaftszeitschrift, ein Mitglied des Redaktionsausschusses und noch sieben ordentliche Mitglieder angehörten.

In der Hauptversammlung vom 18. März 1864 wurde eine Instruktion für den Ökonomen und ein Regulativ für die Benützung des Lesezimmers und der Bibliothek durch Mitglieder und Teilnehmer, ferner die Drucklegung eines Kataloges beschlossen, welch letzterer im Jahre 1866 erschien.

Am 20. April 1866 brachte *Dumreicher* einen Antrag ein, die Vorführung von Kranken im Interesse der Gesellschaft und aus Humanität für die Kranken den angemeldeten theoretischen Vorträgen vorausgehen zu lassen, welcher Antrag aber am 27. April d. J. nach der Erklärung des Präsidenten, daß diese Rücksicht wie bisher auch künftig nicht außer acht gelassen werden würde, zurückgezogen wurde, da es sonst notwendig gewesen wäre, den § 7 der Geschäftsordnung zu ändern.

Um eine Störung des Sitzungsprogramms durch eingeschobene Vorträge zu vermeiden, wurde in der Sitzung vom 22. März 1867 beschlossen, die Geschäftsordnung dahin zu ergänzen, daß solche eingeschobene Vorträge nicht länger als 15 Minuten in Anspruch nehmen dürften.

Am 12. November 1875 wurde die stenographische Aufnahme des Sitzungsprotokolles beschlossen; die Diskussionen sollten dann möglichst vollständig, die Vorträge aber nur in einem zweckentsprechenden Auszug veröffentlicht werden.

Am 3. Dezember 1875 wurde *Skoda* anläßlich seines 70. Geburtstages zum Ehrenpräsidenten gewählt.

Ganz erstaunlich ist die Fülle der Arbeit, welche von der Gesellschaft der Ärzte in diesem Zeitraum auf dem Gebiet der öffentlichen Gesundheitspflege geleistet wurde.

Im Jahre 1850 forderte das Ministerium des Innern die Gesellschaft auf, ein Gutachten bezüglich der Verhütung und Behandlung der durch Blei- und Quecksilbervergiftungen entstehenden Krankheiten abzugeben.[1] Zu diesem Behufe wandte sich die Gesellschaft an jene ihrer Mitglieder, „welche in der Nähe von solchen Gewerben leben und daher Erfahrungen zu sammeln Gelegenheit haben", um Mitteilungen, die ihr ein genaues Urteil in dieser wichtigen sanitären Angelegenheit ermöglichen konnten: sie legte dann die eingelaufenen Berichte der Regierung vor.

Von der Gesellschaft der Ärzte ging im Anschluß an einen von Dr. jur. *C. Helm* 1852 gehaltenen Vortrag die Gründung von Krippenanstalten nach dem Muster der belgischen und französischen Crèches aus.

Am 8. April 1852 ersuchte das Sanitätsdepartement des Ministeriums des Innern die Gesellschaft um die Abgabe eines Gutachtens über den Entwurf einer neuen österreichischen Pharmakopoe, der im Schoße eines hierzu gewählten Komitees (*Egger, Fuchs, Herzfelder, Oppolzer, Ragsky*) eifrig beraten und am 15. Februar 1853 der Regierung übermittelt wurde.

Zu eingehenden Beratungen gab in der Sektion für Staatsarzneikunde das Krankentransportwesen Anlaß, wobei „Humanität, Zweckmäßigkeit und Wohlfeilheit" als Leitsätze aufgestellt wurden. Es wurde am 26. Mai 1854 von der Sektion beschlossen, der Gesellschaft eine Eingabe an die k. k. Statthalterei vorzulegen, nachdem diesbezügliche Vorstellungen beim Sanitätsmagister vergeblich gewesen waren.

Die Sektion für Therapie setzte im Anschluß an einen am 15. Mai 1854 erstatteten Bericht *K. Cessners* über den 1851 von dem niederländischen Chirurgen *Antonius Mathysen* zuerst angegebenen Gipsverband ein Komitee (*Cessner, Hassinger, Dumreicher, Lorinser, Schuh, Ulrich*) zur weiteren Prüfung ein, dessen Schlußbericht ebenfalls *Cessner* am 15. Mai 1855 gab.

---

[1] Dekret des Ministeriums des Innern v. 20. April 1850, Z. 14687.

In der Sektion für Staatsarzneikunde hielt *Skoda* am 21. Dezember 1855 einen Vortrag „Über die Unzweckmäßigkeit des Desinfektionsverfahrens in Wien", der auf Grund eines von *Skoda* gemeinsam mit Dr. *Endlicher* ausgearbeiteten Berichts zu einer gemeinschaftlichen Eingabe der Wiener medizinischen Fakultät und der Gesellschaft der Ärzte vom 15. Februar 1856 Anlaß gab. Die Folge war, daß die Regierung die Auflassung der in Wien als Zwangsmaßregel bestehenden sogenannten Desinfektionsanstalten verfügte, der Großkommune Wien jedoch freistellte, eine wohleingerichtete Anstalt zum Behufe der Reinigung von Krankenwäsche für den freiwilligen Gebrauch des Publikums zu errichten, zugleich aber an die Fakultät die Weisung erließ, daß ihre Mitglieder für eine angemessene häusliche Reinigung der von Kranken benützten Wäsche und sonstigen Geräte zu achten hätten.[1]

Am 20. Februar 1856 richtete die Gesellschaft im Anschluß an einen von Professor *Th. Helm* gehaltenen Vortrag eine Eingabe an die Regierung,[2] eine Zählung der Kretinen in Österreich veranlassen zu wollen und einen jungen Arzt auf 1—2 Jahre zu *Guggenbühl*, dem bekannten Schweizer Arzt auf dem Abendberg nach Interlaken zum Studium des Kretinismus zu schicken, welche dahin beantwortet wurde, daß das Ministerium des Innern bereits die zweckmäßig erachteten Einleitungen in bezug auf die Bekämpfung des Kretinismus getroffen habe.[3]

In demselben Jahre, 1856, wurde von der Pharmakologischen Sektion ein Komitee unter dem Präsidium *Helms* zur Beratung über ein „Badestatut und die Einrichtungen in den Kurorten" eingesetzt, das sich sehr eingehend mit dem Gegenstand befaßte und dem Ministerium des Innern den Entwurf eines „Neuen Badestatuts für Kur- und Badeorte der österreichischen Monarchie" vorlegte, der am 20. März 1857 in der Sektion beschlossen worden war. Dieser Entwurf fand aber von seiten der Behörde keine Erledigung. In derselben Sitzung wurde auch die Ausgabe einer möglichst vollständigen kartographischen Übersicht der Kurorte und Heilquellen des österreichischen Kaiserstaates, ferner die Bildung eines speziellen Vereins für Balneologie angeregt. Am 2. April 1857 kam es zur Konstituierung dieses Vereins als „Comité für Kurorte und Heilquellen" unter Vorsitz Professor *Oppolzers*, der an allen therapeutischen Aufgaben der Gesellschaft regsten Anteil nahm. War es ja für die Stellung *Oppolzers* charakteristisch, daß er gegenüber der vielfach verkannten Skepsis der Wiener Schule auf der einen Seite und der berüchtigten Vielgeschäftigkeit, wie sie anderwärts herrschte, auf der anderen Seite ein gründliches Studium aller therapeutischen Agenzien, also auch der Balneologie, als seine Pflicht ansah. Dieses Komitee, kurz „Balneologisches Comité" genannt, stellte sich zunächst die Schaffung einer balneologischen Bibliothek und eines Jahrbuchs der Kurorte und Quellen, ferner die Anleitung der Badeärzte zu meteorologischen und klimatologischen Beobachtungen in den Kurorten zur Aufgabe. Seine Berichte erschienen ausführlich in der Zeitschrift der Gesellschaft. 1858 schrieb es auch eine Preisaufgabe aus: „Es ist nach eigenen Beobachtungen zu bestimmen, was die warmen, natürlichen, alkalischen und Schwefelquellen für die Diagnostik und

---

[1] Dekret des Ministeriums des Innern v. 22. Mai 1856, Z. 7168.

[2] Abgedruckt Wochenblatt der Zeitschrift der Gesellschaft der Ärzte 1856, Nr. 11.

[3] Dekret der k. k. n.-ö. Statthalterei v. 16. Juni 1856, Z. 25507.

Therapeutik syphilitischer Krankheitsformen leisten." Der Preis sollte in der großen goldenen Medaille des Komitees und in dem Honorar von vier Dukaten Gold nach erfolgtem Abdruck der Arbeit im Jahrbuch des Komitees bestehen. Eventuell sollte auch eine silberne Medaille als zweiter Preis verliehen werden. Da eine eingesandte Arbeit nicht preiswürdig befunden wurde, wiederholte man 1859 die Ausschreibung mit der Stellung eines Termins von zwei Jahren. Die Regelung der Gemeindeverwaltung in einzelnen Kronländern gab den Anstoß zu neuerlichen Beratungen über ein Kurstatut, das von der Gesellschaft den zuständigen Sanitätsbehörden unterbreitet werden sollte. Da dieser Entwurf aber in der Allgemeinen Versammlung vom 30. Januar 1863 nicht angenommen wurde — der Grund dazu war der § 2, der das Kurkomitee der Gemeindeverwaltung subordiniert stellen wollte, wurde er vom Komitee zurückgezogen. 1863 hörte, wohl infolge der erwähnten Vorfälle, die Tätigkeit des „Comités für Balneologie" auf.

Ende des Jahres 1856 teilte Dr. *Carl Scherzer* der Gesellschaft mit, daß er vom Erzherzog *Ferdinand Maximilian* zur Teilnahme an der Weltumsegelung der „Novara" eingeladen worden sei und daß er die Absicht habe, auch die Heilwissenschaft an den Erfolgen der kaiserlichen Expedition teilnehmen zu lassen, weshalb er die Gesellschaft bitte, ihm hierbei durch spezielle Instruktionen an die Hand zu gehen. Er habe die Absicht, besonders die Heilpflanzen und Heilmittel der Urvölker, mit denen die Expedition in Berührung käme, zu sammeln, ferner von den begleitenden Malern auch die hervorstechendsten Krankheitssymptome der Tropen in Abbildungen festhalten zu lassen. Die ausführliche Beantwortung war eine von der Gesellschaft im Januar 1857 herausgegebene Denkschrift mit zwei Beilagen: Es seien nähere Angaben über das Auftreten von Skorbut und Seekrankheit bei der Schiffsmannschaft selbst während der Reise erwünscht, ferner nähere Erforschung des Wechselfiebers, der Ruhr, des Typhus, des Gelbfiebers und der Cholera. Es wäre bezüglich der Tuberkulose, Skrophulose und Rhachitis festzustellen, wo diese Krankheiten nicht oder doch nur in geringem Maße vorkommen, es wäre darauf zu achten, ob in den Tropenländern auch streng entzündliche Krankheiten (Pneumonie) in auffallend geringerem Verhältnis vorkommen, schließlich Vorkommen und Gefährlichkeit der Variola, Gicht, Syphilis, der chronischen Hautkrankheiten, der Elephantiasis, das Auftreten der Hemeralopie und der ägyptischen Augenentzündung und des Trismus neonatorum zu studieren. Die Gesellschaft wünsche Beobachtungen über die bei Entbindungen bei den verschiedenen Völkern üblichen Gebräuche, über Laktation und die erste Pflege und Ernährung der Kinder, über die Frequenz des Kindbettfiebers, über die mittlere Lebensdauer und über den Einfluß der klimatischen, geologischen und Ernährungsverhältnisse auf diese. Dem Gebrauch von Waschungen und Bädern sowie dem Vorkommen von Thermen und Mineralwässern sei Aufmerksamkeit zu schenken. In der ersten Beilage gab *K. D. Schroff* ein langes Verzeichnis von Pflanzen und Drogen, deren Ursprung noch unbekannt und zweifelhaft war, wobei es schon ein großer Gewinn für die Wissenschaft wäre, wenn nur über einen Teil derselben Licht gewonnen würde. In der zweiten Beilage erörterte *A. Pleischl* die Notwendigkeit, Örtlichkeiten aufzusuchen, die für die Pflanzung von Chinabäumen geeignet wären, da es bei dem großen Verbrauch an der Droge und dem Raubbau, den man treibe, schon hohe Zeit wäre, für Nachwuchs zu sorgen. In der Folge veröffentlichte die Zeitschrift der Gesellschaft eine Reihe von Reiseberichten aus der Feder *Scherzers* und des Schiffsarztes Dr. *Eduard Schwarz;* von der Expedition mitgebrachte überseeische Drogen gaben wertvolles Material für spätere pharmakologische Untersuchungen. *Scherzer* berichtete übrigens auch später, 1869, der Gesellschaft über die ärztlichen Ergebnisse der k. k. Mission nach Ostasien und Südamerika.

Ein von *Sigmund* 1856 in der Sektion für Therapie gestellter Antrag führte zur Bildung eines Komitees für medizinische Statistik, das am 15. Mai 1857 ein der Gesellschaft vorzulegendes Programm für seine Tätigkeit beschloß.

Das über Aufforderung des Ministeriums des Innern vom 2. Januar 1857 in Angelegenheiten der Vakzination eingesetzte Komitee der Sektion für Physiologie und Pathologie (*Friedinger, Hebra, Mayr*) erstattete am 30. Januar desselben Jahres ein ausführliches Referat. Die Impffrage beschäftigte aber die Gesellschaft auch später noch mehrmals. In der Sitzung vom 13. Mai 1864 machte *Friedinger* auf die eben stattgehabte Impfdebatte im oberösterreichischen Landtag aufmerksam und schlug vor, durch eine Diskussion im Rahmen der Gesellschaft die öffentliche Meinung über die Bedeutung eines Impfzwanggesetzes aufzuklären und damit auch die diesbezüglichen Bestrebungen im Reichsrat zu unterstützen. Dazu kam eine ministerielle Aufforderung an die Gesellschaft, ein erschöpfendes Gutachten über die Frage vorzulegen, ob die Einführung des Impfzwangs empfehlenswert und zulässig sei, dann im Bejahungsfall, in welcher Weise sie zu geschehen hätte.[1] Berichterstatter eines zum Zweck der Beantwortung eingesetzten Komitees (*Friedinger, Haller, Hebra, Innhauser, Neumann, Nusser, Schuller*) war *H. Auspitz*, der seinen Bericht am 14. Oktober 1864 erstattete. Das ausführliche Gutachten der Gesellschaft wurde in acht Sitzungen eingehend beraten, am 16. Dezember 1864 zum Beschluß gebracht und am 20. Januar 1865 dem Ministerium übermittelt.

Im Auftrag des Ministeriums vom 10. März 1857, betreffend die vom Gesundheitsrat zu Genf vorgeschlagene Nomenklatur der Todesursachen, wurde ein ausführliches Referat erstattet und in der Sektion für Staatsarzneikunde vom 8. Mai 1857 ein Komitee (*Innhauser, Schauenstein*) gewählt, welches dem Ministerium des Innern und der Obersten Polizeibehörde über die Übelstände, die sich bei der Räumung der Kanäle, bei der Verführung und bei der Ablieferung ihres Inhalts ergaben, berichten sollte.

Anläßlich der Vorstellung zweier Kranken mit Phosphornekrosen in der Sektion für Therapie am 28. Januar 1858 wurde von dieser an das Präsidium der Gesellschaft die Bitte gerichtet, bei der k. k. Statthalterei in dem Sinne vorstellig zu werden, daß die bestehenden Vorschriften für die Zündhölzchenfabriken aufs neue eingeschärft würden; auch Jahre später — am 10. Februar 1865, wurde in ebenselber Angelegenheit ein Komitee (*Redtenbacher, Schneider, Schuh*) gewählt, das bei den Sanitätsbehörden vorsprechen sollte.

In der Sektion für Staatsarzneikunde wurde am 16. April 1858 ein Bericht über die Regelung der Totenbeschau erstattet, deren Wichtigkeit in sanitätspolizeilicher Beziehung dargelegt und deren mangelhafte Handhabung betont

---

[1] Dekret des Ministeriums des Innern v. 22. Juli 1864, St. M. 4494. — Dekret d. k. k. n.-ö. Statthalterei v. 31. Juli 1864, Z. 31052.

wurde. In einer Eingabe an das Ministerium vom Dezember 1858 wurde der in einer Allgemeinen Versammlung vorgelegte und angenommene „Entwurf einer Totenbeschau-Ordnung" übermittelt.

Aus dem Sommer 1858 liegen uns ausführliche Berichte des Dr. *M. G. Lautner Bey*, Mitglieds des Gesundheitsrates in Kairo, und des Professors *A. Reyer*, Direktors der medizinischen Schule und des Hauptkrankenhauses in Kairo, an die Gesellschaft vor, die sich mit der angeblichen Pestepidemie in Ägypten befassen. Beide Männer waren österreichische Ärzte, die nach der Revolution des Jahres 1848 aus politischen Gründen ihr Vaterland verlassen hatten.[1] *Haller* referierte über diese Berichte in der Allgemeinen Sitzung vom 31. Dezember 1858, wobei er zum Schluß kam, daß jene angeblichen Pestfälle keine wirkliche Pest waren oder daß diese Krankheit nicht jene schreckenerregende Ansteckung besitze, welche mehr als alles übrige ihren Namen so furchtbar gemacht habe. *Haller* schloß damit, daß es sich um Erkrankungen gehandelt habe, welche an die Hungertyphusepidemie in Europa erinnerten, und daß die Pest nichts anderes sei „als ein unter bestimmten Verhältnissen, welche unter den klimatischen und sozialen Verhältnissen des Orients häufiger als anderswo vorkommen, degenerierter Typhusprozeß". Die Gesellschaft sah von der Publikation der erwähnten Berichte ab.

Ein besonderes Ruhmesblatt in der Geschichte der Gesellschaft der Ärzte stellt ihre Mitarbeit an der Wiener Wasserversorgungsfrage dar, die durch viele Jahre Gegenstand eingehender Beratungen der Gesellschaft bildete. Bereits in der Sitzung vom 15. Dezember 1838 war, wie in dem vorhergehenden Abschnitt erwähnt, die gesundheitliche Beschaffenheit des Wassers aus den damals bestehenden Wasserleitungen innerhalb der Linien Wiens zur Sprache gekommen. Im Jahre 1858 ersuchte der Minister des Innern, *Bach*, die Gesellschaft um ihre Mitwirkung bei der Untersuchung des Trinkwassers in und um Wien und um Vorschläge zur Verbesserung der Wasserversorgung. In der Allgemeinen Versammlung vom 31. Dezember 1858 wurde ein eigenes Komitee zur Ermittlung des gesundheitsschädlichen Einflusses des Wiener Brunnenwassers eingesetzt. Von grundlegender Bedeutung war der Vortrag, den der berühmte Wiener Geologe *Eduard Sueß* am 6. Dezember 1861 in der Gesellschaft über die geognostischen Verhältnisse Wiens und seine Wasserversorgung hielt. Am 24. Oktober 1862 wurde in Anbetracht des Umstandes, daß die Beratung über die Wasserversorgung auf der Tagesordnung des Wiener Gemeinderates stand, über Antrag *Th. Helms*, neuerdings ein Komitee gewählt (*Böhm, Haller, Helm, Schauenstein, Schneider, Skoda*), das schon in der Sitzung vom 28. November die Denkschrift „Die Wasserversorgung Wiens vom ärztlichen Standpunkt gewürdigt" vorlegte und dem Bürgermeister überreichte. Umgekehrt wurde vom Gemeinderat der Stadt Wien ein Bericht der Wasserversorgungs-Kommission an die Gesellschaft geleitet, dieser von einem Komitee einer eingehenden Prüfung unterzogen und nach einem Referat von *F. C. Schneider* in der Sitzung vom 24. Juni 1864 wiederum die Versorgung der Stadt Wien durch Herbeileitung der Quellen von Stixenstein. Kaiserbrunn und der Alta „als die einzig zulässige wie vorzüglichste" Art der

---

[1] Über die beiden siehe meine Arbeit: Wiens Mediziner und die Freiheitsbewegung des Jahres 1848. Wiener medizingeschichtliche Beiträge, Heft 1. Wien 1935, S. 80 u. 86.

Wasserversorgung erklärt; dieser Bericht, am 25. Juli 1864 dem Gemeinderatspräsidium übermittelt, machte solch einen günstigen Eindruck, daß der Gemeinderat durch den Bürgermeister *C. Felder* und den Gemeinderat *Sueß* der Gesellschaft danken ließ und mitteilte, daß das Votum der Gesellschaft wesentlich beitragen werde, der guten Sache förderlich zu sein und dem oben erwähnten Projekt der Wasserversorgung Wiens zum Siege zu verhelfen, obwohl wegen der Kosten des Projekts sich im Gemeinderat eine starke Gegnerschaft geltend machte. Auch am 15. Oktober 1865 wurde neuerdings die ausschließliche Zulässigkeit des „Drei-Quellen-Projekts" wiederholt.

Auch später noch, 1873, als die bereits 1870 begonnenen Arbeiten für die Hochquellenwasserleitung wegen Steigerung der Materialpreise und der Arbeitslöhne ins Stocken zu geraten schienen, war es ein im Anschluß an einen Vortrag *Skodas* vom 24. Januar 1873 von diesem im Verein mit *M. Leidesdorf* und *J. Klob* ausgearbeitetes Promemoria der Gesellschaft, das die Fortführung der Arbeiten „aus dringlichen Salubritätsrücksichten" urgierte. Bei allen diesen auf die Wasserversorgung bezüglichen Beratungen war es *Skoda*, der immer wieder auf die Bedeutung der Hochquellenleitung hinwies; ihm stand hierbei sein älterer Bruder, *Franz von Skoda*, zur Seite, der zuletzt Landessanitätsreferent in Böhmen gewesen war, dann im Ruhestand in Wien lebte und besonders als Autorität in sanitären Fragen galt. Mit Recht konnte darum *Dittel* anläßlich der Eröffnung der Wasserleitung in der Sitzung vom 24. Oktober 1873 sagen: „Der Keim zu diesem Werk stammt aus dem Schoße der Gesellschaft der Ärzte und insbesondere gebührt unserem verehrten Mitglied Herrn Professor *Skoda*, insoweit es die geistige Arbeit betrifft, die Ehre des ersten Spatenstiches. Mit einer Ausdauer, wie sie nur die Begeisterung für eine große gemeinnützige Tat erwecken und warm erhalten kann, hat *Skoda*, von einzelnen, durch die Gesellschaft gewählten Mitgliedern unterstützt, für das Zustandekommen der Hochquellen-Wasserleitung zu einer Zeit gewirkt, um welche man dem Projekt nichts weniger als freundlich entgegenkam".

In der Sektionssitzung für Staatsarzneikunde vom 17. Dezember 1859 stellte *Carl Haller* den Antrag, es möge *Ludwig Schlager*, der über die Aufgaben und Grundzüge eines Irrengesetzes vorgetragen hatte, dazu aufgefordert werden, die in Österreich auf die Irren und das Irrenwesen Bezug habenden Gesetze zusammenzustellen und einen dem damaligen Stand des Wissens entsprechenden Entwurf zu einem Irrengesetz zu verfassen, der in der Sektion zu beraten und dann den Behörden vorzulegen sei.

Mit Fragen, die die Verbauung der Stadt betrafen, hatte man sich schon frühzeitig beschäftigt; ich erinnere nur an die Rede *Pleischls* in der Hauptversammlung vom 15. April 1850, in welcher er aus sanitären Rücksichten für die Notwendigkeit und Wichtigkeit des Glacis eintrat und es als Verbrechen bezeichnete, auch nur ein Zollbreit des Glacis zu verbauen, da dieses der einzige Ort sei, wo Kinder, Greise und Kränkliche im Bereich der Stadt frische Luft schöpfen könnten. Die bevorstehende Erweiterung der Stadt Wien durch Auflassung der Mauern und Wälle gab der Gesellschaft Anlaß, auf die Möglichkeit hinzuweisen, jetzt so viele früher begangene Sünden gutzumachen; in der Sektion für Staatsarzneikunde wurde darum am 3. Mai 1861 ein Komitee (*Innhauser*, *Schauenstein*, *Schneider*) eingesetzt und auf Grund eines in der Allgemeinen

Versammlung vom 10. Mai 1861 von *A. Schauenstein* erstatteten Berichtes dem Staatsminister die Denkschrift der Gesellschaft „Die Bauordnung und die Neubauten Wiens vom hygienischen Standpunkt" mit der Bitte unterbreitet, es möge ein durch freie Wahl aus dem Medizinischen Doktorenkollegium und aus der Gesellschaft der Ärzte, von jeder dieser beiden Korporationen zu gleichen Teilen, berufener Ausschuß von Ärzten mit der Aufgabe betraut werden, die bestehende Bauordnung vom ärztlichen Standpunkt zu prüfen und die geeigneten Anträge zu stellen, um die Bauordnung mit den Forderungen des allgemeinen Gesundheitswohls in Einklang zu bringen, ferner bis zur definitiven Entscheidung über die Bauordnung Weiterverkäufe von Bauplätzen und im Zuge befindliche Offertverhandlungen zu sistieren.

In der Allgemeinen Versammlung vom 14. Juni 1861 wurde ein Antrag *C. Wedls* angenommen, daß im kommenden Winter für ein größeres gebildetes Publikum ein Zyklus von Vorträgen, die sich auf die Sanitätsverhältnisse bezögen, abgehalten werde. Es wurde ein mit der Durchführung zu betrauender Ausschuß (*Dlauhy, Helm, Jurié, Rokitansky, Wedl*) gewählt, dem die Akademie der Wissenschaften einen Saal für fünf Samstage des Advents zur Verfügung stellte. Es sprachen: *Ed. Sueß* — die Stadt Wien nach ihren geologischen und geognostischen Verhältnissen, *C. Fritsch* — meteorologische Beobachtungen im allgemeinen und das Klima von Wien, *Fr. C. Schneider* — Luft und Wasser, *C. Gabriel* — Wasserversorgung der Stadt Wien, *J. Ficker* — Geburts- und Sterblichkeitsverhältnisse der Stadt Wien, *A. Drasche* — endemische und epidemische Krankheiten der Stadt Wien, *A. Schauenstein* — Neubauten und Wohnungen in Wien, *J. Natterer* — Unratskanäle der Stadt Wien. Diese Vorträge wurden über neuerlichen Antrag *Wedls* vom 5. Juni 1863 und 9. November 1866 wieder aufgenommen und es sprachen 1863/64: *A. Reder* — Einfluß der Hauttätigkeit auf die Gesundheit, *F. Hebra* — Pflege der Haut, *J. Schneller* — Verfälschungen von Nahrungsmitteln, *C. Haller* — Ventilation, insbesondere der Wohnungen, *A. Drasche* — Einfluß von Unratskanälen auf die epidemischen Krankheiten, *R. Seligmann* — Begräbnisse in kulturhistorischer Beziehung, *E. Nusser* — die Medizin in ihrer Stellung zur Rechtspflege, 1867: *J. Gruber* — das Ohr und dessen Pflege, *G. Wertheim* — das menschliche Haar, *L. Schlager* — die Entwicklungserscheinungen und die häusliche Behandlung der Geisteskrankheiten, *J. Klob* — Trichinose, 1868: *I. Neumann* — pflanzliche Parasiten an der Haut des Menschen, *M. Scheff* — Bildung der Zähne, ihre Pflege und Erhaltung, *J. Seegen* — die sogenannte Bantingkur und der Grad ihrer wissenschaftlichen Berechtigung, *Th. Meynert* — Bedeutung des Gehirns für das Vorstellungsleben.

Im Anschluß an einen Vortrag *M. Rölls* über die gegenwärtige Rinderpestinvasion und auf Antrag *Skodas*, dem Ministerium die Vorschläge *Rölls* bezüglich der Abkürzung der Tierkontumazdauer vorzulegen, wurde am 16. Oktober 1863 ein Komitee (*Dlauhy, Müller, Röll*) zur Ausarbeitung eines entsprechenden Elaborats gewählt, das am 13. November d. J. der Gesellschaft zur Beschlaßfassung vorgelegt wurde.

Am 14. Mai 1864 richtete die Gesellschaft eine Eingabe an die Gemeindeverwaltung über den nachteiligen Einfluß des zur Bestreuung der Wege im Stadtpark verwendeten weißen Sands auf die Augen des Beschauers. Am 3. Juni 1864 antwortete der Bürgermeister,[1] daß die Notwendigkeit einer Abhilfe erkannt und nicht mehr reiner Vöslauer oder Badner Sand, sondern ein solcher nur in einem gewissen Mischungsverhältnis von $^1/_3$ mit $^2/_3$ Wienflußsand zur Verwendung kommen werde.

Am 15. Dezember 1865 wurde auf Antrag *Rokitanskys* in Anbetracht der großen Ausbreitung der Trichinenkrankheit in Norddeutschland ein Komitee (*Klob, Röll, Wedl*) zum Studium der Ätiologie und Nosologie dieser Krankheit eingesetzt; der Kaiser widmete diesem Zweck 600 fl., von denen die Hälfte dem Professor *Klob* als Reisekostenbeitrag zugewiesen wurde (2. 3. 1866). *Klob* hatte schon in der Sitzung vom 9. und 23. Februar 1865 über die Trichinenepidemie in der Lausitz und in Hedersleben berichtet, wohin er mit *Fr. Müller* im Auftrag der Regierung gereist war.

Die Kommission des Handelsministeriums, die betreffs Durchführung des metrischen Maßes und Gewichts eingesetzt worden war, wandte sich unter dem 4. Februar 1866 an die Gesellschaft, auch bezüglich des Medizinalgewichts Vorschläge zu erstatten. Eine gleiche Zuschrift war auch vom Wiener Apotheker-Gremium und dem Allgemeinen Apotheker-Verein unter dem 14. Februar 1866 an die Gesellschaft gerichtet worden. Eine diesbezügliche Beratung fand unter Beiziehung *Ettinghausens* und der Vorsteher des Apothekergremiums, *C. Brants* und Dr. *Schlosser*, am 16. Februar 1866 in der Gesellschaft statt, die *Schroff* als Delegierten dem Ministerium nominierte.

Ein Erlaß der Regierung, die Gesellschaft möge Vorschläge über die wünschenswerten Änderungen und Verbesserungen der Pharmakopoe und Arzneitaxen stellen, veranlaßte am 6. April 1866 die Einsetzung eines mit den einschlägigen Arbeiten zu betrauenden Komitees. Nach Ablehnung von seiten *Schroffs, Kurzaks* und *Schneiders*, die berufliche Überbürdung angaben, wurden am 27. April 1866 *W. Bernatzik, A. Drasche, A. Duchek* und *G. Löbel* gewählt und deren Vorschläge in der Sitzung vom 21. Dezember 1866 zum Beschluß erhoben.

Über Antrag *Dumreichers* in der Sitzung vom 1. Februar 1867 behufs Revision der bei der Lyssa vorgeschriebenen Maßnahmen und insbesondere bezüglich Aufhebung der durch 42 Tage vorgeschriebenen Ätzung mit Kalium causticum wurde ein aus *Dumreicher, Pitha, Röll, Skoda* und *Ulrich* bestehendes Komitee gewählt.

Der Zentralausschuß der k. k. Landwirtschaftsgesellschaft richtete 1867 an die Gesellschaft die Bitte um Entsendung von Delegierten in ein Komitee, das sich mit der Frage der Benützung des Latrineninhalts großer Städte zu befassen hatte. In der Sitzung vom 8. November 1867 wurden *Böhm, Schneider* und *Wertheim* zu Delegierten gewählt.

Auf Antrag *Wertheims* wurde am 17. Januar 1868 ein Komitee (*M. Herz, I. Schwarz, Wertheim*) eingesetzt, das über die Übelstände unserer Schulen in bezug auf Infektionskrankheiten berichten sollte; am 19. März 1869 wurde der diesbezügliche Bericht von *Wertheim* selbst erstattet. Anläßlich dieser Beratung wurde von *H. Back*, Redakteur der Zeitschrift für praktische Heilkunde, ein Antrag eingebracht, daß in den Schulen auch ein der jeweiligen Fassungskraft der Schüler angepaßter anthropologisch-hygienischer Unterricht erteilt werde. Dieser Antrag wurde einem aus *Back, Rabl* und *Schneller* bestehenden Komitee zugewiesen.

---

[1] Zuschrift vom 3. Juni 1864, GRZ. 2392.

Ein über Antrag *Skodas* am 8. Mai 1868 eingesetztes Komitee (*Bernatzik, Helm, Schneider, Skoda*) wurde damit beauftragt, die Mineralwasserfrage vom wissenschaftlichen Standpunkt aus zu prüfen und auch für einen billigeren Preis der Mineralwässer einzutreten.

Breiten Raum in den Verhandlungen der Gesellschaft des Jahres 1868 nahmen die Beratungen über die Aufhebung der Findelanstalten beziehungsweise Regelung des Findelwesens ein. Schon in der Sitzung vom 23. Februar 1868 war ein Komitee gewählt worden (*Helm, Hoffmann, Karajan, Prinz, Schuller, Skoda*, später durch *C. Braun, Friedinger, Haller, Herz, Nusser* und *Späth* ergänzt), für das *Skoda* am 15. Mai 1868 Bericht erstattete. Zwölf Sitzungen waren bis zum 11. Dezember 1868 der eingehendsten Erörterung der einschlägigen Probleme gewidmet.

Im Anschluß an einen Vortrag *Seegens* vom 13. November 1868 über die *Mouleschen* Erdabtritte wurde ein Komitee (*Böhm, Haller, Innhauser, Schneider, Seegen*) eingesetzt, für das *Schneider* am 16. April 1869 berichtete.

Im Jahre 1869 wurden anläßlich des in Beratung stehenden Gesetzentwurfes betreffend die Schulaufsicht Vorschläge in hygienischer Hinsicht an die Regierung gerichtet.

Über Vorschlag *Rokitanskys* wandte sich die Gesellschaft an die Ministerien des Innern und des Handels sowie an das Abgeordnetenhaus, bezüglich der projektierten Graz-Raaber Bahn aus sanitären und humanitären Rücksichten jenes Projekt zu wählen, das näher an den Kurort Gleichenberg anschloß (29. 1. 1869).

Über Antrag *J. Hassingers* wurde in der Sitzung vom 30. April 1869 beschlossen, bezüglich der Vermehrung der Spitalsbetten vorstellig zu werden.

Ein Ersuchen der Statistischen Centralkommission, ein Gutachten über eine Statistik der Lungenschwindsucht abzugeben,[1] führte in der Sitzung vom 27. Oktober 1871 zur Einsetzung einer Kommission (*Breuer, Löbel, Mader, Oser, Standhartner*), für die *J. Breuer* in der Sitzung vom 23. Februar 1872 Bericht erstattete.

Im Anschluß an einen Vortrag *K. Mayerhofers* über den Kaiserschnitt an Verstorbenen wurde ein Komitee (*Arneth, C. Braun, Dlauhy, Mayerhofer, Späth*) gewählt „zur Revision beziehungsweise Aufhebung der gegenwärtigen österreichischen Gesetze über die obligate Vornahme des Kaiserschnittes an der Toten" (28. 4. 1871).

Die Vertiefung der wissenschaftlichen Forschung und die ungeahnten Fortschritte in der praktischen Medizin auf allen Teilgebieten der Heilkunde brachten es natürlich mit sich, daß die in dem Zeitraum von 1850—1878 in Demonstrationen und Vorträgen niedergelegte Arbeit eine solche gewaltige Fülle darbietet, daß es kaum möglich ist, sie erschöpfend darzustellen. Von Demonstrationen, deren Zahl von Jahr zu Jahr zunahm, sind nur jene berücksichtigt, die Neues oder im Mittelpunkt des Interesses Stehendes betrafen und zu längeren Aussprachen Anlaß gaben.

Die **Anatomie und Histologie** sind vor allem durch Vorträge *Carl Langers* vertreten: Über den Bau und die Entwicklung der Milchdrüse (Phys. 26. 4. 1850),

---

[1] Zuschrift der k. k. Statistischen Centralkommission v. 10. Juni 1870, Z. 1306.

den Ductus arteriosus Botalli (ebenda 27. 3. 1857), eine neue anatomische Auffassung des M. orbicularis oris (ebenda 4. 1. 1861), die Formverschiedenheiten des Oberschenkels (St.-Arzk. 15. 2. 1861), die Beziehungen des Peritoneums zur Harnblase (25. 4. 1862), die Venen der unteren Extremität (1. 3. 1867), Crania progenea (19. 5. 1871) und über die Blutgefäße der Augenlider (26. 4. 1878). Der Physiologe *Ernst Brücke* — die Grenzen zwischen Histologie und Physiologie waren damals nicht scharf gezogen — berichtete über das von ihm in der Schleimhaut des Gastrointestinaltrakts aufgefundene System von organischen Muskelfasern (Phys. 4. 4. 1851), den Ursprung und Verlauf der Chylusgefäße (Phys. 8. 1. 1853), den Bau der Chylusgefäße und Mesenterialdrüsen sowie über die Fortbewegung des Chylus (A. V. 18. 4. 1853) und *A. Roßwinkler* über die Anatomie der Blase und Harnröhre (ebenda 17. 5. 1852); *Giuseppe Albini* sprach über die von *F. Hauška* entdeckte Lücke in der Muskelsubstanz der Kammer des menschlichen Herzbeutels (A. V. 16. 4. 1855), die Noduli an den Atrioventrikularklappen des Menschen (ebenda 19. 5. 1856) und über das Verhalten des M. ciliaris zu den *Meibom*schen Drüsen und dem Tarsus (Phys. 6. 6. 1856), *Carl Patruban* über den Processus supracondyloideus (ebenda 27. 3. 1857), *Julius Klob* über den Stand der Bindegewebsfrage (ebenda 4. 11. 1859), *Chr. A. Voigt* über die Verteilung der Hautnerven (27. 6. 1862), *C. Ludwig* über den Bau des Lymphsystems (19. 12. 1862) und *David Wywodzoff* aus Petersburg, der bei *S. Stricker* arbeitete, über die Lymphwege der Lunge (14. 7. 1865). Gegen Ende der Sechzigerjahre hören wir *Stricker* über die Fortschritte in der Lehre von der Zelle (Hauptversammlung 22. 3. 1867) und über Methoden der Darstellung des Blutkreislaufs (14. 10. 1870), später über den Bau und die Entwicklung der Sehnen (5. 12. 1873) und über Zellen und Zellkern (15. 6. 1877) sprechen. *Carl Heitzmann* berichtete über Rück- und Neubildung von Blutgefäßen im Knochen (2. 1. 1873), den Bau des Knorpels (10. 1. 1873) und über seine für die historische Entwicklung der Zellenlehre viel zu wenig gewürdigten Untersuchungen, wie über den Bau des Protoplasmas (6. 6. 1873), das Verhältnis zwischen Protoplasma und Grundsubstanz (13. 11. 1873), die Lebensphasen des Protoplasmas (6. 2. 1874) und über die Entwicklung des Bindegewebes (13. 3. 1874), schließlich hielt *C. Nicoladoni* einen Vortrag über die Gelenksnerven (20. 6. 1873) und *L. Loewe* aus Straßburg einen Vortrag über die Histologie des Bindegewebes (24. 4. 1874).

Embryologische Mitteilungen machten *Wedl* (Ther. 7. 6. 1850) und *Müller* (Phys. 2. 5. 1851). Erst in langem Abstand folgten *S. Schenk*, der über die Bewegungen der Eichen von Rana temporaria innerhalb der Eihülle sprach (19. 11. 1869), *Stricker* über die Entwicklung der Blutgefäße (17. 2. 1871) und *C. Toldt* über das Wachstum der Nieren des Menschen und der Säugetiere (8. 5. 1874).

Auf dem Gebiet der Physiologie tritt am Beginn der Epoche *L. Türck* mit einer Reihe bedeutsamer Arbeiten hervor: mit seinen Untersuchungen über die Sensibilität nach teilweiser Durchtrennung des Rückenmarks (Phys. 14. 11. 1850), über die einzelnen Rückenmarksstränge sowie über den Einfluß des zentralen Nervensystems und des N. vagus auf die Herzbewegung (ebenda 30. 5. 1851), dann mit seinen Untersuchungen über das Leitungsvermögen des menschlichen Rückenmarks (ebenda 15. 6. 1855). *Heller* berichtete in der Allgemeinen Versammlung vom 16. Dezember 1850, daß es ihm gelungen sei, den zuerst von *C. Bernard* angestellten Versuch, durch Hinterhauptstich Harnausscheidung beim

Tiere hervorzurufen, erfolgreich zu wiederholen (merkwürdigerweise wird in allen Lehrbüchern die „Piqûre" mit dem Jahre 1855 datiert). *Johann Weiß* berichtete über seine Versuche, die absolute Blutmenge tierischer Organismen zu bestimmen (ebenda), *Emanuel Seidl* über die Erscheinungen des Leuchtens im tierischen Auge (Ther. 5. 12. 1851), *E. Brücke* über den Farbenwechsel des Chamäleons (A. V. 15. 12. 1851), die Resorption des Chylus aus der Darmhöhle (ebenda 15. 12. 1852) und über die sogenannte Molekularbewegung in tierischen Zellen (9. 5. 1862). *Skoda* sprach über die Vorhöfe des Herzens und den Einfluß der Kontraktionskraft der Lunge und der Respirationsbewegungen auf die Blutbahn (Phys. 3. 12. 1852), *V. Kletzinsky* über das Diffusionsvermögen der Haut (ebenda 16. 4. 1855) und *Oppert* über Spirometrie (Phys. 9. 5. 1856), *Moriz Körner* über den Mechanismus der Respiration (A. V. 17. 11. 1856) und über Herzbewegung (22. 5. 1863), *C. Ludwig* über die Beziehungen der Nerven zur Umsetzung der organischen Atome, wobei er teils eine Wirkung auf das Blut und die Drüsen, teils elektromotorische Einflüsse annahm (Ther. 28. 5. 1858), einige Methoden zur Untersuchung der Atmung (Phys. 1. 7. 1859), den Zusammenhang zwischen Bau und Leistung der Niere — seine berühmte Filtrationstheorie (19. 2. 1864) und über Blutgase (17. 2. 1865). Von weiteren physiologischen Vorträgen wären noch zu nennen: *Scheiber* über die Theorie des Herzstoßes (Ther. 9. 11. 1860) und über den Mechanismus des Herzens (Phys. 7. 3. 1862), *A. Pleninger* über den Einfluß niedriger Temperaturen auf den Stoffwechsel (A. V. 6. 12. 1861), *C. Folwarczny* über die Reaktion des frischen Muskelfleisches (Phys. 21. 12. 1861), der Physiker *Ernst Mach* über *Fechners* Elemente der Psychophysik (Ther. 21. 2. 1862), *Löffler* über die Untersuchung des 2. Ventrikeltones (11. 4. 1862), *Alexander Rollet*, Assistent am physiologischen Institut, über neuere Arbeiten über Blut und dessen Farbstoff (13. 6. 1862), *Julius Baumgärtner* aus Freiburg, der sich damals zu Studienzwecken in Wien aufhielt, über den Gasaustausch des der Bebrütung unterworfenen Hühnereis (21. 11. 1862), *Benedikt Schulz* über Deglutitionsbewegungen (8. 5. 1863). *S. Basch* sprach über die Resorption des Chylus in den Dünndarmzotten (12. 5. 1865), die Hemmung der Darmbewegungen durch die Nervi splanchnici (24. 10. 1873), die volumetrische Bestimmung der Blutfülle des Armes (30. 11. 1877) und über die Regulierung der Blutsperrung und Blutverteilung (29. 3. 1878). *S. Stricker* berichtete über seine Untersuchungen des Gaswechsels beim Menschen (8. 2. 1867), Blutgerinnung (17. 2. 1871), Wärmetopographie (22. 3. 1872), Wärmeökonomie des Herzens und der Lungen (13. 12. 1872), den Einfluß des Lichtes auf die Hautfarbe der Fische (14. 11. 1873), über *Röhrigs* Untersuchungen über die Beziehungen der Blutverteilung in den Baucheingeweiden zur Gallensekretion (21. 12. 1873), Spannungsunterschiede zwischen dem linken Ventrikel und der Aorta (5. 5. 1876), die Funktion der Gefäßnerven (27. 10. 1876), die Zentren der Gefäßnerven (23. 3. 1878), Druckdifferenz zwischen Ventrikel und Aorta (22. 2. 1878) und schließlich mit dem damaligen stud. med. *Julius Wagner* über die beschleunigenden Herznerven (3. 5. 1878); *Horvath* aus Kiew hielt Vorträge über Wärmeinanition (10. 6. 1870) und über die Physiologie der tierischen Wärme (15. 7. 1870), *M. Benedikt* über die Psychophysik der Vorstellungen (24. 3. 1871), *Heinrich Auspitz* über die Resorption ungelöster Stoffe bei Säugetieren (19. 5. 1871), *Wilhelm Winternitz*, der Begründer der wissenschaftlichen Hydrotherapie, über

Wärmeregulation (13. 1. 1871), welcher Vortrag über Antrag von *Auspitz* „mit Rücksicht auf die Wichtigkeit der *Winternitz*schen Mitteilungen und anderseits darauf, daß eine sofortige Diskussion bei der Schwierigkeit der Frage zu keinem Ziele führen würde" zur Einsetzung eines Ausschusses (*Rollett, Stricker, Wahrmann*) führte, über die Wärmeabgabe der Haut (10. 5. 1872) und über den Einfluß der Hautfunktion auf die Körpertemperatur (13. 11. 1874) und *M. Rosenthal* über den Leitungswiderstand der verschiedenen Teile des Menschen (17. 5. 1872). Der Internist *Stern* behandelte den Mechanismus der inspiratorischen Lungenerweiterung (7. 3. 1873), *Josef Breuer* berichtete über seine Arbeiten über die Funktion der Bogengänge des Labyrinths (14., 21. und 28. November 1873 und 11. Dezember 1874) und *P. Rokitansky* über die Nervenzentren der Atmung (31. 10. 1873). *Sigmund Exner* sprach über die „persönliche Gleichung" (Reaktionszeit) (14. 11. 1873) und über die zeitlichen Verhältnisse der Rückenmarksleitung (8. 5. 1874) sowie *H. Obersteiner* über die motorischen Leistungen der Großhirnrinde (8. 3. 1878).

Auch in dieser Periode fand die **medizinische Chemie** reges Interesse. *W. Redtenbacher* berichtete über seine Untersuchungen des Harns auf den Gehalt an organischen Salzen und die Verminderung der Chloride bei der Pneumonie (Phys. 26. 4. 1850). *Heller* sprach über spontane Zerklüftung der Harnblasensteine (ebenda 7. 2. 1851), Ozon im allgemeinen und seine Beziehungen zur Epidemiologie (Hyg. 14. 2. 1851) und über Salpetersäure als konstanten Bestandteil der atmosphärischen Luft (A. V. 19. 5. 1851), an welchen Vortrag anschließend eine Kommission (*Pleischl, Ragsky, Schneider*) eingesetzt wurde, für die *Pleischl* am 15. Juli 1851 berichtete; ferner sprach *Heller* über Jodnachweis bei dessen äußerer Anwendung (Ther. 30. 6. 1854), Urolithiasis vom chemischen Standpunkt (ebenda 10. 7. 1857), Harnsteinbildung um Fremdkörper (ebenda 19. 3. 1858), Eisengehalt des Harns (Pharm. 30. 4. 1858), seine pathologisch-chemischen Untersuchungen über Sublimatbäder und Jodgehalt der Salpetersäure (Pharm. 15. 11. 1858), Mangan als Bestandteil der Galle sowie über Quecksilbernachweis in den Organen und besonders im Harn (Phys. 15. 4. 1859), Quecksilber im Harn (ebenda 4. 11. 1859), Aufnahme und Ausscheidung des Quecksilbers (Ther. 10. 2. 1860 und 18. 1. 1861), Cystinbildung im Harnsediment (ebenda 1. 6. 1860), Formen von Harnsäure und oxalsaurem Kalk im Harnsediment (ebenda 18. 1. 1861), Nachweis von Hydrothion im Harn und dessen klinische Bedeutung (Phys. 8. 3. 1861), Tyrosin in den Fäzes und Schwefelwasserstoff im Harn (27. 6. 1862), die sogenannte Cystitis faeculenta (5. 7. 1867), zur Haematinprobe (12. 2. 1869) und über Sarcinurie, die er bereits 1847 beobachtet hatte (11. 3. 1870). *Franz Cölestin Schneider* sprach über Harnstoffbestimmung und Bildung der Blausäure aus Chloroform (A. V. 17. 11. 1851), Nachweis von Quecksilber im Harn (ebenda 10. 6. 1859), Ausscheidung des Quecksilbers während und nach Merkurialkuren (Phys. 26. 4. 1861), über einen von ihm im Hundeharn gefundenen, bisher noch nicht bekannten stickstoffhaltigen Körper (16. 6. 1862) und über Fäulnisprozesse (23. 10. 1863), *F. Ragsky* über Riechstoffe und deren künstliche Darstellung sowie über Kakodyl (Pharm. 17. 6. 1853), über *Liebigs* Methode zur Harnstoff- und Kochsalzbestimmung im Harn (A. V. 13. 6. 1853) und über die Härte des Quellwassers (St.-Arzk. 28. 4. 1854), *Anton Schrötter* über die verschiedenen Molekularzustände der Materie und über Ozon (A. V. 15. 2. 1854), Zuckerarten und deren Verwendung als Nahrungsmittel (ebenda 17. 7. 1854) und über die Eigenschaften des amorphen Phosphors und dessen Verwendbarkeit in der Medizin (Pharm. 29. 2. 1856), *Carl Folwarczny* über chemische Beiträge zur Theorie des Ikterus (Ther. 25. 2. 1859), Lithiumnachweis im Muskelfleisch und Blut (A. V. 16. 11. 1860) und über die Rolle des phosphorsauren Kalkes im Stoffwechsel der Knochen (St.-Arzk. 7. 12. 1860), schließlich *J. Seegen* über die Ausscheidung des Stickstoffs und der im Körper verbrauchten Eiweißverbindungen (24. 1. 1868) und über Zuckerbestimmungen im Harn (21. 4. 1871 und 16. 2. 1872). Dazu kamen einzelne Vorträge von *Tomovitz* über den Harn im Typhus (Ther. 11. 7. 1851), *V. Kletzinsky* über eine Modifikation der *Trommer*schen Probe (Phys. 23. 12. 1853), *Pleischl* über die chemische Reaktion des Wassers (Pharm. 9. 6. 1854), *Stricker* über Analysen der Blutaschen (3. 11. 1871), *J. Schreiber* über Ozon (26. 1. 1872), *M. Abeles* über den physiologischen Zuckergehalt des Blutes (16. 4. 1875) und *W. Löbisch* über Cystinurie (25. 5. 1876).

Aus der Fülle der Vorträge und kürzeren Mitteilungen, die **pharmazeutisch-pharmakologische** Themen betreffen und die, wie schon im früheren Abschnitt erwähnt, eine Fundgrube zur Geschichte der Pharmazie und Pharmakologie abgeben, seien zunächst diejenigen des unermüdlichen *K. D. Schroff* wenigstens in Schlagworten genannt: Colchicum (Pharm. 17. 5. 1850, 30. 5. und 24. 10. 1856), Nikotin und Emetin (ebenda 20. 6. 1851), Belladonna, Atropin, Daturin (ebenda 12. 11. 1851), Aloe (ebenda 29. 10. 1852), über die Anwendung des Mikroskops behufs pharmakognostischer Studien (ebenda 29. 10. 1852), Arrowroot, Rhabarber (ebenda 26. 11. 1852 und 4. 4. 1856), Aloe und Honig (ebenda 21. 1. 1853), Digitalis (ebenda 5. 3. 1852), Aconitum (ebenda 16. 1. und 12. 5. 1854, 13. 4. 1855 und 26. 5. 1865), Hyoscyamus (ebenda 11. 5. 1855 und 30. 5. 1856), Canthariden (ebenda 13. 7. und 9. 11. 1855, 8. 11. 1861), Variolaria comm. als Ersatz des Chinins (ebenda 20. 5. 1853), Rheum palm. (ebenda 21. 10. 1853), über die neuesten Bandwurmmittel (ebenda 1. 12. 1854, 22. 1. 1864 und 27. 5. 1870), Pepsin (ebenda 24. 4. 1857), Cyclamin (ebenda 8. 4. 1859), verschiedene Arten von Thea (ebenda 4. 5. 1860), Rheum Emodi und das gegen Lungenleiden empfohlene Anaquitholz (ebenda 23. 11. 1860), Sylphion (ebenda 28. 12. 1860), chilenische Drogen (6. 6. 1862, 28. 6. 1867), Versuche über Kokain, in denen er, was fast unbekannt zu sein scheint, die anästhesierende Wirkung des Kokains auf die Haut und auf die peripheren Enden der sensiblen Nerven hervorhebt (4. 7. 1862, siehe Wochenblatt der Zeitschrift der Gesellschaft der Ärzte 1862, Bd. 18, S. 254 und 261). Über Kokablätter und über die Wirkung des Kokakauens hatten schon früher *J. Frankl* und *Carl Haller* Mitteilungen gemacht (Ther. 9. 3. 1860 bzw. Pharm. 4. 5. 1860). Des weiteren sprach *Schroff* über Veratrum viride und Sabadilla off. (15. 5. 1863), Calabarbohnen, Ordeal beans of Calabar (12. 6. 1863), Laminaria digit. (19. 6. 1863), Scilla (14. 10. 1864), Ergotin (26. 5. 1865), über nordamerikanische, javanische und brasilianische Drogen und insbesondere über Aconit. heteroph. und Methylstrychnin (23. 3. 1866), Lebertran (1. 2. 1867), Mydriatica im allgemeinen und über die Verhältnisse des Hyoscyamus zum Atropin sowie über die im luftverdünnten Raume hergestellten Extrakte (6. 12. 1867), über Conium macul. (10. 12. 1869) und über Eucalyptus (27. 5. 1870 und 29. 5. 1874). In dieses Gebiet fallen ferner die Mitteilungen von *Pleischl* über Hyraceum carp. (Pharm. 12. 6. 1850), Rhamnus frangula (ebenda

7. 12. 1855), *Liebig*sche Kraftbrühe (ebenda 7. 7. 1854), Pflanzung von Chinabäumen (A. V. 19. 1. 1857), von *D. Winternitz* über die Schädlichkeit des zunehmenden Genusses des chinesischen Tees in Wien und von *W. F. Pißling* über
die Wirkungen des Chininsulfats mit essigsaurem Morphium bei Neurosen und
Neuralgien (beide Ther. 31. 10. 1850), von *L. Mauthner* über Extr. sanguinis
bovini, Vinum Antimon. Huxhami und Aq. Antimon. spir. (Pharm. 6. 12. 1850),
Santonin (ebenda 4. 1. 1856), von Apotheker *I. Pach* über Rheumsorten (ebenda
6. 12. 1850), Verunreinigungen von Schwefelblumen (ebenda 18. 3. 1853), von
Apotheker *J. Fuchs* über Sennapräparate (Pharm. 3. 5. 1851), kohlensaures
Eisenoxydul und Zinkoxyd (ebenda 25. 5. 1852), Bittermandelwasserbereitung
und Ung. ciner. (ebenda 29. 10. 1852), Bemerkungen zur neuen österreichischen
Pharmakopoe (ebenda 8. 6. 1855), *White*sches Augenwasser und Penawar-Djambi
(ebenda 17. 6. 1853) und über Äther (ebenda 10. 3. 1854), von *M. Heider* über
Verdauungszeltel aus dem Rückstande der Gleichenberger Constantin-Quelle
(ebenda 25. 4. 1851), von Apotheker *C. Mentzinger* über Ginsengwurzel (ebenda
27. 10. 1851), von *C. Sigmund* über Kosso (ebenda 17. 11. 1851), Haschisch (ebenda 9. 11. 1855), über die Drogen Fidschi und Assuan, die von den Eingeborenen
gegen Wechselfieber verwendet werden (ebenda 27. 6. 1856) und über Pepsin
(Ther. 15. 5. 1857), von *Ed. Fenzl* über Kosso (Pharm. 17. 11. 1851), von *Ragsky*
über Haschisch und Jodaethyl (ebenda 17. 11. 1851), Kristallgold (ebenda 23. 1.
1857), von *J. Hassinger* über Strychnin (ebenda 5. 3. 1852), von *H. Zeißl* über
Jodkali (ebenda 2. 4. 1852) und über Glyzerin (A. V. 6. 5. 1859), von Apotheker
Schiffner über kohlensaure Wässer (Pharm. 22. 4. 1853), von *S. Pserhofer* über
die Inhalation pulverförmiger Arzneimittel (Phys. 14. 7. 1854), von *G. Albini*
über Nährwert der Früchte von Castanea vesca (A. V. 15. 1. 1855), von *M. Richter*
über Jod bei verschiedenen Hautkrankheiten (ebenda 19. 11. 1855), von *J. K.
Haschek* über Sulfuretum Lixiviae bei Halsleiden (Ther. 9. 12. 1853), von *V.
Kletzinsky* über die Wirkung der Eisenpräparate (Phys. 21. 4. 1854), von *C.
Scherzer* über Heilpflanzen aus Zentralamerika (Pharm. 4. 1. 1856), von *A.
Schauenstein* zur Amylenfrage (Ther. 12. 6. 1857), von Magister *E. Haubner* über
Castoreum (Pharm. 23. 1. 1857), von *Th. Fr. Pellischek* über die Teestaude, ins-
besondere in physiographischer Beziehung (ebenda 23. 1. 1857) und über chine-
sischen Tee (ebenda 20. 3. 1857), von Apotheker *Beckert* über Hyoscyamus (eben-
da 20. 2. 1857) und von dem Augenarzt *C. Blodig* über komprimierte Teesorten
(ebenda 20. 3. 1857). *L. Lewinsky* erstattete das Referat über die Prüfung des
Pepsins (Ther. 11. 12. 1857), *M. Maresch* sprach über die Wirkung des Atropins
bei Epilepsie (A. V. 15. 12. 1857), *W. Redtenbacher* über neue Bandwurmmittel
(Pharm. 18. 12. 1857), *Fr. Stephan* über Pepsinbereitung (ebenda 29. 1. 1858),
Oberstabsarzt *Fr. Brum* über Rad. Senegal (ebenda 26. 2. 1858), *Pleischl* jun.
über Ferr. sesquichlor. (ebenda 30. 4. 1858), *Fr. Kurzak* über Nerium olean. L.
und *M. Jacobovics* über die Zubereitung verschiedener Eisenpräparate (ebenda
2. 12. 1859), *Haller* über Chinoidin (ebenda 8. 6. 1860), *W. Bernatzik* über Moschus
(ebenda 8. 6. 1860), Jalappa (ebenda 19. 4. 1861), Cubeben (19. 6. und 26. 6.
1863) und über Chinaalkaloide (5. 4. 1867), *Fr. Mayr* über Paulinia sorbilis
(Pharm. 1. 3. 1861), *F. X. Ulrich* über Tct. Sylphii (ebenda 19. 4. 1861), *J. E.
Polak* über den Gebrauch narkotischer Mittel und Erden bei den Persern (ebenda
8. 11. und 20. 12. 1861) und über die Einverleibung medikamentöser Stoffe

mittels des Rauchapparates Narghilé (Ther. 13. 12. 1861), *M. Benedikt* über die Wirkung von Jod und Jodkali (ebenda 17. 1. 1862), Curare (20. 1. 1865) und Chloralhydrat (20. 10. 1869), *Öhler* über Tct. Veratri virid. (18. 12. 1863), *J. Seegen* über die Wirkung des Glaubersalzes auf den Stoffwechsel (12. 2. 1864), *A. Vogl* über blutstillendes Farnhaar (3. 3. 1865), *M. Leidesdorf* über Papaverin (17. 4. 1868) und Koussin als Bandwurmmittel (16. 6. 1871), *Heinrich Herzfelder* über Tao-foo, ein Nahrungsmittel der Chinesen (15. 10. 1869), *Prokop Rokitansky* über Chloralhydrat (12. 6. 1874), *Anton Drasche* über die Wirkung der Salicylsäure und ihre Präparate (13. 10. 1876), *H. Bamberger* über Peptonquecksilber und über Fleischpepton als Nahrungsmittel (20. 10. 1876), endlich Apotheker *Grohs* über Gelatinepräparate (18. 5. 1877).

Sehr reichlich flossen auch die Beiträge zur Toxikologie. Der Apotheker *J. Fuchs* sprach von einem angeblichen Universalantidot (Pharm. 25. 4. 1851); mit der Arsenwirkung und Arsenvergiftung beschäftigte sich insbesondere *Schroff*: über Magn. oxyhydrat als Antidot bei Vergiftungen mit arseniger Säure (Pharm. 12. 6. 1850), das Verhältnis der Arsensäure zur arsenigen Säure (A. V. 13. 7. 1852), metallisches Arsenik (Pharm. 22. 4. 1853), die Giftwirkung des *Scheele*schen Grüns (ebenda 20. 5. 1853), Arsenwirkung (ebenda 9. 1. 1858), Ist metallisches Arsen giftig? (ebenda 24. 6. 1859). Über Bleivergiftung sprach *L. Hopfgartner* (St.-Arzk. 11. 6. 1852), über Vergiftung mit Colchicum autumn. *Haller* (ebenda 26. 5. 1854), über Giftwirkung des Kupfers *Schroff* (Pharm. 4. 6. 1858), über Vergiftungen mit Blausäure und Cyankali *A. Schauenstein* (Pharm. 5. 12. 1856, St.-Arzk. 25. 6. 1858), mit Taxus baccata *Schroff* (Pharm. 9. 7. 1858), über Schlangengifte *F. Kurzak* (ebenda 24. 6. 1859 und 24. 1. 1862) und *L. Heinzel* (30. 6., 17. 11. und 22. 12. 1865), der letztgenannte auch über andere Tiergifte (Wasserwanze, Skorpion) (15. 6. 1866). *J. K. Haschek* brachte die Vergiftungen mit Ätzlauge (St.-Arzk. 15. 3. 1861), *L. Karajan* die akute Phosphorvergiftung (19. 6. 1863), *Schroff* die mit Vanilleeis (3. 7. 1863), *Heller* die Schwammvergiftung (17. 1. 1868) und *E. Ludwig* die Arsenikvergiftung (19. 10. 1877) zur Sprache. In der Sektion für Staatsarzneikunde fand am 26. Mai 1854 eine längere Diskussion über Antidote statt, *K. Schroff* jun. sprach über physiologische Gegengifte (9. 11. 1871) und *S. Basch* berichtete über seine mit *L. Oser* angestellten Untersuchungen über die physiologischen Wirkungen des Nikotins (3. 5. 1872), schließlich *Bamberger* über Pepton-Quecksilber (20. 10. 1876).

Das Gebiet der allgemeinen Pathologie und pathologischen Anatomie fand naturgemäß durch die Schule *Rokitansky*s und später auch durch die *Stricker*s in den Vorträgen der Gesellschaft eifrige Pflege. *Rokitansky* selbst sprach über die dendritischen Vegetationen in den Synovialhäuten (A. V. 18. 6. 1850), Kehlkopfpolypen (ebenda 15. 10. 1850), anomale Wirbelbildung (ebenda 15. 1. 1851), Cystosarkome der Brustdrüse (ebenda 15. 2. 1853), Gefäßgeschwülste (ebenda 16. 1. 1854), anatomische Befunde bei der Phosphorvergiftung (31. 10. 1862), Hermaphroditismus (2. 11. 1864), Hydrops des Wurmfortsatzes (22. 6. 1866) und Aortenaneurysmen (12. 10. 1866). Sein Assistent *Richard Heschl* sprach über Pigmentbildung nach Malaria (Phys. 24. 5. 1850), Kollateralkreislauf bei Obliteration der Pfortader (ebenda 27. 6. 1851), Darmperforation bei Typhus (ebenda 28. 1. 1853), Entwicklung des Atheroms in den Arterien (ebenda 14. 7. 1854), Schädelverletzungen (13. 10. 1876), Fettembolie bei Frakturen (27. 10. 1876),

Cylindrome (27. 4. 1877), Arthritis uratica (2. 11. 1877) und über Cholesteatom (23. 11. 1877). *Rokitanskys* Schüler *Wedl*, der sich hauptsächlich mit der pathologischen Histologie beschäftigte, trug über abnormale Ernährung in den Knorpeln des Respirationsapparates bei mehreren chronischen Krankheiten desselben (Phys. 4. 4. 1851), über Anatomie der Kondylome (ebenda 30. 12. 1852), Blut- und Blutgefäßneubildungen in pathologischer Beziehung (ebenda 29. 4. 1853), knollenartige Anschwellungen der Nervenstämme bei Amputationsstümpfen (ebenda 10. 11. 1854), bindegewebige und tuberkulöse Entartung der kleinen Blutgefäße (ebenda 28. 11. 1856) und über rhachitische Röhrenknochen (ebenda 5. 2. 1858) vor. *Rokitanskys* Assistent *Julius Klob* sprach über Wandermilz (A.V. 16. 6. 1856), Zottenkrebs der Gallenblase (ebenda 15. 10. 1856), Leukämie (ebenda 15. 12. 1857), Stellung und Lage des Herzens bei Lungenemphysem (ebenda 16. 7. 1858), Rotz beim Menschen (St.-Arzk. 29. 10. 1858), Anomalien des Pankreas (ebenda 14. 1. 1859), Syphilis der Leber (Ther. 13. 5. 1859), Fettgeschwülste (A. V. 14. 10. 1859), den gegenwärtigen Stand der Bindegewebsfrage (Phys. 4. 11. und 9. 12. 1859), Eiterbildung (Phys. 8. 3. 1861), Hernia retroperitonealis (ebenda 7. 6. 1861), seltenere Formen der Tuberkulose (Herzmuskel, Ovarien, Schilddrüse), Harnblasendivertikel (30. 6. 1865), Myocarditis (10. 11. 1865) und über die pathologische Anatomie des Typhus exanthematicus (6. 7. 1866). Eingehende Studien widmete *Klob* der Suche nach den Erregern der Cholera, aber er stellte das Gerücht in Abrede, daß er die Erreger der Cholera gefunden habe; er habe sich zwar mit der Untersuchung von Choleradejekten beschäftigt und in enormer Zahl niederste Organismen, wahrscheinlich pflanzlicher Natur, gefunden, aber er könne nicht behaupten, daß sie das Wesen der Krankheit darstellen, und nicht sagen, in welcher Beziehung sie zu anderen Erkrankungen stehen: „Dies alles sind Fragen, welche zur Zeit noch nicht spruchreif sind" (12. 10. 1866). Im folgenden Jahr sprach *Klob* auch über die pathologische Anatomie der Cholera (25. 1. 1867), das Wesen der chronischen Entzündung (22. 10. 1869), käsige Degeneration der Leber (5. 12. 1873), eigentümliche Darm- und Lymphdrüsenaffektion (11. 12. 1874), Oesophagusdivertikel (5. 3. 1875) und über innere Inkarzeration (14. 1. 1876), *Rokitanskys* Assistent *Ernst Fleischl von Marxow* über kavernöse Geschwülste (21. 12. 1871) und über Tumoren im allgemeinen (8. 3. 1873). Dazu kamen noch die Vorträge von *J. A. Chrastina* über Aortenaneurysmen (St.-Arzk. 9. 1. 1857), von *H. Wallmann* über Neubildungen in Nebennierenrinde und -mark, wobei er erklärte, in neun Fällen nie eine Bronzefärbung gefunden zu haben (Phys. 15. 4. 1859), von *C. Langer* über Atresie der Pulmonalarterie (9. 5. 1862), *J. Srb*, Prosektor an der Josephs-Akademie, über Mißbildungen der Rippen (23. 5. 1862), *S. H. Scheiber* über vollkommene Obliteration der Aorta (13. 6. 1862), *Rosow* (von *Wedl* mitgeteilt) über die Durchschneidung des Sehnerven bei Kaninchen (12. 4. 1864) und von *Popper* aus Kiew über Krebsentwicklung in den quergestreiften Muskelfasern (23. 6. 1865). *Fr. C. Schneider* führte in einem Vortrag über Fäulnisprozesse aus (23. 10. 1863), daß für diese die Anwesenheit mikroskopischer Organismen keineswegs Bedingung sei, daß sie aber den Prozeß befördern, während Gärungsprozesse nur durch solche zustande kämen. *Rabl* sprach über Skrophulose vom pathologisch-anatomischen Standpunkt aus (5. 1. 1866) und auch später über dasselbe Thema (30. 4. und 7. 5. 1875). *Stricker* beschäftigte sich, zum Teil mit *E. Albert*, eingehend mit der Lehre von der Entzündung (6. 5.

1870 und 20. 1. 1871), Untersuchungen über das Fieber und das Wundfieber (10., 28. 6. und 8. 7. 1870, 26. 5. und 9. 6. 1871, 17. 4. 1874) und sprach über Gefäßneubildungen (27. 1. 1871), Phlebitis (7. 7. 1871) und über experimentelle Lungenentzündung (17. 11. 1871). Schließlich wären noch die Vorträge von *J. Ossikovszky* über akute gelbe Leberatrophie (18. 11. 1870), von *H. Kundrat* über Veränderungen des Endothels bei Krankheitsprozessen (9. 12. 1870), die retroperitonealen Hernien von *Treitz* (17. 1. 1873) und über Hydronephrose (5. und 12. 2. 1875), von *C. Heitzmann* über Knorpelentzündung (25. 4. 1873), künstliche Erzeugung von Rhachitis und Osteomalazie (24. 10. 1873) und über Entzündung und Zellularpathologie (24. 4. 1874), von *G. Wertheim* über Lungengasaustausch in Krankheiten (6. 11. 1874) und über Stoffwechsel in fieberhaften Krankheiten (17. 5. 1878) und von *H. Chiari* über Lithopaedia (16. 6. 1876), Obliteration der V. anonyma d. (12. 1. 1877), tuberkulöse Hautgeschwüre (2. 3. 1877), Verkalkung der Lungen (19. 10. 1877), Echinococcus des Lig. lat. uteri (8. 3. 1878) und über Osteom der Trachea (24. 5. 1878) zu nennen.

Die Entwicklungsgeschichte der Tänien und ihr Verhältnis zu den Blasenwürmern besprach *M. Röll* (Phys. 8. 4. 1852 bzw. 16. 6. 1854). *Klob* sprach über Oxyuris vermicularis (Ther. 13. 2. 1857) und Pentastomum dentic. (ebenda 9. 3. 1860), *Theodor Bilharz* aus Kairo über die von ihm in Ägypten beobachteten menschlichen Entozoen (A. V. 11. 6. 1858), *Franz Müller* über Taenien (Pharm. 17. 2. 1860) und über Verfütterung der Taenia mediocan. (26. 5. 1865) und *Andreas Bruckmüller* über Pentastomum (6. 2. 1863). Die Trichinose — die Entdeckung der Trichinen beim Menschen durch *F. A. Zenker* fällt in das Jahr 1866 — war Gegenstand eifrigen Studiums (*M. Röll* und *C. Wedl* 19. und 26. 1. 1866, 2. 3. 1866, *H. Flamm* 23. 10. 1866, *R. Heschl* 28. 1. 1876). Schließlich sprach *G. Scheuthauer* über Taenien (19. 7. 1867) und *H. Kundrat* demonstrierte in der Leiche in großer Zahl gefundene Exemplare von Anchylostoma duodenale (13. 12. 1872).

Auf die in Wien vor allem durch *Skoda* zur besonderen Ausbildung gelangte physikalische Untersuchung beziehen sich die Vorträge von *Eugen Kolisko* über das Nonnengeräusch (A. V. 18. 11. 1850) und über den tympanitischen Perkussionsschall (Phys. 11. 1. 1856), von *M. Körner* ebenfalls über Nonnengeräusch (ebenda 27. 5. 1853) und über tympanitischen Schall (ebenda 16. 3. 1855), von *O. Rembold* über Resonanzerscheinungen für Töne und Geräusche des Herzens (Pharm. 1. 2. 1861), von *A. Duchek* und dem Physiker *Ernst Mach* über sphygmographische Aufzeichnungen (9. 5. 1862 bzw. 9. 1. 1863), von *S. Stern* über Auskultation und Perkussion (11. 6. 1869), tympanitischen Schall (19. 11. 1869), Metallklang und Konsonanzerscheinungen (26. 11. 1869), lineare Perkussion (7. 1. 1870), Semiotik des Perkussionsschalles (14. 1. 1870), Respirationsgeräusche (29. 4. 1870) und über Veränderungen der Herztöne während der Inspiration und Exspiration (23. 6. 1871), von *J. Hein* über die beim Perkutieren wahrnehmbaren Eindrücke (3. 11. 1876) und über die Bestimmung der Herzgröße mittels Palpation (10. 5. 1878), schließlich die von *H. Bamberger* und *W. Winternitz* über Doppeltöne und Doppelgeräusche in der A. cruralis (9. 2. 1877 bzw. 25. 1. 1878).

In das Gebiet der internen Diagnostik fallen noch die Mitteilungen von *C. Haller* über den Gebrauch des Maximum- und Minimumthermometers (St.-Arzk. 13. 6. 1856), von *Wedl* über mikroskopische Untersuchung des Stuhls (A. V.

16. 11. 1857), *Oppolzer* zur Diagnose der Unterleibsgeschwülste (Ther. 1. 4. 1859) und von *Moritz Heitler* über den diagnostischen Wert der Epithelien in den Sputis (16. 11. 1877).

Was die Krankheiten der Lungen betrifft, so sprachen *Skoda* in drei Mitteilungen über seine Erfahrungen der Behandlung des Lungenbrandes mittels Inhalation von Terpentindämpfen (Ther. 26. 3. 1852, A. V. 15. 2. 1853 und Phys. 19. 10. 1855), *Drasche* über Ikterus bei Pneumonie (Phys. 16. 11. 1855) und über die Behandlung der Pneumonie mit Tct. Veratri virid. (5. 4. 1867), *Oppolzer* über mikroskopische und chemische Untersuchungen der Sputa bei Bronchitis crouposa (Ther. 22. 1. 1858), *H. Bowditch* aus Boston über Thoraxpunktion (Pharm. 20. 5. 1859), *L. Schrötter* und *Scheuthauer* über Echinococcus der Lunge (31. 3. 1865) und *Krainer* (*Kramer?*) über die Behandlung der Haemoptoe mit Inhalationen von Eisenchlorid (5. und 12. 7. 1867). *J. Schreiber* trat schon 1868 für die Errichtung von Sanatorien für Phtisiker ein (3. 4. 1868), Primararzt *I. Hauke* für die Behandlung des Lungenemphysems mittels künstlicher Beförderung der Respiration (15. 7. 1870) und *Schrötter* sprach über die Therapie der croupösen Pneumonie (25. 11. 1870).

Das Gebiet der Herzkrankheiten behandeln die Vorträge von *Skoda* über Concretio cordis und ihre Diagnose (Phys. 24. 10. 1851), Obliteration der Aorta (ebenda 19. 10. 1855), einen Fall von Blutungen aus Lungen, Magen und Darm, bedingt durch ausgebreitete Schwielen in der Substanz des linken Herzventrikels (A. V. 17. 12. 1855) und über perisystolisches Geräusch (ebenda 30. 10. 1857). Über Concretio cordis sprach auch *Körner* (Phys. 16. 6. 1854), über Insuffizienz der Valvula pulm. *Kolisko* (ebenda 11. 2. 1859) und über das Offenbleiben des Ductus Botalli *J. Schnitzler*, mit pathologisch-anatomischen Ergänzungen durch *Rokitansky* (26. 2. 1864). *J. Mader* berichtete über die Punktion des Herzbeutels (5. 6. 1868) und *N. Weiß* behandelte wiederum die Concretio cordis (19. 1. 1877).

Die Krankheiten des Magen-Darmtrakts waren Gegenstand der Vorträge von *Oppolzer* über die Therapie der Magenerkrankungen (Ther. 14. 11. 1856), gelbe Leberatrophie (ebenda 10. 7. 1857 und 25. 10. 1861) und über Gallensteine (ebenda 9. 11. 1860). In der Sektion für Physiologie fand eine längere Diskussion über Ikterus statt (26. 6. 1857), über den auch *C. Folwarczny* in der Sektion für Therapie am 25. Februar 1859 sprach. *Haller* behandelte die Entzündung des Pankreas, an welchen Vortrag *Klob* pathologisch-anatomische Mitteilungen anschloß (Phys. 27. 5. 1859). *S. Basch* berichtete über den Befund von Pilzen im Zellenzottenraum bei Dysenterie (16. 10. 1868). Vielfach wurde die Bandwurmkrankheit und -behandlung erörtert, wie in den Mitteilungen von *D. Winternitz* (Ther. 21. 5. 1852), *C. Haller* (Pharm. 8. 6. 1860) und *W. Pißling* (Phys. 8. und 22. 2. 1861).

Über den Zusammenhang zwischen Albuminurie und Urämie sprach *E. Brücke* (A. V. 20. 11. 1854), über den M. Brighti *P. Vallon* (Ther. 2. 3. 1855), *Drasche* (ebenda 4. 5. 1855) und *J. A. Chrastina* (5. 6. 1863).

Der Diabetes mellitus war das Thema der Vorträge von *Haller* (Pharm. 9. 7. 1858), *V. N. Kronser* (Ther. 9. 3. 1860), von *Seegen* (ebenda 22. 2. 1861, 6. 3. 1863, 23. 2. 1866) und *M. Abeles* (27. 10. 1876).

Über Marasmus senilis sprach *Chrastina* (St.-Arzk. 11. 1. 1861), über das Blut bei Leukämie *Folwarczny* (Phys. 18. 6. 1858) und über medulläre Leukämie *J. Englisch* (26. 1. 1877).

Allgemeine epidemiologische Themen behandelten: *J. Dlauhy* Begriff der Epidemie (St.-Arzk. 25. 5. 1855), *Gottlieb Friedrich Küchenmeister* aus Dresden Kontagien und Miasmen (31. 10. 1873) und *London* Ätiologie der endemischen und epidemischen Krankheiten im Orient (29. 1. 1875).

Hier möchte ich die Vorträge *Hallers* über die Nützlichkeit meteorologischer Beobachtungen für den praktischen Arzt (St.-Arzk. 5. 12. 1856) — auch in dieser Epoche setzen sich noch zum Teil die monatlich in der Zeitschrift der Gesellschaft veröffentlichten meteorologischen Beobachtungen fort, und über die Volkskrankheiten in ihrer Abhängigkeit von den Witterungsverhältnissen (ebenda 6. 7. und 2. 11. 1860) einreihen.

Die Rotzkrankheit beim Menschen besprachen *M. Röll* (Phys. 26. 4. 1850) und *Klob* (St.-Arzk. 29. 10. 1858), eine Diskussion über Grippe wurde am 16. Mai 1851 in der Sektion für Therapie geführt, das neuerliche Auftreten und die Kontagiosität der Cholera behandelte *Haller* (St.-Arzk. 20. 10. 1854, Ther. 27. 10. 1854 und St.-Arzk. 19. 1. 1855 bzw. 22. 6. 1855), *Drasche* die Harnstoffbeläge der Haut und der Schleimhäute beim Cholera-Typhoid (Ther. 28. 12. 1855), *J. Mader, A. Oberhofer* und *Drasche* spätere Choleraepidemien (18. 1. 1867, 17. 11. 1871 und 3. 6. 1874). *F. Mayr* sprach über Friesel (Phys. 1. 4. 1853). Über Typhus wurde am 11. März 1853 in der Sektion für Therapie eine längere Diskussion abgehalten. *B. Hönigsberg* sprach über die bei Typhus vorkommenden Exantheme (Phys. 12. 1. 1855), *H. Flamm* über die Opiumbehandlung der Krankheit (2. 6. 1865) und im Anschluß an ein von *Ed. Nusser* gehaltenes Referat entspann sich in der Sitzung vom 2. Dezember 1870 eine lebhafte Aussprache. Über Malaria in Ungarn sprach *Fr. Scholz* (A. V. 19. 1. 1857) und *Th. Helm* über die Gelbfieberepidemie in Lissabon (ebenda 7. 5. 1858). Die Pest betrafen der schon erwähnte Bericht *Hallers* über die angebliche Epidemie in Ägypten (A. V. 31. 12. 1858) und *K. Berthleffs* (Lemberg) Mitteilungen über die sibirische Pest und die Febris recurrens (9. 6. 1865). Nach einem von *H. Wallmann* entworfenen Programm wurde in den Sitzungen vom 7. und 14. November und 12. Dezember 1862 über Lyssa diskutiert, *H. Auspitz* und *S. Basch* berichteten über eine gemeinschaftliche Arbeit zur Anatomie der Blattern (26. 6. 1863), *D. Freud* sprach über die Therapie der Tussis convulsiva (13. 5. 1870) und *August Theodor Stamm,* Präsident des von ihm gegründeten Medizinisch-ätiologischen Vereins zur Erforschung und Vernichtung von Krankheitsursachen in Berlin, über die Verhütung der Weiterverbreitung des Typhus exanthematicus (26. 5. 1871).

Bezüglich der Therapie im allgemeinen ist besonders des Vortrags von *Oppolzer* zu gedenken, der die Ursachen des gesunkenen Vertrauens zur Therapie und die Versuche, diese den Fortschritten der Pathologie anzupassen, behandelt. „Die Therapie", sagte er, „muß sich an die genaue Kenntnis der anatomischen und funktionellen Störung anknüpfen, die Veränderungen, welche sich im Laufe der Krankheit darstellen, genau kennen und aus der pathologischen Anatomie und Physiologie die Bedingungen der natürlichen Heilungsvorgänge schöpfen" (Ther. 7. 6. 1850). *Nagl* sprach über die „abortive oder coupierende Methode bei Behandlung einiger Krankheiten durch einen geschickt geführten Strich" (Ther. 18. 6. 1852), worunter der Vortragende z. B. die Behandlung des Typhus durch Brechmittel, der Pleuritis durch große Dosen von Brechweinstein, der Malaria durch große Dosen von Chinin, des Rotlaufs durch intensives Bestreichen mit Höllenstein verstand. In der Debatte, die sich an diesen Vortrag anknüpfte, wurde allgemein die Idee einer solchen „coupierenden" Methode abgelehnt. *Franz Scholz* sprach über die Anwendung der subkutanen Injektion von Arzneistoffen, die er durch eine Hautwunde, die mit einer gewöhnlichen chirurgischen Nadel gesetzt wurde, vermittels einer *Anel*schen Spritze vornahm. Aber schon 1853 hatte *Pravaz* seine Spritze angegeben. Zur Schmerzstillung verwendete *Scholz* das Atropinum valerianum und das Morphium aceticum (Phys. 14. 1. 1861).

Von speziellen therapeutischen Mitteln sei der Empfehlung des Argent. nitr. bei verschiedenen inneren und äußeren Krankheiten durch *M. Goldberger* (Ther. 5. 7. 1850) und der Kältetherapie bei Anginen durch *Helm* (Ther. 2. 1. 1852) gedacht.

Daß die Neurologie und Psychiatrie in diesem Zeitabschnitt schon einen ganz bedeutenden Raum in den Verhandlungen der Gesellschaft einnahmen, kann nicht wundernehmen, wenn man der Namen *Türck, Schlager, Benedikt, Meynert, Leidesdorf, Rosenthal* und *Obersteiner* gedenkt.

Was die normale und pathologische Anatomie des Nervensystems betrifft, so sind die Vorträge von *Josef von Lenhossék*, Schüler *Hyrtls* und *Brückes*, über den Bau des verlängerten Markes und Rückenmarkes (Phys. 29. 4. 1853), von *Wedl* über mikroskopische Untersuchungen des Gehirns von Idioten (5. 12. 1862), von *B. Schulz* über Anatomie der Medulla oblongata (6. 3. 1863), von *Klob* über Heterotopie der grauen Hirnsubstanz (12. 4. 1867), von *Meynert* über Gehirnveränderungen bei Chorea minor (7. 2. 1868), Mikrozephalie (10. 7. 1868), Gehirnrinde und ihre örtlichen Verschiedenheiten (20. 11. 1868), Gehirnwindungen (20. und 27. 6. 1873), Stirnhirn der Raubtiere (4. 6. 1875) und über die Ursachen des Zustandekommens der Großhirnwindungen (19. 5. 1876), von *Rosenthal* über zentrale Veränderungen bei Chorea minor (7. 2. 1868), histologische Veränderungen des Rückenmarks bei Analgesie infolge von Wirbelkaries (19. 2. 1869), von *Biesiadecki* über Neurome des N. ischiad. (8. 4. 1870), von *Heinrich Obersteiner* über normale und pathologische Bindegewebsentwicklung im Gehirn (9. 12. 1870) und zur Pathologie der Gehirngefäße (24. 12. 1876), von *Benedikt* zur mikroskopischen Anatomie des Rückenmarks (10. und 17. 11. 1871) und über die Nerven des Plexus chorioideus (13. 6. 1873), von *Heschl* über die Konstanz einer Windung im Schläfenlappen (16. 6. 1876) und über embryonale Gehirne, Mikrozephalie, Polygyrie und besonders über Porenzephalie (31. 5. 1878) und von *J. Weiß* über Wucherung der Wandung der Hirnventrikel (24. 5. 1878) zu nennen.

Mit speziell neurologischen Themen beschäftigten sich der Vortrag *Skodas* über Katalepsie (A. V. 15. 10. 1852), *Türcks* über Kompression und Ursprung des Sehnerven (Phys. 2. 7. 1852) und über Krankheiten der Gehirnnerven (A. V. 16. 7. 1855), *Oppolzers* über die Embolie im Gehirn (Ther. 5. 11. 1858), die zahlreichen Vorträge *Benedikts* über Änderung der physiologischen Qualität der Nerven bei rheumatischen Affektionen (2. 5. 1862), die Ausbreitung von Sinnesreizen (9. 1. 1863), die spontane Muskelspannung und Muskelspannung bei passiven Bewegungen (4. 3. 1864), Tabes dorsalis (20. 5. und 8. 6. 1864), progressive Lähmung der Hirnnerven (3. 2. 1865), Aphasie (7. 7. 1865), Schreiberkrampf (8. 6. 1866), traumatische Reflexneurosen (15. 2. 1867), Neuralgien (29. 3. 1867), Neuroretinitis bei intrakraniellen Prozessen (10. 1. 1868), Theorie der Tabes (21. 2. 1868), Bewegungsbewußtsein (12. 12. 1869), Tic douloureux (3. 2. 1871),

Lokalisationsgesetze bei chronischen zentralen Neurosen (16. 6. 1871) und über Hypertr. musc. progr. adultorum (23. 2. 1872), die Vorträge von *Leidesdorf* (mit *Stricker*) über Histologie der Gehirnentzündung (24. 11. 1865), Chorea minor in ihren Beziehungen zu psychischen Störungen (12. 3. 1869), Synostose der Schädelsuturen (13. 3. 1874) und über Morphinismus (26. 5. 1876), die Vorträge *M. Rosenthals* über rheumatische Gehirnaffektionen (10. 4. 1863), die diagnostischen Zeichen einer beginnenden Wirbelkaries (14: 7. 1865), zentrale Lähmungen (5. 1. 1866), Gesichtslähmungen (13. 3. 1868), Störungen der Sensibilität nach Aphasie (21. 1. 1870), anatomische Befunde bei apoplektischen Gefühlsstörungen (28. 10. 1870), klinische und anatomische Untersuchungen der Sklerose der Nervenzentren (27. 2. 1874), Doppellähmung der oberen Extremitäten (7. 1. 1876), Syphilome des Pons nebst Untersuchungen über halbseitige Anaesthesie und Sinnesstörungen (14. 12. 1877) und über Beiträge zur Kenntnis der motorischen Rindenzentren des Menschen (26. 4. 1878), die *Meynerts* über Atrophie und Krankheiten der Varolsbrücke (15. 4. und 1. 7. 1864) und Vierhügel-Erkrankung (6. 12. 1872), schließlich die Vorträge von *Benedikt Schulz* über Bewegungsstörungen der Zunge (9. 1. 1863), Störungen der Artikulation und Deglutition (11. 3. 1864) und Tanzkrampf bei Tänzerinnen (27. 11. 1874), *E. Stoffellas* über Muskelhypertrophie (19. 6. 1863) und Seitenstrangsklerose (12. 4. 1878), *Friedrich Fiebers* über *Remaks* „diplegische Reizung" (1. 12. 1865), *Chrastinas* über Aphasie (7. 12. 1866 und 3. 5. 1867), *L. Schlesingers* über Muskelhypertrophie (21. 11. 1873), *H. Obersteiners* über Tabes dorsalis mit Hirnerscheinungen (19. 3. 1875), des leider jung verstorbenen hochverdienten *N. Weiß* über progressive Muskelatrophie (11. 5. und 23. 11. 1877), *H. Bambergers* über verschiedene Formen von Hypertr. musc. progr. (26. 10. 1877) und *S. Strickers* über Gedankenbildung bei Aphasie (15. 3. 1878).

In der Behandlung der Nervenkrankheiten spielte die Elektrotherapie, deren Apparaturen stetig vervollkommnet und verbessert wurden, eine immer größere Rolle. Ihrer sei hier zusammenfassend gedacht. Über den gegenwärtigen Zustand der magneto-elektrischen Heilmethode sprach *Nikolaus Bach* aus Pest (A. V. 16. 2. 1851 und Pharm. 20. 6. 1851), über die Wirkungen der magnetischen Elektrizität bei rheumatischen Erkrankungen *Pleischl* (ebenda 23. 5. 1851), über die Elektrizität als Heilmittel *H. Schlesinger* (A. V. 17. 11. 1851, 19. 1. und 16. 2. 1852). *B. Schulz* sprach über den Elektromagnetismus nach *Duchenne* (ebenda 25. 6. 1852), Heilung der Impotentia virilis durch Elektrizität (ebenda 3. 2. 1854 und 18. 1. 1861), Verhalten paralytischer Gesichtsmuskeln gegen den konstanten und Induktionsstrom (Ther. 27. 4. 1860), elektrische Behandlung der Augenmuskellähmungen (ebenda 17. 1. 1862), über die Anwendung des galvanischen Stromes gegen nervöses Ohrentönen (2. 6. 1865) und über Galvanisation des Halssympathikus als Heilmittel (2. 3. 1877), *M. Benedikt* über elektrologische Untersuchungen des gesamten Nervensystems (5. 12. 1862), zur Elektrophysik (29. 5. 1863), über elektrische Behandlung der Augenmuskellähmungen (30. 10. 1863) und über elektrische Untersuchung und Behandlung von Gehörskranken (17. 6. 1870), *Mathias Schwanda* über Influenzmaschinen (22. 11. 1867) und über die Wirkung des Spannungsstromes auf die Sinnesorgane, Muskeln und Haut und auf die Kranken (31. 1. 1868 und 29. 1. 1869) und schließlich *M. Rosenthal* über den physiologischen und medizinischen Wert der Zink-Braunstein-Kette von *Leclanché* (16. 12. 1870).

An Vorträgen aus dem Gebiet der Psychiatrie beteiligten sich zunächst die zünftigen Psychiater: *Ludwig Schlager* über die infolge von Gehirnerschütterungen sich entwickelnden psychischen Störungen (St.-Arzk. 6. 3. 1857), Aufgaben und Grundzüge eines Irrengesetzes (ebenda 11. 11. 1859), Wortneubildungen Geisteskranker (ebenda 7. 2. 1862) und über den wissenschaftlichen Stand der Psychiatrie und der Irrenfürsorge in den verschiedenen Staaten (23. 3. 1864), *Maximilian Leidesdorf* referierte über *Sebastian Rufs* „Delirien, Halluzinationen und Visionen" (Phys. 8. 1. 1858), sprach über die Genesungsverhältnisse bei Irrsinnigen (Ther. 25. 11. 1859), Gehirnsyphilis und ihre Beziehungen zur Geistesstörung (12. 2. 1864), Veränderungen der Gehirnrinde bei primären, akut verlaufenden Geistesstörungen (17. 6. 1864), künstliche Fütterung der Geisteskranken (6. 4. 1866), öffentliche Irrenpflege (21. 12. 1866), Epilepsie (26. 2. 1875) und über paralytische Geistesstörung (7. 12. 1877), schließlich *Theodor Meynert* über die Hirnrinde und die Rarefaction ihrer Nervenkörper bei Geisteskranken (18. 5. und 26. 6. 1866), die wissenschaftliche Begründung einiger Phänomene des Irrsinns (7. 5. 1869), maniakalische Bewegungserscheinungen (4. 2. 1870), Differentialdiagnose des paralytischen Irreseins (15. 5. 1871), Primärformen des Irreseins (20. und 27. 10. 1871), die Beziehungen zwischen Epilepsie und Manie (5. 1. 1872), Bluttransfusionen bei Geisteskranken (6. 3. 1874), anatomische Befunde nach Psychosen (20. 11. 1874 und 18. 12. 1874), krankhafte psychische Aufregungszustände (5. 3. 1875), psychiatrische Methodik (3. 3. 1876), Verbrechergehirne (21. 4. 1876), halluzinatorische Verrücktheit (4. 1. 1878), *Benedikt* über anatomische Demonstrationen zur Naturgeschichte der Verbrechen (12. und 26. 5. 1876) und *H. Obersteiner* über die Schnelligkeit des Ablaufes psychischer Prozesse bei Geisteskranken (7. 1. 1873) und über einige Hereditätsgesetze (12. 2. 1875).

Schon in der Sitzung der Sektion für Hygiene vom 14. Februar 1851 wies *D. A. Lang* auf die Notwendigkeit psychiatrischer Unterrichtskurse hin, *Helm* und *Haller* berichteten über ihre Besuche in Dr. *Guggenbühls* Anstalt auf dem Abendberge in der Schweiz (St.-Arzk. 26. 10. bzw. 23. 11. 1855), *J. Joffe* sprach über progressive Paralyse (ebenda 5. 6. und 3. 7. 1857) und über die Beziehungen zwischen Epilepsie und Geistesstörung (ebenda 14. 3. 1862), *F. Scholz* über Geisteskrankheiten bei Sträflingen und ihre Beziehung zur Einzelhaft (A. V. 15. 7. 1856), *M. Maresch* über Nahrungsverweigerung bei Irren (St.-Arzk. 6. 3. 1857) und über Geisteskrankheiten bei Typhus (ebenda 8. 7. 1859), *J. Mundy* über Irrenkolonien (2. 11. 1866) und über öffentliche Irrenpflege (4. 1. 1867), der berühmte *E. v. Cyon* aus St. Petersburg über Irrenanstalten und Irrenpflege (3. 7. 1868), *Drasche* über Behandlung des Delirium potatorum mit Chloralhydrat (11. 3. 1870), *Höstermann* über die Wirkung des Amylnitrits auf Melancholiker (11. 10. 1872), *Betz* aus Kiew über die Gehirne der Idioten (13. 6. 1873), *J. Weiß* über die Beteiligung des Rückenmarks an dem pathologischen Prozeß der progressiven Paralyse (17. 11. 1876), *W. Svetlin* über progressive Paralyse bei Jugendlichen (9. 3. 1877) und *M. Gauster* zur Frage der Heilung der progressiven Paralyse (1. 2. 1878).

Von Pädiatern sprachen *Mauthner* über die Hautkrankheiten der Kinder (Pharm. 30. 4. 1852), den Verlauf der Cholera bei Kindern (ebenda 1. 12. 1854) und über Rhachitis (Phys. 5. 2. 1858), *A. Bednař* über Blausucht bei Neugeborenen und Atresia ani (Phys. 7. 3. 1851), hereditäre Syphilis (A. V. 15. 10. 1851) und über die Krankheiten der Nabelgefäße und des Nabels bei Neugeborenen (Phys. 13. 2. 1852). Dazu kommen die Vorträge von *J. Gölis* über Darmcroup (Ther. 31. 10. 1850), von *Ignaz Hofmannsthal* über verbesserte Spitalseinrichtungen mit besonderer Beziehung auf das neue St. Anna-Kinderspital (A. V. 19. 5. 1851), *Fr. Mayr* über das Masernkontagium (ebenda 15. 10. 1851), Febris remittens infantum (ebenda 15. 6. 1852) und über den Friesel (Phys. 1. 4. 1853), von *M. Schuller* über Bluterguß in die Drüsen des Dünndarms bei Säuglingen (A. V. 17. 10. 1853), Diarrhoe kleiner Kinder (ebenda 19. 6. 1854), Icterus neonatorum (Ther. 1. 6. 1855), Pemphigus der Neugeborenen (A. V. 15. 10. 1855), Diarrhoe der Säuglinge (A. V. 18. 4. 1854) und über Mißbrauch des Syr. diacodii bei Kindern (Pharm. 12. 11. 1858), von *Karl Friedinger* über Mißbildungen (St.-Arzk. 23. 3, 1855, Path. 20. 4. 1855), Syphilis der Neugeborenen (A. V. 15. 10. 1855), von *L. Creutzer* über akute Exantheme bei Kindern (ebenda 15. 10. 1855), *Wedl* über rhachitische Röhrenknochen (Phys. 5. 2. 1858), von *L. Politzer* über die Diagnostik der Gehirnerkrankungen des Kindes (A. V. 16. 11. 1860), von *I. Neumann* über Hautkrankheiten des Kindesalters (St.-Arzk. 14. 3. 1862), von *L. Fürth* über Erysipel bei Säuglingen (16. 6. 1865), Syphilis der Neugeborenen (3. 11. 1865) und Thrombus der Neugeborenen (10. 11. 1865), von *Ignaz Eisenschitz* über Nierenerkrankungen bei Scharlach (2. 11. 1866), von *I. Schwarz* über Masernepidemien (17. 1. 1868), von *J. Weinlechner* über Katheterismus des Larynx bei Croup (10. 12. 1869) und schließlich von *M. Rosenthal* über spinale Kinderlähmung (1. 12. 1871).

Eingehende Beachtung fanden auch in diesem Abschnitt alle die Fragen, die sich an die Vakzination knüpften. *G. Wertheim* nahm Impfversuche mit täglich aufeinanderfolgenden Vakzineimpfungen vor (Pharm. 28. 2. 1851): interessant ist es, daß er auch Versuche mit der Einimpfung von tuberkulösem Sputum anstellte, bei denen sich nach 24 Stunden linsengroße Knötchen zeigten, Versuche, die *Wertheim* zu dem Zwecke vornahm, um das Verhältnis der Vakzineimpfung an Tieren mit bestimmten pathologischen Zuständen, die sie von selbst erworben hatten oder ihnen künstlich beigebracht worden waren, zu studieren. Er prüfte auch die Beziehungen zwischen Pulsfrequenz und Exsudationsintensität während des Vakzineprozesses (Pharm. 27. 10. 1853) und berichtete über seine Revakzinationsresultate (ebenda 9. 6. 1854). *A. Bednař* beschäftigte sich mit den Erkrankungen der Impflinge (Phys. 3. 12. 1852), *Barasch* sprach über Vakzine- und Variolaimpfung (A. V. 15. 4. 1851), *Helm* regte Untersuchungen über Impfschäden durch Übertragung der Lymphe syphilitischer Kinder an (St.-Arzk. 27. 1. 1854), welcher Vortrag eine durch mehrere Sitzungen sich hinziehende Aussprache zur Folge hatte; über Revakzination trug *Jacobovics* jun. vor (A. V. 18. 4. 1854), *Mauthner* sprach über Retrovakzination (St.-Arzk. 26. 5. 1854), *Fr. Lenk* über Vakzine (ebenda 20. 6. 1854), *C. Friedinger* über Vakzination bei syphilitischen Kindern (ebenda 17. 11. und 22. 12. 1854, 15. 1. 1855, A. V. 25. 1. 1861, Pharm. 7. 6. 1861), erstattete Bericht über die Kuhpockenimpfungen im Findelhaus und besprach dabei besonders das Impferysipel (St.-Arzk. 27. 4. 1855); er behandelte die Vakzine als solche (ebenda 22. 6. 1855), die humanisierte und originäre Kuhpockenlymphe (A. V. 15. 10. 1856), verschiedene Vakzinefragen (ebenda 15. 12. 1856) sowie die Frage, ob die Vakzinelymphe durch Übertragung vom Menschen auf die Kuh an Kraft gewinne, was er verneinte (St.-Arzk. 18. 3.

1859); in der sich an den letztgenannten Vortrag anschließenden Debatte betonte
E. Lowy die Wichtigkeit des vorangehenden Magnetisierens der Impfnadel, schließlich berichtete *F. Scholz* über Revakzinationsversuche (ebenda 7. 11. 1856) und
M. Gauster gab statistische Beiträge zur Frage der Revakzination (ebenda 25. 5.
1860).

Die Chirurgie tritt in diesem Zeitabschnitt schon stark in den Vordergrund
der Gesellschaftsverhandlungen.

Begreiflicherweise spielte das Narkosethema noch eine große Rolle.
J. Melicher erklärte die Narkose nicht nur für die Schwangerschaft, sondern für
die Geschlechtsorgane überhaupt für schädlich (Ther. 17. 4. bzw. Pharm. 23. 5.
1851). Im Anschluß an die Mitteilung von *Fr. Ragsky*, daß bis jetzt 40 Chloro-
form-Todesfälle beobachtet worden seien und darum auch die Chloroform-Narkose
in Württemberg verboten worden sei, wurde über die Äther- und Chloroformwirkung debattiert (Pharm. 23. 5. 1851), *Fr. C. Schneider* sprach über Chloroform
(Hyg. 31. 10. 1851) und im Anschluß an diesen Vortrag wurde ein eigenes Komitee
(*Ragsky, Schneider, Schroff, Ulrich*) zum Studium der Chloroformwirkung eingesetzt und zugleich beschlossen, einen Preis von 450 fl. C. M. für die beste Arbeit
über dieses Thema auszuschreiben (ebenda 28. 11. 1851). *J. Dumreicher* sprach
über Chloroform- und Äthernarkose (Phys. 25. 11. 1853), demgegenüber sich
V. Ivánchich in der Diskussion für die gefahrlosere Äthernarkose aussprach. Über
die lebensrettende Wirkung lang fortgesetzter künstlicher Atmung bei Chloro-
formasphyxie berichtete *Fr. X. Ulrich* (St.-Arzk. 23. 3. 1855), mehrere Gesellschaftsmitglieder teilten die Resultate ihrer Anästhesierungsversuche mit Amylen
mit (A. V. 18. 5. 1857), über Lokalanästhesie nach *Richardson* mittels elektrischen
Stromes und Kältemischungen sowie durch schnell eingeleitetes Verdunsten von
Schwefelkohlenstoff berichtete *C. Patruban* (25. 5. 1866), der auch über Methyl-
bichlorid als Anaestheticum sprach (3. 1. 1868), und *M. Rosenthal* über die Wirkung der Lokalanästhesie auf das Nervensystem (26. 4. 1867). Schließlich folgten
Mitteilungen von *Nagel* zur Chloroformnarkose (17. 12. 1869) und *E. Burger* über
Einleitung der Äther- und Chloroformdämpfe durch die Tuba Eustachii (10. 3.
1871).

Daß gegen Ende dieses Zeitabschnittes *Listers* epochale Mitteilungen bald
auch in der Gesellschaft der Ärzte ihren Widerhall fanden, beweisen die Vorträge
Dittels über *Listers* Heilmethode eiternder Wunden (1. 5. 1868) und fast ein
Dezennium später über *Listers* Wundbehandlung (13. und 20. 4. 1877) und die
Mitteilungen *K. Böhms* über dasselbe Thema (26. 6. 1868). Für die hohe Bedeutung der Antisepsis traten vor allem *J. Englisch* (5. 11. 1869) und *Dittels* Assistent
Fr. Allmayer (31. 3. 1871) ein. Noch am Ausgang des Zeitabschnittes stehen
die Vorträge *Weinlechners* (10. und 17. 12. 1875) und *Dumreichers* (9. 2. 1877),
welch letzterer den verderblichen Einfluß der Luft auf die Wunde als keineswegs
erwiesen ansah.

Franz Schuh sprach über kavernöse Geschwülste (A. V. 18. 4. 1853), Tele-
angiektasien (ebenda 17. 5. 1853), Operation des Tic douloureux (ebenda 15. 5.
1854), die Natur der Neurome (ebenda 17. 11. 1856), galvanokaustische Operationen (Phys. 15. 6. 1858), Arthroxerosis im Kniegelenk (Pharm. 13. 1. 1860),
Nervenresektionen (ebenda 23. 11. 1860), *Gritti*sche Operation (6. 11. 1863),
Luxation der Halswirbelsäule (13. 1. 1865), Atresia ani (10. 3. 1865), Hospital-

brand (10. 3. 1865), Wasserglasverband (14. 7. 1865) und über pyämische Fieber
(24. 1. und 2. 5. 1862), sein Kollege *Dumreicher* über Hüftgelenksluxation (A. V.
15. 1. 1851), Wirkung der Inunktionskur bei durch mechanische Ursache ent-
standener Bauchfellentzündung (Ther. 24. 1. 1851), chirurgische Plastik (A. V.
15. 4. 1851), Hernia incarcerata und deren mögliche Verwechslung mit anderen
Krankheiten (Phys. 16. 1. 1852), neue Operationsmethoden an den Fußgelenken
(ebenda 25. 2. 1853), die Behandlung der Struma cystica mit Jodinjektionen
(Phys. 11. 1. 1856), die Behandlung von Knochenbrüchen der unteren Extremitäten mittels eines neuen Streckapparates (ebenda 11. 4. 1856), Trepanation
(ebenda 26. 11. 1858), Resektion im Hüftgelenk (ebenda 9. 12. 1859) und über
die Behandlung nichtoperabler Neubildungen, wobei er die Kältebehandlung
empfahl (ebenda 26. 10. 1860), Schilddrüsenentzündung (Ther. 14. 12. 1860),
Rhinoplastik (28. 11. 1862), Kieferresektion bei Phosphornekrose (3. 3. 1865),
Einrichtung der Schulterluxation (22. 12. 1865), Uranoplastik (6. 4. 1866) und
über Sanitätsverhältnisse in den Verwundetenspitälern im nördlichen Böhmen
(30. 11. 1866). *Fr. Pitha* sprach über Tracheotomie (A. V. 4. 2. 1859) subperiostale
Resektion des Unterkiefers (Ther. 1. 6. 1860, Phys. 22. 6. 1860),, Hüftgelenksluxation (Ther. 25. 10. 1861), Staphylorrhapie (12. 12. 1862), Osteoporose (24. 4.
1863), Myositis ossificans (20. 11. 1863), Bildung des Septum nasicum aus der
Oberlippe und Anus imperforatus (23. 6. 1865), Narbenkeloide (12. 4. 1867) und
über Verbrennungen (14. 6. 1867), *Theodor Billroth* über osteoplastische Operationen (6. und 27. 11. 1868) und *Eduard Albert* über neue Befunde an den Sehnen-
scheiden (21. 5. 1869). Reiches Material brachten die Primarärzte der chirurgischen Abteilungen der verschiedenen Spitäler: *Friedrich Wilhelm Lorinser*,
der schon 1845 die Phosphornekrose eingehend beschrieben hatte, sprach über
dieses Thema in der Allgemeinen Versammlung vom 15. April 1850 und über
Bruch des Kronenfortsatzes im Ellbogengelenk (Phys. 7. 2. 1851). *L. Dittel*
beteiligte sich von seiner Assistentenzeit ab bis zu seinem Tode lebhaft an den
Verhandlungen der Gesellschaft — Veränderungen der Weichteile beim Pes
equinus (Phys. 24. 5. und 21. 6. 1850), „diätetische" Gymnastik (A. V. 16. 12.
1850), Skoliose (A. V. 15. 12. 1852), Verkürzung der Achillessehne (ebenda 16. 7.
1853), Genu valgum (Phys. 20. 1. 1854), Bericht über eine von *Dumreicher* voll-
führte Unterbindung der A. iliaca communis (A. V. 15. 2. 1854), Beckenstellung
bei Hüftgelenksentzündung (ebenda 15. 4. 1856), Beiträge zur Pathologie der
männlichen Geschlechtsteile (Ther. 25. 2. 1859), syphilitische Nasendeformität
(Phys. 30. 11. 1860), spontane Luxation des Hüftgelenks (ebenda 31. 5. 1861),
der innere Bruchsack in der Leistengegend (St.-Arzk. 29. 11. 1861), Coxitis
(24. 11. 1865), elastische Ligatur (7. 2. 1873), intraartikuläre Verletzungen des
Knies (21. 1. 1876) und osteoplastische Resektion des Oberschenkels nach
Gritti (13. 2. 1877). *A. Zsigmondy* sprach über partielle Rhinoplastik (Phys.
18. 10. 1850), Galvanokaustik (A. V. 19. 10. 1857) und über eine neue Modifikation des Gipsverbandes (25. 2. 1876), *Fr. X. Ulrich* über den Guttapercha-
verband bei Frakturen (Ther. 2. 3. 1855), künstliche Eröffnung der Luftwege
(Ther. 30. 12. 1859, Phys. 20. 1. 1860 und A. V. 3. 2. 1860), Digitalkompression
der Arterien (19. 12. 1862), *L. Lewinsky* über Luxation des Oberschenkels nach
rückwärts (A. V. 16. 2. 1857) und über „Endosteitis" (4. 7. 1862), *K. Böhm* über
Schienenverbände (Phys. 22. 6. 1860), Decubitus (30. 5. 1862), erhärtende Ver-

bände (26. 6. 1863) und über Verbandtechnik (15. 6. 1866), *F. Salzer* über die operative Behandlung der Aneurysmen (8. 2. 1867) und über Hüftgelenksluxation (25. 10. 1867), *J. Englisch* über Entstehung der Leistenhernien (12. 7. 1867 und 8. 5. 1868) und über multiple rezidivierende Knochenentzündung (26. 2. und 12. 11. 1869 und 14. 10. 1870) und *J. Mader* über Punctio pericardii und Bluttransfusion (5. 6. und 30. 10. 1868). Letztgenannter plädierte schon damals für die intravenöse Injektion von Arzneimitteln und die Anwendung der Injektionsspritze zur Transfusion. *Joseph Weinlechner* trug über subperiostale Exstirpation des Unterkiefers (Ther. 13. 7. 1860), Periostitis peracuta (16. 6. 1865), Drainage bei Hydrokele (13. 4. 1866), Exstirpation des Unterkiefers bei Phosphornekrose (1. 3. 1867), osteoplastische Operationen (18. 12. 1868), Katheterismus des Larynx (10. 12. 1869), Fistula colli congenita und Speiseröhrendivertikel (28. 5. 1875), Nervenresektionen (12. 1. 1877), Behandlung der Varizen durch Injektion von Eisenchloridlösung in die Vena saphena (1. 6. 1877), die chirurgische Behandlung des Empyems (8. 2. 1878), Rhinosklerom und über Behandlung der Larynxstrikturen (15. 3. 1878) vor. *Johann Hofmokl* sprach über Osteomyelitis suppurativa (22. 1. 1869), Callusbildung nach Knochenbrüchen (27. 11. 1874), Cysticercus der Zunge (11. 5. 1877) und über Radikaloperation der Hernien (11. 5. 1877).

Dazu kommen Vorträge von *A. Roßwinkler* über Bruchbänder (Ther. 24. 1. 1851) und über Extension bei Oberschenkelbrüchen (A. V. 17. 7. 1854), von *Wenzel Linhart* über Bruch des unteren Endes der Armspindel (Phys. 21. 11. 1851), Therapie der Sehnenscheidenganglien (Ther. 2. 1. 1852), Amputation des Unterschenkels (A. V. 16. 11. 1852), Schlüsselbeinbruch (ebenda 17. 1. 1853) und über Speichelfistel (ebenda 19. 12. 1853), *K. Nagel* über Hospitalbrand (ebenda 20. 4. 1852), *C. Patruban* über die operative Therapie des Tic douloureux (Ther. 15. 4. 1853 und 3. 3. 1854), *Landolfi*s Ätzmethode (ebenda 17. 10. 1854), Unterbindung der Carotis communis bei Trigeminusneuralgie (20. 4. 1866 und 18. 1. 1867), Militärspitäler während des Krieges (11. 1. 1867), Operation der Schilddrüsenzysten (6. 12. 1867), Lage des Hodens bei Hydrokele und Unterscheidung der Leisten- und Schenkelhernie (24. 2. 1871) und zur Anatomie der Hernien (14. 4. 1871), *A. Hussa* über Schultergelenksverrenkungen (Phys. 17. 2. 1854), Oberarmluxationen (Phys. 17. 2. 1854 und Ther. 3. 3. 1854) und über Patellarfrakturen (Phys. 15. 6. 1855), *K. Friedinger* über angeborenen Klumpfuß (20. 4. 1855) und über Gaumennaht (ebenda 1. 6. 1855), von dem Berliner Dozenten für Chirurgie *H. Friedberg* über die Behandlung der Hüftgelenkskontrakturen (ebenda 13. 3. 1857), zwei Vorträge *Heinrich Wallmanns* über Hirnbrüche (A. V. 15. 7. 1857 und Pharm. 19. 10. 1860), *J. Rabl* über Darmvorfall aus dem Anus praeternaturalis (Phys. 27. 11. 1857), Therapie der Knochenbrüche (A. V. 6. 5. 1859) und über Transfusion (14. 2. 1873), *L. Creutzer* über Anthrax (St.-Arzk. 25. 5. 1860), Reg.-Arzt *Michaelis* über chirurgische Behandlung der Lymphdrüsenerkrankungen (Phys. 27. 11. 1860), *F. Semeleder* über Knochenoperationen (15. 1. 1864), *Stricker* über Behandlung von Wunden mit schwacher Kochsalzlösung (27. 1. 1865), *W. Scholz* über Kniegelenksentzündung (10. 2. 1865) und *Pirogoff*sche Operation (1. 12. 1865), *M. Rosenthal* über Zeichen der beginnenden Wirbelkaries (14. 7. 1865), *C. Langer* über die Behandlung der Coxitis (18. und 25. 5. 1866), *L. Bauer* aus New York über Hüftgelenkserkrankungen (27. 4. 1866), *Joh. Hassinger* über die Militärspitäler während des Krieges (11. 1. 1867), *M. Benedikt* über Erkrankungen der Wirbelsäule (7. 2. 1868), *J. Podrazky* über Uranoplastik (6. 3. 1868), Amputation der Zunge (6. 3. 1868 und 29. 11. 1872) und über Myositis ossificans nach Traumen (18. 4. 1873), *H. Mittler* über Hüftgelenkskontrakturen (28. 5. 1869), *K. Katholický* über zwei von *Billroth* operierte Schilddrüsentumoren (18. 2. 1870), *A. Menzel* über Gelenksresektionen (16. 12. 1870), *V. Czerny* über Transplantation von Nasenschleimhaut auf eine Granulationsfläche des Oberarms (31. 3. 1871), *W. Redtenbacher* über Digitalkompression bei Aneurysmen (22. 11. 1872). *K. Gussenbauer* demonstrierte einen von *Billroth* am 31. Dezember 1873 operierten Fall von Kehlkopfexstirpation, wobei ein Schreiben *Billroths* an die Gesellschaft verlesen wurde, in dem auf die Bemühungen zur Schaffung eines künstlichen Kehlkopfs hingewiesen wurde (27. 2. 1874); einen solchen zeigte *Gussenbauer* ein Jahr später bei einem Fall von vollständiger Atrophie der Stimmbänder (22. 1. 1875). Schließlich sprach *K. Nicoladoni* über Oesophagotomie bei Divertikel (15. 12. 1876) und über Myositis ossificans (17. 5. 1878), *A. v. Winiwarter* über Empyembehandlung (27. 4. 1877), *K. Fieber* über Nervenresektion bei Trigeminusneuralgie (22. 6. 1877) und Lipoma fibrosum (19. 10. 1877).

Die Urologie, die sich in diesem Zeitabschnitt zu einem Spezialfach auszubilden begann, lag zuerst vorwiegend noch in den Händen der Chirurgen. Als erster hatte sich in Wien *V. Ivánchich* eingehender mit dem Fach beschäftigt. Er sprach über die Fortschritte der Lithotripsie, welche die Narkose gebracht hatte (A. V. 15. 5. 1850), Affektionen der Prostata und sein Prostatoskop (ebenda 16. 2. 1852) und über Strikturen der Harnröhre (ebenda 15. 5. 1854). Das letztgenannte Thema behandelte auch *H. Zeißl* (Phys. 24. 10. 1851). *Dumreicher* sprach über Blasenstein (Phys. 10. 1. 1851, A. V. 18. 2. 1854 und Phys. 26. 10. 1860) und über Fremdkörperentfernung aus der Blase (Ther. 10. 2. 1858), *W. Linhart* über chirurgisch-anatomische Beobachtungen an der Blase und Harnröhre (A. V. 20. 4. 1852), *A. Roßwinkler* über die Wichtigkeit der genauesten anatomischen Kenntnisse der Harnröhre und Blase (ebenda 17. 5. 1852), *L. Lewinsky* über Blasenkatarrh und seine Behandlung (Ther. 22. 2. 1856), *J. Melicher* über die Nachteile der Narkose bei der Lithotripsie (ebenda 10. 6. 1853) und *I. Gruber* über Zerreißung der Harnblase (A. V. 15. 7. 1857). *Dittel*, dessen chirurgische Mitteilungen wir bereits erwähnt haben, wandte später seine Arbeit immer mehr urologischen Themen zu. Aus den Verhandlungen der Gesellschaft sind hier zu nennen: Beiträge zur Pathologie der männlichen Geschlechtsteile, darunter „fausse route" und die Methoden des Katheterismus (Ther. 25. 2. 1859), Harnröhrenstrikturen (A. V. 18. 11. 1859, Phys. 30. 11. 1860), Harnröhrenfistel bei kallösen Strikturen (29. 5. 1863), Schwierigkeiten des Katheterismus bei Prostatahypertrophie (20. 1. 1865), Katheterismus nach *Brainard* (30. 4. 1866), Hypertrophie der Prostata (31. 5. 1867), Incontinentia urinae (12. 1. 1872) und Behandlung der Prostatahypertrophie (17. 3. 1876). Ebenso wie *Dittel* hatte auch der Chirurg *Englisch* seine besondere Aufmerksamkeit den Urogenitalkrankheiten geschenkt. Er sprach über den Verschluß des Sinus pocularis bei Neugeborenen und die dadurch bedingten Veränderungen der Harnorgane (25. 10. 1872), Zysten der hinteren Blasenwand bei Männern (19. 12. 1873), Anatomie und Pathologie des Ureters, insbesondere mit Bezug auf die Hydronephrose (8. 1. 1875) und zur Differentialdiagnose der Hydronephrose (22. 10.

1875). *Gustav Jurié* sprach über Blasenstich nach Gefrierschnitten (24. 4. 1868), Anordnung und Wirkung der Blasenmuskulatur (2. 5. 1873), Katheterismus der männlichen Harnröhre (16. 5. 1873), neuere Untersuchungsmethoden der Harnwege und des Mastdarms (7. und 14. 5. 1875) und über den Mechanismus der Harnverhaltung bei alten Männern (11. 5. 1877). *J. Grünfeld*, dem besonders die Pflege der Endoskopie zu danken ist, sprach über die endoskopische Untersuchung der Harnröhre und Harnblase (13. 2. 1874), die optischen Verhältnisse bei der Endoskopie (9. 4. 1875), Harnröhrenpolypen (25. 2. und 10. 11. 1876) und über die Sondierung der Ureteren (9. 6. 1876). Dazu kommen Vorträge von *J. E. Polak* über 158 in Persien ausgeführte Steinoperationen (A. V. 12. 10. 1860), von *Pitha* über Lithotripsie (23. 6. 1865) und von *Weinlechner* über Fisteln im männlichen Genitale (5. 2. 1869).

Die Physiologie des weiblichen Genitales fand reges Interesse. *F. Szukits* berichtete über statistische Beobachtungen bezüglich des Eintritts und der Dauer der Menstruation in Österreich (Ther. 16. 1. 1857), *Klob*, dem wir auch die erste spezielle Darstellung der pathologischen Anatomie der weiblichen Sexualorgane verdanken, sprach über Menstruation (3. 11. 1871), *Wilhelm Schlesinger* über die mit *L. Oser* gemeinschaftlich unternommenen Untersuchungen über Uterusbewegungen (15. 12. 1871), Kongestionen des Uterus mit Rücksicht auf die Konzeptionstheorien (19. 1. 1872), Reflexbewegungen des Uterus (22. 10. 1872), die Centra der Gefäß- und Uterusnerven (17. 10. 1873) und über Thermometrie des Uterus und ihre diagnostische Bedeutung (6. 3. 1874). Hierher gehören auch die Vorträge *H. Kundrat*s über die funktionellen Veränderungen der Uterusschleimhaut des Weibes (25. 10. 1872), *K. Mayerhofer*s über die Corpora lutea und die Lehre von der Überwanderung des Eies (4. 12. 1874) und gegen die Hypothese, die menschlichen Eierstöcke enthielten männliche und weibliche Eier (5. 5. 1876), *Patruban*s über Ovulation (15. 1. und 19. 2. 1875), *E. Hofmann*s (mit *S. Basch*) über Uterusbewegungen (25. 2. 1876) und *S. Basch*s über Innervation des Uterus und seiner Gefäße (6. 4. 1877).

Beiträge zur pathologischen Anatomie des Genitaltrakts lieferte vor allem *Rokitansky* in seinen Vorträgen über die Strukturverhältnisse der gesunden und kranken Gebärmutter und über das Carcinoma uteri (Phys. 21. 11. 1851), Eiwanderung bei Tubenverschluß und das Sarcoma adenoides uteri (A. V. 11. 5. 1860), zur Lehre vom Abortus, über fibrinöse Uteruspolypen und Atresie der einen Hälfte des Uterus bilocularis (ebenda 20. 7. 1860), Torsion und Strangulation von Ovarialgeschwülsten (27. 1. 1865) und über Blutpolypen des Uterus (13. 10. 1865), ferner *Klob* über Torsion von Ovarialzysten (7. 4. 1865) und *Kundrat* in seinem Vortrag über intraligamentäre Zysten (25. 2. 1870).

Auf dem Gebiet der Geburtshilfe haben wir vor allem des ersten Auftretens von *J. Ph. Semmelweis* in der Allgemeinen Versammlung vom 15. Mai 1850 zu gedenken, der in den folgenden Sitzungen vom 18. Juni und 15. Juli dieses Jahres seinen Gegnern *Scanzoni* und *Seyfert*, *Zipfel* und *Lumpe* gegenüber seine Entdeckung verteidigte. Für *Semmelweis* traten *A. Hayne*, *Chiari*, *Helm* und *Arneth* ein, während *Rokitansky* als Vorsitzender die Hauptmomente der Diskussion zusammenfaßte und auf den unbestreitbaren Nutzen der Chlorkalkwaschungen hinwies, der selbst von den Gegnern der *Semmelweis*schen Lehre zugegeben werde. Wenn auch diese Lehre Jahrzehnte brauchte, um allgemeine Anerkennung zu erlangen, so wurde sie in Wien trotz aller Gegnerschaft von zünftiger Seite doch von Beginn ab in ihrer Bedeutung erkannt und darum konnte auch *H. Herzfelder* als Sekretär der Gesellschaft in seinem Jahresbericht über das Jahr 1850/51 in der Allgemeinen Versammlung vom 24. März 1851 von ihr sagen, daß wir hier der, wie es scheint, auch praktisch gelungenen Lösung der größten Aufgaben in der Medizin begegnen und sie als wahren Triumph medizinischer Forschung sehen können.

Von den Vertretern des Faches sprach *Carl Braun* über künstliche Frühgeburt wegen Eklampsie und über die Beziehungen dieser Erkrankung zur Albuminurie (Phys. 10. 1. 1851), Chloroformnarkose bei geburtshilflichen Operationen (ebenda 30. 5. 1851), neue Eröffnungsmethode des Muttermundes mittels Kautschukblase (Ther. 13. 6. 1851), Anwendung der *Vidal de Cassis*schen Serres fines bei der Dammnaht (A. V. 15. 4. 1856), neuere Methoden der Kraniotomie (St.-Arzk. 14. 1. 1859), Plazentarpolypen (Pharm. 19. 10. 1860), Akidopeirastik (Nadelprobe — *Middeldorpf* 1856) in der Geburtshilfe (ebenda 1. 3. 1861), Einfluß des Carcinoma uteri auf Schwangerschaft und Geburt (ebenda 25. 5. 1861), Bedeutung des Luftwechsels und *Brauns* neue Ventilationseinrichtung, insbesondere auf die Morbidität und Mortalität im Wochenbett (15. 4. 1864), welch letzterer Vortrag ja zur Genüge bewies, daß er sich noch immer nicht zur vollen Anerkennung der *Semmelweiss*schen Entdeckung durchgerungen hatte, und über die Sanitätsverhältnisse der Wöchnerinnen (27. 10. 1865). *Eduard Mikschik* behandelte die Metrorrhagien im Wochenbett (A. V. 18. 4. 1854) und die Nachkrankheiten des Puerperium. Es sprachen ferner *Eduard Lumpe* über Eklampsie (Ther. 3. 6. 1854), Wendungsoperationen (ebenda 30. 3. 1855), Schwangerschaft in einem Uterus bicornis (A. V. 19. 5. 1856) und über Placenta praevia (Ther. 21. 2. 1862) und *Johann Baptist Chiari* über künstliche Frühgeburt, wobei er sich insbesondere der von *Kiwisch* angegebenen Uterusdusche mittels eines von Dr. *Adolf Fischhof*, dem bekannten Freiheitskämpfer des Jahres 1848, verbesserten Apparates bediente (A. V. 16. 12. 1850), über die Anwendung des Chloroforms in der Geburtshilfe (Ther. 21. 3. 1851) und über Puerperalkrankheiten (Phys. 27. 6. 1851 und A. V. 20. 11. 1854). Anknüpfend an eine von *Chiari* gemachte Mitteilung (Phys. 7. 5. 1852) wurden die Erfolge des Kaiserschnitts in der genannten Sektion besprochen. *Karl Mayerhofer* beschäftigte sich mit der Ätiologie des Puerperalprozesses, wobei er über seine Untersuchungen des Lochialsekrets berichtete und darin gefundene Vibrionen und deren Stoffwechselprodukt als Ursache der Krankheit angesehen wissen wollte (20. 2. 1863 und 27. 5. und 3. 6. 1864), mit der Anwendung des Secale cornutum in der Geburtshilfe (7. 6. 1867), mit der Kraniotomie (24. 1. 1868) und mit dem Kaiserschnitt an Verstorbenen (28. 4. 1871).

Regen Anteil an den Verhandlungen der Gesellschaft nahm *Joseph Späth:* (mit *Wedl*) Untersuchungen pathologischer Plazenten (A. V. 15. 7. 1851), Geburt bei Uterus bilocularis (Phys. 7. 5. 1852), das von *Rokitansky* zuerst 1837 beschriebene spondylosthetische Becken des Wiener pathologisch-anatomischen Museums (A. V. 19. 12. 1853), Ikterus während der Schwangerschaft (Phys. 10. 11. 1854), künstliche Frühgeburt (Ther. 28. 1. 1856 und Phys. 7. 7. 1861), Rachitis congenita und Zwillingsschwangerschaft (St.-Arzk. 2. 3. 1860), die Sanitätsverhältnisse der Wiener Hebammenklinik (16. 1. 1863, 29. 1. 1864, 5. 2.

1864 und 27. 10. 1865), wo er sich schon vollkommen zu *Semmelweis* bekennt, schließlich Osteomalazie (18. 1. 1878). Eine Diskussion über Schwangerschaft und Fibrom brachte die Sitzung der Sektion für Physiologie und Pathologie vom 24. Februar 1860.

J. B. Chiari, der sein Interesse besonders der Gynäkologie zugewandt hatte, machte Mitteilung über die intrauterine Anwendung des Arg. nitricum bei Blutungen (Ther. 10. 5. 1850), entzündliche Beckengeschwülste (Phys. 13. 12. 1850), chronische Uterusblennorrhoe (Ther. 21. 3. 1851), Prolapsoperation (Phys. 2. 5. 1851), Lageveränderungen des Uterus (Ther. 5. 12. 1851), Behandlung der Blasenscheidenfistel (Phys. 8. 4. 1852) und über Uteruspolypen (ebenda 2. 7. 1852). *Hermann Schlesinger* sprach über „Uterinalkatarrh" und Menstruationsbeschwerden (Ther. 26. 3. 1852), *A. Matzel* über Uterusverlagerungen (Pharm. 16. 12. 1853), *E. Mikschik* über Zwanck-Pessare (A. V. 18. 12. 1854) und über Gebärmutterentzündung (ebenda 18. 6. 1855), *R. Heschl* über Lageveränderungen des Uterus vom pathologisch-anatomischen und klinischen Standpunkt (Ther. 3. 2. 1854), *F. Szukits* über Jodglyzerin in der Gynäkologie (Phys. 7. 3. 1856), *E. Lumpe* über Uteruspolypen (Ther. 2. 11. 1855) und über Inflexionen des Uterus (ebenda 13. 12. 1856), *Matthias Singer* über Urethralblennorrhoe beim Weibe, wobei er bereits auf die Erkrankungen der in der Umgebung der Urethra befindlichen Kanäle hinwies (Phys. 6. 6. 1856), *Ph. Jacobovics* über die Anwendung von Heilmitteln in Gas- und Dampfform auf den Uterus (A. V. 17. 11. 1856), *K. Habit* über Genitalatresien (Phys. 31. 10. 1856), (mit *Oppolzer*) über die Punktion einer Ovarialzyste von der Vagina aus (Ther. 22. 1. 1858) und über Uteruspolypen (St.-Arzk. 27. 1. 1860), *L. Lewinsky* über die Abtragung der karzinomatösen Portio (A. V. 7. 5. 1858), *Fr. Schuh* über Jodeinspritzungen bei Ovarialzysten (A. V. 18. 11. 1859), *J. E. Polak* und *Fr. X. Ulrich* über die Operation der Blasenscheidenfisteln (Ther. 18. 1. 1861 beziehungsweise 24. 4. und 8. 5. 1863), *C. Braun* über Haematokele retrouterina (A. V. 10. 5. 1861), *J. Dumreicher* über Ovariotomie (27. 11. 1863) und *G. Braun* über die Anwendung von Hebelpessarien bei Lageveränderungen des Uterus (6. 5. 1864). Der Chirurg *A. S. Kumar* gab ausführliche Mitteilungen über die nun immer mehr im Ausland geübte Ovariotomie (10., 17., 24. 6. und 1. 7. 1864 sowie 9. 3., 13. 4., 11. 5. und 1. 6. 1866); im Anschluß an die Demonstration einer erfolgreich durchgeführten Ovariotomie bemerkte *Weinlechner*, daß sich diese Errungenschaft der neuen Chirurgie bei „uns" das Bürgerrecht nicht verschaffen konnte, weil sie hierzulande nur Mißerfolge aufzuweisen hatte. Nach der Meinung der einen solle die hiesige Population für derlei Eingriffe nicht geeignet sein; nach dem Urteil anderer solle die Luft größerer Städte einen schädlichen Einfluß nehmen und wieder andere meinten, unsere Chirurgen verstünden nicht, die Operation auszuführen (21. 6. 1867). *L. Fürst* sprach über die therapeutische Bedeutung der Uterussonde (12. 1. 1866) und über Glyzerin in der Gynäkologie (13. 3. 1868), *I. Kálmán* über Uteruskarzinom (18. 10. 1867), *K. Böhm* über die Operation von Gebärmuttervorfällen (24. 4. 1868), *W. Schlesinger* über periurethrales Kankroid (19. 6. 1868), *M. Funk* über Bildungsanomalien der Klitoris (6. 5. 1870), Scheidenspekula (28. 10. 1870), Haematocele periuterina (3. 3. 1871), Uteruskarzinom (Jahressitzung 27. 3. 1874), gynäkologische Operationen und ihre Indikationsstellung (18. 2. 1876) und über Enukleation eines Fibromyoms aus dem puerperalen Uterus (13. 4. 1877). Der

Chirurg *Englisch* trug über Ovarialhernien (2. 6. 1871) und Zystenbildungen im weiblichen Becken vor (10. 10. 1873), *Weinlechner* über Erweiterbarkeit der weiblichen Harnröhre (23. 4. 1875), schließlich *Mayerhofer* über Sterilität (4. 5. 1877).

Der Augenheilkunde, die sich in Wien zu hoher Stufe entwickelt hatte, wurde in den Verhandlungen der Gesellschaft ein breiter Raum gegönnt. Hier sind in erster Linie die zahlreichen Vorträge *Ferdinand Arlts* zu nennen: über Staphyloma posticum (Ther. 13. 12. 1856), Atropin in der Augenheilkunde (ebenda 13. 2. 1857), *Graefes* Iridektomie (A. V. 20. 4. 1857), Anwendung des Druckverbands bei Augenentzündungen (Ther. 19. 2. 1858), angeborenen Mangel der Augen (A. V. 11. 6. 1858), Diagnose der Katarakte, besonders mittels Anwendung des Augenspiegels (Phys. 22. 10. 1858), Enucleatio bulbi (ebenda 11. 2. 1859), Pupillenbildung (A. V. 15. 7. 1859), Krankheiten der Tränenorgane (Phys. 18. 5. 1860), operative Behandlung des Entropium (A. V. 15. 1. 1861), M. orbicularis palpebrarum (11. 4. 1862), Ophthalmia catarrhalis epidemica (28. 11. 1862), Glaukom und Iridektomie (12. 6. 1863), Anophthalmus (17. 11. 1865), ein neues von *Graefe* angegebenes Verfahren der Kataraktoperation (27. 4. 1866) und über Glaukom (26. 11. 1875). *Carl Stellwag von Carion* sprach über Ektasie des *Schlemm*schen Kanals (Phys. 16. 1. 1852), Doppelbrechung und Polarisation des Lichtes im menschlichen Auge (A. V. 19. 1. 1852), Medullarkrebs im Auge (ebenda 16. 6. 1854), Leuchten des menschlichen Auges (ebenda 12. 1. 1855), Therapie der Hornhautgeschwüre (A. V. 15. 1. 1856) und über das Akkommodationsvermögen des Auges (Entgegnung an *Arlt*) (Phys. 9. 5. 1856), *Eduard Jäger* über das Akkommodationsvermögen des Auges (Ther. 13. 5. 1853), die durch den Augenspiegel erzielten Fortschritte der Augenheilkunde (ebenda 11. 11. 1853), einen Fall von Choroidealkrebs nach Beobachtung einer Sonnenfinsternis (ebenda 3. 6. 1854), Retinitis (Phys. 10. 11. 1854 und 26. 6. 1857), Iridektomie (ebenda 1. 5. 1857), Sehnervenveränderungen (Ther. 12. 6. 1857) und über Faserschichtenstar (Phys. 1. 7. 1859), *Carl Blodig* über Kombination amaurotischer Zustände mit Krankheiten des Herzens und der größeren Gefäße (Ther. 21. 2. 1851), Chorioiditis (Phys. 12. 3. 1852) und über die Krankheiten der Tränenorgane (Ther. 17. 12. 1852), *Emanuel Seidl* über den anatomisch-pathologischen Befund bei der ägyptischen Augenentzündung und bei der Ophthalmoblennorrhoe sowie über die Behandlung dieser beiden Augenkrankheiten (ebenda 5. 7. 1850), Vorkommen und Bedeutung der Cholestearinkristalle im Auge und einige Komplikationen der Amaurose mit anderen Krankheiten (ebenda 7. 11. 1851), Physiologie, Pathologie und Therapie der Tränenorgane (ebenda 27. 2. 1852), ägyptische Augenentzündung (St.-Arzk. 16. 4. 1852), Katarakt (Ther. 14. 1. 1853) und über Atrophie der Tränendrüse (ebenda 11. 2. 1853), *Fr. Mayr* über Eiterung im Auge (Phys. 4. 6. 1852) und über Entzündung des Ciliarkörpers (ebenda 25. 2. 1853), *Ignaz Gulz* über Trachom (A. V. 15. 6. 1852), *K. V. Zehender* über einen von ihm konstruierten Augenspiegel (ebenda 17. 10. 1853), *C. Wedl* über das Greisenauge (A. V. 18. 5. 1857) und über vorderen Kapselstar (Phys. 18. 6. 1858), *Kugel* über den Einfluß des intraokulären Drucks auf die Erweiterung der Pupille (ebenda 13. 4. 1860 und A. V. 15. 6. 1860), *O. Becker* über Mechanismus der Akkommodation (13. 11. 1863) und Cysticercus im Auge (5. 7. 1867), *M. Tetzer* über Beschränkungen und Unterbrechungen des Gesichtsfeldes (22. 4. 1864), *L. Rydel* über Punktion der Netzhaut (7. 4. 1865), *Ludwig Mauthner* über den Einfluß der Brillengläser auf die Kardinalpunkte des Auges (29. 12. 1871), Hemiopie (5. 4. 1872), Embolie der A. centr. retinae (3. 1. 1873), Keratokonus (4. 4. 1873), das schematische Auge *Listings* und die Achsenlängen des emmetropischen Auges (20. 2. 1874), Iridektomie und Sklerotomie beim Glaukom (8. 6. 1877) und über die sympathische Augenentzündung (21. 12. 1877). *Isidor Schnabel* behandelte den Einfluß der Augenarbeit auf die Entwicklung der Kurzsichtigkeit (23. 10. 1874) und die Iridektomie bei Glaukom (5. und 12. 11. 1875). *Hans Adler* sprach über Beobachtungen bei Variola-Augenkranken (4. 12. 1874) und über das Vorkommen von Sehrot (Sehpurpur) im Menschenauge (8. 6. 1877), *Hubert Sattler* berichtete über den Herpes zoster ophthalmicus (29. 10. 1875), Glaukom (3. 12. 1875), die Tapete der Säugetiere und analoge Bildungen in der Aderhaut des Menschen (10. 3. 1876) und über die Operation des Ectropium (12. 5. 1876), *Salomon Klein* sprach über seine Augenspiegelstudien bei Geisteskranken (15. 12. 1876) und über den Einfluß des N. sympathicus auf die Zirkulation im Augengrund (19. 1. 1877). Erwähnung mögen noch die Vorträge des Embryologen *Schenk* über die Entwicklungsgeschichte des Auges (28. 1. 1870), *Moriz Kaempfs* über den Einfluß der senilen Involution auf die Refraktion und Akkommodation des Auges (27. 5. 1870), Trachomfollikel (13. 1. 1871) sowie über Korrektur der Myopie (31. 3. 1871), *Jakob Hocks* über Cysticercus im Auge (27. 3. 1874), schließlich des späteren Ordinarius der Physiologie *Sigmund Exner* über die physiologische Wirkung der Iridektomie (17. 5. 1872) finden.

Die namentlich in Wien entstandene und zu rascher Blüte gelangte Disziplin der Laryngologie setzte mit der Erfindung eines brauchbaren Kehlkopfspiegels ein. *J. Czermak*, damals Professor in Pest, war es, der einen solchen zuerst am 9. April 1858 in der Sektion für Physiologie und Pathologie demonstrierte. Aber in derselben Sitzung konnte *Türck* schon darauf hinweisen, daß er bereits in der Nummer 13 der „Wiener medizinischen Wochenschrift" vom 26. März 1858 seine Untersuchungen mit dem von ihm konstruierten Kehlkopfspiegel veröffentlicht hatte. Zur Laryngoskopie sprach der letztgenannte auch in der Allgemeinen Versammlung vom 23. Dezember 1859 und in der Sektion für Physiologie und Pathologie vom 18. Mai 1860; später behandelte er noch die Geschwülste der Luftröhre (St.-Arzk. 15. 2. 1861), die Atrophie der Kehlkopfmuskeln (27. 2. 1863), gab verschiedene laryngoskopische Mitteilungen (16. 10. 1863) und sprach über paralytische Aphonie (8. 4. 1864). Nach *Türck* war es besonders *Friedrich Semeleder*, der die Wiener Ärzte bei den Verhandlungen der Gesellschaft durch zahlreiche Mitteilungen mit dem Fache bekannt zu machen suchte. Genannt seien seine Vorträge: Über die Verwertung des Kehlkopfspiegels für die Diagnose und Therapie der Zungenkrankheiten (Ther. 28. 5. 1858), Laryngoskopie (A. V. 15. 7. 1859), Untersuchungen des Nasenrachenraumes (Ther. 27. 4. 1860), rhinoskopische Befunde (A. V. 16. 11. 1860), Heiserkeit und Stimmlosigkeit (Ther. 17. 1. 1862), Oesophagoskopie (4. 7. 1862), Abnormitäten des Blutgehalts im Kehlkopf (31. 10. 1862) und über Schlingbeschwerden (17. 4. 1863). Bald trat auch *Carl Störk* auf den Plan. Er sprach in der Gesellschaft über Laryngoskopie (Ther. 10. 2. 1860), demonstrierte die von ihm zur Rhinoskopie angegebenen Instrumente (Phys. 18. 5. 1860), sprach über die Therapie der Kehlkopfkrankheiten (13. 2. 1863), Lokalanästhesie des Larynx, die zuerst von *Türck* zur Verwendung kam und in einer Mischung von drei Gran salzsauren Morphiums, einer Drachme konzentrierten Weingeists und einer halben Unze Chloroform bestand (30. 10. 1863), Larynxpolypen (15. 1. 1864), die Erkrankungen der Sänger (27. 10. 1865), die Behandlung des in Wien so häufig vorkommenden Kropfes (24. 1. 1873), berichtete über seine Versuche der Konstruktion eines künstlichen Sprechapparates (23. 1. und 10. 4. 1874, 19. 10. 1877) sowie über den Schleimhautriß im Kehlkopf (15. 5. 1874) und über Blennorrhoea chronica der Nasen-, Rachen-, Kehlkopf- und Luftröhrenschleimhaut (20. 11. 1874 und 7. 4. 1876). *Johann Schnitzler* berichtete über die Inhalation medikamentöser Flüssigkeiten (24. 10. 1862), Anwendung der Galvanokaustik in der Laryngologie (16. 10. 1868), über seine experimentellen und klinischen Studien auf dem Gebiet der Kehlkopfkrankheiten (16. 10. 1874) und über Diphtonie (11. 12. 1876). Der dritte im Bunde, *Leopold Schrötter*, sprach über die Spaltung des Kehlkopfes zur Entfernung von Neugebilden (16. 1. 1869), Bewegung der Bifurkationsstelle der Trachea (8. 11. 1872), Behandlung der Larynxstrikturen (14. 2. 1873, 12. 6. 1874, 5. 4. 1878) und über die Tonsilla pharyngis (15. 6. 1877). Dazu kamen die Mitteilungen von *L. Mandl* (Paris) über Photographien laryngoskopischer Bilder (A. V. 12. 10. 1860) und über Kehlkopfschwindsucht (11. 11. 1870), von *K. Gilewsky* über topische Behandlung des Kehlkopfkatarrhs (St.-Arzk. 12. 7. 1861) und über Spaltung des Larynx zur Entfernung der Kehlkopfpolypen (21. 4. 1865), von *Fr. Fieber* über Inhalation medikamentöser Flüssigkeiten in Staubform (Ther. 13. 12. 1861) und über Eindringen dieser in die Respirationsorgane (St.-Arzk. 7. 2. 1862), von *M. Rosenthal* über die Einwirkung pulverförmiger Substanzen auf die Atmungswege (28. 4. 1868), von *A. Mosetig* über chronischen Rachenkatarrh (23. 11. 1866), von *Eduard Ronsburger* über Lymphome im Rachen (18. 11. 1870), von *Georg Catti* über die Therapie der Nasenkrankheiten (16. 6. 1876) und von *M. Großmann* über Lupus des Kehlkopfes (11. 5. 1877).

Schließlich wäre noch der Vorträge zur Physiologie und Pathologie der Stimme Erwähnung zu tun: *M. Rosenthal* über die Heilung des Stotterns (Phys. 7. 7. 1861), *B. Schulz* über gleichzeitige Störung der Artikulation und Deglutition (11. 3. 1864), *S. Basch* über unvollkommene Lautbildung bei angeborener Lippen- und Gaumenspalte (29. 4. 1864), *Jelenfy* über die Fixierung der Gießbeckenknorpel während der Phonation (19. 1. 1872) und Sektionsrat Freiherr *von Päumann* über seine Behandlungsmethode des Stotterns und Stammelns (12. 12. 1873 und 12. 6. 1874).

Das Fach der Otologie wurde hauptsächlich durch zwei Männer, *Adam Politzer* und *Josef Gruber*, bestritten. *Politzer* sprach über den Einfluß der Luftdruckschwankungen in der Trommelhöhle auf die Druckverhältnisse des Labyrinthinhaltes (Ther. 13. 12. 1861), die Okularinspektion des Trommelfells (30. 5. 1862), physiologische Akustik und otologische Therapie (6. 2. 1863), Schalleitung durch den Kopfknochen und deren Verwertbarkeit für die Diagnose der Ohrenkrankheiten (12. 5. 1865), Erkrankungen des Sinus transversus bei eitrigen Ohrenaffektionen (15. 2. 1867), Physiologie und pathologische Anatomie des Gehörorgans (20. 12. 1867 und 10. 1. 1868), die pathologische Anatomie der Trommelhöhle bei chronischen Mittelohrerkrankungen (29. 10. 1869), die Funktion des Trommelfells und der Gehörknochen (1. 4. 1870), Anatomie und Pathologie des

Gehörorgans (21. 2. 1873 und 16. 10. 1874) und über die Untersuchungsmethoden des Gehörorgans (2. 3. 1877). Zahlreich waren auch die Vorträge *Grubers*: Über Diagnose und Therapie der Mittelohrkatarrhe (St.-Arzk. 29. 11. 1861), die Beziehungen der Otitis interna zu den Entzündungserkrankungen des Gehirns (9. 5. 1862), Neubildungen im Gehörorgan (13. 6. 1862), Krankheiten der Binnenmuskeln des Gehörorgans (8. 1. 1864), die Entwicklung der Ohrenheilkunde (Hauptversammlung 24. 3. 1865), Bau des Trommelfells und des äußeren Gehörgangs (10. 5. 1867), den feineren Bau des Ringwulstes im Trommelfell (29. 1. 1869), Durchschneidung der Sehnen des Trommelfellspanners am Lebenden (16. 2. 1872), Behandlung der Mittelohrverletzungen (18. 12. 1874) und über die normalen Spannungs- und Wölbeverhältnisse des Trommelfells (25. 5. 1877). Schließlich ist noch *Victor Urbantschitsch*, der über Schallperzeption (1. 3. 1872), Anatomie der Paukenhöhle (7. 3. 1873), Anatomie der Eustachischen Ohrtrompete (22. 1. 1875), Anomalien der Geschmacksempfindungen und der Speichelsekretion bei eitrigen Erkrankungen der Paukenhöhle (21. 4. 1876) und über die Physiologie des Gehörorgans (10. 5. 1878) sprach, hervorzuheben. Außerdem sind zu nennen: *Wedl* Beiträge zur Anatomie des Trommelfells (16. 11. 1866), *C. Patruban* Canalis tympani (11. 12. 1868) und *A. Bing* neue diagnostische Hilfsmittel bei der Untersuchung Schwerhöriger (12. 5. 1876).

Die **Zahnheilkunde** beziehungsweise **Stomatologie** berühren die Vorträge von *Fr. X. Ulrich* über feste Neubildungen in der Zahnhöhle (Phys. 21. 11. 1851), von *C. Wedl* zur Physiologie und Pathologie des Zahngewebes (ebenda 19. 12. 1851), (mit *M. Heider*) über Atrophie der Zahnpulpa (5. 6. 1863), Neubildungen in der Pulpahöhle (18. 12. 1863), Wurzelhautentzündung der Zähne (20. 10. 1865) und über Heilungsvorgänge beim Bruch des Zahnes (12. 10. 1866), *Zsigmondy* über anatomische Charakteristik der Zähne (A. V. 16. 7. 1855) und über die interstitiären Reibungsflächen der Zahnkronen (9. 6. 1865), von *M. Heider* über Plombieren der Zähne (Pharm. 20. 3. 1857). *Folwarczny* sprach über Kupfer im Harn bei Gebrauch künstlicher Gebisse (Ther. 19. 3. 1858), *M. A. Scheff* über Anomalien der Dentition (Phys. 18. 6. 1858) und über Skorbut des Zahnfleisches (ebenda 7. 1. 1859), *Faber* über Plombieren (A. V. 23. 12. 1859), *C. Jarisch* über Behandlung der entblößten Zahnpulpa (7. 1. 1870) und *Julius Scheff*, der spätere erste Ordinarius des Faches, über die sogenannte dritte Dentition (22. 1. 1875) und über Odontombildung (29. 10. 1875).

Die **Dermatologie** fand in diesem Zeitabschnitt eine immer intensivere Pflege. *Hebra* sprach über verschiedene Arzneimittel in der Dermatologie (Pharm. 27. 10. 1851), Acarus mas (Phys. 5. 11. 1852), Herpes tonsurans (ebenda 17. 2. 1854), Verhältnis von Hautkrankheiten zu den weiblichen Sexualorganen (ebenda 16. 2. 1855), Therapie der Sykosis (Ther. 12. 6. 1857), Anwendung kontinuierlicher Bäder in der Dermatologie (A. V. 18. 10. 1861), Epitheliombildung nach Lupus (14. 12. 1866), Rhinosklerom (6. 5. 1870) und über Ekzema marginatum (20. 4. 1877), sein Schüler *Hermann Zeißl* über Kondylome (A. V. 17. 1. 1853), Akne und Sykosis (Phys. 19. 10. 1855) und Naevus vascularis (ebenda 30. 1. 1862), *C. Sigmund* über Hydrargyrose (Ther. 5. 5. 1854) und über Behandlung der Sykose (Phys. 16. 1. 1855), *Gustav Wertheim* über Sykosis (Pharm. 13. 4. 1855), Psoriasis (7. 11. 1862 und 11. 12. 1863), Untersuchungen des Haarbalges (29. 4. 1864), Verbrennung und Verbrühung (29. 11. 1867), Blutbefunde bei

Verbrennungen (12. 6. 1868) und über Ergrauen, Weißwerden und Ausfallen der Haare (4. 1. 1878), *Isidor Neumann*, ebenfalls *Hebra*-Schüler, über die galvanokaustische Behandlung des Lupus (Ther. 17. 5. 1861), Blattern der Schleimhäute (St.-Arzk. 29. 11. 1861), Anwendung des Teers (5. 12. 1862), Lupus erythematodes (13. 3. 1863), Hautveränderungen bei Psoriasis (12. 7. 1867), die Verteilung der glatten Muskelfasern in der Haut des Menschen und Lichen ruber (10. 7. 1868), die senilen Veränderungen der Haut (8. 1. 1869), die Wirkung der Karbolsäure, insbesondere auf pflanzliche Parasiten und Hautkrankheiten (25. 6. 1869), pflanzliche Parasiten in der Haut (1. 7. 1870), Sclerema adultorum (5. 5. 1871), mikroskopische Befunde bei Sklerodermie (20. 10. 1871), die kapillären Lymphgefäße der Haut (18. 10. 1872), Hautveränderungen nach internem Gebrauch von Bromkali (6. 12. 1872, 28. 11. 1873, 5. 5. 1874), Rückenmarksbefunde bei Purpura variolosa (28. 11. 1873), Lupus der Conjunctiva (22. 12. 1876), Pemphigus (4. 2. 1876), (mit *A. Weichselbaum*) über Argyrie (9. 3. 1877 und 1. 3. 1878) und über die Behandlung mit Poh de Bahia, Goa-Powder oder Anaroba, insbesondere bei Psoriasis, in welchem er einen 84%igen Chrysophangehalt feststellen konnte (29. 3. 1878). *Heinrich Auspitz* berichtete über Hautsklerem (6. 11. 1863), über seine Untersuchungen zur Histologie des Lupus (8. 7. 1864) und über venöse Stauung in der Haut (30. 10. 1874), *Philipp Joseph Pick* demonstrierte die Übertragung von Favuspilzen (24. 2. und 21. 4. 1865 und 12. 1. 1866); *Moriz Kaposi* (*Kohn*) sprach über den innerlichen Gebrauch der Karbolsäure bei Hautleiden (5. 2. 1869), Transplantationsversuche (17. 2. 1871), Impetigo contagiosa, Favus und Herpes (26. 5. 1871), lieferte neue Beiträge zur Lehre vom Lupus erythematodes (1. 12. 1871), sprach über Xanthom der Haut (29. 12. 1871), Ätiologie des Herpes zoster (15. 11. 1875), pflanzliche Parasiten der Haut (7. 4. 1876), Lichen ruber planus universalis (7. 12. 1877) und über Lichen syphiliticus (14. 12. 1877). Erwähnenswert sind noch die Vorträge *Fr. Müllers* über die Formen des Weichselzopfes (Phys. 12. 3. 1852), *Böhms* über Decubitus (30. 5. 1862), *Pithas* über Verbrennungen (14. 6. 1867), *Eduard Gebers* über Rhinosklerom (19. 4. 1872), des Berliners *Simon* über Xanthoma palpebrarum (26. 4. 1872), *Carl B. Hofmanns* über Bromidrosis (7. 2. 1873) und *Hans Hebras* über das von seinem Vater schon 1862 angegebene Wasserbett (22. 6. 1877) und über Molluscum contagiosum (8. 3. 1878).

Alle die ·genannten Dermatologen beschäftigten sich auch auf dem Gebiet der Geschlechtskrankheiten und berichteten über ihre Erfahrungen in der Gesellschaft, so *F. Hebra* über Syphilisation (Phys. 11. 3. 1859 und 20. 1. 1860), *H. Zeißl* über Kompression der Bubonen (Ther. 28. 11. 1850), die syphilitischen Krankheiten der Haut (A. V. 17. 2. 1851) und der Schleimhäute (Phys. 16. 2. 1855), eigentümliche Färbung und Bartholinitis (Phys. 15. 12. 1854), Knochensyphilis (A. V. 19. 5. 1856), Epididymitis (Phys. 2. 1. 1857), Lymphangoitis syphilitica (ebenda 27. 11. 1857), syphilitische Erkrankungen der Tränen- und Nasenwege, der Mund- und Rachenhöhle (ebenda 8. 2. 1861), syphilitische Exsudationen (St.-Arzk. 15. 2. 1861), Nosologie der sogenannten *Hunter*schen Gewebsinduration (Phys. 22. 11. 1861), Wirkung der Balsamica bei Blennorrhoe (28. 12. 1862), Vulnerabilität Syphilitischer (24. 2. 1865), Gehirnsyphilis (17. 12. 1869) und über Sarcocele syphilitica (12. 3. 1875). *Carl Sigmund* sprach über die Ergebnisse einer wissenschaftlichen Reise durch die Städte Italiens zum Zwecke der Erforschung der Syphilis (Ther. 22. 10. 1852), Ansteckung mit Syphilis ohne Beischlaf (ebenda 7. 4. 1854), Blennorrhagie (ebenda 5. 5. 1854), Therapie der primären Syphilis (ebenda 30. 6. 1854), Skerljevo (ebenda 24. 11. 1854 und 28. 3. 1856) und über Merkurialspeichelfluß (ebenda 11. 12. 1857). *G. Wertheim* erörterte die Frage nach den Beziehungen zwischen Form und Standort der syphilitischen Hautgeschwüre (29. 11. 1867), *I. Neumann* sprach über die Aufnahme der grauen Salbe und des Sublimats durch die unverletzte Haut (13. 10. 1871) und über die hypodermatische Behandlung der Syphilis (20. 10. 1876). *Kohn-Kaposi* berichtete über Framboesie (21. 5. 1869) und über den sogenannten Lupus syphiliticus (14. 12. 1877) und *H. Auspitz* über die Geschichte des Chancroids und über die in der letzten Zeit angestellten einschlägigen Experimente *Morgans* in Dublin (10. 2. 1871) sowie über Leistenbubonen (2. und 16. 1. 1874). Dazu kamen Vorträge von *V. Effenberger* über Behandlung gangränöser Bubonen (Phys. 21. 6. 1850), von *K. Friedinger* und *A. Reyer* über Elephantiasis genitalium (St.-Arzk. 19. 1. 1855, Ther. 26. 1. 1855), *Th. Pleischl* über Syphilisation in Norwegen (Ther. 11. 12. 1857), von *Josef Gruber* über Stoffwechsel bei Syphilitischen während der Quecksilberbehandlung (ebenda 2. 7. 1858), von *A. Reder* über Fortschritte auf dem Gebiet der Syphilidologie (Phys. 22. 11. 1861), von *J. Grünfeld* über Behandlung der Syphilis mit subkutanen Sublimatinjektionen (27. 11. 1868) und von *L. Vajda* über syphilitische Affektionen der Lymphdrüsen (19. 11. 1875). Großes Aufsehen machten die Mitteilungen *A. Lostorfers* über die Diagnose der Syphilis auf Grund mikroskopischer Untersuchung des Blutes (12. 1. 1872), gegen deren Richtigkeit schon in der Sitzung vom 9. Februar 1872 *Wedl* Einspruch erhob; auf sie kam *Stricker* in einem Vortrag zurück, in welchem er deren Vorkommen auch bei anderen länger bestehenden Allgemeinstörungen nachwies (19. und 26. 4. 1872).

Vielfach wurden hygienische Fragen in der Gesellschaft der Ärzte erörtert. *A. Pleischl* sprach über die hygienische Wichtigkeit der Erhaltung des Glacis (A. V. 15. 4. 1850 und Pharm. 31. 1. 1851), Versuche mit unverzinnten kupfernen Kochgeschirren (ebenda 23. 12. 1852 und 20. 5. 1853), Trinkwasser in Amsterdam (ebenda 21. 10. 1853), Aufbewahrung der Nahrungsmittel (ebenda 3. 11. 1854) und über Eiskeller (ebenda 12. 11. 1858). *C. Haller* behandelte Heizungs- und Ventilationsfragen (Hyg. 25. 10. 1850, A. V. 17. 5. und 14. 6. 1853, St.-Arzk. 18. 1. 1856), Gasbeleuchtung und Milbenvorkommen im Zuckerrohrmehl (ebenda 4. 2. 1853), Genuß des Pferdefleisches (ebenda 28. 4. 1854) und Zusammenschlafen der Gewerbsarbeiter (ebenda 15. 3. 1861). Sehr rege beteiligte sich auf diesem Gebiet *Fr. Innhauser*: Über die Gesundheitsverhältnisse der Zigarrenarbeiterinnen (Hyg. 20. 12. 1850), Leuchtgas (St.-Arzk. 14. 5. 1852), Gasfabrikation und Gasbeleuchtung vom sanitätspolizeilichen Standpunkt (ebenda 11. 7. 1856), Aborte (ebenda 6. 3. 1857), Senkgruben und Kanäle (ebenda 3. 4. 1857 und 29. 4. 1859), Stadtreinigung (ebenda 18. 2. 1859) und über die neue Bauordnung vom sanitätspolizeilichen Standpunkt (ebenda 11. 11. 1859). Dazu kamen die Vorträge von *Fr. Prinz* zur Medizinalgesetzgebung (Hyg. 22. 11. und 20. 12. 1850), von *Joseph Frankl* (Marienbad) zur Reform des Gefängniswesens (A. V. 17. 2. 1851), von *Ragsky* über Pigmente (Giftfarben) und deren Verwendung in Industrie und Gewerbe (Hyg. 28. 11. 1851), von *J. Huber* über Leuchtgas (St.-Arzk. 8. 7. 1852) und von *Rosenthal* über Anwendung der Zuckerprobe bei Verfälschungen der Milch (ebenda 12. 11. 1852). Eine Leuchtgasdebatte brachte die Sitzung der Sektion für Staatsarzneikunde vom 7. Januar 1853. Erwähnt seien ferner der Vortrag *Wedls* über im Dunkeln leuchtende Würste (Phys. 25. 2. 1853), der von längerer Diskussion gefolgte Vortrag *L. Creutzers* über die Krankheiten der Armen vom sanitätspolizeilichen Standpunkt aus (St.-Arzk. 4. 3. und 8. 4. 1853 und Hyg. 4. 11. 1853), eine Diskussion über Gewerbekrankheiten (St.-Arzk. 2. 11. 1853), der Vortrag *L. Mauthners* über die gesundheitsschädliche Bedeutung der Kinderarbeit (ebenda 30. 12. 1853), der *J. Hassingers* über Aufbewahrung der Gemüse (ebenda 24. 2. 1854), *Anton Schrötters* über Zuckerarten und deren Verwendung als Nahrungsmittel (A. V. 17. 7. 1854), die Vorträge *Th. Helms* über Ergotismus (ebenda 14. 12. 1855) und über die Fieberkarte von Ungarn, Serbien und Banat (ebenda 18. 2. 1856), der schon früher erwähnte Vortrag *Skodas* über die Unzweckmäßigkeit des in Wien geübten Desinfektionsverfahrens (St.-Arzk. 21. 12. 1855 und 15. 2. 1856), der *Johann Alexander Lerchs* über Düngerfabrikation in sanitätspolizeilicher Beziehung (ebenda 7. 11. 1856) und über die durch die Wohnungsnot hervorgerufenen Übelstände (ebenda 4. 12. 1857), *A. Zsigmondys* über das ehemalige Prov.-Strafhaus (ebenda 8. 5. und 5. 6. 1857), *Fr. Scholzs* über die Entwicklung der Korrektionsanstalten (ebenda 3. 7. 1857), *J. A. Chrastinas* über Totenbeschau (ebenda 12. 2. 1858), *A. Schauensteins* über Totenbeschau in Paris (ebenda 29. 10. 1858), *K. Böhms* über Ventilation größerer Spitäler (Ther. 1. 4. 1859), *M. Gausters* über die Bier- und Branntweinsteuer vom hygienischen Standpunkt (St.-Arzk. 17. 12. 1859) und die Diskussion über die Quecksilbererkrankungen der Hutmacher (ebenda 27. 4., 25. 5. und 2. 11. 1860) sowie über die Totenbeschaufrage (Ther. 27. 4. 1860, St.-Arzk. 2. 11. 1860), ferner die Vorträge *J. Hoffmanns* über Morbidität und Mortalität im k. k. Landesgerichtsgefängnis (ebenda 6. 7. 1860), *J. E. Polaks* über Prostitution in Persien (ebenda 7. 6. 1861), *E. Glatters* über Gesundheitsstatistik (13. 2. 1863), *B. Kopezkys* über den Einfluß des Bodens auf die Krankheiten seiner Bewohner (29. 1. 1864), *M. Herzs* über Spitäler in England (26. 5. 1865) und Ing. *Friedmanns* über Luftreinigung (26. 10. 1866). *Klob* sprach über die *Süvern*sche Wasserreinigung (24. 5. 1867), *Seegen* über die *Moule*schen Erdabtritte (13. 11. 1868) und *Schenk* über die Verteilung des Klebers im Weizenkorn und Nährwert der Kleie (5. 5. 1871).

In das Gebiet der **gerichtlichen Medizin** fallen die Vorträge von *Th. Helm* über die Folgen nach Verletzungen in gerichtlich-medizinischer Hinsicht (Hyg. 14. 3. 1851), die von *A. Massari* und *J. Dlauhy* über den Begriff der schweren Verletzung (ebenda 11. 4. und 6. 6. 1851) sowie der von *Eduard Nusser* über den Begriff der tödlichen Verletzung (ebenda 4. 7. 1851), der von *J. Späth* über die Tragfähigkeit der Nabelschnur in gerichtlich-medizinischer Beziehung (ebenda 31. 10. 1851), ferner die zahlreichen Diskussionen, die in der Sektion für Staatsarzneikunde über aktuelle gerichtliche Fragen abgehalten und von *A. Witlačil* eingeleitet wurden. Es kamen hier zur Sprache: Welcher Nutzen ist aus der Trennung der medizinischen Polizei von der gerichtlichen Medizin sowohl beim Unterricht als in der Praxis zu gewärtigen? Ist ein Institut für Gerichtsärzte nach Analogie des Operateurinstituts ausführbar und vorteilhaft? (23. 1. 1852): ist der Beweis durch ärztliche Sachverständige ein bloßer Wahrscheinlichkeitsbeweis? (20. 2. 1852); unterscheidet sich das ärztliche Gutachten von einem bloßen Zeugnis, sind angestellte oder nichtangestellte Ärzte für die Rechtspflege vorteilhafter?, Zweckmäßigkeit der Beiziehung von Ärzten zur Voruntersuchung (19. 3. 1852). *A. Schauenstein* sprach über gerichtlich-chemische und sanitätspolizeiliche Untersuchungen (ebenda 15. 2. 1856), *L. Creutzer* über gerichtsärztliche Erfahrungen (ebenda 18. 4. 1856), *I. Maucher* über die Vermeidung von Fremdwörtern in der gerichtlichen Medizin (ebenda 3. 6. 1859) und *Klob* über die Bedeutung der hypostatischen Pneumonie bei Todesfällen Verletzter (ebenda 20. 4. 1860).

Einen ganz breiten Raum nahmen die Balneologie und Klimatologie insbesondere in den Sektionssitzungen ein: *A. Pleischl* sprach über Baden bei Wien (Pharm. 31. 1. 1851), Solbad Rehme (ebenda 17. 10. 1851), Aachen und Bürtscheid (ebenda 6. 1. 1852), Wiesbaden, Schwalbach und Schlangenbad (ebenda 5. 3. 1852), Spaa (ebenda 13. 1. 1854), Füred (ebenda 10. 2. 1854), Helgoland (ebenda 3. 11. 1854, 5. 1., 9. 2., 8. 6. 1855, 27. 6. 1856), Karlsbad (ebenda 1. 2. und 20. 2. 1857), Gießhübler Säuerling (ebenda 22. 5. und 23. 10. 1857), *J. Vogel* über Vöslau (ebenda 28. 2. 1851 und 23. 4. 1852, Phys. 15. 5. 1858, St.-Arzk. 25. 5. 1858) und über Thermalduschen (Pharm. 27. 2. 1852), *Fr. Frank* über Pyrawart (ebenda 28. 2. 1851) und Boulogne (ebenda 18. 11. 1853), *J. Ferstel* über Luhatschowitz (ebenda 25. 4. 1851), *F. X. Czykanek* über Gießhübler Sauerbrunn (Ther. 16. 5. 1851), *A. Pleninger* über Gräfenberg (ebenda 7. 11. 1851), *J. Binder* über die Gruppierung der Heilquellen nach geochemischen Prinzipien (ebenda 30. 1. 1852), *J. Frankl* über Bitterwässer (ebenda 30. 1. 1852), Monfalcone (Pharm. 23. 12. 1852), Heißluftbäder (ebenda 21. 1. 1853), zu welchem Vortrag *Pleischl* bemerkte, daß er schon lange hohe Temperaturen als Desinfektionsmittel in Kontumazanstalten vorgeschlagen habe, über Moor- und Moosbäder bei Salzburg (ebenda 18. 3. 1853), *A. Flechner* über Szczawnica (Ther. 27. 2. 1852 und Pharm. 19. 6. 1857), Kurorte Steiermarks und Krapina in Kroatien (Pharm. 24. 10. 1856), Ofen, Pistyan, Trentschin-Teplitz und Luhatschowitz (ebenda 20. 5. 1859), *C. Sigmund* über Pisa (Ther. 17. 12. 1852), Sauerbrunn (ebenda 7. 4. 1854) und über die Mineralwässer der Moldau (Pharm. 27. 6. 1856), *F. Polansky* über Rožnau (Ther. 17. 12. 1852), *Mandl* über Hall (St.-Arzk. 8. 4. 1853), *J. Seegen* über Karlsbad (Ther. 3. 3. 1854 und Phys. 13. 4. 1860), *D. Winternitz* über Luhatschowitz (Ther. 3. 6. 1854), *F. Ragsky* über Eisenmineralmoor von Marienbad (A. V. 17. 7. 1854), *J. Netwald* über Hall (A. V. 5. 1. 1855, Ther. 26. 1. 1855 und 15. 12. 1856), *G. Wertheim* über die Bitterwässer bei Ofen (Pharm. 13. 7. 1855), *E. H. Fröhlich* über Rohitsch (Ther. 22. 2. 1856), *J. E. Polak* über Ischl (ebenda 28. 3. 1856), *G. Zimmermann* über Luhatschowitz (ebenda 25. 4. 1856), *A. Eisenstein* sen. und *I. Gans* über Karlsbad (Pharm. 22. 5. 1857 beziehungsweise Ther. 19. 3. 1858), *M. Jacobovics* über die Heilquellen Ungarns (St.-Arzk. 6. 2. 1857), *Fr. C. Schneider* über die Heilquellen von Topusko und Laszina an der Militärgrenze (Pharm. 28. 12. 1860) und über Karlsbrunn (ebenda 28. 6. 1861), *R. Vivenot* über die Verwendung der komprimierten Luft (6. 6. 1862), *Eisenstein* jun. über Bad Vellach in Kärnten (29. 4. 1864), *H. Riedel* über Kissingen (6. 5. 1864), *W. Winternitz* über Beiträge zur rationellen Begründung der Hydrotherapie (21. 2. 1868), *S. Basch* über die Wirkung der Kohlensäurebäder in Marienbad (22. 4. 1870), *M. Fürstenberg* über Kairo als klimatischen Kurort (5. 5. 1871) und *J. Schreiber* über das Wesen der klimatischen Kurorte (28. 4. 1876).

Dieser reiche Stoff fand noch in den Vorträgen und Mitteilungen des schon früher erwähnten Balneologischen Komitees weitere Ergänzung. In den Sitzungen dieses Komitees wurden außer der Beratung des Kur- und Badestatuts, dessen ebenfalls früher gedacht wurde, Vorträge gehalten, die vorliegende Badeliteratur und eingegangene Badeberichte besprochen sowie balneologische Fragen zur Diskussion gestellt. Von den Vorträgen wären zu nennen: *C. Sigmund* über Biarritz (8. 4. 1858), über den damals eingeführten Badestempel auf versandte Mineralwässer (18. 11. 1858), Nizza und Umgebung (10. 3. 1859), über die Kurorte Siebenbürgens (1. 12. 1859 und 13. 12. 1860) und über St. Moritz (7. 2. 1861), *Fl. Heller* über den Wasservulkan bei Keszthely am Plattensee (18. 11.1858), *Georg Preyß* über die Eisenquellen Südtirols (18. 11. 1858), *J. Frankl* (Marienbad) über Balneopädiatrik (10. 2. 1859), Akratothermen (7. 3. 1861) und über Lesina sowie über St. Moritz (4. 4. 1861), *W. Oesterreicher* (Karlsbad) über die Wirkung des Dorotheenbrunnens (10. 2. 1859) und Behandlung der Prostataleiden in Karlsbad (1. 2. 1860), *A. Flechner* über die Militärbadeanstalten zu Mehadia und Topusko in Ungarn (10. 3. 1859), *H. Wallmann* über die Mineralquellen und Heilbäder des Herzogtums Salzburg (5. 1. 1860) und über chemische Untersuchungen des Gasteiner Wassers (6. 3. 1862), *B. Hönigsberg* über Gastein (1. 3. 1860 und 12. 12. 1861), *F. Polansky* über Molkenkuren in Rožnau bei Tuberkulose (1. 3. und 13. 12. 1860, 7. 3. und 4. 4. 1861, 6. 2. 1862), *J. Seegen* über den Einfluß des Karlsbader Wassers auf den Stoffwechsel (29. 3. 1860), *M. Leidesdorf*, der fünf Jahre Badearzt in Römerbad bei Tüffer gewesen war, über dieses Bad (13. 12. 1860), *E. Hasenfeld*, Badearzt in Szliacs in Ungarn, über diesen Kurort (10. 1. 1861), *A. Mastalier* über Ischl (10. 1. und 12. 12. 1861), *J. N. Lackner* über Solbäder in Aussee (7. 2. 1861), *J. Schüler* über Neuhaus bei Cilli (7. 3. 1861 und 6. 2. 1862), *E. H. Fröhlich* über Akratothermen (7. 3. 1861) und über Sauerbrunn bei Rohitsch (4. 4. 1861), *J. B. Luca* über den Eisengehalt der Trink- und Badequellen Marienbads (9. 1. 1862), *L. Tanzer*, Badearzt in Krapina-Töplitz, über dieses Bad (6. 2. 1862), *V. N. Kronser* aus Karlsbad über das aus der Dorotheenquelle bereitete Gaswasser (6. 2. 1862), *G. Panhofer* über Römerbad (6. 3. 1862), *J. E. Polak* über Frühlingskuren der Perser (6. 3. 1862), *J. Rabl* aus Hall über diesen Kurort (3. 4. 1862) und schließlich *S. Weiß*, Badearzt in Gleichenberg, über die Bedeutung dieses Kurorts für Brustkranke (3. 4. 1862).

Wenn auch das Werk *August* Freiherrn *von Härdtls* „Die Heilquellen und Curorte des österreichischen Kaiserstaates und Oberitaliens", Wien 1862, als selbständiges Werk erschien, so entstammte es doch zumindest der Anregung durch das Balneologische Komitee, was auch darin zum Ausdruck kam, daß die beiden Vorstände des Komitees, *Oppolzer* und *Sigmund*, das Vorwort dazu schrieben.

In den ersten Jahren unseres Zeitabschnitts war auch noch die Veterinärkunde mit zahlreichen Vorträgen, die ausschließlich von Lehrern der Tierarzneischule bestritten wurden, vertreten. Hier seien erwähnt die Vorträge von *M. Röll* über pathologisch-anatomische Befunde bei pestkranken Rindern (Phys. 18. 10. 1850), Darmerkrankungen bei Tieren (ebenda 7. 3. 1851), Abdominaltyphus des Pferdes (ebenda 30. 5. 1851), Nasenfluß bei Pferden (ebenda 30. 12. 1852), Impfung der Rinder gegen Lungenseuche nach *Willems* (St.-Arzk. 3. 6. 1853 und 23. 12. 1855), Atemnot beim Pferde (Phys. 5. 3. 1858) und über die letzte Invasion der Rinderpest (16. 10. 1863), von *Fr. Müller* ebenfalls über die Rinderpest (Phys.

18. 10. 1850), freie Körper in der Brust- und Bauchhöhle bei Haustieren (A. V. 17. 2. 1851), embryologische und tierärztlich-anatomische Mitteilungen (Phys. 2. 5. 1851), Uterus masculinus bei verschiedenen Tieren (ebenda 13. 12. 1852), abnorme Trächtigkeit der Haussäugetiere (ebenda 2. 7. 1852), Anatomie des Lama (ebenda 17. 3. 1854), Verhalten der Valv. foram. ov. bei Haussäugetieren (St.-Arzk. 7. 11. 1856) und über eine Hautkrankheit bei Hühnern (ebenda 15. 1. 1858), *A. Bruckmüller* über Aneurysma der Gekrösearterien beim Pferde (Phys. 19. 12. 1851) und von *A. Hayne* über Lungenseuche beim Pferde (Hyg. 27. 12. 1851).

Historische Beiträge lieferten *R. Seligmann* über die chirurgischen Instrumente der Griechen (A. V. 15. 10. 1850), *A. Pleischl* über Aufbewahrung der Nahrungsmittel (Pharm. 3. 11. 1854) und *E. Albert* zur Geschichte der Chirurgie (6. 4. 1877).

Überaus zahlreich sind auch in diesem Zeitabschnitt die Demonstrationen, die neue Instrumente und Apparaturen für fast alle Fächer der Medizin brachten. Für die **innere Medizin** wären zu nennen: *J. E. Polak Quains* Stethometer (Ther. 17. 4. 1851), *J. Frankl* Schropfköpfe (St.-Arzk. 18. 1. 1856), *Pleischl* neues Stethoskop (Ther. 19. 3. 1858), *A. Duchek Mareysches* Sphygmometer (9. 5. 1862), *S. Stern* binaurikuläres Stethoskop (23. 12. 1870), *Cordes* aus Paris Anapnograph (7. 7. 1871), *W. Winternitz* neue Apparate zu klinischen Zwecken (2. 6. 1876), *S. Basch* Wassermanometer (22. 2. 1878); für die **Chirurgie**: *A. Roßwinkler* Extensionsapparat für Oberschenkelbrüche (A. V. 17. 7. 1854), *A. Zsigmondy Middeldorpfs* akidopeirastische Instrumente (ebenda 16. 11. 1857), *J. Neudörfer* Staphylorrhaphie-Instrumente (Phys. 7. 5. und 26. 6. 1857), *Fr. Semeleder* Feldtourniquet (7. 11. 1862), *Ph. A. Jarisch* Gaumenobturator (10. 4. 1863), *J. Dumreicher Artzbergerscher* Apparat und *Esmarch*sche Binde (1. 2. 1867), *L. Dittel* Wasserglasverband (14. 2. 1868), *J. Podrazky* Instrumente zur Aufsuchung und Extraktion von Kugeln (14. 2. 1868), *Nagel* Chloroformflasche (14. 5. 1869), *L. Fürst* Blaselämpchen für Glüheisen (13. 3. 1868), *Mosetig* neue französische chirurgische Instrumente (18. 2. 1870), *I. Steinberger* und *J. Hofmokl* Extensionsapparate (25. 2. 1870 beziehungsweise 29. 11. 1872), *J. Grünfeld* über die „subkutane Druckpumpe" zur Entleerung von Abszessen und Exsudaten (16. 12. 1870), *C. Gussenbauer Taylorsche* Extensionsmaschine (3. 12. 1872), *J. Roussel* aus Genf Transfusionsapparate (10. 10. und 21. 11. 1873); für **Orthopädie**: *J. Melicher* und *Nyrop* orthopädische Instrumente (Ther. 26. 3. 1852 bzw. Pharm. 28. 10. 1859), Mechaniker *Schleifer* künstliche untere Extremität (A. V. 11. 5. 1860), *L. Seeger* gymnastische Apparate (9. 1. 1874); für **Urologie**: die Demonstrationen von *V. Ivánchich*, insbesondere Urethrotome betreffend (A. V. 16. 2. 1852 und 17. 1. 1853), *L. Dittel Linhart*sches Urethrotom (Phys. 27. 5. 1859), urologische Instrumente (Phys. 30. 11. 1860), *Hold*sches Dilatatorium (2. 1. 1863), Endoskop von *Chevalier* in Paris (20. 11. 1863), Apparat zur Fixierung des Katheters in der Blase (8. 7. 1864), Katheter aus vulkanisiertem Kautschuk (13. 4. 1866), Katheter zur Anwendung von Medikamenten in der Harnröhre (16. 11. 1866), Harnröhren-Dilatatorium (12. 3. 1869) und Apparat zur Fixierung des Katheters in der Blasenwunde (15. 2. 1878); für **Geburtshilfe**: *L. Concato* Dekapitationsinstrument (Ther. 16. 1. 1857), *J. Späth Guyon*sches Instrument zur Kraniotomie (17. 4. 1868), *Truehart* aus Nordamerika und *H. Straube* geburtshilfliche Instrumente (4. 3. 1870 bzw. 6. 6. 1873), *J. Roussel* künstliches Becken zu Schulzwecken und von ihm konstruierter „Zangenzieher"

(16. 1. 1874); für Gynäkologie: *A. Zsigmondy, Fr. X. Ulrich, Fr. Zipfel* und *J. B. Chiari* weibliche Harnrezipienten, besonders bei inoperablen Blasenscheidenfisteln (Ther. 10. 5., 5. 7. und 27. 12. 1850), *J. E. Polak* Spekula (ebenda 17. 4. 1851), *H. Weil* Pessarien (12. 6. 1863), *L. A. Neugebauer* aus Warschau und *Fr. X. Ulrich* Instrumente zur Operation der Blasenscheidenfisteln (3. 7. 1863 bzw. 27. 11. 1863); für Augenheilkunde: *A. Boissoneau* aus Paris Prothèse oculaire (Ther. 27. 12. 1850), *K. W. Zehender* von ihm konstruierter Augenspiegel (A. V. 17. 10. 1853), *E. Jäger* Lupe (Ther. 27. 2. 1852) und okulistische Instrumente (ebenda 25. 4. 1852) und *F. Arlt Liebreich*scher Augenspiegel (St.-Arzk. 12. 3. 1858), okulistische Instrumente (Phys. 30. 11. 1860), Schutzbrille nach *H. Cohn* (13. 3. 1868); für Rhino-Laryngologie: *Fr. Semeleder* und *J. Leiter* Rhinoskop und Ätzmittelträger für laryngoskopische Zwecke (A. V. 20. 7. 1860), *L. Dittel Weil*-sche Schlundzange (21. 11. 1862), *C. Störk* Beleuchtungsapparat für laryngoskopische Untersuchungen, Rhinoskop, Pulverbläser, Pharyngotom (13. 2. 1863 bzw. bezüglich des ersteren auch 20. 5. 1864 und 14. 2. 1868), laryngoskopische Instrumente (30. 10. 1863), Medikamenten-Träufler (20. 4. 1866), Oesophagoskop nach *Waldenburg* (13. 1. 1871), neuerer Atmungsapparat (23. und 30. 1., 15. 5. 1874) und Instrumente zur Operation im Nasen-Rachenraum (18. 5. 1877), *J. Leiter* Inhalationsapparate (3. 6. 1864 und 10. 3. 1865), *A. Mosetig* Schlingenfinger für Fremdkörper im Oesophagus (4. 5. 1866), *G. Wertheim* Conchoskop (19. 3. 1869), *J. Klob* Rhineurynter (26. 5. 1871), *G. Scheff* laryngoskopische Instrumente (17. 4. 1873), *K. Clar* Beleuchtungsapparat für laryngoskopische Zwecke (7. 5. 1875), *W. Roth* neuere Nasenspiegel (15. 10. 1875) und neuere Kehlkopftropfer (17. 11. 1876) und *I. Hauke* pneumatische Wanne zur Behandlung des Croups (28. 1., 11. 2. und 17. 3. 1876); für Otologie: *J. Melicher* chinesische Ohrtrompete (A. V. 14. 6. 1853), *A. Politzer* Trommelhöhlenkatheter (21. 2. 1873) und Abbildungen des Gehörorgans (9. 5. 1873); für die Dermatologie: *I. Neumann* galvanokaustischer Apparat für dermatologische Zwecke (5. 2. 1875). Groß war die Zahl der verschiedenen Demonstrationen elektrischer Apparate: *J. Vogel* (Ther. 20. 6. 1851), Mechaniker *Jaro* (Pharm. 4. 1. 1856), *L. Dittel* (Phys. 7. 1. 1859), *J. Leiter* (ebenda 9. 12. 1859, Pharm. 13. 1. 1860, Ther. 21. 6. 1861), *M. Schwanda* (20. 12. 1867), *M. Rosenthal* (21. 1. 1870), Direktor *Faehndrich* (26. 10. 1877). Das Gebiet der Hygiene betrafen: *A. Pleischl* Apparat zur Milchversendung (Pharm. 4. 3. 1859), Apotheker *Pohlmann* Apparat zur Schnellkühlung von Flüssigkeiten (3. 7. 1863), *G. Jurié Schier*sches Klosett (30. 4. 1869), *J. Klob* Desinfektionsapparat (5. 5. 1871), *Roth* Ventilationsapparat (12. 12. 1873), *A. Zsigmondy Meißner*sche Ventilation durch einen kleinen Mantelofen (25. 2. 1876); das Gebiet der Krankenpflege: *S. Zavisics* tragbarer Apparat für Dampfbäder (A. V. 15. 10. 1851), *Weninger* Aufbettmaschinen (Ther. 29. 12. 1854), *J. Leiter Pravaz*sche Spritzen (A. V. 18. 10. 1861 und 3. 6. 1864), *E. Meißner* Feldbetten (11. 3. 1864) und *J. Mader* Verwendung des *Hegar*schen Trichters zu Klysmen, Blasen- und Magenspülungen (4. und 18. 2. 1876). Zu erwähnen wären noch die Demonstrationen anatomischer Präparate von *Marini* aus Cagliari (23. 5. 1873) und die histologischer und pathologischer Präparate von *Barth* aus Leipzig (9. 5. 1873), die Demonstration von Mikroskopen durch *C. Reichert* (11. 1. 1878) und von Apparaten zur mikroskopischen Messung durch *G. Wertheim* (Phys. 30. 1. 1862).

1878—1914

Die Grenzbestimmung, die wir sowohl für die Geschichte der Gesellschaft der Ärzte als auch für die Weiterentwicklung der wissenschaftlichen Arbeit in Wien mit dem Jahre 1914 setzen, scheint auf den ersten Blick willkürlich zu sein. Aber der Beginn des Weltkrieges und noch mehr die Zertrümmerung der österreichisch-ungarischen Monarchie schufen nicht nur eine tiefe Cäsur im Leben der Gesellschaft der Ärzte in Wien, das früher noch die Reichshaupt- und Residenzstadt eines großen Staates war, sondern gaben auch der wissenschaftlichen Arbeit im Sturm und Drang der Zeit für viele Jahre hinaus eine bestimmte Note, indem die Kriegsmedizin — Kriegschirurgie, Epidemiologie, Kriegsfolgekrankheiten — auch in den Verhandlungen der Gesellschaft in den Vordergrund trat.

Am 23. Juli 1878 war *Rokitansky*, der Präsident der Gesellschaft, mitten aus ungebrochener Arbeitskraft dahingeschieden. Ihm folgte 1879 *Hebra*, wohl eines der ältesten und verdientesten Mitglieder der Gesellschaft, die aber am 5. August 1880 schon wieder der Tod ihres Führers beraubte. $5^{1}/_{2}$ Jahre stand dann *Arlt*, der nach seinem Rücktritt am 2. April 1886 zum Ehrenpräsidenten gewählt wurde, $2^{1}/_{2}$ Jahre *Bamberger* an der Spitze der Vereinigung — er starb am 9. November 1888, bis am 7. Dezember 1888 die überragende Persönlichkeit *Billroth*s das Szepter in die Hand nahm. Aber auch *Billroth* waren nur $5^{1}/_{2}$ Jahre Wirksamkeit gegönnt. Ihm folgten *Dittel*, 1895—1898, nach seinem Rücktritt am 13. März 1898 zum Ehrenpräsidenten gewählt, *Chrobak*, 1898—1910, und *S. Exner*, der uns dann in den nächsten Zeitabschnitt führt. Alle diese waren Männer, die nicht nur durch ihre wissenschaftlichen Leistungen, sondern auch durch ihre menschlichen Eigenschaften der Stellung würdig waren, zu der sie die Gesellschaft berief.

Am 28. März 1879 wurde *Johann* Freiherr *von Dumreicher* zum Ehrenpräsidenten gewählt. *Joseph Skoda*, der nie dazu zu bewegen war, das Amt eines Präsidenten oder Vizepräsidenten zu übernehmen, dabei aber doch immer als einer der führenden Männer der Gesellschaft angesehen wurde, starb am 13. Juni 1881; am zweiten Jahrestag seines Todes — am 13. Juni 1883 — veranstaltete die Gesellschaft eine Feier anläßlich der Anbringung einer Gedenktafel an *Skoda*s Wohnhaus in der Reitergasse, die zu Ehren *Skoda*s von der Stadt Wien in Skodagasse umbenannt wurde.

1888 erhielt die Gesellschaft von Dr. *Pedro Francisco da Costa Alvarenga* in Lissabon, der, seit 1854 korrespondierendes Mitglied der Gesellschaft, am 14. Juli

1883 gestorben war und sein ganzes Vermögen wissenschaftlichen Vereinen testiert hatte, ein Legat von 12.000 fl.[1]

In der inneren Organisation der Gesellschaft vollzogen sich nur unwesentliche Änderungen; den Forderungen einer geordneten Verwaltung entsprechend, wurden in der Hauptversammlung vom 2. April 1880 neue Statuten beraten und angenommen.[2]

Das wichtigste Ereignis aber, das sich im äußeren Leben der Gesellschaft abspielte, war die Schaffung eines eigenen Hauses, nachdem die Gesellschaft

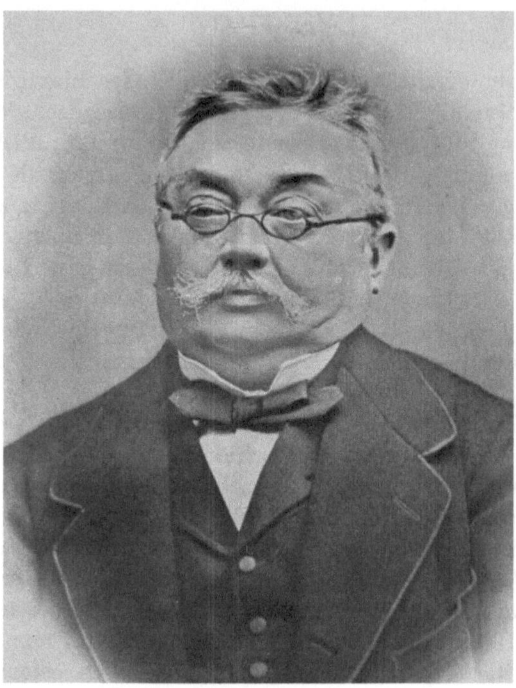

Ferdinand Ritter von Hebra.

mehr als 50 Jahre sowohl für ihre Versammlungen als auch für ihre Bibliothek und ihr Lesezimmer sich mit den verschiedensten Unterkünften, die immer und besonders im letzten Jahrzehnt unzureichend gewesen waren, hatte begnügen müssen. *Billroth* wies darauf hin, daß es einer wissenschaftlichen Gesellschaft unwürdig sei, daß sie bei offener Tür tagen und ein großer Teil der gewählten Mitglieder, von denen sich doch jeder das gleiche Recht durch seinen Beitrag erwarb, bis auf den Flur und den Korridor hinaus gedrängt stehen müsse.[3] Es sei dies zudem eine Gefahr für die Einheit der Gesellschaft. Man betonte auch, daß die

---

[1] Näheres über den berühmten portugiesischen Arzt siehe *H. Strauß*, Berl. klin. Wschr. 1910, Bd. 47, S. 226.

[2] Genehmigt mit Erlaß der n.-ö. Statthalterei v. 15. August 1880, Z. 29770.

[3] Unser Haus. 1. Mitteilung, November 1890.

Gesellschaft wohl den in den Statuten ausgedrückten Zweck der „Förderung und Vervollkommnung der gesamten Heilkunde erfülle, aber bei den beschränkten Räumlichkeiten nicht in der Lage sei, das weitere in den Statuten verankerte Ziel, Befestigung und Erweiterung des freundschaftlichen, kollegialen Verhältnisses unter den Ärzten" zu erreichen.[1] Schon am 11. Dezember 1885 war ein „Aktionskomitee zur Erbauung eines eigenen Lokales" gewählt worden (*G. Braun, Chrobak, Jurié* sen., *Kaposi, Karajan, Leidesdorf, Löw, Schrötter*) und die Erbauung eines eigenen Hauses, für die sich insbesondere *Dittel* einsetzte, bildete in den nächsten Jahren den Hauptgegenstand der Verwaltungsrat- und administra-

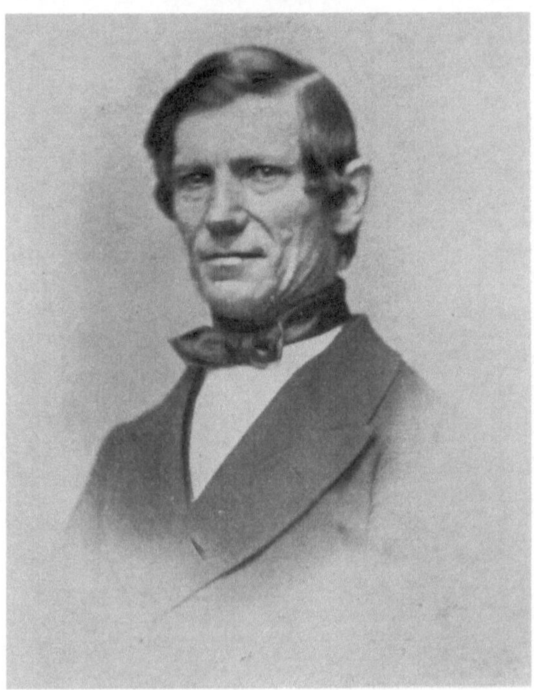

Ferdinand Ritter von Arlt.

tiven Sitzungen. Man suchte zunächst einen Bauplatz in der Inneren Stadt und man bemühte sich vergeblich, ein Grundstück vom Stadterweiterungsfonds zu erhalten. Die Sache wollte nicht recht vom Fleck kommen, bis sich *Billroth* 1890 energisch für sie einsetzte. Auf seine Anregung hin wurde in der Sitzung vom 16. Mai 1890 beschlossen: „Zum Zwecke des Ankaufes eines geeigneten Bauplatzes für ein zu erbauendes Gesellschaftshaus soll das Plenum das ‚Aktionskomitee' ermächtigen, sich durch ein Zirkulandum an die Mitglieder der Gesellschaft zu wenden, um sich auf diesem Wege zu versichern, inwieweit dieselben aus eigenen Mitteln zum Bau eines Gesellschafthauses beitragen wollen, und soll das Komitee demnächst über den Erfolg dieses Zirkulandums berichten." Schon in der Sitzung vom 13. Juni 1890 konnte der Präsident mitteilen, daß von 120 Mit-

---

[1] Wien. med. Presse 1887, Bd. 28, S. 454.

gliedern 44.060 fl. gezeichnet wurden — er selbst hatte die beträchtliche Summe von 5000 fl. beigetragen, und er stellte den Antrag, die Gesellschaft möge das in Aussicht genommene Grundstück Frankgasse, Gruppe III 2 im Ausmaß von 661,98 m², jetzt IX. Frankgasse 8, ankaufen. Am 20. September dieses Jahres wurde der Kauf für 57.000 fl. mit einer Anzahlung von 25.000 fl. getätigt, der Rest von 32.000 fl. mit 4% aufgenommen. Bezüglich des Hausbaues selbst wurden in den Vorberatungen zwei Vorschläge gemacht, von denen der eine dahin ging, in dem Hause zugleich eine Art von Klublokal zu schaffen, der andere, das Gesellschaftshaus auch als Zinshaus auszuführen, um sich auf diese Weise

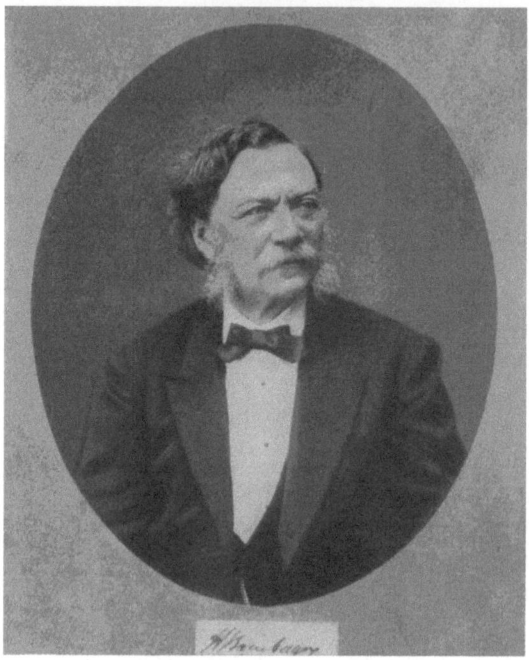

Heinrich von Bamberger.

ein jährliches Erträgnis zu sichern. Schließlich einigte sich das Baukomitee, folgende Wünsche für den Neubau zu formulieren:

1. Schaffung eines Sitzungssaales mit mindestens 300 Sitzplätzen [1889 zählte die Gesellschaft 308 ordentliche Mitglieder];

2. eine Galerie mit 100 Plätzen für Gäste, für die Presse und eine etwa zu schaffende Kategorie Teilnehmer;

3. mit dem großen Versammlungslokal in Verbindung a) ein Zimmer für vorzustellende Kranke, b) ein Zimmer für die Demonstration anatomischer und mikroskopischer Präparate;

4. ausreichende bequeme Garderoben;

5. Sitzungszimmer für den Verwaltungsrat;

6. großer Bibliotheksraum;

7. kleiner Lesesaal, wo auch geraucht werden kann und wo die medizinischen Wochenschriften aufliegen;

8. ein Konversationszimmer, wo die politischen Zeitungen aufliegen;

9. ein Archivraum, in welchem ältere, selten benützte Bücher, Werke mehr historischen Inhalts, aufgestellt werden;

10. eine Wohnung für den Hauswart;

11. Toiletten in den verschiedenen Stockwerken;

12. wenn möglich, noch ein kleiner Sitzungssaal mit einem Fassungsraum von 80—100 Personen.[1]

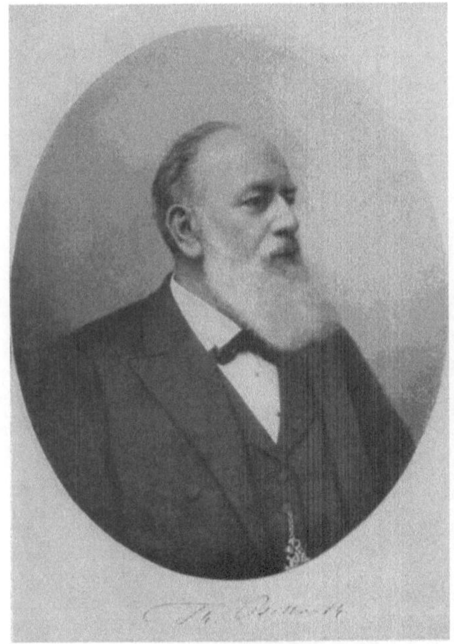

Theodor Billroth.

Das Baukomitee fand den Plan des Architekten *Ludwig Richter* für den zweckmäßigsten und empfahl ihn am 6. März 1891 zur Annahme. Die materiellen Lasten, die die Gesellschaft mit dem Bau eines eigenen Hauses auf sich genommen hatte, machten auch eine Vergrößerung der Mitgliederzahl notwendig, aber *Billroth* betonte in seinem Bericht vom 3. März 1893 ausdrücklich, daß diese Vergrößerung nicht nur eine Geldangelegenheit sei, es sei ebensosehr sein Wunsch, daß ,,unsere Gesellschaft nicht nur in wissenschaftlicher, sondern auch in sozialer Beziehung den ärztlichen Stand der Haupt- und Residenzstadt vertritt, und dazu

---

[1] Unser Haus. 1. Mitteilung v. November 1890, 2. Mitteilung v. Mai 1891. — In einem Brief an *Brahms* (22. Oktober 1893, Billroth und Brahms im Briefwechsel, Berlin und Wien 1935, S. 473) sagt *Billroth*, der das Haus als seine jüngste Schöpfung bezeichnet, daß sein Hauptaugenmerk bei der Konstruktion des Sitzungssaales darauf gerichtet war, daß man lautlos durch eine der 20 Türen verschwinden könne, wenn es langweilig werde; ,,nur ich muß auf meinem Präsidentenstuhl ausharren".

106

wäre es doch nötig, daß der größere Teil der Ärzte Wiens unserer Gesellschaft
angehöre. Das alte Wien ist vom Schauplatz verschwunden. Wir müssen uns
in das neue Groß-Wien hineinwachsen. Daß wir uns geistig-wissenschaftlich
stark genug zu dieser Expansion fühlen, davon sind wir wohl alle überzeugt.
Es ist aber wünschenswert, daß wir daneben unsere korporative Expansion
nach außen hin auch numerisch dokumentieren, um die Stellung unserer Gesellschaft und ihren Einfluß in wissenschaftlicher Beziehung wie in Standesangelegen-
heiten zu festigen und diejenige autoritative Position für sie zu erringen, welche
ihr nach ihrer geistigen Kraft zukommt".

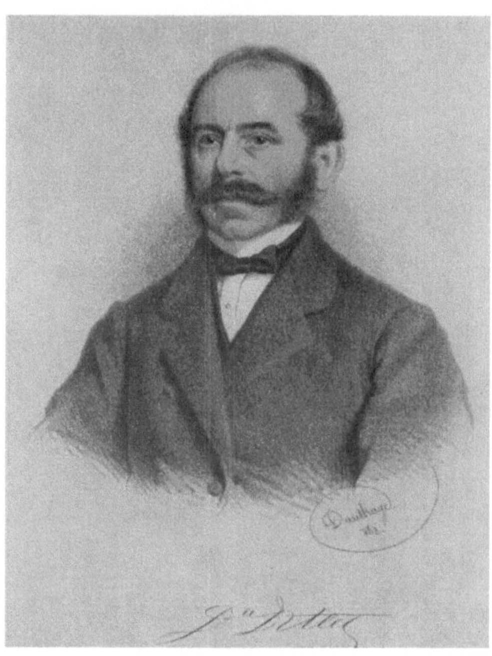

Leopold Ritter von Dittel.

Auf das Haus selbst und auf seine innere Einrichtung soll nicht des weiteren
eingegangen werden. Erwähnt sei nur, daß die Kosten der vier Figuren der
Attika (Aeskulap, Hygiea, Minerva, Apollo) von dem dem Ministerium für
Kultus und Unterricht unterstehenden Fonds für Kunstzwecke übernommen
und mit ihrer Ausführung in Sandstein der Bildhauer *Anton Paul Wagner*
betraut wurde.

Nachdem die letzte Sitzung der Gesellschaft in der Aula am 23. Juli 1893
stattgefunden hatte, wurde am 27. Oktober 1893 das neue Haus mit einer Be-
grüßungsrede *Billroth*s eingeweiht.

Billroth begann seine Rede mit den Worten: „So sind wir denn in unserem
eigenen Hause!" und er zog den Vergleich mit dem Besitze, dem Ansässigwerden,
das immer von entscheidender fortschrittlich-kultureller Bedeutung war. Das werde
die Bestrebungen und Wirkungen der Gesellschaft mächtig steigern. Als deren
Ziel und Hauptzweck stellte er die immer regere gegenseitige wissenschaftliche

Förderung zum Heile der leidenden Menschheit hin. Den Festvortrag „Über medizinische Vereine in neuer und alter Zeit" hielt *Theodor Puschmann*.

Der schon früher erwähnte Standpunkt *Billroths* bezüglich der Vermehrung der Mitgliederzahl führte zu dem in der Sitzung vom 15. Dezember 1893 eingebrachten Antrag des Verwaltungsrats, die Zahl der ordentlichen Mitglieder auf 500 festzusetzen. Durch diesen Numerus clausus würde aber in Zukunft ähnlich wie in der Akademie den Aufgenommenen ein gewisser Vorzug gegeben, den Nichtaufgenommenen eine Kränkung erspart. Über 500 könne man die Zahl nicht

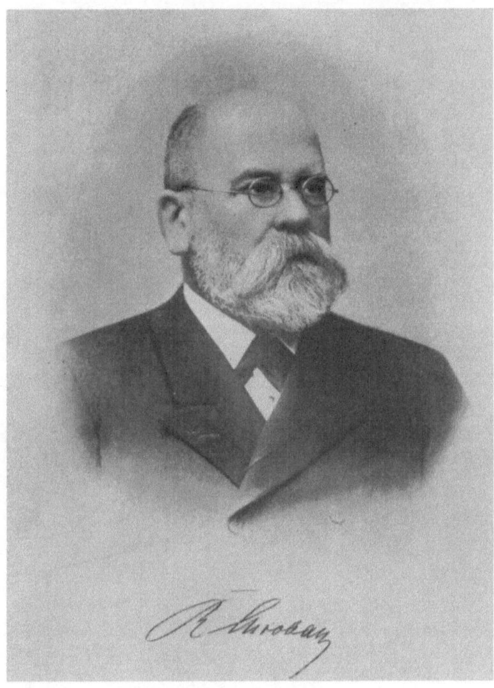

Rudolf Chrobak.

erhöhen, da der Saal 500 Mitglieder ohnedies nicht fassen könne. Gegen diese Beschränkung erhob sich aber Opposition und zu einem Beschluß kam es schon dadurch nicht, da dieser eine Statutenänderung zur Voraussetzung hatte. Anderseits hielt man schon die Zahl 500 für zu hoch und insbesondere war es *Eduard Albert*, der diese Anschauung vertrat und in einer Broschüre seine Reformvorschläge niederlegte. In seiner temperamentvollen Art gibt er der Befürchtung Ausdruck, daß die Gesellschaft dem Schicksal entgegeneile, ein bloßer Ärzteverein oder ein ärztlicher Klub zu werden, und er entwirft eine treffende Skizze der Rolle, welche die Gesellschaft im Laufe der Zeiten gespielt hat. Als im Vormärz, so führt er aus, die Fakultät nur eine Schule zur Heranbildung von Ärzten war, war die Gesellschaft die einzige Stätte jener wissenschaftlichen Bestrebungen auf dem Gebiet der Medizin, die hauptsächlich von ihren großen Reformatoren *Rokitansky* und *Skoda* sowie von deren Schülern ausgingen. Mit der Gründung der Akademie der Wissenschaften und der Umgestaltung der Fakultät, die durch ihre Institute und Laboratorien nunmehr auch der Forschung und Fortentwicklung der Wissenschaft Raum gab, begannen die Theoretiker, Anatomen und Physiologen, zur Akademie zu tendieren, die in ihren Denkschriften diesen Gelehrten auch eine Publikationsstätte bot. *Rokitansky* und *Skoda* blieben aber der Gesellschaft treu und die gesamte Pathologie (pathologische Anatomie, medizinische Chemie, experimentelle Pathologie) und klinische Medizin, auf deren engen Kontakt besonders *Rokitansky* stets bedacht war, bildeten den Hauptgegenstand der Verhandlungen der Gesellschaft, die auch in ihren Jahr-

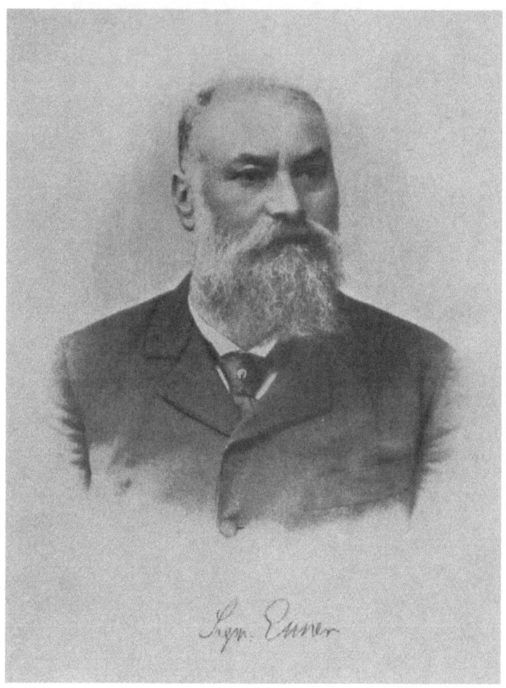

Sigmund Exner.

büchern, namentlich unter *Strickers* Redaktion, die gleiche Richtung unterstützte. *Albert* besorgte, daß mit der immer wachsenden Mitgliederzahl, welche das erhöhte Budget notwendig mache, sich Strömungen geltend machen könnten, die mehr das Standesinteresse als die Wissenschaft betreffen, und er unterbreitete darum zwei Vorschläge: den einen, die Gesellschaft wieder in Sektionen aufzulösen, in welche die bereits bestehenden Fachgesellschaften übergehen könnten, was aber den Nachteil einer nicht erwünschten Förderung des Spezialistentums bedeuten würde, oder neben einer geringen Zahl von ordentlichen Mitgliedern — er nennt die Zahl 60 — einen weiteren Kreis von außerordentlichen und einen noch weiteren von korrespondierenden Mitgliedern zu schaffen, die aber alle in ihren bisherigen Rechten (Benützung der Bibliothek, Bezug des Gesellschaftsjournals, Teilnahme an den Verhandlungen) nicht geschmälert werden sollten. Diese Gliederung der Gesellschaft, deren eigentlichen Grundstock dann nur wirklich bewährte wissenschaftliche Kräfte darstellen würden, würde nach *Alberts* Ansicht einer „Verflachung des Ganzen" vorbeugen. In einem Artikel der „Wiener medizinischen Wochenschrift" vom Jahre 1894 tritt *I. Neumann* den Ausführungen *Alberts* insoweit entgegen, als er eine freiwillige „Selbstexpropriation" von mehr als zwei Drittel der Mitglieder für undenkbar ansieht, aber einer Einbeziehung der Fachvereine, einer größeren aktiven Teilnahme der Institutsleiter, einer Vermehrung der Mitglieder des Verwaltungsausschusses,

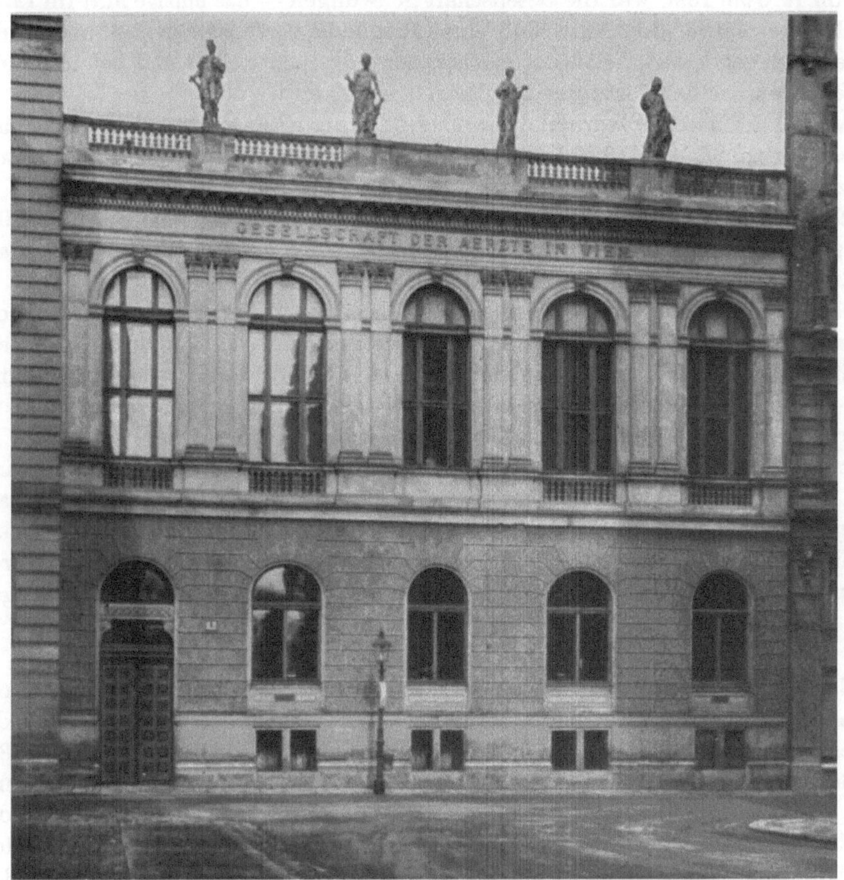

Billroth-Haus.

namentlich durch Einbeziehung der Leiter der medizinischen Spezialgesellschaften, einer Heranziehung der Staatsverwaltung zur Subvention der Gesellschaft zum Zwecke wissenschaftlicher Preisfragen und einer allmählichen Ausbildung einer Akademie aus dem Schoße der Gesellschaft das Wort redet. Übrigens hatte schon *J. Klob* 1870 den Wunsch ausgesprochen, daß „die Gesellschaft zu dem werde, was sie leicht werden kann", zu einer Akademie der Medizin (1. 4. 1870).

Neue Statuten der Gesellschaft wurden in der Hauptversammlung vom 16. März 1894 beraten und angenommen.[1] Weitere Statutenänderungen erfolgten

---

[1] Genehmigt von der k. k. n.-ö. Statthalterei am 14. August 1894, Z. 62529.

in den administrativen Sitzungen vom 14. Mai 1897 und 11. März 1898,[1] in dem letztgenannten Jahre wurde auch eine neue Geschäftsordnung in den Sitzungen vom 4. März und 9. Dezember beraten und angenommen.

Am 6. Februar 1895, dem Jahrestag von *Billroths* Tode, wurde die von *C. Zumbusch* geformte Marmorbüste *Billroths* enthüllt, bei welchem Anlaß *Albert* die Gedenkrede hielt.

Am 19. Juni 1896 war die Gesellschaft gezwungen — das einzige Mal im Laufe der hundert Jahre, den Ausschluß eines Mitglieds vorzunehmen; er betraf das korrespondierende Mitglied *Adamkiewicz*, der wegen entstellter und beleidigender Mitteilungen aus der Liste der Mitglieder gestrichen wurde.

Am 17. März 1899 wurde die von Bildhauer *Grünhort* geschaffene Büste *Dittels*, der am 28. Juli 1898 gestorben war, auf dem von ihm selbst gewünschten Platze neben *Bambergers* Büste aufgestellt.

Eine bedeutsame Bereicherung des Sitzungssaales bildete die im Sommer 1908 erfolgte Aufstellung eines Projektionsapparates, die nach dem Vorschlage *S. Exners* auf dem Podium selbst geschah.

Es war begreiflich, daß bei der stets wachsenden Zahl der Mitglieder, welche schon 1909 auf 724 gestiegen war, und bei der insbesondere durch die Zeitschriften bedingten Vermehrung der Bibliothek Um- und Erweiterungsbauten sich als notwendig erwiesen, für welche in der Sitzung vom 5. März 1909 im Verwaltungsrate eine Summe von 30.000 K bewilligt wurde. Schon vorher — im Sommer 1907 — war ein Souterrainraum, der durch eine Wendeltreppe mit dem großen Lesesaal verbunden wurde, zur Erweiterung der Bibliothek herangezogen worden. Es wurde nun durch die Überbauung eines Hofes ein neues Archivzimmer gewonnen. Auch der Aufbau eines zweiten Stockwerks wurde schon 1909 in Erwägung gezogen, der großen hierfür erforderlichen Kosten wegen aber zurückgestellt.

Nach außen hin trat die Gesellschaft in der Frage der Wasserversorgung Wiens öftestmals hinaus. Im Anschluß an einen Vortrag *Josef Nowaks* über die projektierte Wientalwasserleitung vom sanitären Standpunkt aus (18. 2. 1881) wurde ein Komitee (*Ludwig, Nowak, Schneider, Fr. Skoda*) mit der Abfassung eines diesbezüglichen Gutachtens betraut (25. 2. 1881), auf Grund dessen die Gesellschaft beschloß, der n.-ö. Statthalterei zu empfehlen, die Konzession zur Ausführung der sanitär bedenklichen Wientalwasserleitung nicht zu erteilen (18. 3. 1881). Dem Komiteebericht lagen die Gutachten *J. Skodas*, des Ob.-Ing. *Mihutsch* und des Geologen Dr. *Karrer* zugrunde. Wie sehr *J. Skoda* die Sache am Herzen lag, beweist ein noch am 15. März 1881 — also drei Monate vor seinem Tode — an den Präsidenten der Gesellschaft gerichteter Brief, in dem er eindringlich vor dem Projekt der Wientalwasserleitung warnte. Wenige Jahre später stand die Wienerneustädter Tiefquellenleitung zur Diskussion, über die *Florian Kratschmer* in der Sitzung vom 22. Mai 1885 sprach. Über Antrag *Leidesdorfs* wurde am 12. Juni d. J. ein Komitee (*Kammerer, Kratschmer, Leidesdorf, Ludwig, J. Mauthner, Schneider, Fr. Skoda*) gewählt, in dessen Namen *E. Ludwig* am 11. Dezember 1885 einen ausführlichen ablehnenden Bericht erstattete, der

---

[1] Genehmigt von der k. k. n.-ö. Statthalterei am 24. Juni 1898, Z. 51046.

auch in Druck erschien. Auf einen Dringlichkeitsantrag von *M. Abeles* und Konsorten betreffs nochmaliger Beratung der Wasserversorgungsfrage wurde am 4. März 1892 beschlossen, *M. Gruber* um ein Referat zu ersuchen, das dieser am 1. April 1892 erstattete. In der Diskussion, die am 8. und 29. April sowie am 6. Mai fortgesetzt wurde, sprachen auch Oberbaurat *Berger* und *E. Sueß.*

Auf Grund eines Referats von *A. Drasche* bezüglich der Errichtung einer internationalen Seuchenkommission zur Erforschung der Pest an Ort und Stelle wurde in der Sitzung vom 12. Januar 1883 beschlossen, in dieser Angelegenheit beim Minister des Innern vorstellig zu werden.

Der Antrag Dr. *Rosers* im Abgeordnetenhaus wegen Errichtung eines Gesundheitsamtes in Österreich veranlaßte das Präsidium des Abgeordnetenhauses, die Gesellschaft zur Entsendung eines Delegierten in eine diesbezügliche Enquete zu ersuchen, welcher Aufforderung auch durch die Wahl *Bambergers* Rechnung getragen wurde (4. 3. 1887).

Die Handels- und Gewerbekammer ersuchte am 13. Dezember 1888 die Gesellschaft um Abgabe eines Gutachtens betreffs Errichtung eines Kurses über Verbandlehre und Anatomie für Hilfsarbeiter der Bandagenmacher an der k. k. Universität. Am 22. Januar 1889 fragte das Aktionskomitee des Wiener Gewerbegenossenschaftstages bezüglich Errichtung von Krankenkassen bei der Gesellschaft an, ob sie geneigt wäre, eine Enquete zu veranstalten, deren Zweck die Ermittlung und Feststellung eines begünstigten Tarifs für die Genossenschaftskrankenkassen sein sollte.

Anknüpfend an einen Vortrag *L. Burgersteins* über die hygienische Untersuchung der Schulzustände wurde über Antrag von *A. Reuß* ein Komitee (*Eisenschitz, Lorenz, Reuß*) gewählt, das sich mit dieser Angelegenheit zu befassen hatte (6. 3. 1891).

Über ein Ansuchen des Bürgermeisters der Stadt Wien,[1] die Gesellschaft möge angesichts der Erlassung einer neuen Bauordnung ihr Gutachten abgeben und ihre Wünsche aussprechen, wurde am 6. November 1891 ein eigenes Komitee eingesetzt, das *Max Gruber* zum Referenten wählte. Der Bericht dieses Komitees wurde in der Sitzung vom 17. Juni 1892 eingehend beraten und en bloc angenommen.

Durch das Gesetz vom 22. Dezember 1891 waren die österreichischen Ärztekammern ins Leben gerufen worden und über Aufforderung der n.-ö. Statthalterei[2] wurde die Gesellschaft der Ärzte auch diesbezüglich zu Rate gezogen. Ein in der Sitzung vom 4. März 1892 gewähltes Komitee (*A. Hoffmann, Hofmokl, H. Teleky*) arbeitete ein Gutachten zum vorliegenden Kammerentwurf aus.

Eine weitere Aufforderung derselben Behörde[3] betraf die Schaffung einer neuen Pharmakopoe; ein zu diesem Zweck am 7. Februar 1896 gewähltes Komitee (*Drasche, Ludwig, Neumann, Neusser, Nothnagel, Paschkis, Schauta, Vogl*) erstattete am 28. Februar 1896 seinen Bericht.

Im Anschluß an einen von Ing. *Karl* Freiherrn *von Engerth*, dem Obmann der „Flamme", am 27. November 1896 gehaltenen Vortrag über die Feuerbestattung wurde ein Komitee (*M. Gruber, E. Hofmann, Kammerer, Karajan,*

---

[1] Zuschrift v. 2. Oktober 1891, GZ. 375413/IX.
[2] Erlaß v. 9. Februar 1892, Z. 4683.
[3] Erlaß v. 24. Januar 1896, Z. 5573.

Ludwig, J. Mauthner, Schrötter) eingesetzt, für das *Hofmann* und *M. Gruber* ein Referat ausarbeiteten, auf Grund dessen am 4. Februar 1898 die Gesellschaft eine Resolution für die fakultative Einführung der Feuerbestattung beschloß.

Von der Akademie der Wissenschaften, welche eine ärztliche Expedition zum Studium der Pest 1897 nach Bombay entsandte, wurde die Gesellschaft der Ärzte aufgefordert, eventuelle Fragepunkte an diese Expedition zu richten. Dieser Aufforderung entsprach die Gesellschaft, indem sie ein von *S. Steinach* ausgearbeitetes und vom Verwaltungsrat vom 29. Januar 1897 angenommenes Referat über die Bedeutung des Verkehrs mit Baumwolle im Hinblick auf die Pestepidemie in Indien an die Akademie leitete (abgedruckt in der Wien. klin. Wschr. 1897, Bd. 10, S. 124). Einen ergreifenden Abschluß der Pestforschung bildete die Trauersitzung, welche die Gesellschaft der Ärzte am 28. Oktober 1898 anläßlich des Todes *Hermann Müller*s abhielt und in der außer der Verlesung der Gedenkrede *Nothnagel*s noch Minister *W. Hartel* und der Akademie-Präsident, *E. Sueß*, sprachen.

Am 5. November 1897 beschloß die Gesellschaft eine Sympathiekundgebung für die oberösterreichische Ärztekammer, die gegen die Verleihung der Venia practicandi an einen Kurpfuscher Protest erhoben hatte.

Einen wichtigen Teil der Beratungen im Verwaltungsrat und in der Gesellschaft bildete die durch den Vortrag *R. Chrobak*s in der Jahresversammlung vom 17. März 1899 angeregte Krankenhausfrage, die nicht nur für die hilfesuchenden Kranken, sondern auch für den medizinischen Unterricht, für die Weiterentwicklung der Wiener medizinischen Schule und für die Bedeutung Wiens als medizinischen Zentrums von einschneidender Wichtigkeit war und schon seit langem den Gegenstand schwerer Sorge abgegeben hatte. Für das eingesetzte Komitee (*Breuer, Heim, M. Gruber, Kaposi, Mosetig, Mucha, Schrötter*) erstattete *L. Schrötter* am 4. Mai 1899 den Bericht; eine Denkschrift, die in dem Wunsch nach einer besonderen gemischten Kommission gipfelte, wurde dem Statthalter sowie den Ressortministern überreicht. Diese Denkschrift hatte zur Folge, daß in einem bald hernach abgehaltenen Ministerrat die Einsetzung einer großen Kommission beschlossen wurde, die in den nächsten Jahren die Frage des Neubaues des Krankenhauses und der Kliniken eingehend behandelte. Als Zeichen der Dankbarkeit für die großen Verdienste, die sich hierbei der Minister für Kultus und Unterricht, *W. Hartel*, erwarb, wurde dieser 1904 von der Gesellschaft zum Ehrenmitglied gewählt.

Auch das k. k. Justizministerium wandte sich in der Frage des internationalen Urheberrechts an Werken der Literatur, Kunst und Wissenschaft an die Gesellschaft mit der Bitte, die im Schluß formulierten Fragen zum Gegenstand einer Beratung zu stellen und ein Gutachten abzugeben.[1] Am 12. Januar 1900 wurde ein Komitee (*H. Adler, A. Fraenkel, Gussenbauer, R. Paltauf, Paschkis, Töply, E. Zuckerkandl*) gewählt, in dessen Namen *Adler* das Referat erstattete, auf Grund dessen sich die Gesellschaft in der Sitzung vom 2. März 1900 für den Anschluß an die Berner Konvention aussprach.

Auch die neue medizinische Studien- und Prüfungsordnung wurde im Rahmen der Gesellschaft am 12. Januar 1900 von *S. Exner* einer eingehenden Würdigung

---

[1] Erlaß v. 28. Dezember 1899, Z. 24402.

unterzogen, die in der nächsten Sitzung, am 19. Januar, *E. Albert* in fesselnder Darstellung ergänzte, wobei sich der Redner auf seine gründlichen historischen Kenntnisse stützen konnte.

Im Anschluß an den Vortrag *A. Weichselbaums* über den gegenwärtigen Stand der Lehre von der Entstehung und dem Wesen der Tuberkulose (31. 1. und 7. 2. 1902) wurde am 21. Februar 1902 ein Komitee (*Benedikt, M. Gruber, Kovacs, Monti, Mucha, I. Neumann, Neusser, Nothnagel, R. Paltauf, Schrötter, Ph. Silberstern, M. Sternberg, Weichselbaum, Weismayr, W. Winternitz,* kooptiert: *Csokor, E. Freund, J. Rabl, Scheimpflug,* Schriftführer *M. Sternberg*) zur Beratung von Maßregeln bezüglich der Prophylaxe und Bekämpfung der Tuberkulose eingesetzt, dessen Schlußsitzung am 27. Mai desselben Jahres stattfand. Der in Druck gelegte Bericht wurde in der Sitzung vom 4. Juli 1902 vorgelegt, die Beschlußfassung aber auf den Herbst verschoben. Nach eingehenden Beratungen wurde am 28. November 1902 ein emendierter Bericht beschlossen und hierbei als Hauptpunkte aufgestellt: 1. Aufklärung der Bevölkerung über die Gefahren der Tuberkulose, ihre Prophylaxe durch zweckmäßige Ernährung, Reinlichkeit und Abhärtung und ihre Heilbarkeit bei rechtzeitiger Erkennung und Behandlung; 2. Bekämpfung der Disposition durch Besserung der allgemein hygienischen Einrichtungen; 3. Verhütung der Infektion; 4. Maßnahmen zur rechtzeitigen Erkennung und Heilung durch bakteriologische Untersuchungsstationen, Landesheilstätten, insbesondere Volksheilstätten, Unterstützung der Familien der in den Heilstätten untergebrachten Personen und Vermittlung zuträglicher Arbeit für aus den Heilstätten als erwerbsfähig Entlassene.

Zur Beratung der Karzinomfrage wurde in der Sitzung vom 2. Dezember 1904 ein Komitee (*Breuer, Chrobak, Eiselsberg, Hochenegg, Neusser, Nothnagel, Schauta, Schrötter,* kooptiert: *Escherich, A. Fraenkel, Frisch, Riehl, Wertheim*) gewählt. Dieses beschloß, sich in Anlehnung an die von *Winter-Dührssen* eingeleitete Aktion auf eine Propaganda bei den Ärzten zu beschränken. Durch eine Zusammenstellung der Initialsymptome des Karzinoms an den verschiedenen Organen sollte die Frühdiagnose gefördert werden, da sie allein die Frühoperation ermöglicht, die für die Heilbarkeit des Krebses von ausschlaggebender Bedeutung sei. Die einzelnen Mitglieder des Komitees übernahmen die verschiedenen Teilgebiete und *A. Fraenkel* die Zusammenfassung in eine Broschüre (auch Wien. klin. Wschr. 1905, Bd. 18, S. 1371). Diese Broschüre mit dem Titel „Principiis obsta! Ein Mahnwort an die Berufsgenossen in der Frage der Krebstherapie" wurde durch Vermittlung und das Entgegenkommen des k. k. Ministeriums des Innern allen Ärzten Österreichs zugesandt. Welchen Beifall sie fand, beweist schon der Umstand, daß das Krebskomitee des Dänischen Ärztevereins bereits 1906 um die Übersetzungserlaubnis bei der Gesellschaft ansuchte und die Broschüre später auch in andere Sprachen übertragen wurde.

Über Antrag *M. Benedikts* wurde am 15. Dezember 1905 ein Komitee (*Adler, Benedikt, Bum, Chrobak, Fraenkel, Heitler, Neuburger, Neusser, Schrötter, Töply*) zwecks Herausgabe der Schriften *Skodas* gewählt, über deren weiteres Schicksal nichts bekannt wurde.

Über Antrag *F. Mračeks* und *G. Riehls* (9. 11. 1906), welche auf die Zunahme der venerischen Krankheiten hinwiesen, wurde in der Sitzung der Gesellschaft vom 16. November 1906 eine Kommission (*Chrobak, Ehrmann, Escherich, Finger,*

Gschmeidler, Kolisko, R. Kraus, Lang, Matzenauer, Mraček, Paschkis, Riehl, Schattenfroh, Schauta, L. Teleky, Zeißl, kooptiert: *Benedikt, Breus, Daimer, Exner, Felsenreich, Frisch,* Admiralstabsarzt *Gruber, Haberda, Kulka, Lott, S. Seidler, M. Sternberg, C. Stooß, G. Seidler, H. Teleky, Uriel*) zum Studium der Frage „In welcher Weise die Verbreitung der venerischen Krankheiten bekämpft werden könne" gewählt, deren Schlußsitzung am 11. Juli 1907 stattfand. Die Gesellschaft hatte der Kommission die Aufgabe gestellt, die Frage nicht bloß vom medizinischen Standpunkt zu behandeln, sondern auch alle anderen hier in Betracht kommenden Probleme, Haus und Schule, Recht- und Schutzlosigkeit der Frau gegenüber der sexuellen Infektion usw. in Beratung zu ziehen, weshalb sich das große Komitee zur Bearbeitung des umfangreichen Stoffes in mehrere Sektionen teilte. Es zog die Prophylaxe durch Belehrung, die Frage der Krankenhäuser und Ambulatorien, Prostitution, Militär, Bekämpfung der Geschlechtskrankheiten im Kindesalter, extragenitale Infektion, Verhütung der Infektion bei Frauen und alle damit im Zusammenhang stehenden Rechtsfragen in Diskussion. Das eingehende Elaborat, welches die Wiener klinische Wochenschrift 1907, Bd. 20, S. 1617 veröffentlichte, wurde dem Ministerpräsidium, den Ministerien des Innern und des Unterrichts, dem Arbeits- und dem Justizministerium sowie der n.-ö. Statthalterei überreicht. Auch eine Broschüre, „An unsere Frauen. Belehrungen und Mahnungen." Wien und Leipzig 1908, wurde von *Chrobak* als Obmann der obgenannten Kommission ausgearbeitet. Sie wurde 1909 ins Polnische übersetzt.

Über Antrag einer Anzahl von Mitgliedern wurde in der Sitzung vom 27. März 1908 ein Komitee (*Chrobak, Eiselsberg, Ludwig, H. H. Meyer, Schattenfroh, M. Sternberg, L. Teleky*) zur Prüfung der Frage gewählt, ob die Verwendung des weißen Phosphors zur Zündhölzchenfabrikation noch weiter gestattet werden solle. Der Bericht dieses Komitees, der sich für das vollkommene Verbot der Erzeugung und des Verkaufs der Weißphosphorhölzchen aussprach, wurde in der Wiener klinischen Wochenschrift vom 21. Mai 1908 (Bd. 21, S. 763) niedergelegt und den zuständigen Behörden sowie dem Herren- und Abgeordnetenhaus übermittelt.

In der Sitzung vom 19. Juni 1908 berichtete *J. Hochenegg* über die erfolgte Gründung einer internationalen Vereinigung für Krebsforschung und beantragte im Anschluß daran die Gründung einer österreichischen Krebsgesellschaft; zu diesem Zwecke wurde aus dem früheren Karzinomkomitee ein Aktionsausschuß gebildet (*Eiselsberg, A. Fraenkel, Hochenegg, R. Paltauf, Schauta, Weichselbaum*), dem die weiteren Schritte überlassen wurden, die zur Konstituierung der Österreichischen Krebsgesellschaft am 17. Dezember 1910 führten.

Im Anschluß an eine Demonstration *R. Pollaks* am 25. Februar 1909 wurde über Antrag *J. K. Friedjungs* am 12. März d. J. ein Komitee (*Escherich, Foltanek, Hamburger, Netolitzky, R. Pollak, Rosthorn, S. Weiß*) zur Beratung über eine zeitgemäße Reform des Ammenwesens eingesetzt.

In der Sitzung der Gesellschaft vom 3. Dezember 1909 wurde in Angelegenheit eines Entwurfs einer neuen Bauordnung beantragt, die Gesellschaft der Ärzte, die schon 1892 das früher erwähnte Gutachten abgegeben hatte, möge die geeigneten Schritte unternehmen, um gegen gewisse den Prinzipien der modernen Hygiene verstoßende Bestimmungen Einspruch zu erheben. Es wurde beschlossen, sich an den Bürgermeister zu wenden, um der Gesellschaft Gelegenheit zu geben, bei der Beratung der neuen Bauordnung durch Delegierte teilzunehmen.

Bezüglich der Einschränkung der Arbeitszeit bei besonders gesundheitsgefährlichen Arbeitsverrichtungen — Antrag von *L. Teleky* und einer Anzahl Mitglieder — wurde 1909 vom Verwaltungsrat ein Komitee (*Březina, Exner, Kolisko, Ludwig, H. Meyer, Paltauf, Schattenfroh, Schiff, M. Sternberg, L. Teleky*) eingesetzt, dessen Bericht den zuständigen Behörden übermittelt wurde (13. 3. 1910).

Im Anschluß an einen Vortrag von *S. Weiß* über die gesetzliche und freiwillige Milchkontrolle (11. 3. 1910) wurde über Antrag Professor *W. Winklers* von der Hochschule für Bodenkultur ein Komitee (*Escherich, Ludwig, Schattenfroh, Weichselbaum, S. Weiß*) zur Beratung der Frage der ärztlichen Kontrolle der Kinder- und Kurmilch gewählt.

Das Kesseltreiben, das gegen die projektierte *Kupelwieser*sche Stiftung eines Heimes für tuberkulosebedrohte Kinder im Semmeringgebiet veranstaltet wurde, gab der Gesellschaft der Ärzte am 20. Oktober 1911 über Aufforderung des Zentralausschusses für öffentliche Gesundheitspflege Veranlassung, eine Resolution zu fassen, in der hervorgehoben wurde, daß gerade solche den äußersten Anforderungen der Hygiene nachkommende Anstalten keine sanitären Bedenken für die Umgebung zu schaffen geeignet seien. Die Frage der Verbreitungsgefahr der Tuberkulose durch Heilanstalten wurde in der Sitzung vom 31. Januar 1913 wieder aufgegriffen und ein Memorandum an den Minister des Innern beschlossen. Hier heißt es wörtlich: „Wir Ärzte müssen auf das lebhafteste wünschen, daß der Reichtum seinen Tribut der leidenden Menschheit darbringt; darum schließen wir, ausschließlich geleitet von den Gefühlen für die leidenden armen Kranken, die wir täglich vor uns haben, indem wir ausrufen: Bitte, Eure Exzellenz, geben Sie nicht zu, daß wir vor der ganzen gebildeten Welt blamiert werden“.

Auch an der von derselben Stelle — später Österreichische Gesellschaft für Gesundheitspflege genannt — veranstalteten Expertise über Wohnungshygiene nahm die Gesellschaft 1913 durch Delegierte teil.

Die wissenschaftliche Arbeit, welche in dem uns beschäftigenden Zeitabschnitt geleistet wurde, folgte den schon im vorhergehenden Kapitel geschilderten Bahnen einer exakten naturwissenschaftlichen Forschung, die die Wiener Ärzte nicht nur bedeutende eigene Leistungen schaffen ließ, sondern sie auch dazu befähigte, die auswärts errungenen Fortschritte in sich aufzunehmen, zu verarbeiten und weiter auszugestalten. Was Wien auf dem Gebiete der Sero- und Röntgenologie leistete, ist wohl der beste Hinweis hierfür. Aber schon in der Sitzung vom 21. März 1890 hatte *Billroth* diesem Gedanken Ausdruck gegeben, wenn er sagte: „Sind wir doch alle mit Recht stolz darauf, daß sich gerade bei uns durch *Rokitansky, Skoda, Schuh, Hebra* u. a. aus der treuen Naturbeobachtung abgeklärte Vorstellungen über das Wesen der pathologischen Prozesse zuerst entwickelt haben. Durch diese Tradition und die Gewöhnung an diese fundamentalen naturwissenschaftlichen Anschauungen war die jüngere Generation vor allem in die Lage gesetzt, der weiteren Führung durch *Virchow* und seine Schule und neuerdings durch *Koch* verständnisvoll zu folgen und bald auch an dieser Führung mit Anteil zu nehmen.“

Die Anatomie und Histologie traten aus Gründen, die schon früher angedeutet wurden, ziemlich in den Hintergrund. Erwähnenswert sind die Vorträge von *C. Langer* über die Blutgefäße der Augenlider (26. 4. 1878), die Textur der sogenannten Graviditätsnarben (23. 5. 1879) und über den Situs der weiblichen Beckenviscera (9. 12. 1881), von *A. Spina* über die Saftbahnen des hyalinen Knorpels (14. 11. 1879), von *S. Stricker* über den Bau der Sehne (8. 2. 1884), von *A. Dalla Rosa* über das Wachstum des menschlichen Schläfenmuskels (22. 10. 1886), von *F. Hochstetter* über Magenvenen (18. 2. 1887), von *C. Toldt* zur Anatomie und Entwicklung der Milz (13. 12. 1889) und über Reform der anatomischen Nomenklatur (14. 6. 1896), von *M. Zeißl* über die Lymphbahnen der männlichen Geschlechtsteile (9. 5. 1890), von *E. Zuckerkandl* über Ovarialtaschen (6. 11. 1896) und über die Epithelkörperchen der Schilddrüse (23. 3. 1900), von *J. Tandler* über Gekrösevarietäten (12. 2. 1897), *Tyson*sche Drüsen (6. 5. 1898) und über röntgenologische Schädelrekonstruktionen (3. 5. 1912), von *J. Wiesel* über akzessorische Nebennieren im Bereich des Nebenhodens (15. 4. 1898), von *J. Schaffer* über Epithel und Drüsen der Speiseröhre (6. 5. 1898), von *E. Albert* über die Architektur der Knochenspongiosa (20. 10. 1899), von *Otto Grosser* über arterio-venöse Anastomosen beim Menschen (24. 1. 1902), von *Alfred Kohn* über das chromaffine Gewebe (13. 11. 1903) und von *Thomas M. Lecco* über das Pancreas annulare (3. 6. 1910).

Embryologische Mitteilungen machte *S. Schenk* (6. 6. 1879, 14. 5. 1880, 14. 1. und 16. 12. 1881), *J. Tandler* demonstrierte Bilder eines sich im embryonalen Leben abspielenden eigentümlichen Prozesses, für den er den Namen Atresia duodeni physiologica vorschlug (26. 1. 1900), *Oskar Frankl* sprach über Lig. rotundum und Gubernaculum Hunteri (24. 10. 1902), *O. Stoerk* zur Entwicklung der Niere (5. 6. 1903) und *H. Braus* aus Heidelberg über das Wachstum des Herzens (9. 2. 1912).

In das Gebiet der Physiologie fallen die Untersuchungen von *Stricker* über beschleunigende Herznerven (3. 5. 1878) und über Muskelinnervationen, die sich an Gehörsempfindungen knüpfen (7. 5. 1886), von *Basch* über die Entstehung des Herzrhythmus (7. 3. 1879), Innervation des Darmes (7. 3. 1884) sowie über eine neue Methode zur Messung des Lungenvolumens (22. 4. 1898) und von *F. Kratschmer* über Zuckerbildung in der Leber (19. 11. 1880). *S. Exner* sprach über die Lokalisation der Funktionen der Großhirnrinde (13. 5. 1881 und 19. 11. 1886), Innervation des Kehlkopfes (5. 12. 1884), neue Forschungsresultate, die Lokalisation der Hirnrinde betreffend (19. 11. 1886), Beziehungen des N. facialis zur Großhirnrinde (28. 10. 1887), Diplopia monocularis und den irregulären Astigmatismus (9. 12. 1887), Assoziationsfasern der Hirnrinde (8. 2. 1889), Sensomobilität (20. 3. 1891), Funktion der Haare (Jahresversammlung 20. 3. 1896), die Netzhaut an der Grenze ihrer Leistungsfähigkeit (12. 1. 1899), (mit *J. Pollak*) Theorie des Hörens (15. 1. 1904) und über Temperaturbeziehungen zwischen Herz und Lunge (19. 3. 1909), *E. Fleischl* über die Theorie der Farbenwahrnehmung (10. 6. 1881), Physiologie der Retina (21. 12. 1883 und 25. 1. 1884), einen eigentümlichen physiologischen Zusammenhang zwischen Herz und Lunge (14. 1. 1887) und über eine neue Theorie der Respiration (3. 6. 1887) und *Joseph Paneth* über die motorischen Felder des Hundegehirns (18. 12. 1885). *Th. Meynert* behandelte die physiologischen Bedingungen der Gefühle (27. 1. 1882 und 3. 2. 1882), die Ernährung des Gehirns (18. 1. 1884) und die Irradiationsvorgänge im Vorderhirn (19. 6. 1885). Der Otiater *V. Urbantschitsch* entfaltete eine rege Vortragstätigkeit

auch auf physiologischem Gebiet. Genannt seien seine Vorträge über das An-
und Abklingen akustischer Empfindungen (20. 5. 1881), subjektive Schwankungen
in der Intensität akustischer Empfindungen (21. 4. 1882), Einfluß von Trigeminus-
reizen auf den Tast- und Temperatursinn der Gesichtshaut (6. 5. 1887), Einfluß
einer Sinneserregung auf die übrigen Sinnesempfindungen (21. 10. 1887), Einfluß
von Schalleindrücken auf die akustische Empfindungsschwelle (19. 2. 1892),
Einfluß kräftiger und tiefer Töne auf die Schrift (29. 4. 1898), Beeinflussung
subjektiver Gesichtsempfindungen (31. 10. 1902), Einfluß der Farbenempfin-
dungen auf die Sinnesfunktionen (14. 10. 1904) und über Sinnesempfindungen
und Gedächtnisbilder (20. 10. 1905 und 19. 10. 1906). *A. Kreidl* sprach über die
physiologische Bedeutung des Ohrlabyrinths (12. 2. 1892) und demonstrierte
Katzen mit Zerstörung des N. acusticus (20. 12. 1895) sowie ultramikroskopische
Präparate verschiedener Milcharten (7. 2. 1908). *J. Pals* Untersuchungen betrafen die Innervation der Lebergefäße (6. 4. 1888), den Einfluß der Temperatur
auf die Erregbarkeit des Darmes (23. 12. 1892), die Hemmungszentren im Rückenmark (8. 3. 1895), die Darminnervation (31. 5. 1895), die Beziehungen zwischen
Splanchnicus und Rektum (13. 3. 1896), die tonische Innervation des Dünndarms
(2. 6. 1899) und die Beziehungen zwischen Zirkulation, Motilität und Tonus des
Darmes (18. 10. 1901).

In das Gebiet der Physiologie fallen ferner die Vorträge von *M. Rosenthal*
über die motorischen Rindenzentren des Menschen (26. 4. 1878), zur Kenntnis
der motorischen Gehirnfunktionen (19. 1. 1882) und über das Centrum ano-
vesicale (30. 12. 1887), von *S. Friedmann* über die Einwirkung thermischer Reize
auf die Sensibilität beider Körperhälften (7. 5. 1880), von *B. J. Kusmin* (Moskau)
über experimentelle Untersuchungen der Leitungsbahnen im Rückenmark des
Hundes (26. 5. 1882), von *J. Dembo* (Petersburg, durch *Stricker* vorgetragen)
über die Physiologie der Uterusbewegungen (1. 12. 1882), von *L. Fellner* über
die Bewegungs- und Hemmungsnerven des Rektums (16. 2. 1883), von *E. Amruš*
über die Erregbarkeit des N. vagus in der Chloroformnarkose (8. 5. 1885),
von *J. Wagner-Jauregg* (mit *G. Gärtner*) über die Blutzirkulation im Gehirn
(15. 4. 1887), von *K. Ikalowicz* (mit *J. Pal*) über die Kreislaufverhältnisse in den
Unterleibsorganen (13. 5. 1887), von *Heinrich Lorenz* über das sekretorische
Nierenepithel (27. 4. 1888), von *A. Lode* über Spermaproduktion beim Menschen
und Hund (20. 11. 1891), von *Ernst Freund* über die Ursachen der Blutgerinnung
(18. 12. 1891) und über die Selbstverdauung des Magens (25. 6. 1897), von
A. Kolisko zur Kenntnis der Blutversorgung der Großhirnganglien (15. 1. 1892),
von *M. Zeißl* über die Innervation der Blase (19. 1. 1894 und 1. 2. 1901), von
R. Limbeck über Stoffwechsel im Greisenalter (22. 6. 1894) und über den Einfluß
des respiratorischen Gaswechsels auf die roten Blutkörperchen (14. 12. 1894),
von *A. Biedl* über die Centra der Splanchnici (6. 12. 1895), Exstirpation der
beiderseitigen motorischen Rindenbezirke des Affen (25. 6. 1897) und zur Physiologie der Nebenorgane des Sympathicus (*Zuckerkandl*) und des chromaffinen
Zellgewebes (16. 5. 1902), von *A. Bum* über Muskelmechanik (20. 5. 1898), von
L. Braun über die graphische Darstellung der Herzbewegung (11. 12. 1896),
von *M. Großmann* über motorische Kehlkopfinnervation (2. 4. 1897), von
H. Schlesinger zur Physiologie der Harnblase (12. 1. 1897), Physiologie des Trigeminus und der Sensibilität der Mundhöhle (27. 1. 1899) und Beiträge zur sensiblen

Innervation des Uterus (15. 1. 1909), von *J. Seegen* über die Kraftquellen für die Arbeitsleistungen des Tierkörpers (19. 3. 1897), von *M. Heitler* über Volumschwankungen des Herzens (23. 2. 1900), von *F. Grebner* über den Einfluß der Muskelarbeit auf den Blutdruck (3. 11. 1899), von *Berthold Beer* über das Auftreten einer subjektiven Lichtempfindung im magnetischen Feld (17. 1. 1902), von *L. Hofbauer* über den Mechanismus der Respiration (6. 6. 1902) sowie über Herzmuskelkraft und Kreislauf (15. 2. 1907) und von *Konrad Helly* über die Wechselbeziehungen zwischen Bau und Funktion der Milz (6. 6. 1902). *M. Benedikt* sprach über willkürliche Muskeltätigkeit (25. 10. 1907) und über biogenetische Stationen (26. 4. 1912) und *A. Schüller* über eine von *Wagner-Jauregg* ersonnene Methode der isolierten Durchschneidung der Pyramiden beim Affen (17. 6. 1904).

Der Internist *S. Stern* befaßte sich in den späteren Jahren viel mit physiologisch-psychologischen Problemen und trug vor: über den statischen Sinn (7. 12. 1906 und 11. 1. 1907), das Wesen der Erinnerungsbilder (28. 6. 1907), Bewegungsempfindungen (31. 1. 1908), Gedächtnis und Erinnerungsfähigkeit (26. 6. 1908), Parallelismus zwischen Psychogenie, Morphophysiologie und Physik (11. 12. 1908) und über die Endziele aller bewußten Menschenarbeit (30. 4. 1909). Hervorzuheben sind ferner die Vorträge von *W. Falta* über die physiologische Bedeutung des Pankreas (29. 11. 1907), von *F. Winkler* über die biologische Bedeutung der Pyozyanase (28. 2. 1908), von *H. Königstein* über das Schicksal der nicht zur Befruchtung gelangenden Spermatozoen (29. 5. 1908), von *S. Federn* über den normalen Darm und die normale Stuhlentleerung (28. 5. 1909), von *S. Fränkel* und *L. Dimitz* über die Gewebeatmung durch Intermediärkörper (19. 11. 1909), von *P. Kammerer* über die Vererbung erworbener Eigenschaften (14. 1. 1910), von *J. P. Karplus* und *A. Kreidl* über Operationen im überhängenden Gehirn (25. 2. 1910) und über Hemisphärenexstirpation beim Affen (15. 12. 1911), von *R. Bárány* über temporäre reizlose Ausschaltung der Kleinhirnrinde mittels Abkühlung, nachgewiesen durch den Zeigeversuch (31. 3. 1911), von *B. Aschner* zur Physiologie des Zwischenhirns (21. 6. 1912) und schließlich der Festvortrag von *Armin Tschermak-Seysenegg* über die Lehre von der tonischen Innervation (20. 3. 1914).

Die **medizinische Chemie** vertrat vor allem *E. Ludwig* mit seinen Vorträgen über die Lokalisation des Arsens im tierischen Organismus nach Einverleibung von arseniger Säure (21. 11. 1879), Albuminoide (13. 2. 1880), Bestimmung des Harnstoffs und des Gesamtstickstoffs im Harn (16. 4. 1880), Chemie des leukämischen Bluts und der leukämischen Milz (21. 1. 1881) und über Adipocire (28. 10. 1881); am 3. November 1882 erstattete er Bericht, daß es seinem Assistenten *J. Horbaczewsky* gelungen sei, Harnsäure synthetisch darzustellen. Später folgten seine Vorträge über die Lokalisation des Quecksilbers im tierischen Organismus (18. 10. 1889) und seine Festvorträge „Einst und jetzt in der medizinischen Chemie" (22. 3. 1895) und über die Fortschritte in der Chemie der Eiweißstoffe (18. 3. 1904). Eine weitere Reihe von Vorträgen verdankte die Gesellschaft *M. Abeles* über Zuckergehalt des normalen Harnes (3. 1. 1879) und über den Nachweis von Zucker in direkt aus den Lebervenen entnommenem Blut (13. 5. 1887), *J. Seegen* über die Leistungen des Peptons im Organismus (16. 2. 1883), *Fr. Obermayer* über eine Modifikation der *Jaffé*schen Indikanprobe (21. 2. 1890) und über Nukleoalbumin-Ausscheidung im Harn (11. 12. 1891), *E. Freund* über die

Ausscheidung von Phosphor bei fieberhaften Krankheiten (19. 5. 1893), Leistungen und Bestrebungen in der Stoffwechselpathologie (21. 3. 1902), über einen neuen eisenhaltigen Blutfarbstoff (26. 6. 1903), über die ersten Veränderungen des resorbierten Nahrungseiweißes (3. 2. 1905), zur Frage der Rückumwandlung der Verdauungsprodukte (17. 11. 1905), Serumfarbstofftrennung durch Ammoniumsulfatfraktionierung und Umwandlung von Albumosen in koagulierbares Eiweiß (15. 1. 1909), *R. Kolisch* über eine neue Methode der Kreatinbestimmung im Harn (15. 2. 1895), Verhalten der Alloxurkörper im pathologischen Harn (10. 5. 1895) und speziell bei Nephritikern (14. 2. 1896), dem Chemiker *Adolf Jolles* über eine quantitative Bestimmung des Bluteisens (15. 1. 1897) und der Harnsäure sowie der Purinbasen im Harn (18. 5. 1900) und über neue Methoden der Blut- und Harnuntersuchung (2. 5. 1902).

Zu nennen sind ferner die Mitteilungen und Vorträge von *H. Winterberg* über den Gehalt des menschlichen Blutes an Ammoniak (12. 3. 1897), von *V. Lenobel* über die Ausscheidung pathologischer gerinnungshemmender und gerinnungsfördernder Eiweißkörper durch den Harn (4. 6. 1897), von *St. Jellinek* über Färbekraft und Eisengehalt des Blutes (19. 11. 1897), von *E. P. Pick* über Gerinnungshemmung (30. 11. 1900), von *Th. R. Offer* über eine neue Zuckerreaktion (25. 1. 1901), Einfluß der Zubereitung des braunen und weißen Fleisches auf den Gehalt an Extraktivstoffen (12. 6. 1903) und über Jekorin (1. 12. 1905), von *A. Biedl* (mit *H. Winterberg*) zur Methode der Ammoniakbestimmung im Blute (15. 2. 1901), von *Fr. Erben* über die Bildung koagulabler Eiweißkörper im leukämischen Blute (28. 2. 1902), von *Jul. Joachim* über das quantitative Verhalten der Eiweißkörper im menschlichen und tierischen Organismus (16. 5. 1902), von *S. Fränkel* über Enzyme (10. 3. 1905), von *O. Stoerk* über Protagon (6. 4. 1906), von *K. Gläßner* (mit *A. Stauber*) über Trypsin und Erepsin (15. 4. 1910), von *H. Weiß* über die Blutgerinnung in ihren biochemischen und klinischen Beziehungen (22. 4. 1910), von *K. Linnert* über vergleichende chemische Gehirnuntersuchungen (29. 4. 1910), von *M. Weiß* über eine Vorstufe des Prinzips der *Ehrlich*schen Diazoreaktion im Harn von Tuberkulösen (6. 5. 1910), von *O. Fürth* (mit *E. Lenk*) über das Wesen der Totenstarre und ihre Lösung (16. 6. 1911) und über Milchsäureausscheidung im Harn und ihre Beziehungen zum Kohlehydratstoffwechsel (1. 5. 1914), von *H. Pollitzer* über den Nachweis peptolytischer Fermente nach *Abderhalden* ohne Dialyse durch Enteiweißung mittels Chondroitinschwefelsäure (13. 3. 1914) und von *R. Strisower* über die Bildung und Ausscheidung der Ameisensäure im menschlichen Organismus bei normalen und pathologischen Zuständen (18. 4. 1913).

Frühzeitig beschäftigte sich schon *W. Pauli* mit Fragen der physiologischen Chemie; erwähnt seien seine Vorträge über physiologisch-chemische Methoden und Probleme (10. 11. 1899), Ionenwirkung und ihre therapeutische Verwendung (19. 12. 1902) und über Wandlungen der Pathologie durch Fortschritte der allgemeinen Chemie (24. 3. 1905).

Zwischen Physiologie und medizinischer Chemie einerseits, Pathologie und Therapie anderseits schiebt sich seit dem Beginn der Neunzigerjahre das breite Gebiet der Lehre von den Drüsen mit innerer Sekretion. Es war zunächst die Schilddrüse (und später die Epithelkörperchen), die man als solche Drüsen mit innerer Sekretion genauer kennenlernte. Auf sie beziehen sich die

Mitteilungen und Vorträge von *J. Wagner-Jauregg* über Schilddrüsenexstirpation bei Katzen (13. 6. 1884) und die Vorstellung kretinischer Hunde (9. 2. 1906 und 1. 2. 1907), von *A. Eiselsberg* über Tetanie nach Exstirpation der transplantierten Schilddrüse bei Katzen (20. 10. 1891), Wachstumstörungen bei Schafen nach Schilddrüsenexstirpation (21. 10. 1892) und Athyreose bei Zwergwuchs (7. 6. 1912), von *S. Fränkel* über die Isolierung des wirksamen Prinzips der Schilddrüse (22. 11. 1895), von *J. E. Notkin* (Kiew) über die Wirkung des Thyrojodins bei Cachexia thyreopriva (16. 10. 1896), von *F. Pineles* zur Physiologie und Pathologie der Schilddrüse und der Epithelkörperchen beim Menschen (29. 4. 1904), von *H. Königstein* über mikroskopische Präparate von Epithelkörperchen (27. 5. 1904) und Sekretbildungen im Epithelkörper (15. 6. 1906), von *J. Erdheim* über Tetania parathyreopriva (1. 6. 1906), von *H. Leischner* über Transplantation von Epithelkörperchen mit Erhaltung ihrer Funktion (17. 4. 1907), von *O. Fürth* (mit *C. Schwarz*) über die physiologische Wirkung des Jodothyrins (7. 2. 1908) und von *W. Falta, H. Eppinger* und *C. Rudinger* zur Funktion der Epithelkörperchen (26. 2. 1909).

Zur Kenntnis der Nebennieren trugen bei: *J. Pal* Hunde nach doppelseitiger Exstirpation der Nebennieren (26. 10. 1894), *S. Fränkel* Präparate rein dargestellter Substanzen der Nebennieren (und Schilddrüse) (13. 1. 1896), *A. Biedl* physiologische Wirkung des Nebennierenextrakts (21. 2. 1896), *H. Schlesinger* therapeutische Wirkung von Nebennierenpräparaten (11. 3. 1904), *L. Braun* Adrenalin-Arteriosklerose (3. 2. 1905), *J. Winter* Wirkung des Nebennierenextrakts auf das durch große Chloroformdosen vergiftete Säugetierherz (12. 5. 1905), *H. Haberer* und *O. Stoerk* Beiträge zur Marksekretion der Nebennieren (21. 2. 1908), *O. Porges* Einfluß der Nebennierenexstirpation bei Hunden auf deren Blutzucker (11. 12. 1908), *H. Schur* Adrenalin-Nachweis im Harn (29. 10. 1909), *W. Falta* (mit *L. Ivcović*) Wirkungsweise des Adrenalins bei verschiedenen Applikationen (19. 11. 1909), *O. Schwarz* Ausfallerscheinungen nach Exstirpation beider Nebennieren (17. 12. 1909) und über die Wirkung des Adrenalins auf einzellige Organismen (10. 2. 1911), schließlich *O. Fürth* und *C. Schwarz* Hemmung der Adrenalin-Glykosurie durch Pankreaspräparate (13. 1. 1911).

Die Hypophyse war Gegenstand der Mitteilungen und Vorträge von *A. Schiff* über die Beeinflussung des Stoffwechsels durch Hypophysen- und Thyreoidea-Präparate (19. 2. 1897), von *J. Pal* über den Einfluß des Hypophysenextrakts auf die Gefäßwände verschiedener Gefäßbezirke (4. 12. 1908), von *L. Frankl-Hochwart* und *A. Fröhlich* zur Kenntnis der Wirkungen des Hypophysins auf das sympathische und autonome Nervensystem (25. 6. 1909), von *B. Aschner* Demonstration von Hunden nach Exstirpation der Hypophyse (9. 12. 1909) und von *W. Falta* und *L. Ivcović* Versuche mit Extrakten aus dem glandulären Teil der Schafshypophyse (17. 12. 1909).

O. Simon sprach über Sekretin (17. 2. 1905), *G. Joannović* über Hepatoxin (5. 2. 1909) und *E. Ranzi* (mit *J. Tandler*) über Thymusexstirpation bei jungen Tieren (25. 6. 1909).

Die Bedeutung der männlichen Geschlechtsdrüsen behandelten *J. Tandler* und *S. Grosz* Einfluß der Kastration auf den Organismus (6. 12. 1907) und Untersuchungen an Skopzen (14. 2. 1908), *S. Grosz* Kastration an Rehböcken (13. 3.

1908) und *J. Tandler* Eunuchoide (12. 3. 1909) und Einfluß der innersekretorischen Anteile der Geschlechtsdrüsen auf die äußere Erscheinung des Menschen (18. 3. 1910).

Der Arbeiten über die Pankreasfunktion und über die Funktion der weiblichen Geschlechtsdrüsen soll in den Kapiteln Innere Medizin und Gynäkologie gedacht werden.

Über die Wechselbeziehungen der Drüsen mit innerer Sekretion und über den Antagonismus sympathischer und autonomer Nerven in der inneren Sekretion sprachen *H. Eppinger, W. Falta* und *C. Rudinger* (7. 2. und 15. 5. 1908), später *W. Falta* allein (2. 7. 1909).

Pharmakologisches brachten die Mitteilungen und Vorträge von *M. Rosenthal* über neue Medikamente (Brom, Eisen und Salicylpräparate, Atropin, Arsenikalien, Quebracho usw. — 8. 11. 1878, 5. 3. 1880 und 11. 1. 1884), von *H. Paschkis* über Colchicin (19. 1. 1883) und über Versuche mit Rhodannatrium an Tieren (10. 4. 1885), von *E. Ludwig* über die Chemie des Jodoforms (3. 11. 1882), von *E. Ludwig* und *A. Drasche* über Kairin (6. 4. 1883), von *R. Jaksch* über ein neues Antipyreticum (Thallinpräparat — 31. 10. 1884), von *L. Fellner* über Hydrastis canadensis (30. 4. 1886), von *W. Winternitz* über Antipyrese und Antipyretica (7. 5. 1886), von *A. Drasche* über Strophantus (22. und 29. 4. 1887), von *G. Gärtner* über die kataphoretische Einführung von Medikamenten (22. 11. 1889), von *M. Gruber* über die Kresole als Antiseptica (12. 5. 1893), von *F. Winkler* experimentelle Beiträge zur Amylnitritwirkung (17. 4. 1896), von *J. Pal* über neue Untersuchungen über die Darmwirkung des Opiums und Morphiums (26. 10. 1900), die Wirkung des Opiums, seiner Komponenten und Ersatzpräparate (22. 11. 1912), experimentelle und klinische Studien über die Wirkung des Papaverins (11. 4. 1913) und Papaverin als Gefäßmittel und Anaestheticum (14. 11. 1913), von *S. Fränkel* über stereochemisch bedingte Wirkungsdifferenzen (7. 3. 1902), von *L. Braun* über die experimentelle Grundlage der Digitalis-Koffein-Medikation (18. 11. 1904), von *W. Hausmann* über die Entgiftung des Saponins durch Cholesterin (2. 6. 1905), zur Kenntnis der Arsengewöhnung (9. 3. 1906), die photodynamische hämolytische Wirkung chlorophyllhaltiger Pflanzenextrakte (26. 6. 1908), sensibilisierende Wirkung tierischer Farbstoffe und ihre physiologische Bedeutung (23. 10. 1908) und über Haematoporphyrin-Sensibilisation (16. 1. 1914), von *A. Exner* (mit *K. Sywek*) über Cholininjektionen in die Bauchhöhle (23. 6. 1905), von *W. Pauli* und *A. Fröhlich* über kombinierte Salzwirkung (27. 4. 1906), von *O. Loewi* über diuretische Arzneimittel (30. 11. 1906), von *H. H. Meyer* über den Antagonismus der Gifte (20. 3. 1908), von *G. Mansfeld* über die Cholinwirkung bei Adrenalin-Arteriosklerose (13. 11. 1908), von *A. Fröhlich* über Blutveränderungen nach internem Gebrauch von Orthoform (17. 12. 1909), von *F. R. Arlt* über Cuprum citricum solutum „Cusol" und dessen Anwendung bei Augen- und Hautkrankheiten (25. 2. 1910), von *B. Fellner* über Vasotonin (24. 4. 1910), von *K. Ullmann* über Arsenwirkung (19. 5. 1911 und 22. 5. 1914) sowie zur Parasitropie und Toxizität des Salvarsans (13. 12. 1912) und Experimentelles zur Arsenwirkung (22. 5. 1914), von *M. Herz* über Digitalisleim (26. 5. 1911), von *K. Glaeßner* über Glykokoll als Diureticum (20. 10. 1911), von *H. Januschke* über Entzündungshemmung (14. 4. 1913) und von *H. Schlesinger* über Skopolamin (6. 2. 1914).

Der allgemeinen Pathologie und pathologischen Anatomie galten die Demonstrationen, von denen nur die wichtigeren hervorgehoben seien, und Vorträge von *H. Chiari* über Cor triloculare biatriatum (6. 12. 1878), Mikrogyrie (21. 2. 1879), Perforation eines Ulcus ventriculi in den linken Herzventrikel und metastasierendes Zystosarkom der Parotis (21. 5. 1880), Haematom der Nebenniere (22. 10. 1880), lymphatisches Gewebe in der Schleimhaut des harnleitenden Apparats des Menschen (26. 11. 1880), (mit *E. Hofmann*) Spontanruptur des Magens (14. 1. 1881), (mit *A. Zemann* und *E. Zillner*) Darmrupturen (11. 11. 1881), hyaline Metamorphose des Miliartuberkels (3. 2. 1882) und zur Kenntnis der Knochengummata (19. 5. 1882), von *R. Heschl* über Geschwülste im allgemeinen (2. 4. 1880), von *A. Zemann* über Tuberkulose der Herzmuskulatur (21. 5. 1880), chronisches Klappenaneurysma an der Valv. bicusp. (10. 12. 1880), Tuberkulose des Oesophagus (26. 11. 1886) und über Sarkom der Trachea (25. 11. 1887), *H. Kundrat* über hyaline Metamorphose des Miliartuberkels (3. 2. 1882), karzinomatöse Wucherungen an den Herzklappen (12. 1. 1883), Klappenzerreißung bei Endocarditis bacterica und (mit *F. Mraček*) Darmsyphilis (19. 1. 1883), Übergang von Fibrom in Sarkom (6. 4. 1883), Nierenanomalien (8. und 15. 1. 1886), Varices des Oesophagus (12. 2. 1886), Nasen- und Gesichtsspalten (28. 1. und 4. 2. 1887), die anatomischen Verhältnisse der Dextrokardie (17. 2. und 2. 3. 1888), die intermeningealen Blutungen Neugeborener (31. 10. 1890), Hypoplasie des Gefäßsystems und Perforation des Schädels durch entzündliche Prozesse (9. 1. 1891), seltene Formen einer inneren Inkarzeration (13. 2. 1891), Nierenkrebs (4. 12. 1891), Eklampsie der Primiparen (5. 2. 1892), partielle Herzaneurysmen (12. 2. 1892), Vegetationsstörungen (Jahresversammlung 18. 3. 1892) und über Lymphosarkomatose (ib. 17. 3. 1893). *J. Csokor* behandelte die Aktinomykose (21. 10. 1881), *A. Weichselbaum* sprach über Tuberkulose des Oesophagus und entzündlich entstandene Kommunikation zwischen beiden Herzkammern (30. 11. 1883), Ätiologie und pathologische Anatomie der Lungenentzündung (28. 5. 1886) und über Veränderungen des Pankreas bei Diabetes mellitus (27. 1. 1911), *R. Paltauf* über Aktinomykose der Lunge (5. 2. 1886) sowie des Herzens und des Herzbeutels (13. 6. 1890), Rhinosklerom (15. 10. 1886 und 10. 1. 1890), intralaryngeale Schilddrüsentumoren (8. 5. 1891), besondere Formen der Halsgeschwülste (20. 11. 1891), Madurafuß (15. 6. 1894) und (mit *W. Pascheles*) über Dextrokardie (18. 6. 1897), *R. Kretz* über Syringomyelie (24. 1. 1890), Hypertrophie und Regeneration des Lebergewebes (30. 3. 1894), Leberzirrhose (9. 3. 1900), einige Einschränkungen zur Indikationsstellung der *Talma*schen Operation (14. 3. 1902) und über die Theorie der paroxysmalen Haemoglobinurie (24. 4. 1903), *C. Sternberg* über die Beziehungen der Endarteriitis obliterans zur Spontangangrän (25. 11. 1898), Lymphosarkom (31. 10. 1902), lymphatische Leukämie (20. 11. 1903), akute myeloische Leukämie (17. 11. 1911) und über Protozoenbefunde bei Pemphigus acutus neonatorum (10. 1. 1913), *J. Bartel* zur Tuberkulosefrage (6. 4. 1906) sowie zur Frage der pathologischen Risse (11. 11. 1910) und *Th. Bauer* über Duodenaldivertikel (16. 2. 1912).

Außer diesen von zünftigen pathologischen Anatomen gebrachten Beiträgen wären noch die von *Billroth* über die Entwicklung der Zysten in Knochen (15. 2. 1884), *E. Zuckerkandl* über Verkrümmung des Thorax mit Verlagerung des Herzens (18. 6. 1897), *L. Hofbauer* über Disposition und Prädilektion (16. 12.

1898), *Joh. Löw* über das Verhalten des *His*schen Bündels bei verschiedenen Herzkrankheiten (15. 4. 1910), *O. Weltmann* über Nebennierenhämatom (12. 5. 1911), *E. v. Graff* über Sarkom des Magens (7. 6. 1912) und *H. Sprinzels* über hypoplastischen Zwergwuchs (7. 6. 1912) zu nennen.

Auch dem Geschwulstproblem wurde schon frühzeitig eingehende Beachtung geschenkt. *M. Nedopil* sprach über den Krebs, den er als Produkt einer chronisch-entzündlichen Irritation des epithelialen Bindegewebes ansah, welche Tatsache durch spezifische einzellige Organismen bedingt werde (25. 11. 1881), *A. Eiselsberg* über gelungene Sarkomtransplantation an Ratten (21. 11. 1890), *J. Csokor* über Krebsseuche (29. 5. 1891), *E. Schwarz* über Karzinomparasitismus (29. 3. 1895) und *G. Wagner* über Verimpfung von Karzinom in das Gehirn von Versuchstieren (19. 2. 1904); *R. Kraus, E. Ranzi* und *H. Ehrlich* brachten experimentelle Studien über Tumoren (12. 11. 1909), *H. Salomon* und *P. Saxl* berichteten über einen Harnbefund bei Karzinomatösen (10. 12. 1909) und eine Schwefelreaktion im Harn derselben (17. 3. 1911). Es setzten die Mitteilungen *E. Freunds* ein: Serumbefunde bei Karzinom (4. 3. 1910 und 10. 5. 1912), Chemie der prädisponierten Stellen bei Karzinom (18. 10. 1912), gemeinschaftlich mit *Fr. G. Kaminer* über chemische Wirkungen der Röntgen- und Radiumbestrahlung in bezug auf das Karzinom (24. 1. 1913), Herkunft der die Karzinomzellen beeinflussenden Serumbestandteile (13. 6. 1913) und über pathogene Beziehungen organischer Säuren zum Karzinom (13. 2. 1914). *R. Kraus* und *E. v. Graff* sprachen über die Einwirkung des Plazentarserums auf menschliche Karzinomzellen (3. 2. 1911), *R. Köhler* und *A. Luger* über die Meiostigminreaktion (28. 6. 1912 und 24. 1. 1913) und *Th. v. Wasielewski* über den Kampf gegen die Krebskrankheit und seine Aussichten (16. 1. 1914).

Überaus reichlich war das Vortragsmaterial, das der Gesellschaft aus dem Gebiet der **pathologischen Physiologie** und der **experimentellen Pathologie** zuströmte. Es seien zunächst die Untersuchungen über Fieber genannt: *G. Wertheim* über den respiratorischen Gasaustausch beim fiebernden Menschen (25. 2. 1881 und 5. 5. 1882), *E. Albert* über einige Verhältnisse der Wärme an fiebernden Tieren (24. 3. 1882), *W. Winternitz* über Wärmeregulation und Fieber (17. 1. 1890) und *F. Kraus* über den respiratorischen Gasaustausch im Fieber (25. 4. 1890), Einfluß von Krankheiten, besonders von anämischen Zuständen auf den respiratorischen Gaswechsel (23. 12. 1892) und über vasomotorische Phänomene im Fieber (16. 3. 1894).

Die Schule *Brückes* und *Strickers* war vertreten durch Vorträge von *G. Gärtner* über die Beziehungen zwischen Nierenerkrankungen und Ödem (4. 5. 1883), die sogenannte Vaguspneumonie (23. 1. 1885), Nierenzirkulation (11. 3. 1887) und über intravenöse Sauerstoffinjektionen (23. 5. 1902), von *S. Basch* (mit *M. Großmann*) über toxisches Lungenödem (10. 4. 1885), Kompensationsmechanismus bei Mitralstenose (11. 3. 1887), Lungenschwellung und Lungenstarrheit (13. 4. 1888) und über Historisches und Kritisches zur Lehre von der Kompensation (24. 3. 1893), von *M. Großmann* über das Muscarin-Ödem und Experimente zum akuten allgemeinen Lungenödem (25. 2. 1887 und 5. 4. 1889) sowie über das Atmungszentrum und seine Beziehungen zum Kehlkopf (29. 11. 1889), von *P. Hasterlik* Experimente über die Innervation der Hautgefäße (13. 1. 1893), von *A. Biedl* über die Durchschneidung des linken Corpus restiforme und der aufsteigenden

Trigeminuswurzel (19. 10. 1894), bisher unbekannte Wirkung der Gallensäuren auf das Zentralnervensystem (4. 11. 1898) und über die Beziehungen der Ductus- lymphe zum Zuckerhaushalt sowie Hemmung der Adrenalinwirkung durch die Lymphe (22. 11. 1907), von *M. Reiner* zur Lehre vom Hirndruck (3. 5. 1895), von *A. Kreidl* über Totalexstirpation des Kleinhirns bei der Katze (18. 12. 1896) und von *H. Winterberg* zur Theorie der Säurevergiftung (11. 3. 1898).

Hierher gehören ferner die Vorträge und Mitteilungen von *E. Albert* zur Frage der Blutzirkulation im Schädel bei Gehirnerschütterung (29. 4. 1887), von *H. Noth- nagel* über die Entstehung des Kollateralkreislaufes (20. 4. 1888), von *P. Ferrari* (Genua) über die experimentelle Verstopfung der Sinus durae matris (1. 6. 1888), von *A. Notkin* (Kiew) über Experimente zur Lehre vom Ascites (16. 11. 1888), von *M. Heitler* über die Entstehung der Arythmie durch Reizung des Perikards (7. 1. 1898 und 10. 2. 1899), von *R. v. Limbeck* über die Folgen der Säurezufuhr im allgemeinen und speziellen beim Menschen (28. 1. 1898), von *Fr. R. Wenusch* über die Wirkung der Zentrifugalkraft auf die Blutzirkulation (18. 2. 1898), von *K. Kreibich* über bakterienfreie Eiterung beim Menschen (21. 5. 1901), von *E. Ullmann* über experimentelle Nierentransplantation (7. 3. 1902), von *J. Thenen* über Sauerstoffzufuhr durch die Haut (16. 1. 1903), von *K. Helly* über experimentelle Untersuchungen über Leukozyten und Exsudatzellen (3. 6. 1904), von *O. Stoerk* über experimentelle Leberzirrhose auf tuberkulöser Basis (21. 6. 1907) und von *O. Frisch* über experimentelle Erzeugung funktioneller Deformi- täten (28. 6. 1912).

Bedeutungsvoll war der Anteil, den die Gesellschaft auch an der neuerstan- denen Bakteriologie nahm. Schon in der Sitzung vom 26. Mai 1882 hatte *Veninger* Präparate von Tuberkelbazillen aus dem Sputum sowie Originalkulturen demonstriert, die er von seinem Besuch bei *Koch* mitgebracht hatte, und am 9. Juni 1882 berichtete *Billroth* über seinen Besuch im K. Gesundheitsamt in Berlin und über die Demonstrationen *Kochs*, denen er beigewohnt hatte. *J. Frosch- auer* sprach über das Verhalten des Schwefelwasserstoffs gegenüber Schimmel- pilzen und Milzbrandbazillen (20. 1. 1882), *H. Kowalski* hielt einen Vortrag über Bazillen, insbesondere über Tuberkelbazillen (16. 2. 1883), zeigte auch später Kulturen von Tuberkelbazillen (24. 5. 1889) und demonstrierte die von ihm bei Cholera-Untersuchungen gefundenen Mikroorganismen (1. 12. 1893), *Stricker* referierte über seine und seiner Schüler Untersuchungen über Tuberkelbazillen, wobei er noch immer von dem „angeblichen" Tuberkelbazillus sprach (11. 4. 1883), und *A. Weichselbaum* demonstrierte das Vorkommen von Tuberkel- bazillen im Blut bei allgemeiner akuter Miliartuberkulose (29. 2. 1884). *R. Paltauf* sprach über den Rotlauf der Schweine (16. 10. 1885) und (mit *A. Eiselsberg*) über Rhinosklerombakterien (22. 10. 1886). Vorwiegend bakteriologischen Inhalts war der Vortrag *M. Hajeks* über Erysipel und Phlegmone (29. 10. und 5. 11. 1886). Demonstrationen von Bazillen wurden von *S. Schenk* gehalten (25. 1. und 24. 5. 1889). *P. Hasterlik* berichtete über Versuche mit dem Kommabazillus (24. 2. 1893), *Arthur Klein* über die spezifische Bakterienproteinwirkung auf den kranken Organismus (5. 5. 1893) und *Th. Escherich* (durch *R. Paltauf*) über die von ihm beobachteten Vibrionen und ihr Vorkommen in Cholerastühlen (15. 12. 1893). *M. Gruber* sprach über *Pasteur* und die Gesamtentwicklung der Bakteriologie (8. 11. 1895), *J. Bernheim* über verzweigte Diphtheriebazillen

(8. 5. 1896), *R. Graßberger* über das Verhalten von Influenzabazillen in Mischkulturen (14. 5. 1897) und über die Bedeutung der Jodreaktion für die bakteriologische Diagnose (7. 12. 1900), *E. Freund* über die Undurchlässigkeit von Membranen gegen Bakterien, wenn sie unter erhöhtem Turgor stehen (11. 2. 1898) und *C. Sternberg* über anaerobe Aktinomyceskulturen (4. 5. 1900), *M. Benedikt* behandelte *Schroens* Lehre vom Leben der Kristalle, dessen Bakterienstudien und Bakterienkristalle (22. 5. 1903) und *S. Boxer* das Verhalten der Streptokokken und Diplokokken auf Blutnährböden (14. 4. 1905). Es folgten schließlich die Vorträge von *R. Kraus* über tuberkulöse Hautinfektion bei Makaken durch Impfung mit Reinkulturen von Tuberkelbazillen verschiedener Provenienz (11. 1. 1907), von *J. Bartel* über die Biologie des Perlsuchtbazillus (1. 2. 1907), von *H. Albrecht* über bakteriologische Untersuchungen bei Pertussis (19. 4. 1907), von *E. Löwenstein* über das Vorkommen von Hühnertuberkulose beim Menschen (2. 5. 1913) und von *R. Maresch* über die durch anaerobe Bakterien hervorgerufenen pyämischen Prozesse (6. 3. 1914).

Serologische und immunbiologische Fragen wurden seit dem Ende des 19. Jahrhunderts ein häufiger Gegenstand der Verhandlungen der Gesellschaft. *Max Gruber* sprach über vermeintliche und wirkliche Choleragifte (25. 11. 1892), Immunität gegen Cholera und über das Choleraschutzserum (28. 2. 1896) und später über die Theorie der Antikörper (25. 10. 1901) sowie über Bactericidie und Globulicidie (8. 11. 1901), *R. Paltauf* berichtete über ein hochwertiges (500fach) Diphtherieheilserum (7. 2. 1896), über die im Serotherapeutischen Institut vorgenommenen Versuche der Immunisierung von Tieren gegen die Pest (28. 5. 1897) und über die Reaktionen des Organismus gegen Infektionen (18. 3. 1898) und *R. Kraus* sprach über Antikörper des Typhusbazillus in der Milch einer mittels Typhusleiber immunisierten Ziege und den Nachweis derselben sowie über eine influenzaartige Kaninchenseuche (4. 12. 1896), spezifische Niederschläge in Filtraten der Cholera- und Typhuskulturen mit Cholera- und Typhusserum (30. 4. 1897), über Agglutination (27. 1. 1899), Haemolysine und Antihaemolysine (19. 1. 1900), Dysenterieantitoxin (10. 2. 1905), Gifte des Choleravibrio und verwandter Vibrionen (25. 6. 1906), (mit *St. Bächer*) Meningokokkenserum (27. 11. 1908), derzeitigen Stand der Diagnose, Schutzimpfung und ätiologischen Therapie der Cholera asiatica (8. 1. 1909), (mit *A. Biedl*) experimentelle Studien über Anaphylaxie (12. 3. 1909 und 11. 4. 1910), (mit *R. Volk*) experimentelle Immunität bei Tuberkulose der Haut sowie (mit *E. Ranzi* und *H. Ehrlich*) Parabioseversuche mit Bezug auf das serologische Verhalten (12. 11. 1909) und (mit *G. Hofer*) über das Verhalten der Tuberkelbazillen im gesunden und tuberkuloseinfizierten Organismus und Wirkung des Serums auf die Tuberkelbazillen im Peritoneum des Meerschweinchens und in vitro (29. 3. 1912).

Zu nennen wären noch die Mitteilungen und Vorträge von *S. Grosz* zur Kenntnis der antitoxisch wirkenden Substanzen (27. 3. 1896), von *R. Kretz* über die Diagnose des Maltafiebers durch Agglutination des Micrococcus melitensis (26. 11. 1897), von *J. Halban* und *K. Landsteiner* über Unterschied des fötalen und mütterlichen Serums und über eine fällungshemmende Wirkung des normalen Serums (13. 12. 1901), von *A. Klein* über den Einfluß von Organextrakten auf die roten Blutkörperchen (20. 12. 1901) und über neue Agglutinationsphänomene (14. 2. 1902), von *E. P. Pick* und *F. Obermayer* über Veränderungen im Immunserum (22. 5. 1903), von *Fr. Hamburger* und *R. Dehne* über passive Immunisierung mit artfremdem Serum (15. 4. 1904), von *B. Schick* (mit *E. Rossivall*) über Agglutination von Streptokokken aus Scharlachanginen durch Scharlachserum (11. 11. 1904), von *R. Doerr* über Dysenterietoxin (25. 1. 1907), von *R. Müller* über Versuche aus einer gemeinsamen Arbeit von *K. Landsteiner, R. Müller* und *O. Pötzl* über die *Wassermann*sche Reaktion (19. 4. 1907), von *O. Porges* über neue Methoden zur Serodiagnostik der Syphilis (31. 1. 1908) und (mit *H. Salomon, E. Neubauer* und *H. Elias*) zur Serumdiagnose der Lues (28. 2. 1908), von *R. Bauer* und *G. Meyer* aus Berlin zur Technik und klinischen Bedeutung des *Wassermann*schen Verfahrens (4. 12. 1908), von *A. Vystavel* über Haemolyse der Streptokokken als variable Eigenschaften (19. 1. 1912) und von *P. Kirschbaum* Beitrag zur Chemie und Toxikologie des Dysenteriegiftes (13. 3. 1914).

Die Untersuchungsmethoden der inneren Klinik fanden weiter eingehende Beachtung. *J. Hein* sprach über die Bestimmung der Herzgröße durch Palpation (10. 5. 1878) und fast 30 Jahre später beschäftigte sich mit einer solchen Methode *L. Kürt* (24. 2. 1905 und 18. 5. 1906), während *J. Pal* die Technik der Grenzbestimmung der Organe mittels Transsonanz behandelte (14. 2. 1902).

S. Ehrmann und *F. Siegel* berichteten über Blutkörperchenzählung im normalen und pathologischen Zustand (19. 1. 1883 bzw. 26. 1. 1883); *E. Fleischl* demonstrierte von ihm angegebene Instrumente zur Bestimmung des Hämoglobingehaltes des Blutes und des Zuckergehaltes des Urins (15. 5. 1885) und erörterte den Gebrauch des Haemometers (26. 2. 1886), *A. Hammerschlag* sprach über eine neue Methode zur Bestimmung des spezifischen Gewichts des Blutes (19. 12. 1890), *A. Elzholz* über eine neue Methode der Leukozytenzählung (25. 5. 1894) und *H. Rabl* über die elektive Färbung der Blutplättchen (23. 10. 1896).

Was die Blutdruckmessung betrifft, demonstrierte *G. Gärtner* seinen Tonometer (16. 6. 1899); sie wurde ausführlich von *S. Kornfeld* (6. 4. 1900) und namentlich von *S. Federn* (13. 6. 1902, 8. 5. 1903, 13. 11. 1908, 3. 3. 1911 und 24. 10. 1913), ferner von *W. Winternitz* und *W. Wertheimer* (29. 10. 1909) besprochen.

S. Federn sprach über ein unbekanntes Perkussionsphänomen am Magen (14. 6. 1895), eine Methode zur Sichtbarmachung der Pulsbewegung (27. 4. 1906) und über Perkussion und Peristaltik des Darms (20. 4. 1912).

Hierher gehören weiters die Mitteilungen von *M. Herz* über die Auskultation des normalen und pathologischen Muskeltons bzw. Muskelgeräusches (7. 12. 1900) und von *M. Engländer* über Harntemperatur (18. 1. 1907).

Der diagnostischen Bedeutung der Blutbefunde und den Blutkrankheiten galten die Vorträge von *H. Schur* über Verdauungsleukocytose und Verdauung (8. 1. 1897), von *R. Breuer* und *R. Seiller* über den Einfluß der Kastration auf die Blutbefunde bei jungen weiblichen Tieren (26. 6. 1903), von *W. Türk* über mikroskopische Präparate zur Frage: lymphoide Leukämie und Lymphosarkomatose (17. 10. 1903), von *A. Götzl* über die Bedeutung der punktierten Erythrozyten für die Diagnose der Blutvergiftung (10. 6. 1910), von *E. Schwarz* über Eosinophilie und Sekretion (10. 2. 1911), von *W. Falta, A. Kriser* und *L. Zehner* über Behandlung der Leukämie mit Thorium X (15. 3. 1912), von *W. Pick* über Polycythaemia rubra (21. 6. 1912), von *A. Decastello* über Splenektomie bei perniziöser Anaemie (30. 5. 1913) und von *W.* und *R. Haberfeld* über Pseudoleukämie infolge von Zeckenstichen (30. 1. 1914).

Speziell den Krankheiten der Lunge galten die Mitteilungen und Vorträge von *M. Heitler* über primäre interstitielle Pneumonie (31. 10. und 7. 11. 1884), *E. Bamberger* über Bronchiektasie (8. 3. 1889), *F. Kovacs* über albuminöse Expektoration nach Thorakozentese (14. 11. 1890), *L. Hofbauer* über das Asthma bei M. Basedowi (19. 6. 1903), Differenzierung der verschiedenen Asthmaarten mittels der stetographischen Methode (4. 3. 1904), Kurzatmigkeit bei Pneumothorax (16. 6. 1905), Behandlung des Lungenemphysems mit Atmungsgymnastik (14. 5. 1909), Behandlung von Pleuraschwarten (6. 5. 1910 und 17. 1. 1913), therapeutische Beziehungen zwischen Adrenalin und Asthma (10. 2. 1911), Behandlung des Asthma bronchiale mit Atmungsübungen (20. 2. 1914) und zur Symptomatologie des Hustens (19. 6. 1914), ferner von *L. Pollak* (mit *H. Januschke*) zur Pathologie und Therapie des Asthma bronchiale (10. 11. 1911), *M. Weinberger* über primäre Lungenaktinomykose (6. 3. 1914) und *H. Elias* über Fissura sterni congenita mit Lungenhernie (13. 3. 1914).

Daß die Tuberkulose einen bedeutenden Raum in den Verhandlungen der Gesellschaft einnahm, ist begreiflich, wenn wir daran denken, daß in diesen Zeitabschnitt die Entdeckung des Tuberkelbazillus und die des Tuberkulins durch *Robert Koch* fielen.

F. Polansky sprach über die Therapie der Tuberkulose (13. und 20. 12. 1878), *M. Heitler* über die Spontanheilung der Lungenschwindsucht (28. 5. 1880) und über die diagnostische und prognostische Bedeutung der Tuberkelbazillen im Auswurf (26. 10. und 16. 11. 1883), *J. Csokor* über die Ätiologie der Tuberkulose (27. 6. 1890) und *M. Koritschoner* über Blausäure und deren Wirkung auf die Tuberkulose (14. 11. 1890). Das von *R. Koch* angegebene Heilverfahren wurde sehr bald Gegenstand eingehender Erörterungen, an denen sich die Vertreter der verschiedenen Fächer beteiligten: *J. Schnitzler, H. Hebra, A. Jolles* und *K. Ullmann* (21. 11. 1890), *O. Kahler* (28. 11. und 19. 12. 1890), *G. Riehl* (5. 12. 1890), *L. Schrötter* (12. 12. 1890 und 9. 1. 1891), *M. Kaposi* (16. 1. 1891), *H. Kowalski* und *H. Teleky* (23. 1. 1891) und *A. Drasche* (30. 1. 1891). *N. Ortner* sprach über Lungentuberkulose als Mischinfektion (27. 1. 1893); über die Heilanstalt in Alland berichteten *L. Schrötter* (13. 12. 1895) und *A. Weismayr* (10. 2. 1899); *A. Drasche* sprach über die operative Behandlung des tuberkulösen Pneumothorax (13. 10. 1899) und *F. Kornfeld* über Prophylaxe der Tuberkulose (6. 12. 1901), *A. Weichselbaum* behandelte den damaligen Stand der Lehre von der Entstehung und dem Wesen der Tuberkulose (31. 1. und 7. 2. 1902), *L. Teleky* sprach über neuere Vorkehrungen zur Bekämpfung der Tuberkulose (28. 10. 1904) und über die Tuberkulosesterblichkeit in Österreich 1873—1904 (9. 3. 1906) und *L. Hofbauer* über die Pathogenese der Lungenspitzentuberkulose (26. 1. 1906). In der Sitzung vom 14. Juni 1907 demonstrierte *C. v. Pirquet* die Allergiereaktion, *M. Engländer* sprach über die Bedeutung der subfebrilen Temperaturen in der Diagnose und Therapie der Lungentuberkulose (16. 4. 1909), *Fr. Tutsch* über neue Ausblicke auf die natürlichen Heilwege der Tuberkulose (8. 4. 1910), *M. Weiß* über Harnbefunde bei Tuberkulösen (6. 5. 1910) und Sensibilisierung für die Pirquetsche Probe durch Tuberkulomuzininjektionen (8. 5. 1914), *O. Frank* zur Pneumothoraxbehandlung der Tuberkulose (1. 2. 1911), *H. Schur* (mit *S. Plaschkes*) über die Indikationsstellung bei der Behandlung der Lungentuberkulose mit dem künstlichen Pneumothorax (30. 5. 1913), *R. Bachrach* über *Friedmannsches*

Tuberkulin (15. 5. 1914) und schließlich *S. Federn* über die Behandlung der Tuberkulose (29. 5. 1914).

Auf dem Gebiet der Herz- und Gefäßkrankheiten tritt uns zunächst *M. Heitler* entgegen: über die relative Schließunfähigkeit der Herzklappen (12. 3. 1880), reflektorische Pulsdepression (4. 12. 1903), Zusammenfallen von Volumveränderungen des Herzens mit Veränderungen des Pulses (9. 6. 1905) und experimentelle Studien über diese Volumveränderungen (11. 12. 1908). Über Fettherz sprach *E. Stoffella* (29. 4. 1881), über musikalische Herzgeräusche und zur Therapie des Aortenaneurysmas *L. Schrötter* (29. 12. 1882 bzw. 30. 11. 1883), über die Heilbarkeit der Herzklappenfehler, namentlich der Aorteninsuffizienz *A. Drasche* (29. 12. 1882), über die Entstehung der musikalischen Herzgeräusche *J. Drozda* (9. und 30. 3. 1883), über Distanzgeräusche am Herzen *A. Biach* (4. 5. 1883), über Blutspannung bei Herzfehlern und über Venenpuls *S. Basch* (12. 2. bzw. 9. 4. 1886), über den Einfluß der chronischen Tabakvergiftung auf Herz und Magen *H. Favarger* (18. 2. 1887), über Dextrokardie *H. v. Bamberger* (anschließend an eine Demonstration von *A. Gruß*, 27. 1. 1888), über die angeborene Enge des Aortensystems *N. Ortner* (19. 12. 1890), über Gefäßschmerzen *H. Nothnagel* (10. 11. 1893), über vermehrten und verminderten Widerstand im Gefäßsystem *S. Federn* (23. 2. 1894), über experimentelle Untersuchungen bezüglich der Aorteninsuffizienz *S. Kornfeld* (23. 2. 1894), über vasomotorische Phänomene im Fieber *F. Kraus* (16. 3. 1894) und über eigenartige Venenphänomene *H. Schlesinger* (18. 12. 1896). *Fr. Wenusch* sprach über ein neues Verfahren zur Beeinflussung des Blutdrucks auf mechanischem Wege (18. 2. 1898) und *M. Herz* über die mechanische Behandlung von Herzkrankheiten (26. 5. 1899), Herzbeengung (22. 1. 1909), Symptomatologie der zerebralen Arteriosklerose (7. 1. 1910) und über die psychische Ätiologie und Therapie der frühzeitigen Arteriosklerose (10. 3. 1911). *E. Schwarz* erörterte die Dynamik der Mitralinsuffizienz (26. 5. 1905), *R. Beck* die Beziehungen zwischen Touristik und Herz (12. 1. 1906), *J. Pal* die paroxysmale Hochspannungsdyspnoe (16. 11. 1906). *L. Hofbauer* sprach über Herzmuskel und Kreislauf (15. 2. 1907), *H. Benedikt* über physiologische und pathologische Vorgänge im Zirkulationsapparat (7. 6. 1907), *J. Rothberger* über das Elektrokardiogramm (29. 1. 1909) und (mit *H. Winterberg*) über Vorhofflimmern und Arythmia perpetua (30. 4. 1909). Dazu kamen die Vorträge von *A. Biedl* und *L. Braun* zur Pathogenese der experimentellen Arteriosklerose (14. 5. 1909), von *N. v. Jagić* und *H. Haberer* über Kardiolyse (29. 10. 1909), von *M. Engländer* über Temperaturtabellen von Herzkranken (16. 4. 1909), von *R. Breuer* zur Klinik der Herzerkrankungen (12. 5. 1911) und von *M. Sternberg* über die Diagnose des chronischen partiellen Herzaneurysmas (23. 6. 1911).

Speziell den **Magen** betrafen die Vorträge von *R. Kaufmann* über einen neuen Milchsäurebazillus und sein Vorkommen im Magensaft (15. 2. 1895) und über Kontraktionsphänomene im Magen (21. 6. 1907), von *A. Hammerschlag* zur Kenntnis des Magenkarzinoms (17. 5. 1895), von *A. Pick* über ein neues Verfahren der lokalen Behandlung des Magens (28. 2. 1896), von *C. Noorden* über Tiefstand und Atonie des Magens (3. 12. 1909), von *L. Freund* zur Bandagenbehandlung der Gastroptose (26. 5. 1911), von *G. Schwarz* über Salzsäureprüfung ohne Magenschlauch (21. 11. 1913) und von *H. Pollitzer* (mit *J. Matko*) über Harnbefunde nach Magenausheberung (24. 4. 1914).

Über Darmkrankheiten sprach *H. Nothnagel* (18. 5. und 23. 11. 1883), *S. Federn* über die Beziehungen der Darmatonie zu verschiedenen Krankheiten (6. 4. 1888), normalen Darm und normale Stuhlentleerung (28. 5. 1909) und über Perkussion und Peristaltik des Dickdarms (20. 4. 1912), *F. Kovacs* über Amöbendysenterie (2. 12. 1892), *G. Singer* über Darmfäulnis (15. 12. 1893), *W. Zweig* über Fleischprobe zur ·Funktionsprüfung des Darmes (29. 11. 1901) und über Behandlung der Colitis mit Colostomie (3. 5. 1912), *J. Pal* über Atropin und Ileus (6. 11. 1902) und *K. Gläßner* über Obstipation (4. 11. 1904), *K. Koessler* über Balantidiencolitis (23. 2. 1906), *E. Přibram* (mit *E. Mayerhofer*) über das Verhalten der Darmwand als osmotischer Membran bei akuter und chronischer Enteritis (11. 6. 1909), *H. Albrecht* über Enteritis follic. supp. durch einen Pseudopestbazillus hervorgerufen und durch Darmresektion geheilt (24. 6. 1910), *Demetrius Chilaitidi* über willkürliche Verschieblichkeit der abdominalen Organe und ihren Einfluß auf die Darmtätigkeit (28. 4. 1911) und *J. Weiß* über primäre Darmtuberkulose (21. 6. 1912).

In das Gebiet der Pathologie der Leber gehören die Mitteilungen und Vorträge von *A. Pick* über das Wesen der Gelbsucht (13. 11. 1896), von *A. Pollatschek* über die Frühdiagnose der Cholelithiasis (24. 3. 1899), von *V. Eisenmenger* über Cirrhose cardiaque (20. 12. 1901), von *Fr. Fink* über die mit der balneologischen und der operativen Behandlung des Gallensteinleidens gemachten Erfahrungen (10. 2. 1905), von *A. Exner* (mit *H. Heyrovsky*) über Gallensteinbildung (7. 2. 1908), von *S. Bondi* über die Chemie der gallensauren Salze und die Gallensteinbildung (14. 2. 1908), von *F. Chvostek* über Xanthelasma und Ikterus (4. 11. 1910), von *R. Bauer* über die Prüfung der Leberfunktion mittels der Probe auf alimentäre Glykosurie (7. 6. 1912) und von *Reach* über Beeinflussung der Gallenblase durch Pharmaka (9. 1. 1914).

Auf das Gebiet der Nierenkrankheiten beziehen sich die Vorträge von *H. Bamberger* über die Beziehungen des M. Brighti zu anderen Krankheiten (2. 5. 1879) und über Haemoglobinurie (17. 2. 1888), von *F. Chvostek* über paroxysmale Haemoglobinurie (8. 6. 1894), von *G. Kobler* über Nierenerscheinungen bei Obstipation (29. 4. 1898), von *M. Sternberg* zur Symptomatologie der Nephrolithiasis (29. 3. 1901), von *R. Kretz* zur Theorie der paroxysmalen Haemoglobinurie (24. 4. 1903), von *H. Schur* (mit *E. Zak*) über Nierenfunktion (2. 11. 1906) und (mit *J. Wiesel*) über chemischen Nachweis von Adrenalin im Nephritikerserum (28. 6. 1907), von *K. Stejskal* über orthotische Albuminurie (27. 3. 1908), mit über zwei Sitzungen sich erstreckender Diskussion, von *L. Jehle* über lordotische Albuminurie (18. 12. 1908) und über Korrektionsversuche der Wirbelsäule bei orthostatischer Albuminurie (7. 2. 1913), von *H. Pollitzer* über Chondroiturie und fakultative Albuminurie (17. 5. 1912), von *O. Porges* und *R. Strisower* über Marschhaemoglobinurie (24. 1. 1913), von *A. Schiff* über künstlich erzeugte transitorische Albuminurie beim Menschen (27. 3. 1914) und schließlich von *J. Wiesel* und *L. Heß* über experimentellen M. Brighti (24. 4. 1914).

Mit dem Diabetes und mit den mit der Zuckerbildung im Organismus zusammenhängenden Fragen beschäftigten sich vor allem die Vorträge *F. Kratschmers* und *J. Seegens* über Zuckerbildung in der Leber (19. 11. 1880 bzw. 4. 3. 1881), die *Seegens* über Blutzucker und Ernährung (13. 11. 1885), das Vermögen der Leber, aus Fett Zucker zu bilden (16. 4. 1886), und über Zuckerumsetzung im Blute

(11. 3. 1892). Hierher gehören ferner die Mitteilungen *Töpfers* über die Wirkung der Injektion diabetischen Darminhalts (18. 1. 1895 und 15. 12. 1899), die Vorträge von *R. Kolisch* und *K. Stejskal* über Blutzucker (10. 12. 1897), von *H. Teleky* über Pankreasdiabetes und Ikterus (9. 5. 1902), von *W. Schlesinger* über alimentäre Glykosurie (27. 6. 1902), von *W. Falta* über Respirationsversuche an pankreasdiabetischen Hunden (26. 4. 1907), Theorie und Behandlung des Diabetes (31. 10. 1913) und über Amylazeen bei schweren Formen des Diabetes (15. 5. 1914), von *O. Loewi* über eine neue Funktion des Pankreas und ihre Beziehung zum Diabetes (14. 6. 1907), von *S. Bondi* zur Kenntnis der histologischen Veränderungen von Magen- und Darmschleimhaut im Phloridzin- und Pankreasdiabetes (28. 6. 1907) und von *O. Kraus* über Blutzuckeruntersuchung in der Praxis (6. 2. 1914).

Mit dem **Rheumatismus** beschäftigten sich die Vorträge von *O. Kahler* über die Selbständigkeit des Fiebers in dem Symptomenkomplex des akuten und chronischen Gelenksrheumatismus (24. 10. 1890), von *G. Singer* über bakteriologische Harnuntersuchungen bei akutem Gelenksrheumatismus (14. 6. 1895), von *Ph. Terć* (Marburg) über die Heilkraft des Bienenstichs bei Rheumatismus (15. 5. 1903), von *L. Wick* über rheumatische Knoten (8. 4. 1904) und über chronischen Gelenksrheumatismus (16. 2. 1906). Über die Pathogenese der Gelenksaffektionen sprach *L. Hofbauer* (21. 1. 1898). Mit dem Problem der **Gicht** beschäftigten sich: *R. Kolisch* Wesen und Behandlung der Gicht (18. 10. 1895), *A. Bum* arthritische Muskelatrophien (23. 11. 1906), *F. Pineles* Klinik und Pathogenese der sogenannten Harnsäureschmerzen (14. 5. 1909), *L. Wick* Pathogenese der Gicht (7. 4. 1911), *A. Schiff* und *E. Zak* Pathogenese der arthritischen Muskelatrophien (23. 2. 1912) und *W. Falta* Behandlung der Gicht mit Thorium (6. 12. 1912).

Das große Kapitel der **Infektionskrankheiten** wurde in den Verhandlungen der Gesellschaft stets gewürdigt. Mit der **Pest** befaßten sich ein Bericht des Statthaltereirats *Biesiadecki*, die Epidemie im Gouvernement Astrachan betreffend (16. 5. 1879), der Vortrag von *J. A. Chrastina* (10. und 17. 2. 1882), von *J. E. Polak* (Über die Pest in Kurdistan — 6. 4. 1883) und die Mitteilungen *H. Albrechts* über die pathologisch-anatomischen und bakteriologischen Ergebnisse der von der K. Akademie nach Bombay entsandten Kommission (28. 5. 1897). Die **Cholera** betrafen ein Vortrag *A. Drasches* bezüglich ihrer Verbreitung durch leblose Träger (19. 10. 1883), von *J. E. Polak* über den gegenwärtigen Stand der Cholera in Persien und Asien überhaupt (25. 10. 1889 und 28. 3. 1890) und von *S. Federn* über Blutdruckmessung bei Cholerakranken (21. 2. 1896). Über **Febris intermittens** sprach *H. Nothnagel* (13. 4. 1883) und über diese Krankheit sowie über **Malaria** vom parasitologischen Standpunkt *R. Paltauf* (20. 12. 1889), während *J. Mannaberg* über die neuen Forschungen auf dem Gebiet der Malariaätiologie berichtete (20. 1. 1893). Über **Typhus abdominalis** sprachen *F. Kraus* (15. 6. 1894) und *H. Schlesinger* (22. 3. 1907), über **Pappatacifieber** *K. Franz* (6. 11. 1908) und über **Variola** und **Flecktyphus** bei den bosnischen Rückwanderern aus dem Balkankrieg *L. Arzt* und *W. Kerl* (2. 5. 1913). Die histologischen Veränderungen im Zentralnervensystem wütender Hunde bzw. bei Lyssa des Menschen behandelten *J. Csokor* und *J. Lütkemüller* (14. und 28. 5. 1880). *A. Frisch* und *E. Ullmann*, die sich zum Studium der *Pasteur*schen

Schutzimpfung nach Paris begeben hatten, berichteten über diese in der Sitzung vom 16. April bzw. 10. Juni 1886, der letztgenannte auch über die von ihm unternommenen Selbstversuche. In einer Zuschrift, die in der Sitzung der Gesellschaft am 10. Juni 1887 zur Verlesung kam, polemisierte *Pasteur* gegen *Frisch*. Versuche über Lyssa bei Vögeln zeigte *R. Kraus* (5. 5. 1899) und *J. Schiffmann* besprach die *Negrischen* Körperchen bei der Wutkrankheit (2. 6. 1905). Der **Rotz** kam in Vorträgen von *L. Wick* und *A. Weichselbaum* zur Sprache (14. 3. 1884 und 2. 1. 1885), der **Tetanus** in dem Vortrag von *E. Schwarz* zur Antitoxinbehandlung dieser Krankheit (2. 11. 1894).

Die **Influenzaepidemie** des Jahres 1889/90 gab zu zahlreichen Mitteilungen in pathologisch-anatomischer, bakteriologischer und klinischer Beziehung Anlaß, so von *H. Nothnagel* (3. 1. 1890), *A. Weichselbaum* (31. 1. 1890), *M. Gruber*, *H. Kundrat* und *H. Kowalski* (14. 2. 1890), ferner von *O. Kahler* und *M. Heitler* (21. 2. 1890); *J. Gruber* sprach über die Ohrenaffektionen, *O. Bergmeister, L. Königstein* und *E. Fuchs* über die Augenkrankheiten bei Influenza, *J. Csokor* über die Ätiologie und das Krankheitsbild der Influenza bei Pferden (28. 2. 1890), während *A. Drasche* das Gesamtbild der Krankheit zusammenfaßte (7. 3. 1890). Später machten die Krankheit noch *R. Graßberger* (14. 5. 1897), *R. Paltauf* (19. 5. 1899), *S. Federn* (10. 5. 1901) und *R. Kretz* (3. 2. 1905) zum Gegenstand von Mitteilungen. Hier sei auch des Vortrags von *R. Kraus* über eine influenzaartige Seuche bei Kaninchen (4. 12. 1896) gedacht.

Verschiedene Themen aus der inneren Klinik behandelten die Vorträge von *H. Teleky* zur Behandlung des Hydrops (3. 3. 1882), *H. Nothnagel* über *M. Addison* (6. 3. 1883), verschiedene Formen von Muskelatrophien (14. 11. 1884 und 12. 6. 1885) und über idiopathische Peritonitis (3. 5. 1901), *E. Neusser* über Pellagra in Österreich und Rumänien (22. 1. 1887) und über ätiologisch-bakteriologische Diagnostik (22. 3. 1901), *G. Kobler* über typisches Fieber bei malignen Neubildungen des Unterleibs (19. 2. 1892), *A. Hammerschlag* über Hydraemie (10. 6. 1892), *K. Berdach* über endemischen Singultus (12. 3. 1897), *R. Schmidt* über Änderungen im Zelleben bei chronisch-anämischen Zuständen (21. 5. 1897), *S. Federn* über den Einfluß des Fiebers auf den Blutdruck (17. 2. 1899), *K. A. Herzfeld* über Enteroptose (9. 2. 1900), *R. Breuer* zur Ätiologie des M. Basedowi und des Thyreoidismus (15. 6. 1900), *J. Kyri* über Sympathikuserkrankungen (21. 1. 1910) und über die Bedeutung der Segmentierung für die Analyse der Sympathikuserkrankungen (4. 2. 1910), *F. Chvostek* über Xanthelasma und Ikterus (4. 11. 1911), *S. Bondi* über M. Banti, mit Splenektomie behandelt (16. 2. 1912), *K. Gläßner* über Pankreassteine (6. 12. 1912), *H. Schur* über Benzolbehandlung bei Lymphogranulomatose (2. 5. 1913), *A. Decastello* über Splenomegalie und Ikterus (30. 5. 1913), *H. Schlesinger* über das Greisenalter als Variationsfaktor klinischer Krankheitsbilder (23. 1. 1914), *J. Pal* über Pituitrinbehandlung des M. Basedowi (23. 1. 1914) und von *M. Engländer* über Behandlung dieser Krankheit mit Thymus (30. 1. 1914).

Die Parasitologie betrafen die Mitteilungen von *F. Schopf* über eine in Wien noch nicht gesehene Taenia cucumerina elliptica (23. 12. 1881), von *H. Goldmann* über Ankylostomiasis (5. 5. 1899) und von *Csokor* über menschliche Gelegenheitsschmarotzer, die Larven der Lusterfliege (Homalomyia) (13. 10. 1899 und 25. 1. 1901).

Hier wären auch die rein therapeutischen Vorträge einzureihen von *I. Neudörfer* über Spirotherapie (14. 3. 1890), von *S. Klein* über die Wirkung der Dunkelkur auf die Steigerung des Appetits (13. 6. 1890), von *A. Biedl* über intravenöse Traubenzuckerinfusion (13. 12. 1895), von *K. Ullmann* über konstante Wärmevorrichtungen (4. 4. 1902), von *L. Hofbauer* über den Wert der subkutanen Fetternährung (13. 11. 1903) und von *E. Bernd* über Thermopenetration (25. 2. 1909).

Auf dem Gebiet der Kinderheilkunde tritt uns in diesem Zeitraum zunächst *M. Kassowitz* entgegen, auf dessen Rhachitisstudien sich die Vorträge über Knochenneubildung und Knochenresorption (24. 10. 1879), das Verhältnis zwischen Rhachitis und Osteomalazie (27. 4. 1883) und über die Theorien der Rhachitis (12. 12. 1884) beziehen. Über die von *Kassowitz* inaugurierte Phosphorbehandlung entspann sich im Anschluß an eine Demonstration von *Th. Hryntschak* (10. 4. 1888) eine längere Diskussion. Zuletzt sprach *Kassowitz* über dieses Thema und insbesondere über den Phosphorgehalt des verordneten Lebertrans in der Sitzung vom 14. Dezember 1900. Zur Heilserumtherapie der Diphtherie sprach *Widerhofer* (21. 12. 1894), an welchen Vortrag sich eine Diskussion, die sechs Sitzungen in Anspruch nahm, anschloß. Bedeutungsvoll war auch der Vortrag von *R. Kretz* über Heilserumtherapie und Diphtherietod, die zu ausführlicher Aussprache, die *Kassowitz* einleitete, Anlaß gab und die einen zum Teil recht lebhaften Charakter annahm (27. 5. und 3. 6. 1898). *J. Rabl* sprach über Syphilis congenita tarda (11. 2. 1887) und über die Ätiologie der Skrophulose, deren Wesen er in einer bestimmten Qualität des Organismus oder eines Teiles desselben sah, vermöge dessen Reize (darunter auch der Tuberkelbazillus) Lymphschwellungen und Entzündungen veranlassen (6. 5. 1887), und *Th. Genser* über die Pathologie und Therapie des Keuchhustens (6. 4. 1888) und über Kindernährmittel (23. 10. 1891). *W. Knöpfelmacher* machte Mitteilungen über seine Untersuchungen über das Fett im Säuglingsalter und das Fettsklerem (26. 2. 1897), Kuhmilchverdauung und Säuglingsernährung (7. 1. 1898), Kretinismus (9. 6. 1905) und Ulcus duodeni im Kindesalter (15. 5. 1914), *N. Swoboda* über Lues hereditaria mit angeborener Keratitis parenchymatosa und Iridocyclitis fibrinosa (18. 12. 1896), Spasmus nutans (20. 2. 1903) und über Osteochondritis luetica (9. 5. 1913), *J. K. Friedjung* über den Eisengehalt der Frauenmilch und seine Bedeutung für den Säugling (26. 4. 1901) und über Kinderhysterie (6. 3. 1903), *A. F. Hecht* (mit *Friedjung*) über eine Probe auf die katalytische Funktion der Frauenmilch (26. 6. 1903) und über das Reduktionsvermögen der Milch (4. 3. 1904), *R. Neurath* über die anatomischen Veränderungen des Zentralnervensystems bei Keuchhusten (6. 11. 1903) und über Menstruatio praecox (22. 1. 1909), *C. Hochsinger* über Syphilis hereditaria (19. 5. 1905) und über das Facialisphänomen bei jugendlicher Neuropathie (20. 11. 1911), *K. Preleitner* über Spinalanalgesie im Kindesalter (23. 6. 1905) und über Ösophagusstriktur nach Scharlach (29. 4. 1910). *C. Pirquet* sprach über die frühzeitige Reaktion bei der Blatternschutzimpfung (22. 6. 1906), über eine Theorie des Blatternexanthems (22. 2. 1907) und über die Reaktionsfähigkeit auf Tuberkulin während Masern (19. 6. 1908), *Th. Escherich* über die Verwendung der Pyozyanase bei der Behandlung der epidemischen Säuglingsgrippe und der Meningitis cerebrospinalis (15. 6. 1906) und über Skrophulose (12. 2. 1909), *L. Jehle* über Desinfektionsversuche des Nasen-Rachenraumes mit Pyozyanase bei Meningitis cerebrospinalis (1. 3. 1907) und über die Serumtherapie der Genickstarre (23. 4. 1909), der pathologische Anatom *H. Albrecht* über bakteriologische Untersuchungen bei Keuchhusten (19. 4. 1907) und über Gehirnbefunde bei dieser Erkrankung (29. 11. 1907) und *F. Hámburger* über suggestiv geheilten Keuchhusten (31. 10. 1913) sowie über Wesen und Heilung des Pavor nocturnus und seiner Äquivalente (21. 11. 1913).

Von einzelnen Vorträgen wären noch zu nennen: *F. Schlichter* über den Einfluß der Menstruation auf die Laktation (6. 12. 1889), *L. Kürt* über die Behandlung des Laryngospasmus (23. 5. 1890), *H. Goldmann* über Impfung unter Rotlicht (19. 1. 1906), *R. Jaschke* zur Physiologie und Technik der künstlichen Ernährung des Neugeborenen (14. 5. 1909), *K. Mayerhofer* über Ernährungsversuche an Neugeborenen mit konservierter Frauenmilch (11. 6. 1909), *S. Weiß* über gesetzliche und freiwillige Kindermilchkontrolle (11. 3. 1910), *R. Pollak* über Laryngospasmus (13. 5. 1910), *H. Salzer* über Blinddarmentzündung beim Kinde (5. 5. 1911), *H. Abels* über Manifestwerden von Athyreosis (Myxoedem) beim Neugeborenen (3. 11. 1911), *W. Löbisch* Beiträge zur Therapie vorgeschrittenster Fälle von Cholera infantum (Sommerdiarrhoe) bei Säuglingen (17. 11. 1911), *H. Koch* über die Entstehungsursache der Meningitis tuberculosa bei Kindern (10. 1. 1913) und *G. A. Wagner* über familiäre Chondrodystrophie (2. 5. 1913).

Die **Neurologie** und **Psychiatrie** fanden in diesem Zeitabschnitt ausgezeichnete Vertreter in den Verhandlungen der Gesellschaft.

Mit der Anatomie des Nervensystems (bezüglich der Physiologie siehe den Abschnitt „Physiologie") beschäftigten sich die Vorträge von *L. Unger* über den Bau der Großhirnrinde (7. 11. 1879), von *S. Stricker* über Bindegewebsentwicklung im Zentralnervensystem (5. 12. 1879), von *Th. Meynert* über die Großhirnrinde (30. 1. 1880), Frontalentwicklung des Gehirns (Jahresversammlung 19. 3. 1886) und über die Anatomie der optischen Zentren (10. 5. 1889), von *H. Obersteiner* über einige neue Entdeckungen, den Ursprung der Hirnnerven betreffend (11. 6. 1880), von *N. Weiß* über die Leitungsbahnen und Zentren des menschlichen Rückenmarks (21. 10. 1881), von *A. Spina* über die Neuroglia des Gehirns und die feingranulierten Lagen der Retina (2. 6. 1882), von *M. Benedikt* über Chinesen-Gehirn (4. 12. 1885) und über Gehirnanatomie (13. 3. 1896) und von *E. Redlich* über die Anatomie und Physiologie der motorischen Bahnen (11. 11. 1898).

Mit speziellen Fragen der Neurologie beschäftigten sich die Vorträge von *H. Obersteiner* über Rückenmarkserschütterung (18. 4. 1879), Sensibilitätsstörungen bei Neurosen (10. 12. 1880), Begrenzung der funktionellen Neurosen (13. 3. 1895) und noch zum Schluß der Epoche sein Vortrag über pathologische Veranlagung im Nervensystem (Jahressitzung 14. 3. 1913). Der Okulist *Mauthner* sprach über Seelenblindheit und Hemianopsie (4. 6. 1880), Pathologie und Physiologie des Schlafes (30. 5. 1890) und über Schlaf und Schlafsucht (29. 5. 1891). *N. Weiß* demonstrierte Fälle von Hemiatrophia facialis und von Hirntuberkel in der vorderen Zentralwindung (12. 2. 1881), Hemichorea (19. 5. 1882) und von Pseudohypertrophia muscularis (9. 2. 1883). *Th. Meynert* sprach über funktionelle Nervenkrankheiten (14. 4. 1882 und 16. 3. 1883), Irradiationszustände im Vorderhirn (19. 6. 1885), Diagnose der praematuren Schädelsynostosen (10. 2. 1888), hypnotische Erscheinungen (1. 6. 1888), enzephalitische

134

Asymbolie (8. 6. 1888) und über traumatische Neurosen (26. 4. 1889), *M. Leidesdorf* ebenfalls über praemature Schädelsynostosen mit schweren Hirndruckerscheinungen (9. 2. 1883), ferner über familiäre Mikrozephalie (29. 5. 1885), *A. Adamkiewicz* über Hirndruck (9. 11. 1883) und Gehirnkompression (28. 3. 1884), *H. Nothnagel* zur Pathologie des Rückenmarkabszesses und über Okulomotoriuslähmung (22. 2. 1884) sowie über Tumoren der Vierhügelregion (11. 1. 1889), *M. Benedikt* über Gedankenlesen (7. 3. 1884), Kranio- und Kephalometrie (13. 6. 1884, 14. 5. 1886 und 21. 4. 1899), einige Grundformeln des neuropathologischen Denkens (27. 2. 1885), willkürliche Muskeltätigkeit (25. 10. 1907), Krampf und Krämpfe (6. und 20. 12. 1907), apoplektisch auftretende und komplizierte Tabes (20. 1. 1911), koordinatorische Beschäftigungsneurosen (7. 4. 1911) und über gekreuzte Lähmung des Akusticus und der Extremitäten (14., 21. und 28. 2. und 7. 3. 1913), wobei er am 7. März 1913 auch auf seine Präventivtherapie des Krebses mit Kieselsäure zu sprechen kam, Lähmung der Vestibularganglien mit Akusticuslähmung und Sehnervenatrophie (25. 4. 1913) und über Fußballlähmung (14. 11. und 12. 12. 1913), *M. Rosenthal* über Hirnsyphilis (27. 3. 1885) und über Formen von spinaler Halbseitenläsion (4. 12. 1885), *S. Friedmann* über Heilungen von Myelitisfällen (8. 5. 1885), *S. Freud* über männliche Hysterie (15. 10. 1886), *H. Teleky* über Meningitis cerebrospinalis (10. 12. 1886), *G. Anton* über die Beziehungen der Neuralgien zu den Neurosen (28. 12. 1888), *F. Kraus* über Lokalisation im Zervikalmark (5. 12. 1890), *L. Frankl-Hochwart* über sensible und vasomotorische Störungen bei rheumatischer Facialislähmung (17. 4. 1891), Augensymptome bei Neurosen (25. 11. 1892), und zerebrale Anästhesie (17. 2. 1893), *M. Sternberg* über Lähmung und Krampf (26. 5. 1893), *E. Bamberger* über Hirnhaemorrhagien (2. 6. 1893), *J. Mannaberg* über Polyneuritis cerebralis saturnina (18. 12. 1896), *E. Czyhlarz* und *O. Marburg* über zerebrale Blasenlähmung (16. 11. 1890), *S. Kornfeld* über die Verwertbarkeit der Blutdruckmessung in der Diagnose der Nervenkrankheiten (30. 11. 1900), *V. Urbantschitsch* über die von den sensiblen Nerven ausgelösten Schrift- und Sprachstörungen (16. 10. 1903), *A. Bum* über Infiltrationstherapie bei Ischias (29. 11. 1907), *J. Flesch* über Behandlung der Trigeminusneuralgie mit Alkoholinjektionen (21. 5. 1909 und 24. 10. 1913) und *A. Schüller* (mit *L. Moszkowicz*) über die *Förster*sche Operation bei spastischer Lähmung (27. 5. 1910). *R. Bárány* demonstrierte den von ihm zuerst diagnostisch benützten Zeigeversuch (10. 6. 1910), sprach über die Lokalisation in der Kleinhirnrinde (29. 11. 1912), die Bedeutung des Zeigesymptoms bei Schädeltraumen (7. 2. 1913), die temporäre Ausschaltung der Kleinhirnrinde mittels Abkühlung (31. 3. 1913) und über latente Deviation der Augen und Vorbeizeigen des Kopfes bei Hemiplegie und Epilepsie (4. 4. 1913). Demonstrationen von *S. Erben* hysterischer Tänzerkrampf (2. 12. 1910), *E. Redlich* (mit *Eiselsberg*) operierte Hirn- und Rückenmarkstumoren (13. 12. 1912) und zur Pathologie der Hirntumoren (9. 1. 1914), *A. Schüller* intrakranielle Verkalkungen (11. 4. 1913), *H. Neumann* supranukleäre Blicklähmung (23. 5. 1913), *M. Infeld* Paralyse aller Extremitäten und des Rumpfes (17. 10. 1913), *J. Schmelz* Benzinsucht durch Hypnose geheilt (12. 12. 1913), *C. Reitter* familiäre spastische Spinalparalyse (30. 1. 1914), *J. Zappert* progressive Linsenkerndegeneration (*Wilson*) (13. 2. 1914) und von *V. Hecht* Vibrationsreflex und seine klinische Bedeutung (8. 5. 1914) brachten reiches Material.

Die Tetanie betrafen die Vorträge von *N. Weiß* (6. 2. 1880 und 25. 5. 1883) und von *F. Chvostek* über das Verhalten der sensiblen Nerven, des Hörnerven und des Hauptleitungswiderstandes bei Tetanie (17. 10. 1890) sowie die Demonstrationen von *H. Königstein* (22. 6. 1906 und 7. 12. 1906) und von *S. Erben* (3. 5. 1912).

Die Epilepsie in ihren Beziehungen zu den psychischen Störungen sowie die sogenannten psychisch-epileptischen Äquivalente behandelte *M. Leidesdorf* (19. 11. 1880, 5. 5. 1882 und 7. 1. 1887). *E. Stoffella* besprach die Differentialdiagnose zwischen Epilepsie und Hysteroepilepsie (21. 5. 1880); über Epilepsie und Atavismus sprach *Th. Meynert* (24. 4. 1891), über Halbseitenerscheinungen bei der genuinen Epilepsie und über deren Beziehungen zur Linkshändigkeit *E. Redlich* (24. 11. 1905 bzw. 1. 3. 1907) und über Blutdruckverhältnisse bei Epileptikern *S. Federn* (15. 12. 1911).

Über Kretinismus sprachen *F. Pineles* (14. 11. 1902), *A. Kutschera-Aichbergen* (7. 5. 1909) und *S. Taussig* (1. 12. 1911).

Die Tabes war der Gegenstand der Vorträge von *M. Rosenthal* über Charakteristik der Myelitis und Tabes nach Lues (7. 1. 1881), von *A. Adamkiewicz* über die anatomischen Veränderungen des Rückenmarks bei Tabes (9. 1. 1885), von *H. Obersteiner* über Wesen und Pathogenese der tabischen Rückenmarkserkrankung (23. 2. 1894), von *E. Schwarz* über Beziehungen der chronischen Spinalmeningitis zur Tabes (23. 10. 1896), von *H. Weiß* über blutige Dehnung der N. ischiadici bei Tabes (9. 11. 1894), von *Benedikt* über die Ursachen der Tabes (17. 11. 1899), von *E. Hering* über zentripetale Ataxie beim Menschen und Affen (9. 11. 1900) und von *J. Pal* über Gefäßkrisen und deren Beziehungen zu den Magen- und Bauchkrisen der Tabiker (16. 10. 1903).

Mit der Frage der Heilung der progressiven Paralyse beschäftigte sich der Vortrag von *M. Gauster* (1. 2. 1878), mit der Syphilis als Ursache der Krankheit *H. Obersteiner* (13. 4. 1883), mit den Prodromen der paralytischen Geistesstörung *J. Weiß* (26. 10. 1883); über die progressive Paralyse sprach ferner *Th. Meynert* (Jahressitzung 18. 3. 1887), über das Verhalten der Blutplättchen bei dieser Krankheit *G. Puchberger* (23. 6. 1905), über Befunde im Liquor *R. Müller* (19. 4. 1907), zur Prognose und Therapie *A. Pilcz* (20. 1. 1911) und über die Luesparalysefrage *E. Mattauschek* und *A. Pilcz* (12. 1. 1912).

Psychiatrische Themen wurden vor der Gesellschaft insbesondere von *Th. Meynert* abgehandelt: über halluzinatorische Verrücktheit (4. 1. 1878), allgemeine Verrücktheit (7. 5. 1880), Wahnidee (19. 12. 1884), Zwangsvorstellungen (Jahressitzung 16. 3. 1888), Melancholie, Kleinheitswahn und Selbstanklagewahn (14. 6. 1889), Paranoia (20. 6. 1890) und über die psychiatrische Diagnose in foro (27. 2. 1891).

Dazu kommen die Vorträge *Strickers* zur Charakteristik der Wahnideen (18. 10. 1878), *Leidesdorfs* über den Einfluß einiger ätiologischer Momente auf Form und Verlauf von Geistesstörungen (28. 4. 1882) praemature Synostose der Schädelnähte als Ursache psychischer Störungen (9. 2. 1883) und über psychische Störungen im Kindesalter (23. 5. 1884), von *J. Wagner-Jauregg* über psychiatrische Heilbestrebungen (22. 2. 1895) und Psychosen als Ausdruck gastrointestinaler Autointoxikation (14. 2. 1896), von *A. Pilcz* über Blutdruckmessungen bei Geisteskranken (16. 3. 1900) und von *E. Raimann* über Glykosurie bei diesen (17. 5. 1901).

Mit der Therapie von Neurosen und Psychosen beschäftigten sich die Vorträge von *J. Wolff* über die Behandlung des Schreibkrampfes (15. 3. 1889), von *L. Frey* Hypnotismus (31. 5. 1889), von *M. Herz* heilgymnastische Behandlung von Erkrankungen des Zentralnervensystems (2. 3. 1900), von *M. Benedikt* Therapie der Tabes (30. 3. 1900), von *K. Weiß* Übungsbehandlung der tabischen Ataxie nach *Frenkel* (11. 2. 1910), von *E. Fröschels* Behandlung der Aphasien (17. 10. 1913) und von *Pilcz* moderne Paralysetherapie (27. 2. 1914).

Überaus reichlich waren die Beiträge, welche die Chirurgen zu den Verhandlungen der Gesellschaft beisteuerten. Es war die Zeit der Anti- und Aseptik herangebrochen und es war begreiflich, daß sie bei ihrem immer mehr sich ausdehnenden Wirkungskreis und ihren immer größeren Erfolgen den Drang in sich fühlten, in die Öffentlichkeit hinauszutreten, dadurch auch dazu beizutragen, daß viele der bisher zu Beginn vernachlässigten Krankheiten rechtzeitig der volle Heilung versprechenden chirurgischen Behandlung zugeführt würden.

Mit Fragen der Anti- und Aseptik beschäftigten sich die Vorträge von *J. Hofmokl* über Sublimatwundbehandlung (4. 4. 1884), von *Billroth* über den Einfluß der Antiseptik auf Operationsmethoden, chirurgischen Unterricht und Krankenhausbau (21. 3. 1890), von *A. Gleich* über Sterilisierung von Verbandstoff (9. 1. 1891) und über Wundbehandlung mit Ozon (3. 5. 1907), von *E. Albert* über das Vorkommen chronischer Quecksilbervergiftungen infolge anhaltender Beschäftigung mit Sublimat (2. 12. 1892), von *A. Adamkiewicz* über Antiseptik von Gehirnwunden (23. 12. 1892), von *J. Hochenegg* über ein Reagens zum Nachweis der tatsächlich stattgefundenen Sterilisation (2. 6. 1893), von *R. Hlawacek* (mit *J. Halban*) über Sterilisation von Catgut (31. 1. 1896) und von *V. Hecht* und *R. Köhler* über ihre Untersuchungen über Asepsis (17. 2. 1911).

Die Narkose betrafen die Vorträge von *C. Horoch* über Bromoformnarkose (11. 1. 1884), *J. Drozda* über das Wesen der Inhalationsnarkose (25. 4. 1884), *A. Gleich* über Bromaethylnarkose (11. 12. 1891 und 11. 3. 1892), *Richard Breuer* über Pentalnarkose (18. 12. 1891), *V. Silbermark* über Spinalanalgesie (4. 11. 1904), *K. Reicher* über chemisch-experimentelle Studien zur Kenntnis der Narkose (13. 12. 1907), *J. Wiesel* und *H. Schur* über das Verhalten des chromaffinen Gewebes bei der Narkose (14. 2. 1908), *Richard Chiari* über den Einfluß der Narkotika auf die Autolyse (26. 6. 1908) und von *H. Marschik* über perorale Intubation nach *Kuhn* als Narkoseverfahren (28. 6. 1912).

Die Lokalanästhesie wurde in einem Vortrag von *V. Hacker* (10. 2. 1893) zur Sprache gebracht.

Auf die Chirurgie des Schädels bezogen sich die Vorträge von *J. Weinlechner* über die Folgen der subkutanen Schädelfrakturen in den ersten Lebensjahren (7. 11. 1884 und 3. 12. 1897) und von *A. Fraenkel* über Deckung von Trepanationsdefekten am Schädel durch Heteroplastik (6. 6. 1890), zu welchem Thema später *A. Eiselsberg* (29. 5. 1891), *A. Fillenbaum* (23. 10. 1891) und *J. Weinlechner* (16. 6. 1899) Beiträge lieferten.

Die Gehirn- und Rückenmarkschirurgie war Gegenstand der Vorträge von *Hochenegg* Heilung kortikaler Epilepsie durch Trepanation und Ausschneidung der betreffenden Hirnpartie (11. 3. 1892), *Eiselsberg* Schädel- und Hirnoperationen (16. 6. 1893), Operationen von Akusticustumoren (18. 2. 1910) und Hirntumoren in bezug auf Dauerheilung (24. 5. 1912), *J. Habart* Gehirn- und

Rückenmarkschirurgie (1. 2. 1899), *G. Lotheissen* Behandlung gastrischer Krisen durch Resektion der hinteren Dorsalwurzel nach *Förster* (12. 5. 1911), *E. Ranzi* Operation von Hirntumoren (30. 6. 1911) und *A. Exner Förster*sche Operation bei M. Little (10. 11. 1911). Für die Operation von Hypophysis-Tumoren gab *L. Moszkowicz* kurz nach der ersten *Schloffer*schen Veröffentlichung ein schon vorher von ihm an der Leiche geübtes Verfahren auf endonasalem Wege an (31. 5. 1907), *Hochenegg* und *Eiselsberg* demonstrierten Fälle von intrakraniell durchgeführten Operationen (13. 3. 1908 und 26. 2. 1909) und *O. Hirsch* sprach über seine neue endonasale Methode (26. 3. 1909), deren Erfolge er in den nächsten Jahren in einer Reihe von Demonstrationen vorstellen konnte (8. 4., 17. 6. und 28. 10. 1910, 13. 1. und 16. 6. 1911).

Über eine neue Methode der Rhinoplastik sprach *V. Hacker* (6. 4. und 21. 11. 1888), über die Behandlung der Sattelnase mit Paraffin *J. Fein* (4. 4. 1902), über die Deckung eines Nasenflügeldefektes nach Exstirpation eines Angioms durch Transplantation aus der Ohrmuschel *Eiselsberg* (14. 11. 1902, wie sie schon vorher — 2. 5. 1902 — von *K. Büdinger* zur Lidplastik verwendet worden war) und über Verkleinerung der monströsen Nase nach der Methode *Gersunys L. Moszkowicz* (22. 11. 1907).

Über Uranoplastik und Staphylorrhaphie sprachen *Billroth* (15. 3. 1880), *O. Chiari* (11. 11. 1898), *L. Moszkowicz* (1. 2. 1907) und *Eiselsberg* (30. 10. 1903), während *H. Lorenz* eine neue Operationsmethode der Lippenspalte angab (9. 11. 1906).

A. Wölfler demonstrierte bereits am 3. Januar 1879 eine von *Billroth* vollzogene Exstirpation der S c h i l d d r ü s e , *Ewald* konnte in den Metastasen eines Schilddrüsenkarzinoms Jod nachweisen (28. 2. 1896), *J. Preindlsperger* sprach zur Technik der Kropfoperation (27. 2. 1900), *Eiselsberg* berichtete über die zirkuläre Resektion der Trachea bei einem Schilddrüsenkarzinom (13. 5. 1904) und *B. Breitner* teilte seine Untersuchungen von Kropfbrunnen mit (15. 12. 1911).

Die Krankheiten der B r u s t d r ü s e betrafen eine Demonstration von Tuberkulose der Mamma durch *L. Piskaček* (22. 2. 1884) und die Demonstrationen *Eiselsbergs* über Thoraxwandresektionen wegen Rezidive nach Mammakarzinomoperation (9. 5. 1913 und 16. 1. 1914).

Über die Behandlung von Thoraxempyemen sprach *R. Frank* (3. 5. 1901), Fälle von operierten Lungenabszessen demonstrierten *J. Weinlechner* und *G. Lotheissen* (13. und 20. 5. 1904), einen Fall von Mediastinotomie *Fr. Schlemmer* (8. 11. 1912).

Die H e r z c h i r u r g i e war Gegenstand von Mitteilungen *Weinlechners* (11. 12. 1903 und 8. 1. 1904) und *E. Ranzis* (1. 12. 1911).

Die Krankheiten des O e s o p h a g u s behandelten: *Weinlechner* Behandlung der Speiseröhrenverengerung (28. 11. 1879), *Billroth* geheilte Oesophagotomie wegen Fremdkörper (20. 2. 1885), *W. Zweig* zur Diagnose der tiefsitzenden Oesophagusdivertikel (1. 3. 1901), *L. Teleky* Behandlung von Narbenkontrakturen im Oesophagus mit Thiosinamin (17. 1. 1902) und Laugenverätzung der Speiseröhre (6. 11. 1903), *M. Hirsch* plastischer Ersatz des Oesophagus aus der Magenwand (3. 11. 1911), *Eiselsberg* Operation des Oesophaguskarzinoms (2. 5. 1913) und *H. Heyrovsky* plastischer Ersatz der Speiseröhre (9. 1. 1914). *J. Mikulicz* sprach über Oesophago- und Gastroskopie (4. 11. 1881), *V. Hacker* über Endoskopie des Oesophagus (9. 11. 1894).

138

Am 29. Januar 1881 hatte *Billroth* die erste Magenresektion am Menschen durchgeführt und in der Sitzung vom 25. Februar 1881 sprach er über Operationen bei undurchgängigen, karzinomatösen Strikturen im Bereich des Digestionskanals, am 20. Februar 1885 über Exstirpation des Magens nach Gastro-Enterostomie. Über Magenoperationen bei Karzinom und narbigen Stenosen sprach später sein Schüler *V. Hacker* (10. 5. 1895), *F. Schopf* demonstrierte einen Fall von subtotaler Resektion des Magens (9. 6. 1899), *Eiselsberg* sprach über operative Behandlung der Krankheiten des Magens (22. 4. 1904) und über die Behandlung der Fistula gastro-colica (6. 12. 1907), *P. Clairmont* über die chirurgische Behandlung der Magenperforation (20. 5. 1904), Trichobezoar im Magen und Ulcus ventriculi (5. 5. 1911) und zur Magenresektion wegen Ulcus ventriculi (23. 5. 1913), *J. Bakeš* (Trebitsch) über die Therapie des kallösen Magengeschwürs (3. 3. 1905), *H. Haberer* über subtotale Resektion des Magens (17. 6. 1910), *H. Schlesinger* und *F. Friedländer* über Magenfistel wegen Aerophagie (24. 6. 1910), *H. Heyrovsky* über Narbenstenose an der Cardia (17. 2. 1911) und über Magenschleimhautbefunde bei Ulcus ventriculi und Karzinom (12. 12. 1911), *J. Schnitzler* über gedeckte Perforation des Ulcus ventriculi (19. 1. 1912) und *H. Finsterer* über Vorlagerung des Magenkarzinoms zwecks Röntgenbehandlung (21. 2. 1913).

Über die Chirurgie der Gallenwege hielt schon am 22. April 1887 *J. Hofmokl* einen Vortrag; *R. Frank* sprach über Choledochotomie (20. 11. 1891), *E. Ullmann* über ein operiertes Karzinom der Gallenblase (12. 3. 1897), Gallenblasenperforation (19. 5. 1899) und zur Cholelithiasis-Operation (15. 12. 1902), *J. Fabricius* über Gallenblasenperforation (12. 5. 1899), *J. Bakeš* über Cholelithiasis-Operation (25. 1. 1905), *J. Schnitzler* über die Exstirpation eines großen Solitärtuberkels der Leber (1. 2. 1907), *A. Exner* (mit *H. Heyrovsky*) über Gallensteinbildung (7. 2. 1908) und spastische Dilatation des Choledochus (10. 11. 1911), *S. Bondi* über Gallensteinbildung (14. 2. 1908), *O. Föderl* über die chirurgische Behandlung der Hepatoptose (30. 10. 1908), *H. Finsterer* über Bradykardie bei Leberruptur (8. 3. 1912) und Leberresektion bei Nabelschnurbrüchen (13. 3. 1914), *E. v. Kutscha* über Transfusion der Galle durch die äußerlich intakte Gallenblase (15. 3. 1912) und *H. Lorenz* über die Operationen bei Leberzirrhose (6. 2. 1914).

Besonderes Interesse fand die Darmchirurgie; über Hernien sprach *J. Weinlechner* (28. 2. 1879 und 27. 5. 1898), *K. Breus* über die operative Heilung einer H. funicularis umbilicalis (10. 6. 1881), *E. Albert* über Darmwandbrüche (20. 10. 1882), *J. Englisch* über Albuminurie bei eingeklemmten Hernien (1. 2. 1884) und über Hernia obturatoria (7. 11. 1890), *O. Föderl* über eine Modifikation der *Bassini*schen Naht (27. 5. 1897) und *Th. Escherich* über mit Paraffin geheilte Nabelhernie bei Kindern (5. 6. 1903).

Die Appendizitis betrafen der Vortrag von *A. Foges* zur Klinik der Appendicitis simplex (6. 3. 1896), die Diskussion zu *Fr. Friedländers* Demonstration appendizitischer Abszesse (1. 2. 1901), der Vortrag *Hocheneggs* über sakrale Eröffnung von perityphlitischen Douglasabszessen (15. 2. 1901) und über die Indikation zur Appendektomie bei Ileocoecalschmerz (15. 12. 1905), der von *L. Moszkowicz* über die Operation der eitrigen Perityphlitis, mit einer sich durch vier Abende fortsetzenden Aussprache (22. 1. 1904), schließlich die sich an die Demonstration *H. Albrechts*, die angeborene Disposition für Appendizitis betreffend, anschließende Diskussion (10. 1. 1908).

Weitere Vorträge über Darmchirurgie hielten *J. Weinlechner* Behandlung der Intussuszeption des Darmes (2. 4. 1886), *J. Hochenegg Kraske*sche Operation (10. 6. 1887), die Therapie inoperabler Coecumstenosen (4. 12. 1891), neue typische Ursache des Ileus — Kombinationsileus (10. 12. 1897), angebliche Heilung von Karzinomen nach Kolostomie (17. 3. 1911) und über totale Darmausschaltung (24. 5. 1912), *J. Hofmokl* Darmresektion (14. 3. 1891), *V. Hacker* eine von ihm durchgeführte Ileocolostomie, die erste am Menschen gelungene Enteroanastomose (11. 12. 1891), *R. Baracz Senn*sche Plattennaht bei Enteroanastomose (27. 5. 1892), *E. Ullmann* neue Methoden der Darmnaht (1. 2. 1895 und 6. 11. 1896), *J. Schnitzler* retrograde Netzinkarzeration (31. 1. 1896), *H. Haberer* partielle und totale Darmausschaltung (18. 12. 1903) und primäre Dickdarmausschaltung (10. 2. 1911), *S. Sato* Anastomosenbildung im Magen-Darmkanal ohne Eröffnung der Lumina (12. 2. 1904), *V. Silbermark* Mechanismus der Coecumblähung bei hochsitzenden Darmstenosen (30. 3. 1906), *L. Moszkowicz* Technik und Instrumentar für aseptische Darmoperationen (29. 5. 1908 und 14. 5. 1909), *A. Zinner* Beziehungen zwischen der anatomischen Form des Darmkarzinoms und seiner Operabilität (25. 6. 1909), *K. Katholický* plastischer Ersatz des Sphincter ani (17. 12. 1909), *H. Finsterer* Volvulus der Flexur (17. 5. 1912), Volvulus einer Appendix epiploica in einer Leistenhernie (8. 11. 1912) und über doppelten Darmverschluß (20. 12. 1912), *H. Salzer* Darmverschluß bei *Hirschsprung*scher Krankheit (20. 12. 1912), *E. Kutscha* Operation der habituellen Obstipation (6. 6. 1913) und *O. Frisch* Verwendung des Kolostomierohres (6. und 13. 2. 1914).

V. Hacker machte Mitteilung über eine von *Billroth* ausgeführte Splenotomie (28. 3. 1884), *L. Dittel* über Wandermilz (9. 3. 1888), *K. Büdinger* über eine wegen Stieldrehung vorgenommene Splenektomie (7. 11. 1902) und *A. Khautz-Eulenthal* über Milzruptur (8. 11. 1912). Über eine von ihm ausgeübte Nierenexstirpation konnte *Billroth* schon am 6. Juni 1884 berichten.

Die Gefäßchirurgie betrafen die Mitteilungen von *J. Weinlechner* über Eisenchloridinjektionen bei Varizen (12. 3. 1886) und Chlorzinkinjektionen bei Haemorrhoiden (17. 12. 1886), der Vortrag *Billroths*, der letzte, den er in der Gesellschaft hielt, über Aneurysmen an den Extremitäten und am Halse (10. 11. 1893) und die Demonstrationen *I. Kohns* über angeborene Phlebektasien (17. 1. 1896), *Eiselsbergs* zur Therapie des Aneurysmas (20. 12. 1901), *N. Swobodas* über Selbstheilung von Angiomen (17. 2. 1905), *H. Heyrovskys* über Phlebarterioektasien der oberen Extremitäten (12. 1. 1912), *J. Schnitzlers* über Resektion und Zirkulärnaht der Arteria femoralis (22. 11. 1912) und *R. Th. Schwarzwalds* über Seitennaht der Art. iliac. externa (21. 2. 1913).

In das Gebiet der Pathologie und Therapie der Knochenbrüche fallen die Demonstrationen und Vorträge von *A. Grossich* Temperatursteigerung bei spontanen Frakturen und Vermehrung des Indikaninhalts im Harn (8. 5. 1885), von *G. Kapsammer* Kallusbildung nach Ischiasdurchschneidung (26. 3. 1897), von *J. Habart* Wert der Deambulationsmethode bei Behandlung der offenen Knochenbrüche (22. 4. 1898), von *Baldo Rossi* (mitgeteilt durch *M. Herz*) experimentelle Beiträge zur Frage der Behandlung von Knochenfrakturen (14. 12. 1900), von *A. Bum* Olecranonfraktur (12. 12. 1903, wie solche später auch von *M. Jerusalem* — 29. 3. 1912 — und von *O. Frisch* — 17. 5. 1912, demonstriert wurden), isolierte Kompressionsfraktur des Os triquetrum (10. 11. 1911) und

Rißfraktur der Tuberositas tibiae (20. 2. 1914), von *R. Frank* portativer Frakturenverband (24. 1. 1908), von *O. Frisch* Reposition von Frakturen beider Vorderarmknochen (28. 10. 1910) und von *M. Hirsch* portativer Extensionsverband nach *Borch-Grevink* (20. 1. 1911).

Die Gelenkschirurgie war Gegenstand der Mitteilungen von *I. Neudörfer* Gelenksresektionen (13. 6. 1879), *J. Mikulicz* neue osteoplastische Resektion am Fuß (28. 1. 1881), *A. Mosetig* Ellbogenresektion nach *Bruns* (29. 11. 1889) und von *Eiselsberg* chirurgische Behandlung der Ankylosen mit Überpflanzung von Faszienlappen (6. 12. 1912).

Der Knochen- und Gelenkstuberkulose galten die Vorträge von *Billroth* über Tuberkulose (23. 4. 1880) und *Albert* Gelenksresektion (12. 1. 1883), von *G. Kolischer* über Kalkbehandlung der lokalen Tuberkulose (18. 11. 1887), von *J. Rabl* über die konservative Behandlung der tuberkulösen Knochen- und Gelenksleiden (28. 3. 1890), von *Eiselsberg* zur chirurgischen Therapie der tuberkulösen Spondylitis (12. 12. 1890) und über die Wirkung von Leysin bei ausgedehnter Knochentuberkulose (16. 6. 1911), von *F. Friedländer* über Tuberkulose der Diaphysen langer Röhrenknochen (26. 2. 1904) und zur Diagnostik der Koxitis (15. 4. 1904), von *A. Mosetig-Moorhof* über Therapie der Gelenkstuberkulose (2. 12. 1904), mit einer über zwei Abende sich erstreckenden Diskussion, und über Radikaloperation bei tuberkulöser Koxitis (12. 5. 1905), von *Emil G. Beck* (Chicago) über Behandlung der kalten Abszesse und der tuberkulösen Fisteln mit Beziehung auf seine Wismutpastabehandlung (28. 4. 1911), an welche Mitteilung sich später Demonstrationen *M. Sgalitzers* (26. 1. 1912) und *M. Jerusalems* (25. 10. 1912) anschlossen, von *Jerusalem* über Heilstättenbehandlung (24. 11. 1911) und über Mischinfektion bei chirurgischer Tuberkulose (1. 5. 1914), von *P. Clairmont* über *Albee*sche Operation bei Spondylitis tuberculosa (6. 3. 1914) und von *R. Bachrach* über das *Friedmann*sche Mittel bei chirurgischer Tuberkulose (15. 5. 1914).

Von Demonstrationen und Vorträgen über verschiedene Themen der Chirurgie wären noch zu nennen: *J. Mikulicz* über eine von *Billroth* ausgeführte subperiostale Entfernung der ganzen Scapula (3. 1. 1879), *Weinlechner* über subkutane Muskel-, Sehnen- und Knochenrisse (18. 11. 1881), chirurgische Behandlung der Exostosen (12. 5. 1882), Sacro-Coccygealhygrome (22. 5. 1885) und über Hallux valgus (18. 4. 1902), *J. Hofmokl* über Tuberkulose nach Zirkumzision (21. 5. 1886), *V. Hacker* über Aktinomykose der Zunge (17. 4. 1885), *E. Albert* über Spermatokele (27. 2. 1885) und über Osteomyelitis der platten Knochen speziell des Schädels (7. 2. 1894), *F. Salzer* über Zungentuberkulose (18. 2. 1887), *E. Ullmann* über Bauchaktinomykose und Versuche, die Ursache der Eiterung bei Aktinomykose festzustellen (4. 11. 1887), Fälle von operativ geheilter Spina bifida (27. 6. 1890), Transplantation verschiedener Abschnitte des Verdauungstrakts (7. 6. 1901) und über Transplantation der Niere (7. und 14. 3., 27. 6. 1902), *A. Fraenkel* über die Bedeutung von Fremdkörpern in Wunden (19. 10. 1888), *L. Dittel* über lappenförmige Autoplastik am Nervus ulnaris (4. 4. 1891), *J. Schnitzler* über Status thymicus (4. 5. 1894), *Weichselbaum* über Ascites chylosus bei Karzinom des Ductus thoracicus (1. 6. 1894), *A. Narath* über Gangrän bei Hysterischen (15. 2. 1895), *O. Föderl* über Caput obstipum (27. 4. 1900), Amputatio penis (8. 5. 1908) und Phimosenoperation (29. 5. 1908), *R. Matzenauer* über Hospitalbrand (11. 5.

1900), *L. Moszkowicz* über Amputation nach *Bunge* (8. 2. 1902) und über Versuche zur Feststellung der Zirkulationsunterbrechung bei Gangraena pedis (12. 10. 1906), *R. Frank* über Ectopia vesicae nach *Maydl* operiert (16. 5. 1902; über das Thema später *P. Clairmont* — 30. 1. 1903), *A. Bum* über chirurgische Unfall-diagnostik (16. 1. 1903), *H. Lorenz* über zwei Fälle von hochgradiger Ektrodaktylie aller vier Extremitäten (20. 11. 1903) und über Zwerchsackhygrom an der Schulter (27. 2. 1914), *E. Ranzi* über Trichobezoar im Magen (2. 12. 1904), *P. Albrecht* über Lymphocavernoma chylosum (9. 12. 1904), Chirurgie des Penis (5. 8. 1909) und über Lymphnaevus und Lymphokavernom (13. 12. 1912), *R. Gersuny* über Heilung einer Lähmung des M. deltoideus durch Vereinigung des Muskels mit dem M. cucullaris (2. 3. 1906), *M. Jerusalem* über beiderseitige Luxation des Nervus ulnaris (17. 12. 1909) und über ein Haematom der Achillessehne (20. 6. 1913), *M. Hirsch* über die *Schlatter*sche Krankheit (27. 1. 1911), *Eiselsberg* über Lymphangiome der Endphalangen (16. 6. 1911), *O. Frisch* über Metatarsus varus congenitus (16. 2. 1912), *W. Denk* über angeborenes Fibrom der Kiefer (17. 5. 1912), *M. Haudek* über Luxatio femoris centralis (9. 5. 1913) und *H. Prigl* über Melanom des Penis (20. 2. 1914).

Allgemeine Themen behandelten die Vorträge von *Eiselsberg* über Wandlungen in der modernen Chirurgie (27. 3. 1903) und über den chirurgischen Unterricht (3. 11. 1905), chirurgisch-therapeutische die Vorträge von *A. Mosetig* und *J. Mikulicz* über die Verwendung des Jodoforms in der Wundbehandlung und dessen Einfluß auf fungöse Prozesse (27. 5. 1881) und von *A. Bum* über Mittel zur Desodorierung des Jodoforms (10. 6. 1881) — am 3., 17. und 24. November sowie am 22. Dezember 1882 wurde über Antrag von *L. Dittel* eine große Jodoformdebatte abgehalten, bei der die Vertreter der verschiedenen Fächer zu Worte kamen: *Dittel* (Chirurgie), *G. Wertheim* (Geschlechtskrankheiten), *J. Scheff* (Zahnheilkunde), *J. Schnitzler* (Laryngologie), *A. Drasche* (innere Medizin), *H. Kowalski* (Bakteriologie), von *K. Maydl* über In- und Transfusion als Rettungsmittel bei akuter Anämie (21. 3. 1884) und von *A. Mosetig* über die therapeutische Anwendung der Milchsäure (20. 11. 1885), die Behandlung inoperabler maligner Neoplasmen mit Methylenblau (30. 1. und 14. 3. 1891) und über Knochenplombe (12. 12. 1902). Der Transplantationsbehandlung galten die Mitteilungen von *V. Hacker* über die Transplantation gestielter Lappen (4. 11. 1887 und 31. 1. 1890) sowie die von *A. Eiselsberg* und *R. Gersuny* über Transplantationen nach *Thiersch* (24. 5. 1889 bzw. 14. 5. 1897). Die *Bier*sche Stauung war Gegenstand der Vorträge von *A. Bum* experimentelle Untersuchung über ihren Einfluß auf die Entwicklung des Knochenkallus (25. 10. 1901) und über Anpassung und Gewöhnung an Unfallfolgen (27. 10. 1911), von *E. Ranzi* die *Bier*sche Stauung (11. 11. 1905) und von *M. Jerusalem* neuere Indikationen für die *Bier*sche Saugbehandlung (29. 11. 1907) und Erfahrungen über die Behandlung von Kontrakturen und Ankylosen mit dem großen *Bier-Klapp*schen Apparate (21. 2. 1908). Chirurgisch-therapeutischen Inhalts waren schließlich die Mitteilungen und Vorträge von *I. Neudörfer* über mit Pyoktanin behandelte Tumoren (6. 2. 1891), von *K. Ullmann* über die durch Wärmewirkung erzeugte lokale Hyperämie als Heilfaktor für infektiöse und chronische Wundprozesse (31. 12. 1900), von *Eiselsberg* über tragfähige Amputationsstümpfe (28. 2. 1902), Grundsätze und Vorschläge zur Vereinheitlichung des ersten Verbandes bei akzidentellen Wunden

(9. 5. 1913) und über Immediatprothesen zum Ersatz des Unterkiefers (27. 2. 1914), von *L. Moszkowicz* über Paraffinprothesen (12. 12. 1902), von *H. Pichler* über prothetische Behandlung nach Kontinuitätstrennungen des Unterkiefers (11. 6. 1906), von *M. Stransky* zur Technik des Abnehmens der steifen Verbände (7. 1. 1910), von *M. Hirsch* über Antifermentbehandlung eitriger Prozesse (21. 1. 1910), von *V. Schiller* über Fermentbehandlung kalter Eiterungen und seröser Ergüsse (11. 2. 1910), von *W. Denk* über Prophylaxe der hämophilen Blutungen (18. 2. 1910) und von *E. Graff* über die Wirkung des Nukleins auf die Resistenzerhöhung des Peritoneums (29. 3. 1912).

K. Maydl und *L. Wittelshöfer* berichteten über ihre Erfahrungen auf dem serbischen bzw. bulgarischen Kriegsschauplatz (22. 1. 1886), *J. Podrazky* über das österreichische Sanitätswesen im Kriege (29. 1. 1886) und *A. Mosetig* über die Bedeutung des Jodoforms im Kriege (12. 3. 1886). *J. Habart* sprach über die Schußeffekte kleinkalibriger Kriegsgewehre (27. 5. 1892), Kleinkaliber und Kriegsaseptik (17. 4. 1896), zur operativen Armeechirurgie (19. 6. 1896) und über die Verwundungsfrage im Kriege (27. 4. 1900). *A. Irtl* berichtete über die Tätigkeit der österreichischen Mission im K. ottomanischen Militärspital zu Gümüsch-Suh in Konstantinopel (11. 3. 1898). Die auf den Kriegsschauplätzen gewonnenen Erfahrungen der österreichischen Missionen im Balkankrieg waren Gegenstand von Vorträgen von *A. Exner, H. Heyrovsky, A. Fraenkel, O. Frisch, O. Heinz, W. Denk, J. Steiner, P. Clairmont, R. Kraus, Fr. Tintner* und *Kl. J. Schopper* (17., 24., 31. 1. und 7., 14. und 21. 2. 1913). Am 19. Februar 1913 sprach, vielleicht in Vorahnung des Weltkrieges, *Hochenegg* über die sanitäre Kriegsbereitschaft unseres Vaterlandes.

Reiches Material bieten die Verhandlungen der Gesellschaft in bezug auf die Orthopädie, in welchem Fach Wien in dieser Zeit ja tonangebend wurde. *Mikulicz* sprach über Genu valgum (17. 1. 1879), *Nicoladoni* über den Pes calcaneus (17. 12. 1880) und über die Torsion der skoliotischen Wirbelsäule (8. 4. 1881), *Albert*, der diesem Fach seine volle Aufmerksamkeit zuwandte, über die Mechanik der unteren Sprunggelenke (2. 12. 1881), Genu valgum (10. 2. 1882), Plattfuß (4. 1. 1884) und über Skoliose (7. 2. 1890, 29. 11. 1895, 21. 2. 1896) und *Weinlechner* über die *Agston*sche Operation des Genu valgum (14. 4. 1882). Bald trat auch der *Albert*-Schüler *Adolf Lorenz* auf den Plan. Seine zahlreichen Vorträge betrafen die Plattfußfrage (8. 6. 1883), die pathologische Anatomie der skoliotischen Wirbelsäule (6. 11. 1885), die Entstehung der paralytischen Gelenkskontrakturen nach der spinalen Kinderlähmung (13. 5. 1887), die Operation des Caput obstipum (11. 5. 1888), die Kontrakturen des Kniegelenks nach Quadrizepslähmung (30. 11. 1888), die Orthopädie der Hüftgelenkskontrakturen und Ankylosen (18. 1. 1889), die Kokaininjektionen bei Streckung gewisser Kontrakturen (22. 2. 1889), die Therapie der Spondylitis (3. 5. 1889), die Pathologie und Therapie des muskulären Schiefhalses (20. 2. 1891), die mechanische Behandlung der Coxitis und der fungösen Gelenkserkrankungen der unteren Extremität (28. 10. 1892), die Entstehung der Knochendeformitäten (24. 2. 1893), die Osteoklase und das modellierende, intraartikuläre Redressement der Kniegelenkskontraktur und des Genu valgum (28. 4. 1893), die pathologische Anatomie der angeborenen Hüftgelenksluxation (12. 1. 1894), die unblutige chirurgische Behandlung dieser Krankheit (24. 1. 1896), die Behandlung der Hüftankylosen (12. 6. 1896), die chirurgisch-orthopädische Behandlung der spastischen Paralyse (5. 3. 1897), das Redressement der spondylitischen Wirbelsäule nach *Calot* (18. 11. 1898), die Coxitis mit einseitig ankylosiertem Hüftgelenk (19. 5. 1905), die Coxa vara unblutig geheilt (19. 2. 1909), die Behandlung der Coxa vara (25. 2. 1910), die orthopädische Therapie der paralytischen Klumphand (11. 11. 1910) und die Therapie des kongenitalen Klumpfußes im Säuglingsalter (1. 12. 1911). Weitere Vorträge hielten *O. Hovorka* über die therapeutischen Hilfsmittel bei der Plattfußbehandlung (9. 1. 1903), *M. Haudek* zur Technik des Gipsbettes (17. 2. 1905) und über angeborene Kontraktur des Handgelenks (20. 10. 1905), *M. Reiner* über Hüftgelenksresektion mit totaler Kapselexstirpation (7. 4. 1905), *O. Semeleder* über Verwertung des Körpergewichts zur Korrektur von Belastungsdeformitäten (8. 2. 1907), Klumpfußtherapie (13. 12. 1907), ·Plattfußbildung nach Fraktur und Luxation (17. 3. 1908), neue Theorie des erworbenen Platt- und Klumpfußes (27. 11. 1908) und zur Frage der chirurgischen und technischen Behandlung des Genu flexum paralyticum (18. 11. 1910), *A. Saxl* über Crura vara (26. 4. 1907), *S. Gara* über Behandlung schwerer Ankylosen mit Fibrolysin (28. 2. 1908), *G. Engelmann* über die *Abott*sche Operation der seitlichen Rückgratsverkrümmung (2. 5. 1913), *H. Spitzy* über Sehnenplastiken bei poliomyelitischer Lähmung (13. 2. 1914) und *Albert Lorenz* zur parartikulären Korrektur der Kniegelenkskontrakturen (6. 3. 1914).

Die **Urologie**, bisher eng mit der Chirurgie und der Venerologie verknüpft, wurde in diesem Zeitraum zu einem selbständigen Spezialfach ausgebaut, wozu insbesondere die Erfindung des Zystoskops beitrug, das *M. Nitze* zum erstenmal in der Sitzung der Gesellschaft der Ärzte vom 9. Mai 1879 demonstrierte. Die Urologie betreffen die Vorträge von *J. Grünfeld* über endoskopische Untersuchung des Colliculus seminalis (6. 12. 1878 und 30. 1. 1880), Trachom der Harnröhrenschleimhaut (26. 11. 1880), Epithelauflagerungen der Urethra (22. 4. 1881) und über Zystoskopie im allgemeinen und über Blasentumoren im besonderen (17. 5. 1889), die Vorträge von *L. Dittel* über Prostatahypertrophie (16. 1. und 23. 1. 1880), urologische Raritäten (20. 2. 1885), Endoskopie der Blase (21. 5. 1886), angeborene Penisfistel (8. 3. 1889), Prostatectomia lateralis (28. 3. 1890), Fremdkörper in der Blase (6. 2. 1891), Blasentumoren (3. 6. 1892) und über Exstirpation eines Prostatatumors (9. 6. 1893), von *G. Jurié* über Nephrorrhaphie (15. 10. 1880), die Diskussion über den hohen Blasenschnitt (27. 2. 1880), die Vorträge von *R. Ultzmann* über Zystotomie (9. 4. 1880) und von *Billroth* über Lithothrypsie (22. 10. 1880), an welch letzteren sich eine Diskussion über *Bigelows* Litholapaxie, Ätiologie und Therapie der Alkaleszens des Harns und über die Wirkung des chlorsauren Kalis auf den tierischen Organismus anschloß, von *J. Gschirhakl* über Urethroskopie (20. 5. 1887), von *L. Vajda* zur Anatomie des männlichen Urogenitalapparates (17. 6. 1887), von *E. Lang* über elektrolytische Behandlung der Strictura urethrae (9. 5. 1890), die zahlreichen Mitteilungen und Vorträge von *J. Englisch* über Zysten des Vas deferens (15. 5. 1891), haemorrhagischen Infarkt des Hodens (2. 6. 1893), doppelte Harnröhre (3. 11. 1894), Prostatahypertrophie (20. 12. 1895, 17. 1. 1896 und 25. 5. 1900), sackförmige Erweiterung des Blasenendes der Harnleiter (29. 4. 1898), Kleinheit der Prostata (7. und 14. 12. 1900), infiltriertes Karzinom der Harnblase (22. 2. 1901), eingesackte Blasensteine (18. und 25. 4. 1902) und über isolierte Entzündung des

144

Blasendivertikels und ihre Beziehung zur Perforationsperitonitis (30. 10. 1903)
sowie die Vorträge *M. Wickhoffs* über Symphysiotomie bei Blasenoperationen
(3. 9. 1893) und *J. Schnitzlers* zur Kenntnis der Pneumaturie (22. 12. 1893)
und über Prostatahypertrophie, mittels Kastration behandelt (10. 1. 1896).
A. Frisch sprach über die operative Entfernung von Blasentumoren (26. 1. 1894)
und über Soor der Harnblase (11. 12. 1896), *K. Büdinger* über Tierversuche zur
Implantation des Ureters in die Blase (23. 2. 1894), *G. Kolischer* trat für die
Sondierung bzw. Katheterisation der Ureteren zu diagnostischen und therapeutischen Zwecken bei Nierensteinkoliken ein (11. 12. 1896), *O. Zuckerkandl* sprach
über Urethrotomia externa (20. 5. 1898), intrakapsuläre Enukleation der hyper-
trophierten Prostata (30. 1. und 3. 4. 1903), Exzision beider Lappen der Prostata
bei chronischer Prostatitis (4. 12. 1903), essentielle Nierenblutung (21. 1. 1905),
Nierentuberkulose (7. 4. 1905 und 2. 3. 1906), Bildungsanomalien der Niere
(10. 12. 1909) und über das Radiogramm des Karzinoms der Blase bei Füllung mit
Skiargan (5. 12. 1913), *J. Preindlsperger* berichtete über einen bosnischen Stein-
schneider (27. 10. 1899) und über Cystotomia perinealis bei Lithiasis sowie über die
*Zuckerkandl*sche Mastdarmablösung bei impermeablen Urethralstrikturen (18. 11.
1904) und *O. Kraus* über eine neue intravesikale Behandlungsmethode (11. 1.
1901). Es folgten die zahlreichen Mitteilungen von *G. Kapsammer* über Heilung
der Incontinentia urinae beim Weibe durch Vaselininjektionen (15. 2. 1901),
die Phloridzin- und Methylenblauprobe (1. 3. 1901), intravesikale Entfernung
von Bassininähten (9. 1. 1903), Behandlung der Enuresis mittels epiduraler
Injektionen (26. 6. 1903), Ureterenkatheterismus und funktionelle Nierendia-
gnostik (27. 11. 1903), Kryoskopie und reflektorische Polyurie (4. 12. 1903) und
über Nierenchirurgie und funktionelle Diagnostik (10. 6. 1904), die Demonstrationen von *R. Frank* über die Operation eines Blasenpapilloms mittels der
*Zuckerkandl*schen perinealen Methode (8. 5. 1903), von *Eiselsberg* über operierte
Blasendivertikel (22. 1. 1904) und von *F. Kornfeld* zur Symptomatologie der
Urosepsis (3. 6. 1904), Bakteriurie (27. 10. 1905), Belastungstherapie in der
Urologie (20. 12. 1907) und über Nierentuberkulose (12. 6. 1908). Schließlich
wären noch anzuführen die Mitteilungen von *L. Moszkowicz* über Behandlung
der Prostatahypertrophie mit Röntgenstrahlen (31. 3. 1905), *J. Tandler* über
das anatomische Verhalten des Ureters und des Vas deferens bei Prostatahypertrophie (27. 11. 1908), *R. Paschkis* über einen primären Tumor des Harnleiters
(4. 2. 1910) und (mit *W. Tittinger*) über Radiumbehandlung eines Prostata-
sarkoms (18. 11. 1910), *H. Haberer* über eine seltene Indikation zur Prostatektomie
wegen traumatischer Blutung (28. 10. 1910), *R. Bachrach* über Nierensteine bei
einem zehnjährigen Knaben und kongenitales Blasendivertikel (19. 4. 1912),
endovesikale Anwendung des *Oudin*schen Hochfrequenzstromes bei Blasentumoren (26. 4. 1912), Faszienplastik bei Urethralfistel (18. 10. 1912), Hoch-
frequenzstrombehandlung der Urethra (25. 4. 1913) und Totalausschaltung der
Blase mittels Ureterostomie (1. 5. 1914), *V. Blum* (mit *H. Abels*) zur Ätiologie der
Zystitis kleiner Mädchen (8. 11. 1912), Argyrose der Blase bei Plattenepithelial-
karzinom und Atrophie der Prostata (7. 2. 1913) und Operation der weiblichen
Hypospadie (27. 6. 1913), *H. G. Pleschner* über geheilte intraperitoneale Blasenruptur (10. 1. 1913), *A. Lieben* über Harnröhrensteine (6. 6. 1913), *R. Th. Schwarzwald* über Tuberkulose und Steinkrankheit der Niere (27. 6. 1913), *F. Kroiß*

über Nierenblutung bei arteriosklerotischer Veränderung der Niere und Uretero-
pyelostomie bei intermittierender Hydronephrose (31. 10. 1913), *R. Volk* über
Herpes zoster der Blase (5. 12. 1913) und *R. Polacco* über traumatische Hydronephrose (29. 5. 1914).

Die Geburtshilfe betrafen die Mitteilungen von *G.* und *C. Braun* (letzterer
durch *K. Pawlik*) über Fälle von Sectio caesarea mit Exstirpation des Uterus
(6. und 13. 12. 1878) und die Vorträge von *C. Braun* über die Salubritätsverhält-
nisse an der I. Wiener geburtshilflichen Klinik (11. 6. 1886) sowie von *A. Breisky*
zur Kasuistik der extrauterinen Schwangerschaft (25. 11. 1887). *W. Latzko* behandelte die Osteomalaziefrage, ferner den Wert der Chloroformnarkose bei dieser
Krankheit (21. 4. 1893 bzw. 5. 1. 1894), die Adrenalinbehandlung der Osteomalazie (15. 2. 1907), die chirurgische Behandlung des Puerperalprozesses (3. 5.
1907 und 25. 6. 1909) und den suprasymphysären Kaiserschnitt (8. 5. 1908),
J. Neumann das Deciduoma malignum (5. 6. 1896) und die Blasenmole (15. 1.
1897). *O. Lindenthal* berichtete über bakteriologische Befunde bei Tympania
uteri (10. 12. 1897) und *R. Chrobak* trug über Myom und Schwangerschaft (2. 6.
1899), *J. Thenen* über die Ursache des Geburtseintritts (6. 4. 1900), *L. Stolper*
über Entbindungslähmungen (8. 3. 1901) und *H. Peham* über Serumbehandlung
bei Puerperalfieber (8. 4. 1904) vor. *L. Mandl* erstattete eine vorläufige Mitteilung
über den Übergang der Immunhämolysine von der Frucht auf die Mutter (mit
A. Kreidl — 20. 5. 1904), sprach über die klinische Bedeutung der Milchsekretion
bei bestehender Schwangerschaft (12. 1. 1905) und über experimentell erzeugte
Verlängerung der Tragdauer bei Kaninchen (mit *A. Kreidl* — 29. 5. 1908). Es
folgten die Mitteilungen und Vorträge von *J. Halban* über Schwangerschafts-
reaktionen fötaler Organe und ihre puerperale Involution (11. 11. 1904) und über
Graviditätshypertrichose (18. 10. 1907), *E. Herrmann* über eine Beziehung der
Mamma zur Eieinbettung (3. 2. 1905), *K. A. Herzfeld* zur Erklärung des Geburts-
mechanismus (17. 2. 1905), *M. Jerusalem* (mit *A. Falkner*) über Wehen und
Wehenschmerzen und deren Beziehungen zur Nase (17. 3. 1905), *O. O. Fellner*
über sekretorische Tätigkeit des Ovariums in der Schwangerschaft (27. 4. 1906,
8. und 15. 5. 1908), *M. Meißner* über Neuritis optica im Zusammenhang mit
Schwangerschaft (15. 5. 1908), *A. Reuß* über einen Fall von Amblyopie im Zusammenhang mit Schwangerschaft (22. 5. 1908), *J. Eisenberg* über Schmerz-
linderung bei normalen Geburten (28. 1. 1910), *H. Bab* über Behandlung der
Osteomalazie mit Hypophysenextrakt (30. 6. 1911), *J. Novak* (mit *A. Leimdörfer* und *O. Porges*) über Graviditätsazidose (12. 1. 1912), *S. Erdheim* über
Graviditätshypertrophie der Mamma (4. 4. 1913), *R. Ekler* über die *Abderhalden*-
sche Schwangerschaftsreaktion (25. 4. 1913) und von *J. Pal* über durch Papaverin
geheilte Eklampsie (9. 1. 1914).

Die Gynäkologie war vertreten durch die Vorträge von *E. Börner* über die
Kastration als Heilmittel (22. 11. 1878), *K. Pawlik* über Operation der Harn-
leiterfisteln (18. 4. 1879), *K. Mayerhofer* über die gynäkologische Wichtigkeit
der Kontraktionsfähigkeit der Gebärmutter (21. 11. 1879), *L. Dittel* über Blasen-
scheidenfisteloperation durch Okklusion der Scheide und Anlegung einer Mast-
darmscheidenfistel (8. 2. 1881) und über eine abdominelle Methode der Blasen-
scheidenfisteloperation (5. 5. 1893), *K. Böhm* über Entzündung der *Gartner*schen
Gänge bei der weiblichen Harnröhre (9. 3. 1883), *M. Funk* über Spontanelimina-

tion von Fibromyomen des Uterus (17. 3. 1882), *W. Schlesinger* über Blutge-
schwülste des weiblichen Beckens (18. 4. 1884), *K. Maydl* über die Technik der
supravaginalen Amputation des Uterus (18. 5. 1888), *M. Schustler* und
A. Kolisko über Polypen der Vaginalschleimhaut (4. bzw. 25. 5. 1888), *F. Buschmann* zur Kasuistik der Menstruationsanomalien (28. 12. 1888), *L. Fellner* über
*Thure-Brandt*sche Behandlung der weiblichen Unterleibskrankheiten (23. 2.
und 29. 3. 1889), *O. Zuckerkandl* über Uterusexstirpation vom Perinaeum aus
(15. 3. 1889), *F. Kumpf* über die manuelle Behandlung der Wanderniere (2. 5.
1890), *R. Chrobak* über Indikationen zur Laparotomie (16. 1. 1891), Erfolge der
Adnexoperationen (3. 11. 1893), Myomoperationen (30. 11. 1894) und über Myom
und Schwangerschaft (2. 6. 1899) und von *A. Rosthorn* über Erkrankungen der
Tuben (23. 1. 1891). *J. Hochenegg* und *K. A. Herzfeld* brachten ihre sakrale
Methode der Totalexstirpation des Uterus vor (10. 6. 1892 bzw. 13. 1. 1893),
W. Latzko sprach über die Wirkung des Thiosinamins bei gynäkologischen
Krankheiten (27. 1. 1893) und über die abdominelle Exstirpation des Uterus
(13. 12. 1895), *J. Hofmokl* über Beckengeschwülste und deren chirurgische
Therapie (5. 4. 1895), *E. Wertheim* über Thrombophlebitis gonorrhoica (14. 6.
1895), Myomoperationen (12. 5. 1899), zur Frage der Radikaloperation beim
Uteruskrebs (16. 11. 1900, 17. 6. 1904 und 22. 6. 1906) und über Radiumvor-
behandlung des Gebärmutterkrebses (6. 6. 1913), mit einer sich über mehrere
Sitzungen erstreckenden Debatte über Radiumwirkung im allgemeinen und auf
maligne Tumoren im besonderen, *L. Dittel* jun. über die elastischen Fasern des
Uterus (21. 2. 1896). *E. Knauer* berichtete über seine Ovarientransplantationen
(1. 12. 1899), *F. Schauta* über die Einschränkung der Laparotomie zugunsten der
vaginalen Coeliotomie (26. 1. 1900) und *E. Kraus* über Gonorrhoe des Uterus
(25. 5. 1900). *A. Schiff* sprach über die Beziehungen zwischen Nase und weiblichen
Sexualorganen (11. 1. 1901) und *J. Halban* hielt seinen bedeutungsvollen Vortrag
über die Entstehung der Sexualcharaktere (29. 5. 1903), ferner (mit *J. Tandler*)
über Anatomie und Ätiologie der Genitalprolapse (23. 2. 1906) und über Herstellung einer künstlichen Vagina (24. 11. 1911). *A. Baumgarten* und *H. Popper*
berichteten über die Ausscheidung von Azetonkörpern bei Erkrankungen des
weiblichen Genitales (9. 3. 1906), *A. Foges* über Ovarientransplantation in die
Milz (10. 5. 1907) und über die Beziehungen zwischen Mamma und Genitale
(17. 1. 1908) sowie *J. Neumann* (mit *E. Herrmann*) über seine biologischen
Studien über die weibliche Keimdrüse (17. 3. 1911).

Recht gut vertreten ist auch die Ophthalmologie in den Verhandlungen
der Gesellschaft. Genannt seien die Vorträge von *L. Mauthner* über die In-
kongruenz der Netzhäute (24. 1. 1879), Nomenklatur und Theorie der sogenannten
Farbenblindheit und pseudoisochromatische Proben (31. 10. 1879), Exkavationen
der Sehnerven (3. 3. 1882), Ätiologie komplizierter Augenmuskellähmungen
(2. 5. und 9. 5. 1884) und über Heilpotenzen am Sehorgan (20. 4. 1894). *A. Costomyris* (aus Lesbos) sprach über eine neue Methode zur Heilung der Trichiasis
(15. 10. 1880), *E. Fuchs* über die Anwendung des Ferrum candens bei Hornhaut-
erkrankungen (11. 2. 1881), Tuberkulose des Auges (26. 3. 1886), Iristuberkulose
(25. 5. 1888), Mißbildungen des Auges (29. 3. 1889), (mit *E. Zirm*) Schwellung der
Tränendrüsen und Ohrspeicheldrüsen (18. 12. 1891), neue Operationen der
Katarakte (16. 12. 1892), Keratomykosis aspergillina (26. 1. 1894), seit frühester

Kindheit bestehenden Arcus senilis (18. 4. 1894), gummöse Cellulitis (19. 11. 1909) und über Tabes und Auge (22. 3. 1912), *F. Arlt* über Iristuberkulose (9. 6. 1882) und über Entwicklung des Mikrophthalmus und Anophthalmus congenitus (6. 2. 1885), *L. Königstein* über seine Untersuchungen an den Augen neugeborener Kinder (13. 5. 1881), Prophylaxe der Blennorrhoea neonatorum (2. 6. 1882), Entwicklung des Auges (30. 11. 1883), Greffe oculaire an Kaninchen (16. 4. 1886) und über Frühjahrskatarrh der Conjunctiva (22. 4. 1887). Er und *Carl Koller* berichteten auch über die Verwendung des Kokains zur Anästhesierung des Auges (17. 10. 1884), *O. Bergmeister* sprach über Dermoidzysten der Hornhaut (6. 6. 1884), Melanosarkom der Bindehaut (27. 5. 1910) und über Knotensyphilid der Lidhaut (20. 1. 1911), *L. Seeger* und *H. Adler* über elektrolytische Behandlung von Hornhauttrübungen (17. 4. 1885), *A. Reuß* über Tuberkulose der Conjunctiva (22. 4. 1887) und über Durchleuchtung der Augenwandungen (7. 12. 1888), *W. Czermak* über Symblepharon beider Augen (13. 4. 1888), seröse Iriszyste (31. 10. 1890) und über Fädchenkeratitis (8. 5. 1891), *V. Fukala* über Diszission der Linse bei höchster Kurzsichtigkeit (8. 11. 1889) und *L. Müller* über Neuritis optici saturnina (14. 6. 1895), Bazillen, aus der Konjunktiva Trachomatöser gezüchtet (22. 10. 1897) und über eine Operationsmethode bei Netzhautabhebung (24. 4. 1903). *St. Bernheimer* berichtete über seine experimentellen Untersuchungen zur Lokalisation im Kerngebiet des Okulomotorius (26. 3. 1897), *I. Schnabel* sprach über Strabismus (12. 11. 1897) und über glaukomatöse Sehnervenatrophie (11. 5. 1900), *A. Elschnigg* über Sehstörungen durch Bleivergiftung (15. 4. 1898), Keratomalazie bei Bindehautxerose (13. 1. 1899), demonstrierte stereoskopische Bilder von Augen und Augendurchschnitten (24. 11. 1899) und berichtete über eine neue Ptosisoperation (23. 10. 1903). *H. Lauber* sprach über familiäre retrobulbäre Neuritis (14. 11. 1902) und zyklische Okulomotoriuslähmung (7. 2. 1913), *M. Sachs* über Melanosarkom der Chorioidea (30. 1. 1903) und über eine neue Operationsmethode der Netzhautablösung (18. 10. 1907). *K. Lindner* demonstrierte einen Fall von Einschlußblennorrhoe beim Neugeborenen (19. 11. 1909) und sprach über den Stand der Trachomforschung (3. 12. 1909), *Fr. Dimmer* über die Resultate der Photographie des Augenhintergrundes (2. 6. 1911), demonstrierte einen Fall von Tuberkulose der Sklera (23. 6. 1911) und horizontal oszillierendem Nystagmus (17. 1. 1913), *S. Klein* angeborene Externuslähmung (26. 1. 1912), *V. Ohmacht* Xerosis epithelialis (7. 6. 1912), *R. Tertsch* retrobulbäre Neuritis, durch Skarifikation des vorderen Endes der mittleren Muschel der Nase geheilt (21. 2. 1913), *O. Mayer* nasale Eröffnung des Tränensackes nach *West* (21. 11. 1913), *A. Topolansky* Iritisbehandlung mit Arthigon (21. 11. 1913) und *J. Flesch* Megalophthalmus (21. 11. 1913).

Von Laryngologen traten mit Demonstrationen und Vorträgen in der Gesellschaft der Ärzte auf: *L. Schrötter* Behandlung von Larynxstenosen (5. 4. 1878) und Narbenbildung im oberen Rachenraum (19. 5. 1882), *C. Stoerk* Oesophagoskopie (4. 2., 6. 5. und 23. 12. 1881) und Intubation des Larynx (12. 1. 1887), *O. Chiari* Lupus im Kehlkopf (5. 5. 1882), laryngoskopische Befunde bei den Frühformen der Syphilis (26. 5. 1882), Empyema antri Highmori (25. 10. 1889), an welchen Vortrag sich eine lebhafte Diskussion anschloß, Intubation bei nichtdiphtherischen Larynxstenosen (22. 6. 1894) und partielle Resektion der Trachea bei primärem Trachealtumor (6. 3. 1914), *J. Schnitzler* Tuberkulose des Kehlkopfs (30. 3. 1883), Verwachsung der Stimmbänder bei Kehlkopf-syphilis (13. 11. 1885) und Lymphosarkom des Rachens (12. 4. 1889), *W. Roth* Bedeutung und Behandlung der Nasenkrankheiten (7. 12. 1883), Diagnose und Therapie der mit Nasenkrankheiten zusammenhängenden Reflexneurosen (21. 11. 1884) und Durchleuchtung der Nasenhöhle (14. 12. 1888), *E. Jelinek* Anwendung des Kokains als Anaestheticum und Analgeticum für die Schleimhaut des Rachens und des Kehlkopfs (24. 10. 1884), *M. Hajek* Ozaena (11. 11. 1887), Tuberkulose der Nasenschleimhaut (14. 12. 1888) und Erkrankungen des Siebbeins (4. 5. 1894), *G. Juffinger* Tuberkulose der Nasenschleimhaut (30. 11. 1888), *M. Großmann* Beziehungen des Atmungszentrums zum Kehlkopf (29. 11. 1889), experimentelle Beiträge zur Lehre von der motorischen Kehlkopfinnervation (2. 4. 1897) und experimentelle Beiträge zur Lehre vom nasalen Asthma (27. 3. 1914), *L. Müller* Empyem des Sinus frontalis und ethmoidalis (23. 11. 1894), *L. Réthi* experimen-telle Untersuchungen über Falsetstimme (13. 11. 1896) und solche über die Luft-strömung in der normalen und pathologisch veränderten Nase (18. 5. 1900). *H. Schrötter* demonstrierte eine Laryngocele interna (21. 1. 1898) und die Me-thode der Bronchoskopie (24. 11. 1899), *J. Fein* sprach über die sogenannte Kadaverstellung der Stimmbänder (8. 6. 1900) und über Rhinosklerom der Nase, des Kehlkopfes und der Luftröhre (16. 2. 1912), *H. Koschier* über Nasenplastik wegen Scleroma nasi (6. 11. 1903), *M. Weil* über Röntgenbilder von Stirn-und Kieferhöhle (18. 12. 1903), *K. Menzel* über Hypernephrommetastasen im Larynx (24. 6. 1910), *O. Kahler* (mit *O. Stoerk*) über Bronchostenose bei Vorhof-vergrößerung (3. 2. 1911), *H. Marschik* über die Operation des Larynx-Pharynx-karzinoms (21. 6. 1912), Operation der Oesophagusdivertikel (6. 6. 1913), eines Karzinoms der Schädelbasis (9. 1. 1914), Oesophagotomia interna (23. 1. 1914) und über Deckung eines Stirndefekts durch Implantation von Rippenknorpel (8. 5. 1914), *G. Hofer* über die Beziehungen des Bazillus Perez zur genuinen Oezaena (13. 6. 1913), *K. Tschiaßny* über abnorme Beweglichkeit der Zunge (27. 3. 1914), *Fr. Neumann* über Paraffininjektionen bei Aphonie (8. 5. 1914) und *O. Beck* über Meningitis purulenta nach eitriger Tonsillitis (8. 5. 1914).

Dazu kamen Mitteilungen von *V. Fukala* über Larynxcroup (14. 2. 1879), von *E. Finger* über Zungentuberkulose (3. 3. 1882) und über tuberkulöse Ge-schwüre an der Schleimhaut der Mundhöhle (5. 1. 1883), *J. Weinlechner* über Hydrops antri Highmori (11. 5. 1888) und über Fremdkörper im Respirations-trakte (22. 1. 1897), von *J. Hochenegg* und *Eiselsberg* über Kehlkopfexstirpation (30. 10. 1891), von *J. Bernheim* über bakteriologische Befunde bei Stomatitis ulcerosa (18. 6. 1897), von *E. Tannenhain* über syphilitische Ulzeration in der Trachea (25. 6. 1897), von *J. Tandler* zur Entwicklung des Uranoschisma (27. 1. 1899), von *J. Sorgo* über Fälle von Larynxtuberkulose, mit Sonnenlicht behandelt (20. 1. 1905) und von *G. Gärtner* über Messung der Luftdurchgängigkeit der Nase (3. 2. 1911).

Mit Stimm- und Sprachanomalien beschäftigten sich: *R. Coën* Sprachanoma-lien (2. 4. 1886), *E. Fröschels* Hörübungen bei Sprachtaubheit (8. 12. 1909), Rhinolalia clausa und Sigmatismus lateralis (29. 10. 1909), Taub- und Hör-stummheit (28. 10. 1910, 3. 3. 1911 und 8. 11. 1913), Nasenflügelatmen beim Sprechen der Stotterer (20. 10. 1911), Wesen des Stotterns (18. 10. 1912), Sprechen ohne Kehlkopf (9. 1. 1914), sprachärztliche Behandlung, insbesondere beim

Gebrauch von Obturatoren (24. 4. 1914) und Lautstottern (19. 6. 1914), *H. Stern* sprachliche Nachbehandlung der wegen Wolfsrachens Operierten (5. 11. 1909), männliche Stimmbildung und männliches Stimmtimbre bei einer 26jährigen Dame (30. 1. 1914), *H. Marschik* Atresia laryngis cicatrica mit empirisch selbst erlernter Pharynx-Oesophagusstimme (22. 11. 1912) und *Fr. Fremel* Fazialisphänomen bei stotternden Kindern (8. 11. 1913).

Was die **Ohrenheilkunde** betrifft, so ist in erster Linie der Altmeister der Otologie *A. Politzer* zu nennen, der über Pathologie und Therapie der Labyrinthaffektionen (16. 1. 1885), pathologische Anatomie des Gehörs (15. 2. 1889), Pathologie und Therapie des äußeren Atticus der Trommelhöhle (3. 1. 1890), Cholesteatome im Gehörorgan (13. 2. 1891), neue anatomische Befunde bei Schwerhörigkeit (1. 6. 1894), Behandlung der Gehöraffektionen durch den äußeren Gehörgang (14. 1. 1898), Freilegung und Ausräumung der thrombosierten Sinus transversi (17. 11. 1899) und über Labyrintheiterungen (25. 11. 1904 und 17. 12. 1911) sprach. Fast noch zahlreicher waren die Beiträge, die *V. Urbantschitsch* (siehe auch das Kapitel „Physiologie") zu den Verhandlungen der Gesellschaft lieferte: Physiologie des Gehörorgans (10. 5. 1878), zur Lehre von der Schallempfindung (1. 4. 1881), Einfluß der Erkrankungen des äußeren und mittleren Ohres auf Sinnesempfindungen, insbesondere auf den Gesichtssinn (13. 10. 1882), spontane symmetrische Gangrän beider Ohrmuscheln (30. 5. 1890), Wechselbeziehungen zwischen beiden Gehörorganen (11. 11. 1892), Wert methodischer Hörübungen für Taubstumme und Schwerhörige und Sprachtaubheit (14. 1. 1898 bzw. 17. 2. 1899 und 3. 12. 1909) und Erfolge durch methodisch geübte Kopfbewegungen bei Schwindel (8. 2. 1901).

Dazu kamen noch die Mitteilungen und Vorträge von *A. Bing* über neuere Behandlungsmethoden der sklerosierenden Mittelohrentzündung (5. 3. 1880), von *J. Pollak* über die elektrische Erregbarkeit des Hörnerven (26. 10. 1888), von *F. Salzer* über die chirurgische Behandlung nach Otitis media (13. 6. 1890), von *D. Kaufmann* über objektiv wahrnehmbare Geräusche in beiden Ohren (4. 5. 1894), von *K. Biehl* über Unterbindung der V. jugularis bei Thrombophlebitis der Sinus (13. 1. 1899) und über otitische seröse Meningoenzephalitis (11. 11. 1910), von *F. Alt* über otitische Sinus- und Jugularisthrombose mit metastatischen Lungenabszessen (2. 5. 1902), Taubheit infolge von Meningitis cerebrospinalis epidemica (24. 1. 1908) und über Operation bei subjektiv und objektiv wahrnehmbaren Ohrgeräuschen (28. 2. 1913), von *G. Alexander* über seine anatomisch-physiologischen Untersuchungen an Tieren mit angeborenen Labyrinthanomalien (17. 10. 1902), von *H. Frey* über geheilte Fälle von otitischen Hirnabszessen (14. 11. 1902) und kongenitalem Cholesteatom der hintern Schädelgrube (4. 1. 1910), von *R. Bárány* über Bedeutung der Knorpelleitung der Ohrmuschel und des äußeren Gehörganges (18. 12. 1908), Versuche zur Erklärung der Wirkung des künstlichen Trommelfells (6. 5. 1910), Zeigeversuch (10. 6. 1910) und über Heilung von Taubheit bei *Bárány*schem Symptomenkomplex (10. 1. 1913), von *H. Neumann* über eitrige Entzündung der Labyrinthhöhle bei Tieren (26. 3. 1909 und 16. 12. 1910), von *E. Urbantschitsch* über die Bedeutung und Behandlung der Ohrtrompete bei chronischer Mittelohreiterung (29. 10. 1909), Aktinomykose des Felsenbeins (26. 11. 1909 und 28. 1. 1910), lymphangiektatische Elephantiasis der Ohrmuschel und Lymphangiom der Wange

(10. 11. 1911) und über operativ geheilte metastatische eitrige Pachymeningitis (16. 1. 1914), von *E. Ruttin* über Korrektur abstehender Ohren (5. 11. 1909), von *V. Hammerschlag* über die hereditäre degenerative Taubheit und ihre Vererbungsgesetze (5. und 12. 11. 1909) und von *O. Benesi* über Hypernephrommetastase im Ohr (9. 1. 1914).

Von Mitteilungen und Vorträgen aus dem Gebiet der Dermatologie seien zunächst genannt die *I. Neumanns* über Acarus follicularis in der Haut von Hund und Schwein (6. 12. 1878), anatomische Veränderungen der Haut bei Psoriasis (14. 3. 1879), histologische Veränderungen der Haut bei Morbillen und Scarlatina (26. 11. 1880), akute umschriebene Gangrän der Haut (12. 5. 1882), zur Kenntnis der Anatomie und des Verlaufes der Hautsyphilide (20. 3. 1885), Pemphigus foliaceus (8. 1. 1886), Behandlung von Lepra, Lupus und anderen Dermatosen mit dem *Koch*schen Tuberkulin (14. 3. 1891), Psorospermosis cutanea vegetans (10. 1. 1896), diffus fortschreitende Hautatrophie (2. 4. 1897), seltene Hautaffektion bei den Bewohnern der Insel Meleda (4. 6. 1897), Bromakne (22. 4. 1898), Jodexanthem der Haut und Magenschleimhaut (3. 2. 1899) und über Lepra (19. 11. 1897), dann die *Kaposis* über die Entwicklung von Karzinom auf Lupus (8. 11. 1878 und 10. 1. 1879), Bromakne bei einem Säugling, dessen Mutter Brompräparate nahm (22. 4. 1881), Wirkung des Teers bei Hautkrankheiten (6. 5. 1881), Xeroderma pigmentosum und dessen Beziehungen zum Epithelialkrebs (21. 4. 1882), Lepra (18. 5. 1883, 23. und 30. 10. 1885, 25. 2. 1887), Hauterkrankungen bei Diabetikern (14. 12. 1883), Favus universalis (17. 10. 1884), Bouton d'Alepp (7. 11. 1884), Naevus verrucosus universalis (20. 5. 1885), Xeroderma pigmentosum (23. 10. 1885 und 26. 2. 1886), Mycosis fungoides (1. 4. 1887), Behandlung von Lepra, Lupus und anderen Dermatosen mit *Koch*schem Tuberkulin (an demselben Tage wie *I. Neumann*, 14. 3. 1891), Cutis laxa (23. 12. 1892), Xanthoma diabeticum (23. 1. 1897), Kontagiosität und Prophylaxe der Lepra (5. 11. 1897), Creeping disease (15. 4. 1898) und über Hyperidrosis partialis et universalis (3. 3. 1899) und schließlich die *G. Riehls* über Rhinosklerom (4. 1. 1884), Erythrasma (23. 5. 1884), Pigmentierung der Haut bei M. Addison (19. 6. 1885), eine neue Form der Hauttuberkulose (16. 10. 1885), Orientbeule (3. 12. 1886), akutes umschriebenes Ödem der Haut (17. 6. 1887), Verhalten der elastischen Fasern bei verschiedenen Hauterkrankungen (9. 6. 1893), Dermatitis durch Primula obconica (22. 2. 1895), Pili moniliformes (2. 12. 1904), Keratosis congenita tarda (4. 3. 1910), Chalodermie (27. 5. 1910), Fremdkörpertumor in der Bauchwand durch Injektion des Entfettungsmittels Leptynol (13. 3. 1914) und über die Behandlung der Phlegmone im kontinuierlichen Bade (6. 11. 1914).

Dazu kamen die Mitteilungen und Vorträge von *Stricker* über den Hautabszeß (Bericht über eine unter seiner Leitung ausgeführte Arbeit von *A. Ravogli* in Rom — 20. 12. 1878), von *G. Wertheim* über Psoriasis (20. 2. 1880), von *A. Jarisch* über die Struktur des lupösen Gewebes (9. 1. 1880) und Beiträge zur Pathologie der Hautkrankheiten (12. 11. 1880), von *H. Hebra* über angeborenen Defekt des Papillarkörpers (10. 6. 1881), von *C. M. Anthofer* über experimentelle Untersuchungen über die Kontagiosität der Condylomata acuminata (26. 5. 1882), von *J. Weinlechner* über plastische Operationen bei Lupus (1. 12. 1882), von *H. Auspitz* über Granuloma fungoides (5. 12. 1884), von *G. Gärtner* und *S. Lustgarten* über elektrolytische Behandlung des Lupus (28. 5. 1886), von *M. Schein* über das Wachstum der Haut und Haare beim Menschen (8. 1. 1892), von *E. Lang* über die operative Behandlung des Lupus (21. 4. 1893, 10. 5. 1895, 5. 6. 1896 und 2. 3. 1900), Heißluftbehandlung des Lupus (6. 5. 1898), Finsenbehandlung desselben (8. 11. 1901 und 4. 12. 1903) und über Dermatitis epithelialis circumscripta eccemiformis (17. 3. 1905), von *E. Spiegler* über lokale Reaktion infolge von hypodermatischer Einverleibung chemischer Verbindungen (23. 6. 1893), (mit *S. Fränkel*) über den Verbrennungstod (29. 1. 1897), Pigmentveränderungen nach Erysipel (13. 6. 1902), Pigment der schwarzen und weißen Pferdehaare (20. 6. 1902) und über Pemphigus hystericus (25. 11. 1904), von *K. Ullmann* über Reinkulturen von Trichophyton-Pilzen (5. 4. 1895), Tuberkulose der Haut (30. 4. 1897), Hautveränderungen nach Arsengebrauch (25. 2. 1898), multiples eruptives Hautangiom (10. 3. 1899), Canities praematura und Alopecia areata, mit Röntgenstrahlen geheilt (18. 12. 1903), Barbierstubenhygiene (13. 5. 1904), Jodexanthem (5. 3. 1909) und Striae cutis distensae, Perifolliculitis multiplex fibrosa atrophicans (3. 5. 1912), von *L. Spitzer* über mikroskopische Präparate einer durch Haare von Bombyx rubi verursachten Geschwulst (4. 6. 1897), von *S. Kohn* über Alkoholbehandlung des Lupus erythematodes (18. 11. 1898), von *S. Ehrmann* über universalen Lichen ruber planus (10. 3. 1899), tuberkulöse Geschwüre an der Glans (14. 4. 1899), Hautveränderungen bei M. Addisoni und einigen toxischen Erkrankungen (15. 3. 1901), Erythromelie (11. 4. 1902), Dermatitis infolge von Beschäftigung mit Soda (16. 5. 1902), Lupus tumidus, mit Resorzin behandelt (13. 6. 1902), akneiforme Tuberkulose (14. 11. 1902), Behandlung der Psoriasis mit Quecksilberbogenlicht (10. 5. 1907), ausgedehnte idiopathische Hautatrophie (17. 12. 1909) und über Sclerodermia diffusa (6. 12. 1912), von *R. Matzenauer* zur Ätiologie des Hospitalbrandes (11. 5. 1900), *Paget*'s disease an der Nase (20. 11. 1903), keratomartige Hautveränderungen an der Hand als Gewerbedermatose (4. 12. 1903) und über Ulcus chronicum elephantiasticum (22. 1. 1904), von *K. Kreibich* über bakterienfreie Eiterung beim Menschen (31. 5. 1901), zur Ätiologie des Lupus (14. 2. 1902) und über Hautreflex (29. 1. 1904), von *M. Oppenheim* über das Lepra-Asyl Matunga in Bombay (30. 1. 1903) und zur Frage der Hautresorption (6. 3. 1908), von *G. Löwenbach* über Hauterkrankungen als Berufskrankheit bei Gerbern (20. 3. 1903), von *A. Brandweiner* über Blastomykose (26. 6. 1903), von *G. Nobl* über Urticaria xanthelasmoidea (28. 10. 1904), Zoster hystericus gangraenosus (1. 6. 1906), Syphilis maligna praecox (31. 5. 1907), Trichophytie (18. 12. 1908), Pityriasis rubra (25. 2. 1909), Lichen planus *Wilson* (30. 4. 1909), Herpes zoster generalisatus (2. 12. 1910), sarkoide Hautgeschwulst (5. 5. 1911), totale Alopezie (11. 4. 1913) und über Granuloma annulare (20. 2. 1914), von *A. Perutz* über die Ätiologie der Hydroa aestivalis (21. 1. 1910), von *H. Königstein* über den Zusammenhang von Pigmentation und Nebennieren (22. 4. 1910), (mit *L. Heß*) Krisen im Laufe der Sklerodermie (17. 3. 1911), *Paget*'s disease of the nipple (3. 5. 1912) und über multiple Xanthome bei Ikterus (29. 5. 1914), von *H. Lorenz* über Orientbeule (28. 10. 1910), von *M. Schramek* über Mikrosporie (28. 10. 1910), von *S. Gellis* über Acanthosis nigricans (25. 11. 1910), von *A. Jungmann* über Radiumbehandlung des Lupus (17. 3. 1911) und über plastische Operationen bei diesem Leiden (19. 3. 1912), von *B. Lipschütz* über Protozoenbefunde bei Pemphigus vulgaris (25. 10. 1912), von *R. O. Stein* über die Behandlung der tiefen Trichophytie (8. 11. 1912), arthrotrope Varietät des Bacillus mallei (7. 3. 1913), Leprafälle (5. 12. 1913) und über amerikanische Blastomykose (12. 6. 1914), von *E. Spitzer* über Purpura urticans (11. 4. 1913) und von *O. Kren* über eine zirkumanale Form von *Paget*'s disease (19. 12. 1913).

Das Gebiet der Geschlechtskrankheiten wurde in den Verhandlungen der Gesellschaft in erster Linie durch *I. Neumann* vertreten: über Priapismus und Cavernitis (24. 2. 1882), hypodermatische Behandlung der Syphilis mit Jodoform (28. 4. 1882), Fraktur des Oberarms infolge Osteomyelitis syphilitica (15. 12. 1882), Tierversuche zur Übertragung der Syphilis (5. 1. 1883), syphilitische Muskelentzündung (15. 2. 1884 und 28. 10. 1887), Erkrankungen des Vas deferens (4. 4. 1884), Hautsyphilide (20. 3. 1885), Reinfektion mit Syphilis (22. 1. 1886), das syphilitische Virus (17. 12. 1886), Behandlung der Syphilis mit Kalomelinjektionen (20. 1. 1888), Exstirpation von Sklerose und Lymphdrüsen (20. 4. 1888), Beiträge zur Kenntnis der hereditären Syphilis (7. 12. 1888), extragenitale Sklerosen (17. 1. 1890), Vererbung der Syphilis (8. 1. 1892), Blutveränderungen bei Syphilis (14. 4. 1893), die durch Syphilis hervorgerufenen Veränderungen des inneren weiblichen Sexualsystems (8. 3. 1895), syphilitische Primäraffekte an der Vaginalportion (1. 4. 1898) und über Syphilis der Halswirbelsäule (6. 11. 1903). Sein Schüler *E. Finger* sprach über nervöse Störungen in der Frühperiode der Syphilis (16. 12. 1881), Koexistenz von Erythemen mit Syphilis (9. 6. 1882), Beziehungen der Anatomie des männlichen Genitales auf die Entwicklung des syphilitischen Initialaffektes (13. 2. 1885), Biologie des Gonokokkus und pathologische Anatomie der Gonorrhoe (11. 5. 1894) und über die Salvarsanbehandlung der Syphilis (18. 11. 1910), an welch letztgenannten Vortrag sich eine Diskussion anschloß, die fünf Sitzungen in Anspruch nahm. *F. Mraček* sprach über Darmsyphilis (19. 1. 1883) und über Syphilis der Mütter und Neugeborenen (3. 4. 1903).

In den Sitzungen vom 21. November 1884 und 17. April 1885 berichtete *S. Lustgarten* über seine Bazillenbefunde in Gummaknoten, 16 Jahre später kam dann *A. Lostorfer* wieder mit seinen Befunden über Syphiliskörperchen im Blute (27. 4. 1900). Zahlreich waren die Beiträge von *J. Englisch* zu verschiedenen Kapiteln der Geschlechtskrankheiten: über Anatomie und Physiologie der *Cowper*schen Drüsen (11. 12. 1885 und 25. 10. 1895), Zysten des Vas deferens (15. 5. 1891), Zysten und Fisteln in der Rhaphe der äußeren Geschlechtsteile (24. 5. 1901) und über Peniskarzinom (11. 4. 1902).

Dazu kamen die Vorträge von *L. Vajda* über die Übertragbarkeit der in der Schwangerschaft acquirierten Lues auf das Kind (19. 12. 1879), gefolgt von einer mehrere Sitzungen in Anspruch nehmenden Aussprache, von *J. Bayer* über Versuche von Übertragung von Syphilis auf Tiere (11. 5. 1883), von *J. Rabl* über Syphilis congenita (11. 2. 1887), von *G. Wertheim* über die Differentialdiagnose der verschiedenen syphilitischen Geschwüre (10. 6. 1887), von *E. Lang* über die Verwendung des grauen Öls in der Syphilistherapie (18. 5. 1888), Karzinom auf syphilitischer Narbe (15. 3. 1889), Fall von viele Jahre dauerndem Priapismus (30. 10. 1896) und über die Kleinwesen der Syphilis (23. 10. 1908), von *S. Ehrmann* zur Pathologie der Syphilide (12. 3. 1897), paraurethrale Schleimhaut- und praeputiale Hautgänge (13. 5. 1898), Muskelgumma (28. 11. 1902), postinitiale Induration (27. 2. 1903) und über paraurethrale Gänge in der Raphe des Praeputiums und Perineums (4. 12. 1903), von *G. Nobl* zur Pathologie der venerischen Erkrankungen extraparenchymatöser Lymphgefäße (7. 6. 1901), von *K. Ullmann* Ulcus venereum am Finger (20. 12. 1901), der Vortrag von *R. Matzenauer* über Vererbung der Syphilis, dessen Diskussion sechs Sitzungen mit vierzehn Rednern, die zum Teil mehrmals das Wort ergriffen, in Anspruch nahm (6. 2. 1903), von *R. Kraus* über experimentelle Syphilis bei Affen (3. 2. 1905) und die ätiologische Bedeutung der Spirochaete pallida (26. 5. 1905), von *R. Volk* über Jothion in der Luestherapie (17. 3. 1905), Schnitte durch eine Sklerose und eine Leber mit Spirochaeten (15. 12. 1905) und über erfolgreiche Impfung des Liquors von Paralytikern an Kaninchen (2. 5. 1913), von *K. Landsteiner* über Färbung der Spirochaete pallida nach *Levaditi* (15. 12. 1905), von *V. Hecht* und *M. Wilenko* über Darstellung der Spirochaete pallida mittels des Tuschverfahrens (25. 6. 1909), von *H. Königstein* drei Sklerosen an verschiedenen Körperteilen (7. 12. 1909), von *Fritsch* zur Ätiologie der gonokokkenfreien Urethritis (25. 2. 1910), von *W. Pick* über Salvarsanbehandlung (24. 6. 1910), von *B. Lipschütz* über Ulcus acutum vulvae (2. 5. 1913), von *E. Klausner* (Prag) über Pallidinreaktion (12. 12. 1913) und die Mitteilungen von *L. Arzt* und *W. Kerl* über experimentelle Kaninchensyphilis (30. 1., 8. 5. und 19. 6. 1914).

Relativ zahlreich scheinen in dem uns beschäftigenden Zeitraum hygienische Themen auf. *A. Drasche* sprach über den Einfluß der Hochquellenleitung auf die Salubrität der Bevölkerung Wiens (31. 3. 1882), *J. E. Polak* über die geographische Verbreitung der Krankheiten in Persien (27. 10. 1882), Reg.-Arzt *H. Kowalski* über die bakteriologische Untersuchung des Trinkwassers (25. 5. 1888), *L. Burgerstein* über schulhygienische Fragen (28. 11. 1890), *E. Kohn* über Schulhygiene und Diphtheritis (25. 5. 1894), *R. Heller* über Fälle von Caissonkrankheit (14. 6. 1895), *A. Bum* über periphere und zentrale Ermüdung, wobei er hauptsächlich die hygienische Bedeutung des Turnens untersuchte (20. 11. 1896), *St. Ružička* über eine Methode zur Messung der Lichtverteilung zu hygienischen Zwecken (20. 6. 1902), *L. Moszkowicz* über Organisation der Krankenpflege (4. 5. 1906), *R. Dörr* über ein neues Desinfektionsverfahren mit Formalin auf kaltem Wege (31. 5. 1907), *K. Preleitner* über die Frequenz der Laugenverätzung und einen Vorschlag zu deren Verhütung (28. 6. 1907) und *L. Teleky* über Phosphornekrose (14. 6. 1907), Atrophie der Interossei als typische Berufskrankheit in der Glühlampenfabrikation (13. 1. 1911), Feilenhauerlähmung (10. 1. 1913), gewerbliche Argyrie (17. 10. 1913), gewerbliche Stigmata (19. 12. 1913) und (mit *S. Fränkel*) über Bleivergiftung in Glashütten (13. 3. 1914).

In diese Epoche fällt der wissenschaftliche Ausbau der Hydrotherapie, um den sich insbesondere *W. Winternitz* verdient machte; genannt seien seine Vorträge über Experimentelles und Klinisches in der Hydrotherapie (23. 10. 1885), hydriatische Antipyrese (7. 5. 1886), Leukozytose nach Kälteeinwirkungen (3. 2. und 17. 11. 1903) und über das Wirkungsgebiet der Hydrotherapie (29. 10. 1897). Von anderen Gebieten der Balneotherapie seien nur die Vorträge von *L. Wick* über die physiologischen Wirkungen verschieden temperierter Bäder (6. 4. 1894), von *O. Aufschnaiter* über Fangobehandlung (11. 2. 1898) und von dem Radiumphysiker *H. Mache* über die Radioaktivität der Gasteiner Thermen (27. 1. 1905) genannt. Die Klimatotherapie ist mit Vorträgen *K. Clars* über Boden und Klima Oberitaliens mit Rücksicht auf dessen Winterstationen (14. 3.

1884), Winterstationen im nördlichen Mittelmeergebiet (14. 4. 1893) und über alpine und marine Luftkuren (5. 12. 1902), *L. Wicks* über den Einfluß der Witterung auf die Sterblichkeit (5. 2. 1897) und *A. Durigs* über die physiologischen Wirkungen des Höhenklimas (24. 3. 1911) vertreten.

Mit der **Elektrotherapie** beschäftigten sich die Vorträge von *R. Lewandowski* über die einfachste Methode zur Erzielung gleichgerichteter galvanometrisch meßbarer Induktionsströme (16. 12. 1887), eine neue Influenzmaschine (11. 5. 1888) und über die Anwendung von Rheostaten in der Elektrodiagnostik und Elektrotherapie (31. 1. 1890), von *G. Gärtner* über das elektrische Zweizellenbad (25. 10. 1889) und von *F. Necker* und *L. Freund* über Fulgurationstherapie (3. 4. bzw. 29. 5. 1908).

Ein neues Fach, das der **Elektrologie**, wurde durch die Arbeiten *St. Jellineks* begründet, der in der Gesellschaft schon am 6. Dezember 1901 über die Wirkungen der Elektrizität auf die Tiere, dann über die animalischen Effekte der Elektrizität (14. 3. 1902) und über Verletzungen durch elektrischen Starkstrom sprach (16. 2. 1906).

Das Gebiet der **gerichtlichen Medizin** ist ebenso wie das der **Toxikologie** nur durch wenige Mitteilungen und Vorträge vertreten; das erstere durch *E. Hofmann* Wiederbelebung Gehängter (16. 4. 1880), *M. Richter* Leichenverstümmelung durch Tierfraß (5. 2. 1897), *J. Seegen* Leberprobe (23. 1. 1903) und *R. Patek* Selbstaufschlitzen des Bauches während der Gravidität (6. 6. 1913), das zweite durch *H. Favarger* chronische Tabakvergiftung (18. 2. 1887), *J. Mannaberg* Bleivergiftung durch bleihaltigen Paprika (26. 3. 1897), *H. Goldmann* Vergiftung durch den Giftschwamm Agaricus torminosus (8. 3. 1901) und *A. Götzl* Bedeutung der punktierten Erythrozyten für die Diagnose der Bleivergiftung (10. 6. 1910).

Auch die **Zahnärzte** beteiligten sich in diesem Zeitabschnitte nur wenig an den Verhandlungen der Gesellschaft; genannt seien die Vorträge von *R. Weiser* Versuche, die erkrankte Zahnpulpa mittels Elektrizität zu zerstören (29. 10. 1886), *K. Ernst* unter Anwendung von Jodoform geheilte Zahnzysten (5. 6. 1903), *L. Fleischmann* Untersuchungen über Veränderungen des Dentins bei Rachitis (8. 11. 1907), *J. Peter* Implantation künstlicher Zahnwurzeln (30. 1. 1914) und *M. Kraus* Berufsschädigungen der Zähne (15. 5. 1914).

Die **Veterinärkunde** betrafen die Mitteilungen und Vorträge von *J. Bayer* Augenerkrankungen beim Pferde (20. 5. 1881), von *J. Csokor* Epithelioma contagiosum des Geflügels (30. 3. 1883), Brustseuche bei Pferden (21. 2. 1890), Geschwulstbildungen, welche durch Traubenpilze (Bothryomyces) veranlaßt werden (21. 11. 1890), fötale Tuberkulose des Rindes (23. 1. 1891), primäre Darmtuberkulose des Pferdes (23. 10. 1891), Lungenwurmseuche der Feldhasen (19. 10. und 9. 11. 1894), kongenitale metabolische Chromatose (29. 3. 1895) und über Gastrophilus equi (22. 4. 1898), von *J. Latschenberger* Vorkommen des Gallenfarbstoffs in Geweben und Flüssigkeiten bei schweren Tierkrankheiten (15. 10. 1886), von *A. Weichselbaum* seuchenhafte Haemoglobinurie des Rindes (22. 11. 1889), von *St. Polansky* und *H. Schindelka* Verwendung des Kehlkopfspiegels beim Pferde (22. 5. 1891), *H. Dexler* Gesichtslähmung des Pferdes (7. 2. 1896), von *J.-F. Heymans* (Gent) Tuberkuloseschutzimpfung beim Rinde (5. 6. 1908) und von *J. Fiebiger* Kokzidien in der Schwimmblase der Dorsche (16. 2. 1912).

Als ein ganz neues Fach tritt die Röntgenologie in Erscheinung. Schon am 10. und 17. Januar 1896 konnte *S. Exner* die ersten mittels Röntgenstrahlen dargestellten Bilder in der Gesellschaft demonstrieren und bereits 14 Tage später — am 24. Januar 1896 — *A. Mosetig-Moorhof* über zwei Fälle (Projektil in der linken Hand und Zehenverdopplung) berichten, die zeigen konnten, daß die Röntgenstrahlen berufen seien, von höchster Wichtigkeit für die Chirurgie zu werden, und nicht als „Spielerei" betrachtet werden dürften; eine weitere Woche später demonstrierte *F. Siegel* Photogramme von Gallen- und Blasensteinen, die außerhalb des Körpers in der Versuchsanstalt für Photographie von *Eder* mit Röntgenstrahlen aufgenommen worden waren. *R. Pöch* demonstrierte am 30. Oktober 1896 einen Fall von Fremdkörper in der Lunge, der mit Hilfe der Röntgenstrahlen lokalisiert werden konnte, und *S. Exner* einen Apparat zur Lokalisation (18. 12. 1896), zu welchem Behufe er auch stereoskopische Aufnahmen empfahl (2. 4. 1897). *R. Pöch* zeigte auch in der Sitzung vom 8. Januar 1897 nicht nur Photographien von Thorax und Abdomen, sondern auch nach bloßer Durchleuchtung entworfene Skizzen. In der Sitzung vom 15. Januar 1897 wurde durch *L. Freunds* Demonstration eines mit Röntgenstrahlen behandelten Falles von Naevus pigmentosus die Röntgentherapie eingeleitet und sehr bald konnten er und *E. Schiff* schon über die Fortschritte der Röntgentherapie und ihre Wirkungen, insbesondere bei Lupus erythematodes und vulgaris, bei Sykosis und Favus sowie bei Epitheliomen berichten (1. 4. und 11. 11. 1898, 12. 5. und 16. 6. 1899 und 30. 5. 1902). Von späteren Mitteilungen *L. Freunds* seien hier genannt: über ein neues radiometrisches Verfahren (8. 4. 1904), Radiotherapie der Ischias (22. 11. 1907), des Lupus (3. 3. 1911) und über eine Methode zur Bestimmung der Radiosensibilität (9. 5. 1913). Über den Stand der Röntgenographie in der Medizin berichtete *G. Kaiser*, ebenfalls einer der ersten, die sich in Wien mit diesem Fach beschäftigten (14. 4. 1899). Auf das Auftreten von Röntgenschädigungen in Form von Ulcera machte zuerst *M. Kaposi* in der Sitzung vom 27. Oktober 1899 aufmerksam. *R. Kienböck* trat zuerst mit dem Vortrag über die Einwirkung des Röntgenlichts auf die Haut auf (19. 10. 1900); er demonstrierte sein neues Meßgerät (19. 1. 1906), Radiogrammskizzen zu Fällen von Oesophaguserkrankungen (31. 1. 1908), Röntgenbefunde bei *Barlow*scher Krankheit (4. 3. 1911), (mit *O. Willner*) bei Osteopsathyrosis idiopathica (5. 5. 1911), behandelte eingehend die radiologische Diagnose der Darmerkrankungen (29. 11. 1912) und besprach die Röntgenbefunde bei intrathorazischen Tumoren und Lungenechinococcus (22. 5. 1914). Von *G. Holzknecht* verzeichnen wir die Mitteilungen und Vorträge über den radiographischen Nachweis der hereditär syphilitischen Osteochondritis (10. 5. 1901), seine Dosierungsmethode in der Röntgentherapie (24. 10. 1902), seine Methode der Fremdkörperentfernung aus dem Gehirn während der Röntgendurchleuchtung (19. 6. 1903), Fälle von *Paget*scher Krankheit (13. 11. 1903), (mit *R. Grünfeld*) Entfernung von Fremdkörpern bei wechselndem Röntgen- und Tageslicht (26. 2. 1904), Röntgenschädigungen (11. 3. 1904), Röntgenbehandlung der Skrophuloderma (5. 11. 1909), der Strumen und insbesondere bei M. Basedowi (19. 11. 1909), mit einer sich daran anschließenden Diskussion in mehreren Sitzungen, (mit *K. Fujinami*) Häufigkeit und röntgenologischer Nachweis der Parasekretion des Magens (22. 12. 1911) und (mit *M. Sgalitzer*) über röntgenologische Untersuchungen der Papaverinwirkung auf den Magen (20. 6. 1913). *G. Schwarz* sprach über Zellteilung und Röntgenstrahlen (5. 6. 1903), ein neues Meßinstrument (25. 5. 1906), Röntgenmagenbefunde (22. 1. 1909), Desensibilisierung gegen Röntgen- und Radiumstrahlen (28. 5. 1909), röntgenologischen Nachweis des Coecum mobile (4. 2. 1910), des Kalkherzens (9. 12. 1910), Wirkung von Röntgenstrahlen auf Pflanzen (27. 1. 1911), die Röntgenuntersuchung des Digestionstrakts (15. 3. 1912) und über direkte Irrigoradioskopie des Kolons (17. 1. 1913). *I. Robinsohn* sprach (mit *R. Werndorff*) über Sauerstoffinsufflation der Gelenke und Weichteile zu radiologisch-diagnostischen Zwecken (19. 5. 1905), ferner über das Vorkommen von Beckenflecken bei Ischias und ihre Bedeutung als Bursensteine (6. 2. 1908) und über Schädelradiologie unter Mitteilung eines positiven Röntgenbefundes bei Epilepsie (6. 3. 1908), schließlich *M. Haudek* über die Röntgendiagnose eines abnormen Hohlraumes im Abdomen (19. 11. 1909), Nachweis der miliaren Lungentuberkulose im Röntgenbild (11. 2. 1910), Operationsresultate bei Nischensymptom (16. 12. 1910), (mit *P. Clairmont*) Bedeutung der Magenradiologie für die Chirurgie (24. 2. 1911), Knochenveränderungen bei Fungus (19. 5. 1911), Diagnose und Therapie des Ulcus duodeni (10. 5. 1912), Diagnose des tiefgreifenden Magengeschwürs an der kleinen Kurvatur (13. 12. 1912) und über perigastrische Verwachsungen im Röntgenbild (18. 4. 1913).

Außer diesen Hauptvertretern des Faches wären noch zu nennen: *A. Frisch* über das Verhalten der Harnsteine gegen Röntgenstrahlen (30. 4. 1897), *M. Benedikt* über das Röntgenbild einer Herz- und Gefäßerweiterung (1. 4. 1898) und Röntgenstudien über Schädel- und Gehirnkrankheiten (9. 11. 1906), *S. Ehrmann* über Epilation mittels Röntgenstrahlen (23. 5. 1902), *P. Dömeny* über Tierversuche zur Verbesserung einer Reihe von chirurgischen Eingriffen durch gleichzeitige Verwendung der Röntgendurchleuchtung (23. 10. 1903), *A. Exner* über Tierversuche zur Erklärung der Wirkung der Röntgenstrahlen (9. 12. 1904), *L. Rapoport* über *Levi-Dorn*sche Polygraphie (20. 4. 1912) und *H. Finsterer* über Magenkarzinom nach Verlagerung mit Röntgenstrahlen behandelt und günstig beeinflußt (24. 5. 1912).

Die Radiumwirkungen kamen zur Sprache in den Mitteilungen von *G. Holzknecht* und *G. Schwarz* über die angebliche Heilungsmöglichkeit der Atrophia nervi optici durch Radiumstrahlen (12. 6. 1903), *A. Exner* über Karzinom des Mundes und Melanosarkom, mit Radiumstrahlen behandelt (26. 6. 1903), von *E. Schiff* über die Wirkung des Radiums auf das normale Hautgewebe (24. 2. 1905), *A. Fischer* über radioaktive Messungen (18. 11. 1910), *W. Falta* und *G. Schwarz* über die wachstumsfördernde Einwirkung der Radium-Emanation auf Pflanzen (3. 3. 1911), *O. Schindler* über durch Radium geheiltes Carcinoma penis (12. 1. 1912), *J. Halban* über protektive Wirkung der Radiumemanation auf Brunstcharaktere der Tritonen (20. 4. 1912), *L. Freund* über Radiumwirkung nach Vorbehandlung mit Adrenalin (1. 12. 1912) und über Erfahrungen mit Mesothorium (28. 2. 1913), *G. Nobl* über Behandlung von Epithelkarzinomen mit Mesothorium (13. 6. 1913), *R. Sparmann* über weiteren Krankheitsverlauf der mit Radium behandelten Fälle maligner Tumoren (28. 11. 1913), *H. Schüller* über Radiumbestrahlung leukämischer Milztumoren (16. 1. 1914) und von *G. A. Wagner* über Radiumschädigungen bei gynäkologischer Anwendung (13. 2. 1914).

Hier einzureihen wären noch die Mitteilungen von *E. Schiff* über ultraviolette Strahlen (16. 3. 1906) und von *L. Freund* über die diagnostische Verwendung des monochromatischen Lichtes in der Medizin (25. 11. 1910).

Geschichtliches brachten die Vorträge von *A. Drasche* über Pestepidemien der Neuzeit (4. 4. 1879) und *R. Heschl* zur Geschichte der Mikroskopie (9. 4. 1880), die Vorträge von *Th. Puschmann* über die Entdeckung des Blutkreislaufs (20. 2. 1880), Fragmente von Philumenos und Philagrius und eine von ihm entdeckte Handschrift über Augenkrankheiten (29. 10. 1886), die Medizin des 16. Jahrhunderts (16. 11. 1888), Influenza im Altertum (3. 3. 1893), medizinisches Vereinswesen in alter und neuer Zeit (27. 10. 1893), die Theorie vom amerikanischen Ursprung der Syphilis (31. 5. 1895) und über die Syphilis in Europa vor der Entdeckung Amerikas (8. und 15. 5. 1896) und von *M. Gruber* über das Lebenswerk *Pasteurs* im Zusammenhang mit der Gesamtentwicklung der Bakteriologie (8. 11. 1895). *I. Neumann* sprach über die an den altperuanischen Tonfiguren und Gefäßen dargestellten Hautveränderungen und Defekte mit besonderer Rücksicht auf das Alter der Syphilis (12. 1. 1905), *M. Neuburger* über *Schillers* Beziehungen zur Medizin (5. 5. 1905), über *Ernst von Feuchtersleben* (23. 3. 1906) und über *Leopold Auenbrugger* (17. 5. 1909), *Alexander Fraenkel* über *Vinzenz Kern — Josef Lister* (15. 3. 1907) und *A. Kronfeld* zur Geschichte der Syphilis (18. 6. 1909), antike Gesichtstätowierung (3. 12. 1909), antike Bronzefigur und griechisches Vasenbild (3. 6. 1910), Entwicklung des Anatomiebildes seit •1632 (26. 5. 1911) und über das pathologische Porträt (14. 6. 1912).

Verschiedene ärztliche und mit der ärztlichen Wissenschaft in Beziehung stehende Themen behandelten die Reiseberichte von *C. Heitzmann* über seine wissenschaftliche Tätigkeit in Amerika (1. und 8. 6. 1883 und 24. 5. 1895), der Bericht *A. Politzers* über den medizinischen Teil der Weltausstellung in Chicago (9. 3. 1894) und der *Eiselsbergs* über ärztliche Reiseeindrücke aus Amerika (24. 6. 1910), der Vortrag von *J. Steinbach* über die Seekrankheit (26. 3. 1886), von *S. Stricker* über Fortschritte in der Projektionsmethode (29. 1. 1892) und *Minassain Wahe* über einige Rassenmerkmale der Armenierinnen (11. 1. 1907); therapeutischen Inhalts waren die Vorträge *L. Freunds* über Phototherapie (1. 3. 1907) und über photophysiologische Versuche (15. 12. 1911). Das Autochromverfahren für medizinische Zwecke war Gegenstand der Mitteilungen von *F. Schlagenhaufer* (21. 1. 1910), *O. Frankl* (28. 10. 1910), *S. Ehrmann* (4. 11. 1910) und von *G. Nobl* (5. 12. 1913). Schließlich sei hier noch des Vortrags von *M. Benedikt* über Emanation (12. 6. 1914) gedacht.

Überreich war die Fülle von Demonstrationen, die ärztliche Instrumente und Apparate, sowohl Erfindungen wie Verbesserungen älterer Konstruktionen, betrafen. Mikroskopische Apparate demonstrierten *C. Reichert* (7. 12. 1883), Mikroskope und Instrumente für bakteriologische Untersuchungen *H. Kowalski* (12. 4. 1889), einen neuen heizbaren Objekttisch (22. 10. 1897) und einen Apparat zur bakteriologischen Wasseruntersuchung (20. 5. 1898) *R. Kraus*, schließlich einen Apparat zur automatischen Fixierung und Einbettung histologischer Präparate *V. Hecht* (19. 11. 1909). — Der allgemeinen Therapie und Krankenpflege galten die Demonstrationen von *A. Turkiewicz* Krankenbett (2. 5. 1879), *J. Leiter* Wärmeregulatoren (7. 1. 1881 und 29. 1. 1886), *V. Seng* Krankenbett (6. 11. 1885), *G. Gärtner* Ergostat (2. 12. 1887), Einrichtung für

158

Sauerstoffinhalationen (25. 10. 1889), neuer Kühlapparat (4. 11. 1898), *W. Winternitz* Duschapparat (4. 5. 1900), *Kookley* Apparat zur intraparenchymatösen Injektion von Flüssigkeiten (29. 11. 1901), *M. Roth* Heißluftapparat (6. 12. 1901), *S. Spiegel* selbstwirkende Injektionsspritze (28. 2. 1902), *K. Diem* Sauerstoffinhalationsapparat (13. 3. 1903), *K. Mirtl* (Graz) neuer Heißluftapparat (7. 4. 1905), Mag. *L. Assinger* Handvibrationsmassage-Apparat Venivici (20. 10. 1905), *J. Kitaj* thermometrischer Apparat (20. 11. 1908), *O. Aufschnaiter* Apparat zur Erzeugung von Kohlensäurebädern (8. 4. 1910), *F. Demmer* neuer Inhalationsapparat (20. 12. 1912), *A. Weiß* Pflegeuhr (15. 5. 1914). — Demonstrationen von Instrumenten und Apparaten zwecks Untersuchung boten zur Auskultation *J. Mader* Modifikation am Stethoskop (21. 1. 1881) und *S. Basch* binaurikuläres Stethoskop nach dem Prinzip der *Marey*schen Trommel (19. 2. 1897), zur Blutdruckmessung *E. Bamberger* Sphygmophon nach *Stein* (10. 1. 1879), *S. Basch* Sphygmograph, Kardiograph und Sphygmomanometer (22. 4. 1881, 29. 3. 1895 und 24. 4. 1896), Apparat zur Messung des Kapillardrucks (15. 1. 1892) und Apparat zur Messung des Venendrucks (22. 4. 1904), *G. Gärtner* neuer Blutdruckmesser (16. 6. 1899) und *M. Herz* neuer einfacher Blutdruckmesser (10. 12. 1908), zur Onychographie *L. Castagna* Onychograph (25. 10. 1901), speziell zur Lungenuntersuchung *K. Clar* (Graz) Spirometer (30. 4. 1880, 31. 5. 1882 und 26. 4. 1889), ebenso *E. v. Fleischl* (26. 2. 1886) und *K. Berdach* Rhythmoskop (31. 5. 1907). *J. Czyrniánski* demonstrierte seinen Magenaspirator (28. 1. 1887 und 17. 2. 1888) und *O. Aufschnaiter* den Enterocleaner (18. 4. 1913). Zur Kraniometrie sollten die von *M. Benedikt* demonstrierten Apparate dienen: Cubageapparat zur Messung des Kubikinhalts des Schädels (30. 5. 1884), ein optisches Kathetometer (6. 6. 1884) und ein Kraniofixator (4. 3. 1887). Ein Patellarreflexometer gab *J. Kitaj* an (28. 10. 1910). *M. Benedikt* demonstrierte den *Zabludowski*schen Apparat bei Schreibkrampf (4. 3. 1887). — In das Gebiet der Chirurgie fallen die Demonstrationen von *J. Scheff* Gaumen-Obturator (24. 1. 1879), *H. Teleky* Obturator für den Anus praeternaturalis (16. 1. 1884), *J. Podrazky* Verbandpäckchen nach *Poehl* (25. 10. 1889), *J. Englisch* Bruchband für den Verschluß der Bruchpforte bei Hernia obturatoria (13. 11. 1891), *K. A. Herzfeld W. Rosenfelds* Apparat zur Äthernarkose (23. 6. 1893), *M. Scheimpflug* Extensionsapparat (19. 1. 1894), *J. Odelga* steriles Verbandmaterial (14. 12. 1894), *C. Stoerk* Instrumentarium zur Oesophagoskopie (5. 6. 1896), *H. Ehrenfest* neuer Ligaturenschnürer (3. 12. 1897), *C. Henning* Gesichtsprothesen (9. 6. 1899) und modellierende Prothesen (29. 11. 1901), *L. Moszkowicz* Apparat zur *Schleich*schen Anästhesie (25. 1. 1901) und Pinzette zur Entfernung der *Michel*schen Klammern (18. 12. 1903), *L. Freund* Instrument zur chirurgischen Naht (25. 10. 1901), *L. Braun* Narkoseapparat (8. 11. 1901), *R. Frank Michels* Nähapparat (6. 12. 1901), *C. Schickelberger* Sterilisationsbüchse für Jodoformgaze (13. 12. 1901), *J. Fürth* neuer Operationstisch (10. 11. 1905), *O. Föderl* Apparat zur Sterilisierung von Catgut und Seide (15. 12. 1905), *V. Frommer* Instrument zum Nähen von Wunden in beschränkten Hohlräumen (14. 12. 1906), *A. Löwy* zerlegbarer Gipsverbandfensterer (16. 4. 1909) und *A. Eiselsberg Martel*sches Instrument zur temporären Aufklappung des Schädels (13. 12. 1912). — Speziell der Orthopädie galten die Demonstrationen von *L. Seeger* orthopädische Apparate (16. 1. 1880), *C. Horoch* Mieder aus plastischem Filz (13. 3. 1885), *L. Wittelshöfer* orthopädische Apparate (1. 4. 1887),

V. Hacker neue Vorrichtung zur Anlegung von Gipshosen (8. 3. 1889), *I. Stein* Exerciteur (10. 5. 1895) und *Phelan* (New York) Muskelstärker „Whitely Exerciser" (16. 6. 1899). — Zahlreiche Demonstrationen beschäftigten sich mit den Instrumenten der neuerstandenen Urologie: *J. Leiter* elektro-endoskopische Instrumente (11. 11. 1881), *L. Dittel Silbermann*scher Apparat zur temporären Verschließung des Harnleiters (30. 5. 1884) und endoskopische Apparate (11. 3. 1887), *G. Kolischer* Operations-Zystoskop (29. 10. 1897), *A. Frisch Bottini*scher Inzisor zur Radikaloperation der Ischurie bei Prostatahypertrophie (1. 4. 1898), *F. Kornfeld* Apparat zur Vibrationsmassage der Prostata (27. 11. 1903), *O. Kraus* Zweiweghahn zur Harnröhren- und Blasenspülung (8. 2. 1907), *H. Marcus* aseptischer Taschenkatheterisator (8. 3. 1907), *A. Weiß* Desinfektionsapparate für urologische Instrumente mittels Autan (26. 4. 1907), *V. Blum* verbessertes Instrumentarium für endovesikale Operationen (8. 4. 1910) und *A. Glingar* Universalurethroskop (29. 5. 1914). — In das Gebiet der Geburtshilfe und Gynäkologie fallen die Demonstrationen von *K. Holzer* (Franzensbad) Instrument zur kontinuierlichen Irrigation der Vagina und des Uterus (16. 1. 1880), von *Marinos* (Athen) Instrument zur Dilatation des Muttermundes (24. 5. 1889), von *A. Foges* Kolposkop (10. 6. 1904), von *R. Bauer* Saugspekulum (17. 11. 1905), *H. Marcus* selbsthaltendes zweiblättriges Vaginalspekulum (8. 3. 1907) und von *A. Scherbak* Vereinfachung der Milchpumpe nach *Jaschke* (17. 6. 1910). — Die Augenheilkunde betrafen die Demonstrationen: *O. Bergmeister* Keratoskop von *Placido* (13. 10. 1882), *J. Hock Berger*sches Refraktions-Ophthalmoskop (4. 4. 1884) und *H. Lauber* elektrischer Augenspiegel (21. 4. 1909). — Der Laryngologie galten die verschiedenen Beleuchtungsapparate, wie sie *W. Roth* (2. 12. 1887), *G. Gärtner* (8. 3. 1889) und *K. Clar* (20. 4. 1894) angaben, ferner die Demonstration *H. Marschik*s von laryngologischen Instrumenten (7. 3. 1913). — Zur Otologie gehörten die Demonstrationen von *J. Leiter* Hörrohr für Schwerhörige (15. 5. 1885) und *S. Exner* Mikrophon zur akustischen Beobachtung der Schallschwingungen im menschlichen Gehörorgan (1. 6. 1900). — Von weiteren Demonstrationen wären zu nennen: *G. Gärtner* neue Zentrifuge (26. 2. 1892), *L. Moszkowicz* teilbare Zentrifugen-Eprouvette (18. 12. 1903), *M. Engländer* Harntemperaturmesser (13. 5. 1910), *A. Jolles* vereinfachtes klinisches Ferrometer (9. 6. 1899), *G. Gärtner* Rheostat und ein elektrodiagnostischer Apparat (19. 2. 1886) sowie Kaolin-Rheostat (24. 1. 1890), *R. Lewandowski Edelmann*sches Faradimeter (14. 4. 1893), *E. Schiff Freund*sche Elektrode zur Erzeugung diffuser Polentladung hochgespannter Induktionsströme (14. 12. 1900), vereinfachte Finsenlampe (30. 5. 1902) und Quecksilberdampflampe (16. 3. 1906), *G. Kaiser* Schutzvorrichtungen gegen Röntgenverbrennung (16. 1. 1903), *D. Podzahradsky* Radium-Emanatorium (3. 2. 1911). — Unterrichtszwecken galten: *S. Basch* Kreislaufmodell (27. 11. 1891), *A. Schlossarek* Phantom zur Erklärung der Intubation (5. 1. 1894) und *G. Alexander* Mittelohrmodell (4. 5. 1900) und Modell zur Anatomie und Embryologie des menschlichen und tierischen Labyrinths (13. 6. 1902).

1914—1937

Der letzte Zeitabschnitt der Gesellschaft stand wie begreiflich für lange hinaus im Zeichen des Weltkrieges und der Kriegsfolgen. Die Ärzte Wiens waren mit der Armee des großen Österreich-Ungarn ins Feld gezogen und sie waren in das kleine Ländchen, das damals Deutschösterreich hieß, zurückgekehrt. Wir waren nicht nur arm geworden, auch das große Material der Wiener Kliniken war durch die Zertrümmerung des Reiches empfindlich geschädigt. Grenzsperre durch umständliche Visabeschaffung, Devisenschwierigkeiten und last not least der nationale Chauvinismus hemmten den Zustrom jener Kranken, denen die Wiener Medizin stets als Rettungsanker gegolten hatte.

Die innere Organisation der Gesellschaft, die ja eine Gesellschaft Wiener Ärzte war, blieb in dieser Zeitepoche ziemlich unverändert: nur war aus der „k. k. Gesellschaft" eine einfache „Gesellschaft" der Ärzte geworden. In der Jahresversammlung vom 21. März 1919 lehnte *Exner* aus Gesundheitsgründen seine Wiederwahl zum Präsidenten ab und *Anton Freiherr von Eiselsberg* wurde zu seinem Nachfolger gewählt. *Exner* wurde zum Ehrenpräsidenten der Gesellschaft designiert.

Das insbesondere durch den Krieg reich zuströmende Demonstrationsmaterial führte schon am 26. März 1915 dazu, daß die Beschwerden bezüglich der Durchführung der Tagesordnung, die auch schon früher erhoben worden waren und im Anfang des Jahres 1914 zur Einsetzung eines besonderen Komitees geführt hatten, immer lauter wurden und diesbezügliche Anträge erneuert einliefen. Der Verwaltungsrat beriet eingehend diese Angelegenheit und legte in der Sitzung vom 7. Mai seine Beschlüsse vor, die auch auf eine Kontrolle des Besuches der Sitzungen sowie auf die unangenehm empfundenen Mitteilungen der Tagespresse über die Sitzungen der Gesellschaft ausgedehnt wurden.

In der Sitzung vom 8. Mai 1919 wurde beschlossen, das Sitzungshaus von nun an Billroth-Haus zu nennen; ursprünglich war die Bezeichnung Skoda-Haus in Aussicht genommen (Verwaltungsrat-Sitzung vom 2. Mai 1890).

Neuerliche Statutenänderungen wurden in den administrativen Sitzungen vom 12. März 1920 und dann später am 8. März 1929 durchgeführt.

Für die im Weltkrieg gefallenen Kollegen wurde die Anbringung einer Gedenktafel schon in der Sitzung vom 26. November 1920 beantragt, doch kam sie erst im Jahre 1927 zur Ausführung.

Im Jahre 1926 wurde eine neue Geschäftsordnung mit Berücksichtigung der im Laufe der Jahre beschlossenen Nachträge festgelegt, auch die Instruktionen für den Vermögensverwalter und für die Bibliothekare sowie die Bibliotheksordnung neu gefaßt.

Von einem ungenannt sein wollenden Mitglied wurden im Jahre 1928 S 10.000 mit der Bestimmung gespendet, daß die jährlichen Zinsen zur Dotation eines Festvortrages in memoriam I. P. dienen sollten (Sitzung vom 7. Dezember 1928).

Eingehende Beratungen im Verwaltungsrat der Gesellschaft beschäftigten sich seit dem Jahre 1929 fast unablässig mit Plänen bezüglich einer Erweiterung des Hauses, von denen nur ein Teil — die Heranziehung neuer Räume für das Bibliotheksmagazin — zur Durchführung gelangen konnten.

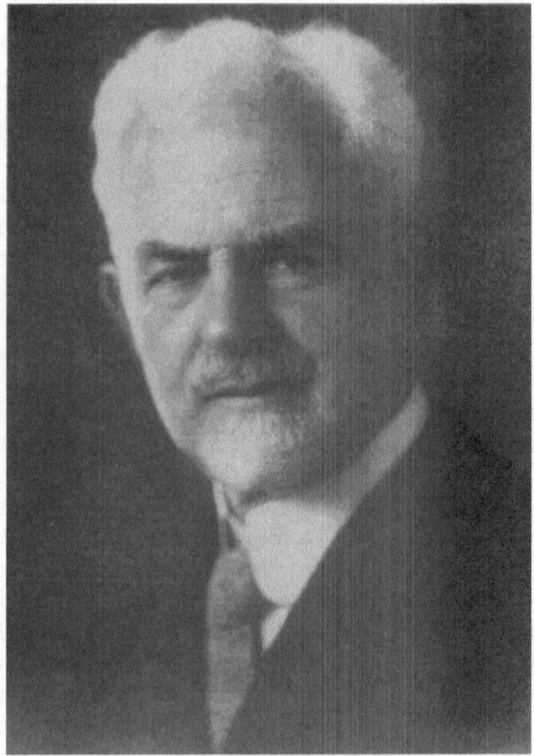

Anton Freiherr von Eiselsberg.

Als 1932 unser hochverehrtes Mitglied Professor *Julius Wagner-Jauregg* seine Stelle als Vizepräsident niederlegte, wurde er zum ständigen Ehren-Vorsitzenden gewählt (Sitzung vom 12. März 1932).

Wie verderblich in finanzieller Hinsicht der Krieg gewirkt hatte, geht aus der Tatsache hervor, daß erst im Oktober 1933 auf Grund der Bestimmungen der Trefferanleihe die beinahe wertlos gewordenen Papiere der älteren sieben Stiftungen der Gesellschaft in Trefferanleihe umgewandelt werden konnten, wodurch die Gesellschaft für die Effekten im Betrage von 7.100 fl. und 61.700 K wenigstens S 1300 — ihr Kurswert betrug am 31. Dezember 1932 S 1160.81 — erhalten konnte. Mit Bewilligung der Stiftungsbehörde wurden nun, da die Gesamtzinsen dieser Trefferanleihe nur S 52 betrugen, alle früheren Stiftungen als

„Vereinigte Stiftung" zusammengelegt und der Zinsenertrag im Sinne der alten Stiftungsbriefe für ein vom Präsidenten alljährlich zu bestimmendes unterstützungsbedürftiges Mitglied bzw. Witwe oder Waise bestimmt.

Die traurigen ärztlichen Erlebnisse, die sich während des Krieges abspielten, zwangen die Gesellschaft auch des öfteren, nach außen hervorzutreten.

Schon im Winter 1914 erhob sie Protest dagegen, daß die in der Genfer Konvention, Kap. 3, Artikel 9 und 12, enthaltenen Bestimmungen, daß Sanitätspersonen nicht als Kriegsgefangene behandelt und zurückbehalten werden dürften, nicht eingehalten wurden (Sitzung vom 4. Dezember 1914).

Auf Anregung *Hocheneggs* (Sitzung von 12. Februar 1915) wurde eine über mehrere Sitzungen sich erstreckende Diskussion über die Prothesenfrage geführt, in dieser Angelegenheit eine Kommission (*Aberle, Eiselsberg, Fein, Föderl, Hochenegg, Lorenz, Schnitzler, Spitzy, Steiner*) eingesetzt (Sitzung vom 26. Februar 1915), die eine Resolution vorlegte, dazu bestimmt, die Sorge für die Kriegsinvaliden schon beizeiten in geordnete Bahnen zu lenken, damit das nach dem Krieg unvermeidliche Krüppelelend in sozialer, moralischer und materieller Beziehung auf ein möglichst geringes Maß eingeschränkt werde (Sitzung vom 5. März 1915).

Die mit der Verlängerung der Kriegsdauer auch in der Zivilbevölkerung immer mehr hervortretenden Kriegsschäden, die ein Vortrag *Tandlers*, „Krieg und Bevölkerung" (Sitzung vom 24. März 1916), zum Gegenstand hatte, führten nach eingehenden Beratungen in einer Reihe von Sitzungen zur Bildung eines Komitees, das ein Memorandum, „Die Heilung der sanitären Kriegsschäden", ausarbeitete (abgedruckt in der Wiener klinischen Wochenschrift 1916, Bd. 29, S. 912).

Über Antrag *J. K. Friedjungs* (Sitzung vom 6. Dezember 1918) wurde ein wissenschaftlicher Ausschuß (kurz als Seuchenausschuß bezeichnet) eingesetzt, dem die Aufgabe gestellt wurde, bei jeder auftretenden Epidemie so rasch als möglich ihre wesentlichen Eigenschaften zu ermitteln, zu formulieren und allen Ärzten bekanntzumachen. Er bestand aus den Mitgliedern *Böhm, Friedjung, Helly, Hochsinger, Knöpfelmacher, Morawetz, Ortner, Pal, Paltauf, Pirquet, Pospischil, Schiff* und *Zappert*. Dieser unter dem Vorsitz *Ortners* konstituierte Ausschuß veröffentlichte am 15. Dezember 1918 eine Mitteilung über den Stand der Grippeepidemie, am 2. März 1919 über das gehäufte Auftreten von Blattern, schließlich am 24. Februar 1920 über das neuerliche Auftreten einer Grippeepidemie.

Die Lage in Wien und in den Bundesländern unmittelbar nach Kriegsschluß führte dazu, daß sich die Gesellschaft über Antrag *Eiselsbergs* an die alliierten Regierungen und an die Nachbarstaaten wandte, um die Zufuhr von Nahrungsmitteln und Kohle für Krankenanstalten zu erwirken. Das Ersuchen an die alliierten Regierungen wurde durch Vermittlung des Staatsamtes für Äußeres befördert, während bei den Vertretern der Nachbarstaaten das Präsidium persönlich vorsprach. Gleichzeitig sollten auch hervorragende ärztliche Korporationen in jenen Ländern um ihre Unterstützung gebeten werden (Sitzung vom 10. Dezember 1918). Der Appell an die Entente blieb erfolglos; dagegen fand der Aufruf der Gesellschaft Widerhall bei vielen ausländischen ärztlichen Gesellschaften und Kollegen, besonders Amerikas, Dänemarks, Hollands, Norwegens und Schwedens.

Nach Schluß des Krieges war auch die Auflassung der zahlreichen Anstalten für die Behandlung von Kriegsbeschädigten und Kriegskranken, die erst während des Krieges neu erstanden waren, notwendig geworden. Dazu kam, daß mit der Aufhebung der allgemeinen Wehrpflicht und der bedeutenden Reduktion des aktiven Standes der Wehrmacht auch ein Teil der schon vor dem Kriege bestandenen Militärspitäler überflüssig wurde. Der Wunsch, diese Anstalten zur Verbesserung des gesamten Krankenhauswesens und speziell der klinischen Spitäler heranzuziehen, führte über Anregung des damaligen Staatssekretärs für Volksgesundheit, *I. Kaup*, in der Sitzung vom 7. Februar 1919 und in zwei weiteren Sitzungen zu einer Aussprache über den „Abbau der Militärsanitätsanstalten und über die Friedenswünsche", bei welcher nach einleitenden Worten *Kaups* und einem erschöpfenden Referat *C. Ewalds* wertvolle Anregungen gegeben wurden. Hierzu gehörten auch der Antrag von *J. Schütz* über Mittel und Wege, welche die Ärzteschaft in die Lage versetzen würden, durch freie Vertreter einen nicht nur mitberatenden, sondern auch mitbestimmenden Einfluß auf Arbeiten und Entscheidungen des Staatsamts für Volksgesundheit zu nehmen (Sitzung vom 14. Februar 1919), der Antrag *Erwin Stranskys* an den Verwaltungsrat bezüglich Entfaltung einer großzügigen Aufklärungspropaganda über das Wesen der ärztlichen Tätigkeit und ihre Dienste für das Volk und der Antrag *Tandlers*, der die Aufrechterhaltung der Bestimmung forderte, daß jede öffentliche Heil- und Pflegeanstalt der Leitung eines Arztes unterstellt werde, welcher für den Gesamtbetrieb der Anstalt verantwortlich sei und dieselbe nach außen vertrete (Sitzung vom 28. Februar 1919).

An die „Abbaufrage" schloß sich der Vortrag *Hocheneggs* „Zur Neugestaltung des klinischen Spitals" (Sitzung vom 21. Februar 1919), der dazu führte, daß in der nächsten Sitzung ein Aktionskomitee (*Böhm, Drastich, Eiselsberg, Ewald, Exner, Helly, Hinterberger, Hochenegg, Kaup, Kyrle, Latzko, Meder, Paltauf, Ranzi, E. Redlich, F. Steiner, Thenen*) eingesetzt wurde. An dieses Komitee wurde auch der Antrag *Telekys* verwiesen, die Gesellschaft möge die Frage studieren, durch welche Maßregeln eine künftige gedeihliche Entwicklung der medizinischen Fakultät herbeigeführt werden könnte (14. 3. 1919). Eine Denkschrift über die notwendigen Maßnahmen für die Neugestaltung der Kliniken wurde in der Sitzung vom 2. Mai 1919 vorgelegt, am 9. Januar und am 26. November 1920 erstattete *Hochenegg* Bericht über die Tätigkeit des vorerwähnten Aktionskomitees. Die Einbeziehung des Garnisonsspitals Nr. 1 für klinische und Spitalszwecke sowie die Erwerbung des Josephinums waren die Erfolge dieser Bemühungen. In der vorerwähnten Sitzung vom 9. Januar 1920 wurden auch der Antrag *L. Telekys* behufs Ausgestaltung eines Seminars für soziale Medizin und der *H. Pollitzers* betreffs Errichtung eines Instituts für Krankheitsgeographie und Ethnologie vorgebracht.

Die Gefahr, die nach Kriegsschluß das Wiederauftreten der Blattern brachte, führte die Gesellschaft zum Beschluß, beim Staatsamt für Volksgesundheit vorstellig zu werden, damit ehestens alle Schritte zur gesetzlichen Einführung des Impfzwangs unternommen würden (7. 3. 1919).

An die Interalliierte Lebensmittelkommission der Entente und an die neuentstandenen Nationalstaaten wandte sich die Gesellschaft über Antrag von *A. Schiff*, der besonders auf die epidemische Ausbreitung schwerster osteomalazischer Knochenerkrankungen hinwies, um rasche Zufuhr ausreichender Mengen von Lebertran aus dem Ausland (14. 3. 1919).

Die Gesellschaft schloß sich einem von der ständigen Delegiertenkonferenz für Kriegsgefangenenfürsorge erlassenen Aufruf an, der die Möglichkeit baldiger Beförderung der Kriegsgefangenen bezweckte (12. 12. 1919).

Über Antrag *Eiselsbergs* wurde im Anschluß an eine von *H. Schlesinger* abgehaltene Demonstration über gehäuftes Auftreten von Erysipel als Saalinfektion ein Komitee (*P. Albrecht, Eiselsberg, A. Fraenkel, Graßberger, Kovacs, Peham, Riehl, H. Schlesinger, Schnitzler, C. Sternberg, Wagner-Jauregg*) eingesetzt, welches die Frage nach der Ansteckungsgefahr bei dieser Erkrankung zum Studium nehmen sollte (15. 1. 1926). Das Ergebnis dieser Beratungen wurde in der Sitzung vom 11. Juni 1926 von *E. Freund* mitgeteilt.

R. Wasicky stellte im Anschluß an seinen Vortrag über krasse Auswüchse in der medikamentösen Behandlung (7. 1. 1927) den Antrag auf Einsetzung eines Komitees, das sich mit den im Vortrag erörterten Problemen zu befassen habe; *Wagner-Jauregg* erstattete am 18. Februar d. J. den Bericht dieses Komitees.

In der Sitzung vom 14. Februar 1930 wurde von *S. Peller* und *M. Oppenheim* der Antrag gestellt, daß die Gesellschaft an die Öffentlichkeit und an den Bund mit der Aufforderung einer Reorganisation der Gewerbeinspektion im Sinne der Ausgestaltung der ärztlichen Aufsicht herantreten möge; eine diesbezügliche, vom Verwaltungsrat ausgearbeitete Resolution kam am 14. März 1930 zur Annahme.

Die Verhandlungen in den Kriegsjahren, also vom Oktober 1914 bis weit in das Jahr 1919, erhalten ihr ausschließliches Gepräge durch die Ereignisse, welche die ganze Ärzteschaft — nicht nur die Chirurgen — in Tätigkeit setzten. Es gibt kein Thema der Kriegschirurgie, der Kriegsepidemiologie und des Militärsanitätswesens überhaupt, das nicht in Demonstrationen, Mitteilungen und Vorträgen behandelt und durch den Austausch der Erfahrungen auf den verschiedenen Kriegsschauplätzen beleuchtet wurde. Es ist nicht möglich, hier jede Einzeldemonstration zu nennen, weshalb nur die wichtigsten Themen hervorgehoben werden sollen.

Allgemeine Themen behandelten *O. Frisch* zur Lokalisation von Projektilen und die Indikationen zu ihrer Entfernung (13. 11. 1914), *E. Freund* Behandlung gangränöser Wunden mit künstlichem Magensaft (18. 12. 1914), *V. Hecht* über Verhütung und Behandlung von Gelenksversteifungen im Gipsverband (12. 3. 1915), *R. Stigler* Vorschläge zum Verwundetentransport im Gebirgskriege (25. 6. 1915) und Gebirgsträgerbahre (3. 3. 1916), *A. Hauer* acht Monate Frontdienst (15. 10. 1915), *J. Bogdanik* vergleichendes Studium über die Geschoßwirkung der österreichischen zylindroogivalen, der russischen Spitzkugel und deren Dum-Dum-Geschosse (19. 11. 1915), *M. Jerusalem* und *H. Martin* zur Behandlung großer Wundhöhlen (18. 2. 1916), *F. Demmer* Arbeitsbedingungen des Chirurgen im Felde und seine Indikationen (7. 7. 1916), *R. Bárány* über Kriegschirurgie — primäre Exzision und Naht der Schußwunden (30. 11. 1917), *A. Zinner* Heilung torpider Geschwüre durch Okklusivverband (10. 5. 1918), *Fr. Hautmann* ärztliche Erfahrungen im Hochgebirgs-Minenkampf (14. 6. 1918) und *B. Breitner* Gefangenenlager-Chirurgie (18. 2. 1921).

Über Schädelverletzungen sprachen *V. Frühwald* Schußverletzung der Stirnhöhle (22. 10. 1915), *E. Ullmann* Deckung eines Stirnbeindefekts durch ein Rippenstück (25. 2. 1916), *O. Frisch* freie Autoplastik bei Schädeldefekten (9. 2. 1917), *M. Hirsch* Schädelplastik (27. 4. und 9. 11. 1917) und *H. Finsterer* operative Behandlung der traumatischen Epilepsie nach geheilten Schädelschüssen (27. 4. 1917).

Gehirn- und Rückenmarksverletzungen waren Gegenstand von Demonstrationen und Mitteilungen von *O. Marburg* und *E. Ranzi* (23. 10. 1914, 22. 1. und 22. 10. 1915, 1. 12. 1916 und 27. 4. 1917), *A. Fuchs* (22. 1. 1915), *O. Frisch* (29. 10. 1915), *H. Schlesinger* (26. 11. 1915), *J. Gerstmann* (17. 12. 1915), *R. Bárány* (23. 6. 1916), *E. Redlich* (27. 10. 1916), *Eiselsberg* (26. 1. 1917), *H. Heyrovsky* (13. 4. 1917), *H. Finsterer* (27. 4. 1917), *H. Reimann* (26. 10. 1917) und *A. Schüller* (2. 5. 1919).

Kieferschußverletzungen behandelten Mitteilungen von *R. Weiser* (30. 10. 1914), *M. Kraus* (22. 1., 25. 6. und 17. 12. 1915, 10. 3. 1916, 12. 1. 1917), *L. Gadány* und *J. Ertl* (10. 3. 1916), *L. Moszkowicz* (5. 5. 1916), *K. Foramitti* (24. 5. 1918) und *E. Glas* (30. 5. 1924).

Kriegsverletzungen des Auges betrafen Demonstrationen von *H. Lauber* traumatischer Katarakt und Verletzungen des Auges durch kleinste Stein- oder Sandpartikel (6. 11. 1914) sowie (mit *C. Henning*) Lidbulbusprothesen (26. 3. 1915), *Fr. Dimmer* Schußverletzung der zentralen Sehbahnen (26. 3. 1915) und *O. Mayer* Schußverletzung des Tränen-Nasengangs (18. 5. 1917).

Verletzungen des Halses und Thorax behandelten die Demonstrationen von *G. Lotheissen* traumatische Thyreoiditis (14. 5. 1915), *E. Raimann* Halsschüsse (26. 11. 1915), *L. Hofbauer* Folgeerscheinungen der Thoraxverletzungen (3. 12. 1915), *A. Bum* totale Ruptur der Pectoralis-Sehne (4. 2. 1916), *A. Exner* und *S. Gatscher* Steckschuß im Mediastinum (12. 5. 1916 bzw. 22. 6. 1917) und *H. Wachtel* Pyopneumothorax interlobaris nach Schußverletzung (3. 5. 1918).

Speziell auf Luft- und Speisewege bezogen sich die Mitteilungen von *K. Kofler* Schußverletzungen im Bereich der oberen Luftwege (27. 11. 1914) und Stichverletzung der Trachea (8. 6. 1917), *O. Chiari* Kugelextraktion aus dem linken Hauptbronchus durch die direkte obere Bronchoskopie (29. 10. 1915), *E. Glas* Larynxschüsse (12. 11. 1915) und Sprengstücke in den oberen Partien der Nase und im hinteren Teil der Augenhöhle (23. 11. 1917), *H. Marschik* Schußverletzung des Pharynx und Oesophagus (4. 5. 1917 und 10. 1. 1919) und auf Steckschüsse im Herzen Mitteilungen von *E. Fuhrmann*, *A. Kautzky-Bey* (beide am 28. 1. 1916) und *V. Hieß* (18. 2. 1916).

Verletzungen der Baucheingeweide betrafen die Mitteilungen von *G. Lotheissen* Pankreaszerreißung (14. 5. 1915), *E. Ullmann* Schußverletzung der Leber (9. 6. 1916), *F. Demmer* Brust- und Bauchschüsse (18. 5. 1917) und *H. Heyrovsky* Bauchschüsse (18. 5. 1917). Speziell auf die Urogenitalorgane bezogen sich die Mitteilungen von *R. Th. Schwarzwald* Schrapnellkugel frei in der Blase (16. 10. 1914), *O. Zuckerkandl* Schußverletzungen der unteren Harnwege (22. 1. 1915) und Schußverletzung der perinealen Harnröhre (24. 5. 1918), *R. Lichtenstern* Kriegsverletzungen der Urogenitalorgane (5. 2. 1915) und Transplantation eines Hodens nach Zertrümmerung beider Hoden durch ein Explosivgeschoß

(12. 11. 1915), *H. Prigl* und *V. Blum* urologische Fälle nach Kriegsverletzungen (9. 6. 1916 bzw. 23. 11. 1917), *E. Ullmann* Blasenschüsse (18. 1. 1918) und von *V. Blum* Kloake an der vorderen Bauchwand infolge Schußverletzung (10. 5. 1918).

Schußfrakturen an den Extremitäten betrafen die Demonstrationen von *J. Haß* Schußfrakturen des Oberschenkels (13. 11. 1914 und 12. 2. 1915) und Behandlung von Fingerdeformitäten nach Schußverletzung mittels extraartikulärer subkutaner Osteotomie (30. 4. 1915), *E. Suchanek* Behandlung der Frakturen der unteren Extremitäten (13. 11. 1914), *O. Kraus* Verwendung der Stent-Masse zu Fingerverbänden (20. 11. 1914), *O. Föderl* Extensionsschiene für Oberarmfraktur (26. 2. 1915), *W. Denk* Behandlung infizierter Knochen- und Gelenkschüsse (12. 3. 1915), *O. Frisch* infizierte Frakturen des Schenkelhalses (12. 11. 1915), Extension bei Armbrüchen und Operation von Pseudartherosen (27. 10. 1916) und Schußbrüche der Mittelhand (11. 5. 1917), *G. Hofer* Extension im Wasserbett (25. 2. 1916) und *F. Tintner* Extensionsschiene für Schußfrakturen (7. 4. 1916). Die Gelenkschüsse im besonderen behandelten die Mitteilungen von *L. Moszkowicz* (21. 1. 1916) und *O. Frisch* (25. 1. 1918).

Gefäßverletzungen behandelten die Mitteilungen von *E. Suchanek* Karotisnaht (15. 1. 1915), *H. Heyrovsky* infizierte Gefäßschüsse (15. 1. 1915), *A. Exner* sowie *O. Frisch* Gefäßverletzungen (5. 2. 1915 bzw. 22. 3. 1918), die Aneurysmen im besonderen *O. Frisch* (16. 4. 1915), *H. Heyrovsky* (30. 4. 1915), *E. Ullmann* (11. 6. 1915 und 10. 11. 1916) und *M. Jerusalem* (26. 11. 1915).

Die Nervenverletzungen und ihre Behandlung, besonders die Nervennaht waren Gegenstand von Demonstrationen und Mitteilungen von *M. Sternberg* (mit *V. Albert*) traumatische Lähmungen (13. 11. 1914), *H. Spitzy* Radialislähmung (8. 1. 1915) und Nervennaht (21. 1. 1916 und 12. 5. 1916), *H. Körbl* periphere Nervenverletzungen (26. 2. 1915), *M. Jerusalem* Kriegsverletzungen peripherer Nerven (5. 3. 1915), *E. Redlich* und *O. Frisch* zur Frage der operativen Behandlung der Schußverletzungen peripherer Nerven (7. 5. 1915 und letzterer 12. 3. 1918), *H. Reimann* Neurolyse (21. 1. 1916), *R. Gersuny* Muskelanschluß bei Fazialislähmung (7. 4. 1916), *L. Moszkowicz* Überbrückung von Nervendefekten durch Muskelgewebe (26. 5. 1916) und Sehnenplastik nach Radialislähmung (6. 12. 1918) und von *J. Haß* Sehnenoperation irreparabler Radialislähmung (28. 3. 1919).

Ersatzoperationen betrafen die Mitteilungen von *H. Spitzy* Daumenersatz (9. 11. 1917), Muskelanschlüsse (1. 3. 1918) und Knochen- und Gelenksplastik, Ersatz beider Vorderarmknochen samt ihren Gelenkskörpern durch eine implantierte Fibula (31. 10. 1919) und die Mitteilungen von *A. Szenes* und *A. Exner* *Krukenberg*sche Plastik (11. 10. 1918 bzw. 28. 2. 1919). Mit der Prothesenfrage beschäftigten sich *J. Haß* (12. 2. 1915), *M. Cohn* Carnes-Arm (14. 1. 1916), *H. Spitzy* (26. 2. und 11. 6. 1915, 2. 6. 1916), *G. Engelmann* (25. 6. 1915), *O. Frisch* (19. 5. 1916), *F. Sauerbruch* (8. 6. 1917), *M. Kraus* (7. 12. 1917), *Ph. Erlacher* (25. 1. 1918) und *O. Semeleder* (21. 6. und 28. 6. 1918).

Der Tetanus war Gegenstand der Mitteilungen von *J. Wiesel* (27. 11. 1914), *E. Kutscha* (15. 1. 1915), *B. Beer* (26. 3. 1915), *Starker* (13. 12. 1918) und *G. Lotheissen* (15. 10. 1915), die Kriegserfrierungen der von *E. Přibram* (11. 12. 1914), *V. Hecht* (18. 12. 1914), *V. Pranter* (5. 2. 1915), *Eiselsberg* (5. 5. 1916) und von *M. Hirsch* (16. 11. 1917).

Einen ausführlichen Bericht über die pathologisch-anatomischen Befunde bei Schußverletzungen gab *A. Weichselbaum* (29. 1. 1915) und über anatomische Erfahrungen im Feld *K. Meixner* (20. 12. 1918).

Von Mitteilungen über Kriegskrankheiten seien genannt: über Herzkrankheiten von *J. Pal* (18. 12. 1914), *R. Kaufmann* (23. 6. 1916) und *O. Kurz* (22. 3. 1918), über Myotonie von *S. Erben* (5. 3. 1915), über hysterische Astasie-Abasie von *W. Neutra* (12. 3. 1915), über Ergotismus convulsivus von *A. Fuchs* (16. 4. 1915), über Kriegssprachstörungen von *E. Fröschels* (25. 6. und 5. 11. 1915, 7. 1. 1916), über Nervenkrankheiten von *A. Klein* und *E. Pulay* (22. 10. 1915), über Enuresis nocturna militarium von *K. Ullmann* (5. 5. 1916) und *A. Fuchs* (mit *S. Grosz* 20. 10. 1916), über Störungen der Schweißsekretion bei Verwundungen des Nervensystems von *J. P. Karplus* (2. 6. 1916), über Spondylitis deformans und Spondylitis ankylopoëtica von *S. Kreuzfuchs* (17. 11. 1916), über die Massenbehandlung der venerischen Krankheiten im Kriege von *K. Ullmann* (16. 3. 1917), über Kriegsödem von *W. Falta* (19. 10. 1917) und über Myositis ossificans nach Granatenschuß von *L. Moszkowicz* (6. 12. 1918). Schließlich wären hier noch einzureihen die Vorträge von *A. Schiff* über osteomalazische Erkrankungen nach dem Kriege (7. 3. 1919) und von *L. Teleky* über Krieg und Gewerbekrankheiten (11. 3. 1921).

Großen Raum nahm begreiflicherweise die Besprechung der Kriegsseuchen ein. Die Cholera betrafen die Mitteilungen von *E. Stoerk* (13. 11. 1914) und *O. Stoerk* (4. 12. 1914), die Dysenterie der Vortrag von *W. Falta* und Frau *H. Kohn* über die Variabilität von Dysenteriestämmen der galizisch-russischen Epidemie, Herbst 1914 (30. 4. 1915), den Flecktyphus Mitteilungen von *K. F. Wenckebach* (14. 5. 1915), *J. Kyrle* und *G. Morawetz* (12. 11. 1915), *V. Kollert* und *A. Finger* (26. 5. 1916) und *B. Grünfeld* (16. 3. 1917), den Abdominaltyphus die Vorträge von *R. Paltauf* über Schutzimpfung gegen diese Krankheit und die Vakzinetherapie (4. 6. 1915) und von *M. Engländer* über intravenöse Kochsalzinfusionen bei Typhus (18. 6. und 29. 10. 1915), die Malaria die Vorträge von *M. Eugling* (1. 12. 1916), mit einer über mehrere Sitzungen sich erstreckenden Aussprache, und von *B. Sperk* (9. 11. 1917) und das Schwarzwasserfieber die Mitteilungen von *W. Zweig* (3. 11. 1916), *F. Deutsch* (26. 1. 1917) und *J. Matko* (23. 11. 1917, 11. 1. und 22. 3. 1918). *R. Doerr* sprach über die Salubritätskommissionen (25. 5. 1917) und *V. Ruß* über die Seuchenbekämpfung bei der Isonzoarmee (1. 6. 1917). Die Läusefrage behandelten *R. Graßberger* (14. 12. 1914 und 19. 2. 1915), *S. Grosz* (12. 3. 1915), *S. Fränkel* (12. und 26. 3. 1915), *H. Pregl* (19. 3. 1915), *J. Fiebiger* (23. 4. 1915), *L. Zupnik* (30. 4. 1915) und *O. Baudisch* (21. 5. 1915).

Schließlich sei noch der Mitteilungen über Simulation bei Soldaten gedacht: *A. Exner* über Nekrosen im Fußrücken, durch Schneerosenwurzeln erzeugt (9. 2. 1917) und scheinbare Verkürzung eines Beines (3. 5. 1918), *E. Redlich* über künstlich erzeugtes hartes Ödem der Hand (22. 3. 1918) und *W. Pick* über künstlichen Primäraffekt (8. 11. 1918).

Wenn wir nach diesem Überblick über die Kriegsjahre zur normalen Tätigkeit der Gesellschaft zurückkehren, so werden manche Daten zeigen, daß sie auch während des Krieges, wenngleich bedeutend eingeschränkt, doch nicht vollkommen geruht hat.

Mit der zunehmenden Zahl der Fachvereinigungen, die nicht nur für die verschiedenen praktischen Fächer, sondern auch für die theoretischen Disziplinen erstanden, werden die rein theoretischen Mitteilungen und Vorträge immer mehr in den Hintergrund gedrängt.

Von anatomisch-histologisch-embryologischen Vorträgen seien angeführt: *J. Schaffer* über Ossifikationsfragen (19. 5. 1916) und über Hautdrüsen (6. 11. 1925), *R. Willheim* über die elektive Färbung der Retezellen der Haut mit wässerigem Kartoffelextrakt (21. 5. 1920), *A. Spitzer* über die Phylogenese der Herzseptierung und deren Bedeutung für die Erklärung der Herzmißbildungen (14. 10. 1921), *K. Paschkis* und *V. Orator* zur Normalhistologie des menschlichen Magens (15. 12. 1922), *J. Tandler* über die Konservierung anatomischer Präparate in konzentrierter Zuckerlösung (13. 11. 1925) und (mit *K. Goldhamer*) über Röntgenologie in der Anatomie (6. 5. 1932), *H. Plenk* über die anatomischen Grundlagen der kapillaren Kontraktion (21. 10. 1927), *M. de Crinis* (Graz) über eine neue Imprägnations- und Fixationsmethode des nervösen Gewebes und ihre praktischen Ergebnisse (19. 12. 1930) und schließlich *G. Politzer* über Epithelregeneration (17. 2. 1933), achsengedrehten menschlichen Embryo von 7 mm Länge (3. 4. 1935), die Keimbahn des Menschen (24. 1. 1936) und über die Entstehung der Gesichtsspalte (6. 11. 1936).

In das Gebiet der Biologie und Physiologie fallen die Vorträge von *M. Benedikt* über Körperemanation (12. 6. 1914, 29. 1., 5. 11. und 10. 12. 1915, 25. 2. 1916), *R. Stigler* über physiologischen Selbstschutz gegen Hitzschlag bei Weißen und Negern (7. 5. 1915), *R. Graßberger* über die Wünschelrute (3. 11. 1916), *A. Kreidl* über das Wesen der tierischen Hypnose und ihre Beziehungen zum Menschen (23. 3. 1917), *S. Federn* über ein Zeichen des Alterns (30. 11. 1917), *B. Sperk* über Normalgewicht (15. 4. 1921), *P. Liebesny* über Beobachtungen über den Kapillarkreislauf in Höhenlagen (2. 12. 1921), *E. A. Spiegel* (mit *Th. Démétriades*) über den Einfluß des Vestibularapparates auf das Gefäßsystem (31. 3. 1922), Streifenhügel und Körperhaltung (13. 6. 1924), Hirnrindenerregung durch Labyrinthreizung (26. 6. 1931) und über Elektroenzephalogramm bei Labyrinthreizung (30. 6. 1933), *E. Schwarz* über Bau und Leistung der Niere (15. 12. 1922), *H. H. Meyer* über Gesetzlichkeit des Lebens (Jahr.sitz. 21. 3. 1924), *L. Moll* über die erhöhte Temperatur der laktierenden Mamma (9. 5. 1924), *A. Durig* über Appetit (9. 1. 1925), *C. Economo* über den Schlaf (Jahr.sitz. 20. 3. 1925), *L. R. Müller* (Erlangen) über die Triebe und deren Innervation (22. 1. 1926), *L. Moszkowicz* über den monatlichen Zyklus der Mamma (26. 3. 1926), *O. Schwarz* über die Grundlagen der Männlichkeit (18. 2. 1927), *K. Stejskal* über die Permeabilität der Hautdecke (27. 1. 1928), *L. Freund* und *L. Hofmann* über Licht und Hören (14. 12. 1928), *A. Gottschalk* (Stettin) über die Stoffwechselbeziehungen der Leber zu Muskel und Niere in ihrer Bedeutung für die Krankheitsforschung (7. 3. 1930), *G. Politzer* über den gegenwärtigen Stand der Lehre von den Wachstumsstrahlen (20. 6. 1930), *C. Oppenheimer* über die allgemein biologische Bedeutung der Fermente (24. 10. 1930), *J. Wilder* über das Ausgangswertgesetz und seine Bedeutung für Forschung und Praxis (24. 4. 1931), *F. Starlinger, J. Urbanek* und *W. Richter* zur Resorption des Enddarms (19. 6. 1931), Frau *C. Zawisch* über Beeinflussung des Knochenwachstums durch Fermentwirkung (18. 12. 1931), *E. Lauda* über die funktionelle Bedeutung der Milz (10. 2. 1933), *K. Frisch*

(München) über die Erforschung des Gehörsinns bei Fischen (3. 3. 1933), *S. Peller* (mit Frau *J. Zimmermann*) über Tonsillen und Entwicklung der Mamma (15. 6. 1934), *B. Farkas* (Szeged) über die Crista ampullorum als schallperzepierendes Endorgan, Untersuchungen am Fischlabyrinth (29. 11. 1935), *M. Gusinde* über Rassenbiologie von Kongopygmäen (Jahresversammlung 20. 3. 1936) und von *M. Sachs* über die Beziehungen gewisser Funktionen zum bilateral symmetrischen Bau des Körpers (30. 10. 1936), ein größerer Teil dieser Vorträge freilich über das rein physiologisch-biologische auch in das allgemein pathologische und klinische Gebiet übergreifend.

Dasselbe gilt auch für die Lehre von den Vitaminen und Hormonen, bezüglich derer auch auf die Abschnitte Innere Medizin und Chirurgie hingewiesen werden muß.

Die Vitamine waren Gegenstand eines Vortrags von *H. Abels* (23. 1. 1925), von *W. Stepp* aus Breslau (8. 11. 1929) und von *J. Weinmann*, welch letzterer über experimentelle Hypervitaminose D am Knochen sprach (16. 12. 1932). In das besonders im letzten Jahrzehnt immer mehr anschwellende Gebiet der Endokrinologie fallen die Vorträge von *J. Bauer* Nanosomia infantilis pituitaria (20. 4. 1917), Vegetationsstörungen und innere Sekretion (17. 6. 1927), die endokrin Stigmatisierten (4. 12. 1931), Fälle von *Cushing*schem Syndrom (31. 5. 1935), (mit *E. Kunewälder* und *F. Schächter*) Immunisierungsvorgänge bei Hyperthyreoidismus (29. 11. 1935) und (mit *E. Kunewälder*) Antihormone (4. 12. 1936), von *A. Arnstein* und *H. Schlesinger* ungewöhnliche Wirkung des Adrenalins im höheren Lebensalter (14. 11. 1919), von *A. Schiff* Zwischenhirn-Hypophysensystem und vegetative Störungen (6. 2. 1925), von *O. Kauders* experimentelle Untersuchungen zur Frage der Keimdrüsentherapie (29. 5. 1925), von *A. Leimdörfer* Hypophysenhinterlappenpräparate (18. 12. 1925) und von *L. Haberlandt* (Innsbruck) die Hormone der Herzbewegung (8. 10. 1926). Für *Ph. E. Smith* (New York) demonstrierte *J. Bauer* Diapositive von dessen Hypophysenstudien (4. 11. 1927), *B. Aschner* sprach über die Funktion von Hypophyse und Zwischenhirn (11. 11. 1927), *R. Heilig* über Beeinflussung des Stoffwechsels durch Hypophysenbestrahlung (25. 11. 1927), *H. Schur* über Inselorgan und Stoffwechsel (9. 11. 1928), *R. Pape* über hereditär-familiäres Auftreten von endokrinen Störungen (14. 3. 1930), *W. Falta* (mit *F. Högler*) über das Hypophysenvorderlappenhormon (14. 3. 1930), *E. Hammerschlag* über Osteomalazie auf Grund innersekretorischer Störungen (15. 5. 1931), *G. F. Bume* (Schanghai) mit *E. Werber* über gerinnungsfördernde Wirkung von Parathyreoidea (23. 10. 1931), *W. Fleischmann* über die Wirkung des weiblichen Sexualhormons Progynon auf Fische (9. 12. 1932), *P. Wermer* über basophiles Adenom des Hypophysenvorderlappens (10. 11. 1933), *H. Ehrlich* über Immunisierungsversuche mit gonadotropem Hormon (20. 4. 1934 und 22. 3. 1935), *A. Butenandt* (Danzig) über Sexualhormone (25. 5. 1934), *F. Spath* (Graz) über die Folgen von Sterilisierungsoperationen auf die Generationsorgane (1. 6. 1934), *W. Oesterreicher* über Follikulin- und Prolanausscheidung bei alten und älteren Männern (8. 6. 1934), *P. Engel* über die hormonalen Eigenschaften der Zirbeldrüse (7. 12. 1934), *R. O. Stein* über Hypertrophie der Mamma und bedeutende Körpergewichtszunahme bei mit Progynon behandelten jungen Männern (26. 4. 1935), *B. Dattner* und *H. Urban* über Fälle von *Cushing*schem Syndrom (31. 5. 1935 bzw. 23. 10.

170

1936), *R. Brandt* (mit Frau *H. Goldhammer*) über Antisera gegen gonadotrope Hormone (20. 12. 1935) und schließlich *K. Fellinger* über das thyreotrope Hormon (22. 5. 1936).

Dem Gebiet der **medizinischen Chemie** gehören die Mitteilungen und Vorträge an: *L. Detre* (Budapest) über Tuscheverfahren in der Harnsedimentuntersuchung und Anwendung der Tusche als neues Reagens für freie Säure (7. 7. 1916), *H. Schur* (mit *F. Urban*) über Reststickstoffbestimmung im Blute (24. 5. 1918), *W. Falta* über Vorkommen von gebundenem Chlor in Körperflüssigkeiten und seine Bedeutung für die Gerinnung (7. 6. 1918), *R. Willheim* über gehäuftes Auftreten eosinhaltiger Urine (4. 4. 1919), Massenausscheidung von Cholestearinkristallen bei einem Kystoma papillare proliferum mammae (12. 10. 1923), *M. Weiß* über die *Ehrlich*sche Diazoreaktion als Gradmesser des Gewebszerfalls (10. 11. 1922) sowie über Harnfarbe und ihre Spektralanalyse (25. 10. 1929), *A. Neumann* über die *Liebreich*schen Versuche zur Eosinophilie in vitro und zur Darstellung der *Charcot-Leyden*schen Kristalle im Blute (17. 11. 1922), *O. Weltmann* zum Urobilinproblem (23. 3. 1923), *A. Leimdörfer* über einen neuen kristallischen basischen Blutbestandteil und dessen Beziehung zur Diazoreaktion (26. 10. 1923), *M. Engländer* über die Wirkung der Neutralsalze auf oxydative Vorgänge (2. 11. 1923), *W. Pauli* über die Eiweißkörper als Kolloide (19. 3. 1926), *K. Gläßner* über Lecithinasereaktion (21. 1. 1927) und *E. Freund* über native Harnsedimentfärbung (11. 3. 1927), neue biochemische Form der Urinanalyse (15. 11. 1929), zur Kenntnis der Bindung von Rhodan an Serum-Eiweißfraktionen (10. 1. 1930), eine neue Methode der Gallensäurebestimmung (31. 1. 1930), eine unbenützte Art der Dialyse (24. 10. 1930), zur Frage des Ammoniakgehalts des Blutes (7. 11. 1930) und zur Kenntnis der an der *Wassermann*schen Reaktion beteiligten Unterfraktionen des Luesserums (15. 4. 1932).

Die **Pharmakologie und Toxikologie** sind vertreten durch die Vorträge von Fr. *Gröer* (mit *A. F. Hecht*) über Methodik und Ziele der pharmakodynamischen Untersuchungen an der lebenden Haut (16. 4. 1920), von *J. Pal* zum Papaverinproblem (11. 3. 1921), Blutreaktion durch perorale Darreichung animalischer Substanzen (6. 7. 1928) und zur Wirkung proteinogener Amine auf das Blut und den Kreislauf (6. 3. 1931), *K. Ullmann* über Arsenwirkung, Arsengewöhnung und Arsenvergiftung (3. 3. 1922), *Rosenmann* über die pharmakologischen Wirkungen der K-, Ca-Ionen auf den Darm (31. 3. 1922), *F. Brunn* über die Wirkung des Akineton (26. 1. 1923), *P. Liebesny* über den Einfluß des Jods auf den Stoffwechsel (9. 2. 1923), (mit *G. Jellinek*) über den Einfluß des Jods sowie der kombinierten Jod-Thymus-Medikation auf den Stoffwechsel bei Hyperthyreosen (22. 6. 1923) und (mit *E. Lenk*) über den Jodgehalt der Schilddrüsenpräparate und ein neues auf Jodgehalt standardisiertes Thyreoidinpräparat (27. 5. 1926), *E. Zak* über Gewebswirkung von Diureticis (8. 5. 1925), *F. Fuchs* über die Giftwirkung hypertonischer Lösungen (16. 4. 1926), *L. Pollak* über die therapeutische Verwendbarkeit des Ephedrins (21. 5. 1926), *A. Neumann* über biologisch wirksame Leukozytenkörper (11. 6. 1926), *R. Wasicky* über krasse Auswüchse in der medikamentösen Behandlung (7. 1. 1927), *A. Vogl* über Beeinflussung von Lähmungszuständen des Atmungszentrums und der Großhirnrinde durch Euphyllin (14. 1. 1927) und über den Mechanismus und die Behandlung der zentralen Dyspnoe (31. 1. 1930), *G. Singer* über die Darmwirkung des

Chinins (6. 5. 1927) und von *E. P. Pick* über Schlaf und Schlafmittel (auch in der Sitzung vom 6. 5. 1927). *H. Molitor, H. Hoff* und *P. Wermer* berichteten über die Pharmakologie und Klinik der zentralen Regulation des Wasserhaushalts (27. 5. 1927), die beiden letztgenannten über den Angriffspunkt der Analgetica (9. 11. 1928), *E. Freund* über die Frage der stärkeren Jodverträglichkeit bei Lues (22. 11. 1929), *M. Sternberg* (mit *Z. Forschner*) über Ergotamin als schweißtreibendes Mittel (2. 12. 1932), *F. Hamburger* über das Kodein (17. 2. 1933). *F. Deutsch* sprach über Ferrozyankaliumvergiftung (10. 5. 1918) und gab (mit *E. Weiß*) eine neue Behandlungsmethode bei Vergiftungen mit erstickenden Gasen mittels Chromosmon (Methylenblaulösung) an (12. 1. 1934), *K. Reitter* wies auf Vergiftungserscheinungen durch Lupinen, als Ersatzmittel für Kaffee gebraucht, hin (4. 4. 1919), *H. Marschik* teilte einen Fall von Novocainintoxikation mit bulbären Erscheinungen mit (10. 6. 1921), *H. Homma* eine Vergiftung mit Kalium hypermanganicum (20. 11. 1925), *F. Brunn* eine akute Thalliumvergiftung (20. 5. 1927), *A. Werkgartner* eine tödliche Antimosanvergiftung (10. 6. 1927) und *U. Strasser* eine Leuchtgasvergiftung mit Encephalitis haemorrhagica (22. 6. 1928). *K. Fellinger* machte auf die Frühschäden der Leber bei Bleivergiftungen aufmerksam (11. 5. 1934) und berichtete ebenfalls über eine Thalliumvergiftung (14. 6. 1935). *E. Hammerschlag* sprach über eine Fuadinvergiftung (8. 11. 1935), während *L. Teleky* über Kohlenoxydgasvergiftung und Wiederbelebung sprach (20. 12. 1935).

Von Vorträgen, die **allgemein pathologische** Themen betrafen, erinnert der *V. Baars* über Wetter und Krankheiten im abgelaufenen Jahr 1918/19 (13. 2. 1920) wohl stark an die Frühzeit der Gesellschaft. *E. Freund* sprach über Eiterungsdisposition (3. 7. 1920), *H. Eppinger* über das retikulo-endotheliale System (Jahressitzung 24. 3. 1922) und über Intoxikation und Infektion (12. 1. 1934), *F. Röder* über Entzündung (23. 6. 1922), *J. Wagner-Jauregg* über Erblichkeit in der Pathologie (Jahressitzung 23. 3. 1928), Frau *Bertha Aschner* über das Problem der menschlichen Vererbungspathologie (8. 6. 1928), *E. Leschke* über den vegetativen Status (26. 10. 1928), *E. Fischer* über Röntgenstrahlen- und andere Schädigungen der Nachkommenschaft (24. 1. 1930), *R. Rößle* über Morphologisches zur Allergiefrage (5. 2. 1932), *F. Hamburger* über Infektion und Krankheit, Allergie und Immunität (21. 10. 1932) und *A. Bier* über Entzündung (12. 5. 1933).

Spezielle Themen behandelten die Vorträge von *C. Sternberg* über echten Zwergwuchs (5. 12. 1919), zur Frage der aleukämischen Retikulose (30. 10. 1925) und über die neueren Anschauungen über aleukämische Erkrankungen und über die Bildung spezifischer Granulome (24. 3. 1933), *R. Maresch* über die Venenmuskulatur der menschlichen Nebenniere und ihre funktionelle Bedeutung (21. 1. 1921) und die Bedeutung der Entdeckung des Tuberkelbazillus für die Pathologie (11. 3. 1932), *L. Moszkowicz* zur Histologie des ulkusbereiten Magens (12. 5. 1922), Intersexualität und Hermaphroditismus (16. 11. 1928), Blastom und Intersexualität sowie Pubertas praecox (11. 11. 1932) und über Entstehung des Kryptorchismus (26. 1. 1934), *E. Schwarz* über Zwischenniere und Zwittertum (22. 1. 1927), *H. Hamperl* über akute Gastritis (12. 2. 1932), *A. Feller* Statistisches zur Arteriosklerose (11. 5. 1934) und von *Ph. Rezek* über den Sinn der geographischen Pathologie (29. 1. 1937).

Pathologisch-anatomische Befunde brachten: *Fr. Schlagenhaufer* Parathyreoidea-Tumoren (3. 12. 1915), *R. Paltauf* Mykosis fungoides (3. 3. 1916) und Anfangsstadien der Lungentuberkulose (11. 5. 1917), *R. Kretz* Pyämie nach einer während einer Angina ausgeführten Osteotomie (22. 12. 1916) und Lungenmetastasen nach Orbitalphlegmone (26. 1. 1917), *J. Erdheim Barlow*-Herz (22. 11. 1918), Frau *C. Coronini* und *A. Priesel* Befunde bei Grippe (29. 11. 1918), *O. Stoerk* Carcinoma penis (31. 3. 1922) und Ulkuskarzinome des Magens (27. 2. 1925), *R. Maresch* tödliche Magenblutung aus varikösen Venen (24. 1. 1919), ferner Fälle von Hypophysengangtumor, Haemangioendotheliom der Leber und Plattenepithelkarzinom in einer Dermoidzyste, anläßlich dieser Demonstration auch die Vorteile der holoptischen Sektionsmethode besprechend (19. 12. 1924), *C. Sternberg* tödliche Lungenblutung infolge von Periarteriitis nodosa (22. 5. 1925) und Organe einer Ochronose (8. 3. 1929), *A. Winkelbauer* (mit *A. Priesel*) plazentare Übertragung eines Lymphogranuloms (26. 3. 1926), *F. Paul* Befund bei disseminierter Encephalomyelitis (27. 1. 1928) und (mit *O. Weltmann*) Pseudotuberkulose beim Menschen (4. 5. 1934), *H. Chiari* pathologisch-anatomische Befunde bei experimenteller Infektion mit dem B. C. G.-Stamm (25. 5. 1928), *A. Feller* Amoebendysenterie (6. 11. 1931) und *H. Homma* spontane Ruptur eines absteigenden Astes der Kranzarterie (30. 3. 1933).

Fälle von Zwergwuchs verschiedener Provenienz demonstrierten *S. Bondi* (23. 11. 1917), *A. Priesel* (5. 12. 1919), *W. Robitschek* (27. 3. 1925), *F. Fleischner* (5. 6. 1925), *E. Nobel* (18. 12. 1925), *W. Weibel* (30. 6. 1933) und *K. Fellinger* (12. 6. 1936), Fälle von partiellem Riesenwuchs *H. Steindl* (1. 6. 1923), *O. Fliegel* (16. 10. 1925), *A. W. Bauer* (2. 12. 1927) und *O. Frisch* (24. 2. 1928) und von Hermaphroditismus *A. Baumgarten* (10. 11. 1916), *H. Steindl* (4. 3. 1921), *K. Meixner* (4. 3. 1921), *F. Depisch* (6. 6. 1923) und *E. Nobel* (19. 6. 1936).

Andere Mißbildungen zeigten *H. Heidler* Thoraxmißbildung (1. 7. 1921), *H. Pichler* Arhinenzephalie (21. 10. 1921), Frau *D. Teleky* Mißbildung beider Hände (23. 6. 1922), *H. Kamniker* Doppelmißbildung (16. 11. 1928), *E. Hueber* (Linz) Thorakomelus (12. 12. 1930), *W. Kornfeld* (mit *P. Grünwald*) Fall von Elephantiasis lymphangiectatica bei einem vier Monate alten menschlichen Embryo (21. 12. 1934) und *L. Brings* von Aplasia cutis (18. 1. 1935).

J. Bauer demonstrierte einen Fall halbseitiger Gynäkomastie (6. 7. 1923), *W. Oesterreicher* von hereditären Anlage- und Skelettanomalien (26. 4. 1929), *A. Mandl* (mit *F. Windholz*), später *O. Hirsch* von akromegalem Gigantismus (24. 10. 1930 bzw. 22. 5. 1931) und *A. Fuchs* Bilder eines persischen Riesen (30. 11. 1934).

Mehr in das Gebiet der experimentellen Pathologie fallen die Vorträge von *A. Marmorek* über experimentellen Typhus (25. 2. 1916), *J. Pal* über das Tonusproblem der glatten Muskeln der Hohlorgane (10. 10. 1919), *G. Joannović* zur Wirkung fermentativer Spaltungsprodukte von Geweben und Bakterien (25. 6. 1920), *J. Keppich* über künstliche Erzeugung von chronischen Magengeschwüren mittels Eingriffe am Magenvagus (25. 2. 1921), *F. Silberstein* über experimentelle Enzephalitisstudien (22. 11. 1923), *L. Schönbauer* über Klinisches und Experimentelles über die serösen Höhlen (27. 11. 1925) und experimentell erzeugte Commotio cerebri (5. 2. 1926), *P. Neuda* zur Frage der besonderen Bedeutung der Lungengefäße (4. 6. 1926), *L. Braun* (mit *B. Samet*) zur klinischen

Bedeutung des Vagusdruckversuches (21. 10. 1927), Experimentelles zum Lungenödem (4. 11. 1932) und experimentelle Untersuchungen über Blutdruck und Niere (27. 1. und 24. 11. 1933, 10. 5. 1935), *R. Demel, St. Jellinek* und *H. Kunz* über rückbildungsfähiges Herzkammerflimmern im Tierversuch (22. 6. 1928) und von *B. Busson* (mit Frau *C. Coronini*) über experimentelle Beiträge zur Pathogenese der tuberkulösen Infektion (23. 11. 1934).

Bedeutend wächst in dem uns beschäftigenden Zeitraum die Zahl der Arbeiten an, die auf dem Gebiet der Geschwulstlehre geleistet wurden. Es seien angeführt: *G. Joannović* experimentelle Studien zur Frage der Geschwulstdisposition (17. 3. 1916), *G. Kaminer* und *O. Morgenstern* Beziehungen zwischen Karzinom und Thymus (15. 12. 1916), *E. Freund* karzinolytische organische Säuren (17. 10. 1919), (mit *G. Kaminer*) Befund einer spezifischen Darmflora bei bösartigen Tumoren (30. 3. 1930) und Aufbaustoffwechsel bösartiger Geschwülste und dessen Beziehungen zur Diagnose und Therapie (1. 3. 1935), *R. Bauer* (mit *W. Nyiri*) spezifische Therapie von Tumoren (14. 10. 1921) und Untersuchungen zur Krebsforschung (19. 6. 1925), *A. Fraenkel* und *S. Peller* Berichte über Sammelforschung der Österreichischen Krebsgesellschaft (20. und 27. 1. 1922), *K. Gläßner* Milchsäureausscheidung bei Karzinose (28. 3. 1924), *L. Moszkowicz* Regeneration und Krebswachstum in der Magenschleimhaut (9. 5. 1924), *F. Mandl* (mit *F. Stöhr*) Mäusekrebsversuche (28. 11. 1924), *F. Silberstein, J. Freud* und *T. Révész* zur Biologie des Karzinoms (27. 2. 1925), *O. Stoerk* pathologisch-anatomische Beiträge zum Ulkuskarzinom des Magens (27. 2. 1925), *K. Nather* die neueste Krebsforschung in London (20. 11. 1925) und (mit *H. Schnitzler*) experimentelle Krebsstudien (22. 10. 1926). *C. Fleischmann* berichtete über die Internationale Krebskonferenz in London 1928 (19. 10. 1928).

Die gemeinsam mit der Österreichischen Gesellschaft zur Erforschung und Bekämpfung der Krebskrankheit veranstalteten Aussprachen über einzelne Fragen des Krebsproblems setzten mit den Ausführungen von *R. Maresch* über die Wichtigkeit der mikroskopischen Frühdiagnose des Krebses ein (8. 2. 1929). Es folgten in der nächsten Sitzung als Referenten über die chemische Diagnose *E. Freund*, über die Radiumtherapie *L. Arzt, H. Fuhs* und *A. Matras*, ferner in der Sitzung vom 1. März 1929 als Referent über die Krebskachexie und ihre Behandlung *J. Pal*. Die Fortsetzung der Aussprache erfolgte dann im Herbst des Jahres mit den Referaten von *C. Sternberg* über die Entstehung von Metastasen, von *H. Peham* über die Operation beim Uteruskarzinom, von *M. Hajek* über die kombinierte operative und Strahlenbehandlung des Karzinoms der oberen Luftwege (6. 12. 1929) und von *A. Fraenkel* über die Frage der Konstitution in Beziehung zum Karzinom (13. 12. 1929).

Über Entzündung und Karzinom sprach *F. Röder* (8. 3. 1929), über Tumorwachstum und retikuloendotheliales System (28. 6. 1929) und zur Frage, ob das Karzinom eine Infektionskrankheit sei *C. Sternberg* (9. 1. 1931), über einen Versuch zum Ausbau und zur Analyse der *Freund-Kaminer*schen Reaktion *R. Willheim* (6. 12. 1929), der auch später die zytolytische Karzinomreaktion (30. 1. 1931) und die Lipoidauslösung aus Krebszellen durch Serum (24. 6. 1932) behandelte.

Von der großen Zahl weiterer Vorträge und Mitteilungen seien genannt: *J. Bauer* Krebs und Vererbung (16. 1. 1931), *C. Ewald* Ist das Krebsleiden ansteckend?, Ist die Anlage zu dieser Krankheit erblich? (16. 1. 1931), *L. Stolper* Karzinolysine (13. 2. 1931), *E. Ebner* Änderungen im Blutserum Krebskranker nach operativen Eingriffen (11. 12. 1931), *G. Marangos* klinische Verwendung der *Freund-Kaminer*schen Reaktion (22. 4. 1932), Frau *C. Wetzler* Frühdiagnose des Krebses auf Grund glykolytischer Fähigkeiten des Blutes (24. 2. 1933), *F. Orthner* Wege der Krebsheilung (31. 3. 1933), *P. Neuda* eigentümliches Serumverhalten Krebskranker (2. 2. 1934) und Beziehungen zwischen Lues und Karzinom (27. 4. 1934), *M. Weiß* Patho-Chemie des Harns beim Karzinom (16. 11. 1934), *G. Politzer* Zellteilung im Karzinom (3. 5. 1935), *G. Kaminer* Beziehungen des Blutserums zur Darmflora beim Karzinom (12. 4. 1935), *Th. Huzella* (Budapest) elementare Vorgänge des bösartigen Geschwulstwachstums in mikrophotographischer Darstellung (6. 12. 1935), *J. Kretz* (Linz) Erfahrungen mit der *Freund*schen Krebsdiagnose (31. 1. 1936), *J. Lartschneider* Wie verhalten sich in Krebsherdnähe gerückte Drüsen und Blutgefäße? (29. 5. 1936) und *K. Pichler* (Brünn) Beiträge zur Biologie und Biochemie der *Freund-Kaminer*schen Fettsäure (23. 10. 1936).

Die **Bakteriologie** betreffen die Mitteilungen und Vorträge von *H. Porges* neue Färbungsmethode der Tuberkelbazillen (23. 6. 1916), *H. Zacherl* zur Differentialdiagnose der Gasbranderreger (20. 4. 1917), *L. Kirschner* und *I. Segall* zur Bakteriologie der Ruhrerkrankungen des Jahres 1920 in Wien (17. 12. 1920), *E. Löwenstein* Beiträge zur Leistungsfähigkeit der direkten Züchtung der Tuberkelbazillen aus dem infektiösen Material (8. 2. 1924) und (mit *Russew*) die Züchtung von Tuberkelbazillen aus dem Blut (17. 1. 1930), *R. Kraus* das Vorkommen der Erreger der *Weil*schen und der Rattenbißkrankheit bei Wiener Ratten (30. 10. 1925) und (mit *F. Gerlach*) Granulabefunde im Zentralnervensystem bei Poliomyelitis der Affen (20. 4. 1928), *J. Schnürer* die gegenwärtige Krise der medizinischen Bakteriologie (18. 5. 1928), *E. C. Rosenow* (Rochester) die Organotropie der Streptokokken (9. 5. 1930), *B. Busson* Nachweis von Tuberkelbazillen mittels Haemolyseverfahrens (26. 2. 1932) und die Vorträge von *B. Busson* und *J. Siegl*, die sich mit der *Löwenstein*schen Methode beschäftigten (16. 12. 1932 bzw. 30. 11. 1934).

Die **Immunitätsforschung** ist vertreten durch Vorträge von *F. Silberstein* über Gasbrandtoxine und -antitoxine (7. 12. 1917), *E. Löwenstein* und *K. Kassowitz* über neue Immunisierungsmethoden (17. 6. 1921), *F. Deutsch* über Erhöhung der Agglutinationsfähigkeit bei Typhus durch Adrenalin (24. 6. 1921), *R. Koritschoner* über Überimpfung des Enzephalitisvirus auf Hunde (11. 5. 1923), *K. Kassowitz* über Verteilung des Diphtherieschutzkörpers zwischen Gewebe und Blutserum bei passiver und aktiver Immunität (14. 3. 1924), *R. Kraus, E. Löwenstein* und *St. Bächer* über Flockungsreaktion im Diphtherietoxin (16. 5. 1924), *R. Kraus* und *K. Imai* über aktive Immunisierung mit atoxischen Kulturfiltraten (13. 3. 1925), *R. Graßberger* und *B. Busson* zur Frage der Impfunfälle nach prophylaktischer Behandlung mit Di-Toxin-Antitoxingemischen (12. 3. bzw. 2. 7. 1926), *E. Epstein* über Spezifität und therapeutische Wirksamkeit der keimfreien Bakterienfiltrate nach *A. Besredka* (29. 4. 1927), *R. Müller* kinematographische Vorführung der Ballungsreaktion (27. 5. 1927), *F. Schweinburg* über Versuche zur Erklärung der Antiviruswirkung (11. 11. 1927), *R. Kraus* und *N. Kovacs* über eine neue Schutzimpfung gegen

Cholera mittels Toxoide (2. 12. 1927), *R. Heilig* und *H. Hoff* zur Regulation der Immunkörperproduktion (11. 5. 1928), *B. Busson* und *F. Schweinburg* über Virus fixe (1. 6. 1928), *S. Rosenfeld* über die statistischen Beweise für die Immunisierung Neugeborener mit B. C. G. (25. 5. 1928), *E. Löwenstein, St. Bächer* und Frau *Löwy* zur Diphtherieimmunität (6. 7. 1928), *S. A. Petroff* (New York) über R- und S-Kolonien des B. C. G.-Stammes (26. 10. 1928), *R. Kraus* und *F. Gerlach* über den Impfstoff B. C. G. (2. 11. 1928), *R. Bauer* über Zustandsänderungen des Blutkomplements (2. 11. 1928), *R. Kraus* über Serumbehandlung des Vipernbisses (23. 11. 1928), *E. Löwenstein* über perkutane Immunisierung (18. 1. 1929), *L. Kühnel* über Wirkung des normalen Pferdeserums bei Erysipel (25. 1. 1929), *F. Schweinburg* und *F. Windholz* über Parabioseversuche mit Lyssavirus (2. 5. 1930), *E. Freund* (mit *R. Katz*) über Disposition zur Sepsis (6. 11. 1931), *St. Bächer* über Veränderungen im Antikörperbestand unter dem Einfluß heterologer Immunisierung (26. 2. 1932), *E. Löffler* und *F. Schweinburg* über rabicides Serum im Tierversuch (10. 6. 1932) und *E. Ullmann* zur Einführung der Pasteurimpfung vor 50 Jahren in Wien (18. 12. 1936).

Sehr reich ist das Gebiet der **inneren Klinik** mit Demonstrationen, Mitteilungen und Vorträgen vertreten.

Aus dem Gebiet der **Lungenerkrankungen** (mit Ausnahme der Tuberkulose) behandelte *K. F. Wenckebach* den Emphysemthorax (11. 2. 1916), *M. Weiß* das Vibroinhalationsverfahren bei Erkrankungen der Atmungsorgane (1. 3. 1918) und die Therapie des Asthma bronchiale (9. 3. 1923), *L. Hofbauer* die postoperativen Zustände des Pleuraempyems (11. 10. 1918), die pathogenetische Bedeutung des Atemweges für den Gesamtorganismus (9. 6. 1922), das alimentäre Asthma (2. 3. 1923), die Beziehungen zwischen den Funktionen des Genitaltraktes und des Atemapparates (1. 2. 1924), die exspiratorische Insuffizienz (11. 3. 1927), die Asthmagenese (9. 12. 1927), Entstehung und Verhütung des Asthmaanfalls (27. 11. 1931), das Lungenemphysem (25. 11. 1932), Allergie und Asthma (3. 5. 1935), *W. Falta* den subphrenischen Abszeß nach Zentralpneumonie (24. 1. 1919), *S. Kreuzfuchs* und *O. Schumacher* die topographischen Verhältnisse bei der interlobulären Pneumonie (17. 6. 1921), *R. Karplus* ein Auskultationsphänomen bei Prüfung des Pektoralfremitus (5. 5. 1922), *H. Pollitzer* (mit *E. Stolz*) die Bestimmung der Jodwirkung bei Asthma bronchiale (30. 1. 1925), *J. Pal* die Verwendung der Bronchusfüllung zu therapeutischen Zwecken (30. 10. 1925), *F. Deutsch* den rezidivierenden Spontanpneumothorax (19. 2. 1926) und die Heilung von Lungenabszeß durch Pneumothorax (29. 11. 1929), *J. Sorgo* Sukkulenz der Haut als Folge von Lymphstauung im Bereiche der parietalen Pleura (16. 4. 1926), *H. Schlesinger* die Kupierung der Pneumonie durch Plasmochin (4. 2. 1927), *M. Sternberg* das äußere Bild der Lungenentzündung (14. 12. 1928) und die Staublunge (24. 5. 1929), *A. Müller-Deham* das Greisenasthma (10. 1. 1930), *H. Hammer* die gummöse Lungensyphilis (7. 11. 1930), *R. Boller* die Punktionsbehandlung des nichttuberkulösen Empyems (3. 6. 1932), *M. Weil* die Heilung von Bronchialasthma durch Nasenbehandlung (21. 12. 1934 und 28. 6. 1935), *R. Lenk* (mit *A. Schick*) Pneumothorax simplex (18. 1. 1935), *K. Schütz* die Behandlung des Asthma bronchiale mit Atmungstherapie und Körperübungen (26. 4. 1935), *V. Baar* die Asthmabehandlung mit kutanen Dermotubinimpfungen, kombiniert mit Bestrahlung der Hilusdrüsen (15. 5. 1936) und *E. Urbach* Blastomykose der Lunge (23. 10. 1936).

Speziell der Lungentuberkulose waren eine Reihe von Mitteilungen und Vorträgen gewidmet: *O. Porges* über Wirbelsäuledeformitäten bei Lungentuberkulose (17. 11. 1916) und eine neue Behandlung der Lungentuberkulose mit Thoraxbinde (15. 12. 1916 und 19. 10. 1917), *L. Wick* zur Behandlung der Tuberkulose mit den Partialantigenen von *Much-Deyke* (13. 4. 1917) und Gründung einer Tuberkuloseheilstätte im Süden (17. 5. 1918), *C. Reitter* über vagotonischen Magen und Tuberkulose (20. 4. 1917), *R. Kretz* und *K. F. Wenckebach* über Lungenspitzentuberkulose und phthisischen Thorax (8. 3. 1918), *L. Teleky* zur Epidemiologie der Tuberkulose (6. 12. 1918), *S. Federn* über neue Grundlehren zur Pathologie und Therapie der Tuberkulose (3. 1. 1919), *C. Kraus* über chronische Tonsillitis und Lungenspitzenkatarrh bzw. Hilusprozeß (24. 10. 1919), *H. Mautner* über experimentelle Versuche über den Einfluß der Hormondrüsen bei Tuberkulose (18. 6. 1920), *F. Röder* über Disposition zur Lungentuberkulose (3. 7. 1920), *L. Hofbauer* über Behandlung aktiver Lungentuberkulose mit Atmungstherapie (4. 3. 1921), Sport und Tuberkulose (15. 3. 1929), postoperatives Stadium der chirurgisch behandelten Lungentuberkulose (6. 12. 1929) und zur pathologischen Physiologie der Lungentuberkulose (13. 4. 1934), *A. Frisch* (mit *A. Schüller*) über tuberkulösen Kopfschmerz (2. 12. 1921), Angiolymphe, ein neues Tuberkuloseheilmittel (26. 5. 1922), den tuberkulotoxischen Begriff (23. 1. 1925) und über einen Fall von Spontanpneumothorax (22. 5. 1931), *J. B. Andreatti* über Behandlung der Tuberkulose (1. 12. 1922 und 28. 3. 1924), *M. Weiß* über Behandlung der Hämoptoe (6. 10. 1922), Kombination der intrakutanen und perkutanen Tuberkulintherapie (15. 12. 1922) und über prophylaktische Tuberkulinkuren (16. 10. 1923 und 23. 10. 1931), *E. Löwenstein* und *P. Moritsch* Beiträge zur Tuberkulose als Organsystemerkrankung (22. 6. 1923), *A. Böhm* und *A. Götzl* über Tuberkulosebekämpfung in Wien (1. 2. 1924; der letztgenannte später wieder, und zwar 27. 1. 1933), *A. Leimdörfer* über auffälligen chemischen Blutbefund bei Tuberkulose (17. 10. 1924), *W. Neumann* über die Notwendigkeit einer Qualitätsdiagnose bei Lungenkrankheiten und die Grundlagen einer solchen Diagnose (4. 6. 1926), *H. Koch* zum Tuberkulinproblem (10. 2. 1928), *C. Pirquet* über Tuberkulose als Volkskrankheit (25. 5. 1928), *H. Kutschera* über quantitative Lungendiagnose (30. 5. 1930), *O. F. Ehrentheil* (mit *G. Kopstein*) über Entstehung eines spontanen Pneumothorax in einem Fall von artifiziellem Pneumothorax (19. 6. 1931), *J. Sorgo* über anauskultatorische offene Tuberkulose (11. 3. 1932), *N. Jagić* über die Bedeutung der Entdeckung des Tuberkelbazillus für die innere Klinik (11. 3. 1932), *S. Peller* und *M. Bettelheim* über die Nachkommen Tuberkulöser (15. 12. 1933), *A. Arnstein* über Mediastinaldrüsentuberkulose der Greise (4. 5. 1934), *G. F. Bume* (Schanghai) und *E. Werber* über biochemische Harnanalyse bei Lungenkrankheiten (6. 11. 1936).

Zur chirurgischen Therapie der Lungentuberkulose sprachen von internistischer Seite *A. Götzl* Rippenresektion (24. 5. 1918), *A. Frisch* Pneumothorax mit Phrenikotomie (9. 6. 1922), Oleothorax (30. 5. 1930), beiderseitige Strangdurchtrennung nach *Jacobaeus* (13. 11. 1931) und bilateraler Pneumothorax (11. 3. 1932), *E. Pick* ambulatorische Pneumothoraxbehandlung (9. 11. 1928), *H. Mändl* (mit *E. Kornitzer*) Pneumolyse (19. 4. 1929), *A. Schick* Pneumo-

thorax bei doppelseitiger Kaverne (8. 1. 1932) und *E. Waltuch* Erfolge der Oleo-
thoraxbehandlung (27. 5. 1932).

Mit der **Tuberkulose-Rheumatismus-Frage** beschäftigten sich die
Vorträge von *C. Reitter* (9. 3. 1928, 12. 2. 1929, 2. 5. und 5. 12. 1930, 26. 1. 1934
und 3. 6. 1936), *C. Reitter* und *E. Löwenstein* (9. 1. und 16. 10. 1931 und 26. 10.
1934), *C. Reitter* und *F. Schajowicz* (8. 1. 1937), schließlich von *R. Brandt* und
H. Kutschera (12. 6. 1936).

Sehr intensiv war das Interesse, das die Gesellschaft den **Herz- und Gefäßkrankheiten** entgegenbrachte. Aus der Fülle der Vorträge seien genannt:
K. F. Wenckebach das Herz als Motor mit mehrfacher Übersetzung (11. 12. 1914),
(mit *F. Scheminsky*) Elektrostethoskop (20. 5. 1927), toter Punkt, „second wind"
und Angina pectoris (18. 11. 1927) und der Mechanismus des plötzlichen Herz-
todes bei Beriberi (22. 4. 1932), *F. Chvostek* das Kropfherz (9. 3. 1917), *R. Kaufmann* (mit *H. H. Meyer*) therapeutische Herzverkleinerungen (22. 6. 1917),
Herzerweiterungen (6. 6. 1919), Probleme des Koronararterienkreislaufs (4. 12.
1925), *M. Sternberg* Aortenaneurysma (8. 3. 1918), *M. Weinberger* isolierte
Rechtslagerung des Herzens (21. 6. 1918), *J. Pal* Herzhypertrophie und Hypertonie (4. 4. 1919), renale Gefäßkrisen und eklamptischer Anfall (15. 10. 1920)
und Hypertonie der Arterien (5. 12. 1930), *E. Zak* vasomotorische Zonen bei
Aortenkranken (23. 5. 1919), (mit *E. Kauf*) Störungen des Wasserhaushalts,
insbesondere der Schweißsekretion bei Kreislaufkranken (8. 4. 1927), die Rolle
der Leber bei der Dekompensation des Herzens (14. 11. 1930), (mit *G. Feher* und
O. Neurath) paradoxes Verhalten des Körpergewichts gewisser Herzkranker
(27. 4. 1934), *G. Singer* hypertonische Magen-Darmblutung, schwere Magen-
Darmblutung bei Aortitis syphilitica (26. 6. 1919) und das Kalzium in der Herz-
therapie (6. 5. 1921), *J. Wiesel* (mit *R. Löwy*) Erkrankungen des peripheren
Gefäßsystems bei Nephritis und Herzfehlern, ein Beitrag zur Pathologie des
Ödems (24. 10. 1919) und zur Pathologie der Lungengefäße (3. 6. 1921), später
erstgenannter allein über die Jodtherapie der Arteriosklerose und ihre Beziehungen zur Thyreoidea (16. 3. 1923), *A. Müller-Deham* Behandlungsresultate
der Aortitis luetica und der Aneurysmen mit Neosalvarsan (7. 11. 1919), *H. Winterberg* die Herzwirkung des Chinins bei Störungen der Reizleitung (30. 4. 1920),
J. Rothberger (mit *R. Kaufmann*) extrasystolische Pulsarythmien (4. 6. 1920),
M. Kahane Gefäßreaktion bei Aortenaffektionen (3. 7. 1920), *A. Strasser* Spätfolgen der Kreislaufstörungen (30. 6. 1922), obliterierender Prozeß an den unteren
Extremitäten (11. 5. 1923) und Therapie der Atherosklerose (4. 3. 1927), (mit
W. Löwenstein) Hypotension (11. 1. 1929) und geheilter Fall von Endocarditis
lenta (24. 6. 1932), *F. Brunn* Ruptur des Septum ventriculorum cordis (10. 11.
1922 und 23. 3. 1923), *H. Kahler* Blutdrucksteigerung (16. 2. 1923) und neu-
rogener Adam-Stokes (25. 5. 1923), *H. Eppinger* Asthma cardiale (23. 2. 1923),
Angina pectoris (20. 4. 1923) und (mit *F. Kisch* und *H. Schwarz*) Arbeit und
Kreislauf (6. 3. 1925) — im Anschluß an den Vortrag *Eppingers* über Angina
pectoris sprach in derselben Sitzung *G. Hofer* über die operative Ausschaltung
des N. depressor bei dieser Krankheit, *P. Neuda* ein bisher nicht beobachteter
Befund bei intermittierendem Hinken (2. 3. 1923) und ein mit Leber behandelter
Fall von Herzinfarkt mit Hirnembolie (6. 3. 1936), *H. Schlesinger* Erscheinungen
nach operativen Eingriffen beim intermittierenden Hinken (7. 3. 1924), wahr-

scheinlich syphilitische Sklerose der Pulmonalarterie (17. 6. 1927), Diagnose und Prognose der luetischen Aortenerkrankungen (9. 12. 1927) und Thromboangitis obliterans (23. 5. 1930), *H. Elias* (mit *A. Feller*) verschiedene Stauungstypen (27. 3. 1925), *F. Depisch* ungewöhnlich starke Vergrößerung des Herzens bei Insuffizienz und Stenose der Mitralklappe (19. 6. und 27. 11. 1925), *R. Singer* Experimentelles über den Angina pectoris-Schmerz (26. 6. 1925 und 30. 4. 1926), *S. Bondi* Herzhinterwand und Herzschall (17. 12. 1926) und Entstehung sowie Bedeutung der Herzgeräusche (20. 1. 1933), *E. Kauf* Sportherz (28. 10. 1927), *S. Wassermann* zur Pathogenese des akuten kardialen Lungenödems (20. 1. 1928) und Karotisdruckversuch bei verschiedenen Formen der paroxysmalen Dyspnoe (26. 4. 1929), *W. Dreßler* Bewußtseinsverlust bei Kammerflimmern (9. 11. 1928), Elektrokardiographie (11. 4. 1930) und die pulsatorischen Bewegungen der Brustwand beim gesunden und kranken Herzen (15. 1. 1932), *R. Bauer* zur Diagnose und Therapie der luetischen Aortalgie (14. 12. 1928), *W. Raab* zur Pathogenese der essentiellen Hypertonie (1. 3. 1929 und 31. 10. 1930) sowie (mit *R. Friedmann*) Ernährung und Gefäßsystem (8. 5. 1936), *N. Jagić* Kardiolyse (28. 2. 1930), *H. Ranzenhofer* kapillarmikroskopische Untersuchungen bei Arterienerkrankungen (7. 3. 1930), *R. Fischer* Schaukelbewegung der Brustwand bei Concretio cordis (31. 10. 1930), *F. Kisch* Arbeitsfunktionsprüfung des Kreislaufs mittels des Amplitudenfrequenzproduktes (4. 4. 1930), *J. Bauer* (mit *A. Winkelbauer*) Exstirpation der lumbalen Sympathikusganglien bei einem Fall von Endarteriitis obliterans (7. 11. 1930) und paroxysmaler Hochdruck mit Hyperglykämie, Paragangliom, operative Heilung (9. 3. 1934), *E. Hammerschlag* Insulintherapie bei Endarteriitis obliterans (21. 11. 1930), *H. Schwarz* (mit *H. Dibold* und *D. Rappaport*) Stoffwechseluntersuchungen bei Herzkranken (21. 11. 1930), *A. Vogl* luetisches Aneurysma der Arteria pulmonalis (30. 1. 1931), *L. Braun* zur Indikation der Kardiolyse (17. 4. 1931), *M. Schur* zur Diagnose und Indikationsstellung der Concretio (29. 5. 1931) und das Problem der adhaesiven Perikarditis (16. 12. 1932), *J. Freundlich* intraperitoneale Salyrganinjektionen bei Herzkranken (30. 10. 1931), *J. Flesch* zwei neue Symptome bei usurierendem Aneurysma der absteigenden Aorta — Fernschmerz, federnde Rippe (29. 4. 1932) und ein weiteres Aneurysma (17. 6. 1932), *I. Snapper* Verstopfung der peripheren Arterien (13. 5. 1932), *H. Schur* familiäres Auftreten von Herzschock (28. 10. 1932), *K. Hitzenberger* Bewußtseinsstörungen bei Kreislaufkranken infolge Sauerstoffmangels (24. 2. 1933), *R. Hift* ambulatorische Angina pectoris (17. 3. 1933), *O. O. Fellner* hormonale Behandlung der Arteriosklerose (23. 6. 1933), *H. Reichel* Endocarditis lenta (2. 3. 1934), *L. Hofbauer* Kreislaufschwäche bei Kyphoskoliose (11. 1. 1935) und Versagen des Blutkreislaufs beim Gesunden und Kranken (3. 4. 1936) und *F. Mandl* (mit *R. Singer*) Thyreoidektomie bei Herzerkrankungen (23. 10. 1936).

Das Gebiet der **Magen- und Darmkrankheiten** betrafen die Demonstrationen und Vorträge von *A. Foges* zum Wesen der Colica mucosa (8. 11. 1918), *F. Seidl* die Verwendung der Duodenalsonde zur Diagnose des Ulcus ventriculi und duodeni (16. 5. 1919), *G. Singer* zur Pathogenese und Klinik des Duodenalgeschwürs (5. 11. 1920), konservative Behandlung mit Rechtslagerung einer Magen-Kolonfistel (19. 1. 1923) und Vagusschädigung bei peptischem Duodenalgeschwür (16. 3. 1928), *G. Holler* Grundlagen zu einer neuen Therapie des Ulcus duodeni (29. 4. 1921) und (mit *J. Blöch*) Abweichungen des Chlorstoffwechsels bei Sekretionsstörungen des Magens (19. 11. 1926), *K. Gläßner* eine neue Pepsinbestimmungsmethode (28. 10. 1921), Therapie des Magen- und Zwölffingerdarmgeschwürs (4. 11. 1921), (mit *H. Wittgenstein*) Bindegewebsverdauung im Magen (9. 9. 1928), therapeutische Versuche bei chronischer Obstipation (7. 2. 1930), Ulkuszunge (5. 6. 1931) und Pepsintherapie des Magen-Duodenalgeschwürs (19. 6. 1931), *R. Kolisch* Balantidienkolitis (24. 2. und 10. 3. 1922), *J. Bauer* (mit Frau *B. Aschner*) Konstitution und Vererbung bei Ulcus pepticum ventriculi und duodeni (7. 4. 1922), zur Frage der nervösen Dyspepsie (21. 11. 1924) und (mit *J. Monguio*) eine durch Resorption aus dem Rektum bedingte Stoffwechselwirkung (3. 6. 1932), *O. Porges* zur Pathologie und Therapie des Ulcus ventriculi et duodeni (16. 6. 1922), (mit *F. Kauders*) Einfluß des Duodenalinhalts auf die Magensekretion (30. 6. 1922), (mit *H. Essen*) Pathologie und Therapie der dyspeptischen Diarrhoen (14. 12. 1923), (mit *J. Heilpern* und *Fr. Back*) Gastrophotographie (11. 1. und 21. 6. 1929), das klinische Krankheitsbild der Enteritis ohne Kolitis (12. 12. 1930), Zusammenhang von Dünndarmkatarrh und Dermatosen (12. 2. 1932) und Diätbehandlung der Fäulnisdyspepsie (6. 11. 1936), *V. Orator* funktionelle Bedeutung der Magenstraße (13. 4. 1923), *K. Kofler* Magen-Darmstörungen bei chronischer Tonsillitis (11. 5. 1923), *H. Wittgenstein* eine neue Funktionsprüfung des Magens (12. 10. 1923), *H. Schlesinger* Oesophagospasmus als Frühsymptom des Magenkarzinoms (30. 11. 1923) und tumorartige Magensyphilis (9. 11. 1928), *D. Adlersberg* (mit *F. Kauders*) Einfluß der Magensaftsekretion auf die Pupillenweite (29. 2. 1924), *H. Schur* (mit *W. Kornfeld*) neuere Erfahrungen über die Resektion des parapylorischen Anteils (30. 5. 1924), nervöse Verdauungsstörungen (7. 11. 1924) und die Indikationen zur operativen Behandlung des Ulcus pepticum (2. 5. 1930), *F. Haslinger* Kardiospasmus mit enormer Dilatation des Oesophagus (27. 6. 1924), *H. Pollitzer* onkogene Obstipation (15. 5. 1925), *J. Pal* Behandlung von gastrischen Krisen mittels *Garascher* Operation (6. 11. 1925) und habituelles Sodbrennen und Völle des Magens (13. 10. 1929), *A. Luger* Ätiologie und Therapie kolitischer Zustände (24. 2. 1928), *K. Hutter* jahrzeitliche Schwankungen des Magen-Darmgeschwürs (20. 4. 1928), *M. Brünner-Ornstein* Kardiospasmus und Diathermiesondenbehandlung (18. 5. 1928) sowie Ätiologie des Kardiospasmus (6. 12. 1935) und *B. Sperk* Wurmfortsatz und die Wurmfortsatzentzündung (13. 1. 1933). *L. Moszkowicz* berichtete über mit dem flexiblen Gastroskop nach *Schindler-Wolf* ausgeführte Magenuntersuchungen (3. 2. 1933), *E. Urbach* über allergische Erkrankung des Magendarmkanals einschließlich der Gallenblase unter dem Bilde eines Ulcus duodeni (26. 1. 1934) und *R. Friedrich* über Nikotin in der Ätiologie und in der postoperativen Nachbehandlung der Ulkuskrankheit (9. 2. 1934).

Auf die **Leber- und Gallenblasenpathologie** bezogen sich die Mitteilungen und Vorträge von *F. Chvostek* Leberzirrhose (14. 12. 1917), *W. Neutra* geheilte Cholaemie (18. 1. 1918), *A. Arnstein* Cholelithiasis mit Herpes zoster (7. 5. 1920), *H. Pollitzer* Leberkoliken bei haemolytischem Ikterus (18. 6. 1920), *W. Falta* Leberfunktionsprüfung (1. 7. 1921), *H. Schlesinger* subakut verlaufene und geheilte gelbe Leberatrophie (7. 5. 1926), *R. Bauer* das Ikterusproblem in der Klinik (3. 12. 1926), Beeinflussung der Leberfunktion (10. 1. 1930), Diagnose, Prognose und Therapie der Leberatrophie (16. 5. 1930) und über unsere

Kenntnisse der Leberfunktion und ihre Verwertung für die Klinik (9. 12. 1932). Es reihen sich ferner an die Vorträge von *F. Paul* über Leberegelseuche (4. 2. 1927), *O. Porges* über den Zusammenhang zwischen Typhlitis und Erkrankungen der Gallenwege (27. 4. 1928), *O. Weltmann* zur Leberpathologie (23. 5. 1930), *K. Paschkis* über familiäre Leberzirrhose und genitale Entwicklungsstörungen (4. 12. 1931), *K. Gläßner* zur Pathologie der Gallensekretion (28. 6. 1935), *H. Eppinger* über 30 Jahre Leberpathologie (18. 10. 1935) und *H. Popper* (mit *A. Wiedmann*) über Leberschädigung bei Gonorrhoe (26. 6. 1936).

In die Nierenpathologie fallen die Demonstrationen und Vorträge von *J. Schütz* geheilte Nephritiden (19. 4. 1918), *A. Müller-Deham* (mit *K. Kothny*) tuberkulotoxische Nephritiden (5. 3. 1920), *H. Schlesinger* gehäuftes Auftreten von Ischialgien und Hüftgelenkserkrankungen als Folgezustände von Nierenschäden (26. 11. 1920), *L. Jehle* Funktionsstörungen der Nieren im Orthostatismus (24. 6. 1921), neue Richtlinien in der Frage der Albuminurie und Nephritis (14. 11. 1924) und Therapie der Nephritis (15. 1. 1926), *W. Nyiri* neue Methoden der Nierenfunktionsprüfung (2. 6. 1922), *W. Falta* die Beziehungen des arteriellen Blutdrucks zur Niereninsuffizienz (16. 2. 1923), *V. Kollert* Entstehung und Heilungsbedingungen der Retinitis nephritica (24. 6. 1927), *M. Großmann* (Zagreb) Heilung der genuinen Lipoidnephrose durch Lebermittel (2. 12. 1927), *K. Stejskal* die Wirkung von Nierenextrakten auf die funktionellen Zustände bei Schrumpfnieren (10. 5. 1929), *H. Molitor* (mit *S. Glaubach*) die Wirkung von Leberextrakt auf die Diuresestörungen bei Niereninsuffizienz (21. 6. 1929), *R. Bauer* geheilte Syphilisnephrose (12. 12. 1930), *C. V. Medvei* geheilte Lipoidnephrose (26. 6. 1931) und *J. Bauer* (mit *C. V. Medvei* und *M. Taubenhaus*) Physiologie und Pathologie des Wasserstoßes (25. 1. 1935).

Eingehende Besprechung wurde den Blutkrankheiten gewidmet. *W. Falta* sprach über Erythrämie (24. 1. 1919) und (mit *F. Högler*) über Leber- und Milzbehandlung bei dieser Krankheit und bei perniziöser Anaemie (7. 3. 1930), *R. Latzel* über leukopenische Sepsis mit lymphozytärem Blutbild (25. 1. 1924), *E. Schwarz* über Blutbild der akuten Leukämie mit Ausgang in Heilung (14. 3. 1924), einen Fall von aleukämischer Myelose (12. 3. 1926), von myeloischer Leukämie mit Splenektomie und nachfolgender Polyzythämie (8. 5. 1931) und aleukämischer Myelose mit diffuser Osteosklerose (20. 11. 1931), *K. Nather* (mit *J. Hickl*) über Behandlung der perniziösen Anaemie mit Transfusion (29. 2. 1924), *A. Edelmann* über die Anaemia infectiosa chronica und ihre Ätiologie (27. 2. 1925), Einschlüsse in den Erythrozyten bei einem Fall von Morbus maculosus *Werlhofi* (4. 3. 1927) und über Myeloblastenleukämie (7. 11. 1930), *N. Jagić* über einen geheilten Fall von septischer Thrombopenie (8. 5. 1925), Reaktionen in den Blutbildungsstätten bei Infektionen (5. 11. 1926) und (mit *R. Klima*) zur Klinik und Differentialdiagnose der Anaemien mit besonderer Berücksichtigung der Knochenmarkspunktion (22. 2. 1935), *M. Schur* über Anaemia infectiosa (5. 11. 1926), *J. Zikowsky* über Agranulozytose (22. 4. 1927), *J. Pal* zur Leberbehandlung der perniziösen Anaemie (10. 6 und 14. 10. 1927) und über Blutregeneration (6. 7. 1928), *S. Weiß* über Mikrophotogramme von Erythrozyten (2. 11. 1928), *A. Neumann* über den Mechanismus der Leberwirkung bei perniziöser Anaemie (23. 11. 1928), *A. Vogl* über Anaemia chronica infectiosa *Edelmann* (15. 3. 1929) und (mit *E. Schwarz*) über die Beziehungen der infektiösen

Mononukleose zur Angina *Plaut-Vincent* (25. 10. 1929), *F. Donath* (mit *O. Erls-bacher*) zur Differenzierung der perniziösen Anaemie mittels der Galaktose-probe (17. 5. 1929), *U. Strasser* über essentielle Thrombopenie (7. 6. 1929), haemorrhagische Aleukie (*Frank*) mit Ausgang in Heilung (7. 3. 1930) und zur Pathologie und Klinik der Aleukie und Agranulozytose (11. 12. 1931), *K. Paschkis* über die Wirkung von Nateina bei Haemophilie (13. 12. 1929), *K. Hitzenberger* über die Behandlung der perniziösen Anaemie mit Schweinslunge (24. 4. 1931), *H. Mar-schik* über Agranulozytose bei rezidivierender Angina, Operation und Heilung (30. 10. 1931), *P. Wermer* über perniziöse Anaemie mit funikulärer Myelose (10. 3. 1933), *H. Schur* über Purpura haemorrhagica (10. 11. 1933), *K. Fellinger* zur Therapie der Polyglobulien (8. 11. 1935), *R. Klima* zur Therapie der thrombopeni-schen Purpura (29. 11. 1935), *G. Holler* über einen durch Splenektomie geheilten Fall von chronisch essentieller Thrombopenie (genitale Form) (13. 12. 1935), *E. Ham-merschlag* über perniziöse Anaemie mit neurologischen Komplikationen (31. 1. 1936), *D. Laszlo* zur Therapie der perniziösen Anaemie (14. 2. 1936) und *E. Grün-wald* über Polycythaemia rubra (12. 3. 1937). Thrombopenische Purpura nach Sedormidgebrauch demonstrierten *A. Vogl* (28. 6. 1935) und *W. Falta* (12. 6. 1936). In diesem Rahmen sei auch der Untersuchungen des Blutes bei Sauerstoffmangel von *H. Elias* (mit *F. Asztalos* und *H. Kaunitz* — 29. 1. 1932) gedacht.

In das weite Gebiet der **Infektionskrankheiten** fallen der Vortrag *M. Kallers* über Kala-Azar (18. 1. 1918), die Untersuchungen von *A. Luger* und *E. Lauda* über den Herpes febrilis (13. 5. 1921) und die zahlreichen Mitteilungen, die insbesondere die schwere Grippeepidemie des Jahres 1918 veranlaßte: *W. Zweig* (11. 10. 1918), *J. Schillinger* (18. 10. 1918), *H. Reimann* (25. 10. 1918) sowie *J. Pal* (29. 11. 1918), später die Mitteilung von *D. Laszlo* (mit *K. Nowotny*) über die Häufung nervöser Komplikationen bei der Grippe 1935 (5. 4. 1935). *W. Falta* sprach über Sepsis bei okkulter Zahnwurzelentzündung (24. 1. 1919) und *B. Busson* über Spirochaetensepsis (3. 6. 1927), *J. Bauer* über chronischen Rotz (30. 5. 1919), *Tsykalas* über neue Wege in der Behandlung der Bilharziakrankheit in Ägypten (11. 11. 1921) und *R. Beck* zur Therapie des Schwarzwasserfiebers (9. 6. 1922), *A. Winkelbauer* über Rattenbißfieber (31. 10. 1924), *H. Schlesinger* über gehäuftes Auftreten von Erysipel als Folge von Saalinfektion (8. 1. 1926), *F. Deutsch* über Nephrotyphus (23. 4. 1926) und *R. Bauer* über die Bedeutung der Komplementbindungsreaktion bei Typhus (31. 5. 1929). Mit dem M. Bang beschäftigten sich die Vorträge von *G. Spengler* (26. 10. 1928) und *E. Urbach* (12. 2. 1932), mit der Trichinose die von *H. Kogerer* (20. 6. 1919), *G. B. Gruber* (Innsbruck — 11. 11. 1927), *C. Reitter* (18. 10. 1929 und 17. 10. 1930), *A. Luger* (13. 3. 1931) und *F. Paula* (5. 6. 1931), mit der Papageienkrankheit *O. Weltmann* (31. 1. 1930), mit dem Drüsenfieber *E. Schwarz* (17. 10. 1930), mit der Tularämie *O. Bsteh* (15. 1. 1937).

Den **Echinococcus** betrafen die Mitteilungen von *F. E. Löwy* eosinophile Peritonitis bei Leberechinococcus (3. 4. 1925) und der Vortrag von *B. Peričič* zur Diagnose und Behandlung der Echinococcuskrankheit des Menschen (8. 6. 1928), die Cysticerkose Mitteilungen von *F. Windholz* (7. 2. 1936) und *E. Fenz* (mit *E. Sueß*) (5. 6. 1936).

Die **Fettsucht** behandelten die Mitteilungen und Vorträge von *W. Falta* Fettsucht und Inselorgan (16. 3. 1925) und endokrine Fettsucht (15. 11. 1929),

J. Bauer (19. 2. 1926, 15. 11. 1929), *M. Weiß* (14. 10. 1927), Frau *B. Aschner* Hydrolipomatose (19. 10. 1928), *H. Schwarz* Behandlung mit Dinitrophenol (1. 12. 1933) und von *W. Raab* (20. 4. 1934).

Was den **Diabetes insipidus** betrifft, sprachen *A. Schiff* über dessen Behandlung mit Pituitrin (5. 11. 1915), *J. Bauer* über Behandlung mit Novasurol und Follikelhormon (4. 4. 1924 bzw. 20. 11. 1936), *D. Adlersberg* und *O. Porges* über Behandlung mit Pituitrinschnupfpulver (6. 7. 1928), *P. Wermer* über Behandlung mit Lumbalpunktion (13. 2. 1931), *O. Hirsch* über Diabetes insipidus bei Hypophysengangsgeschwulst (23. 10. 1931) und *U. Strasser* als Folge einer postenzephalitischen Zwischenhirnaffektion (10. 6. 1932).

Von internistischer Seite beschäftigten sich mit der **Schilddrüse** die Mitteilungen von *W. Falta* Thyreoanaplasie (24. 1. 1919), *R. Latzel* synonyme Pulsation der V. jugul. int. und ext. mit dem arteriellen Puls bei Struma (17. 6. 1921), *M. Engländer* Mikrojodbehandlung von substernalen Strumen (17. 6. 1927) und *W. Raab* Jodschäden in der Wiener Bevölkerung (13. 2. 1931), mit dem Morb. Basedow *W. Falta* Basedow mit einseitigem Exophthalmus (24. 1. 1919) und Jodbehandlung (27. 3. 1925), *O. Porges* (mit *D. Adlersberg*) Ergotaminbehandlung (14. 3. 1924) und *O. Zimmermann* Behandlung mit Dijodthyrosin (11. 11. 1932), mit dem Myxoedem *A. Goldreich* forme fruste (14. 5. 1920), *J. Bauer* (17. 11. 1922), *M. Engländer* Behandlung mit Mikrojoddosen (31. 10. 1924), *K. Hochsinger* kongenitale Form durch 22 Jahre evident geführt (19. 2. 1926) und *F. Kisch* Myxoedema adultorum nebst Symptomen des Interrenalismus bei konstitutioneller Fettsucht (27. 10. 1933).

Viel erörtert wurden die verschiedenen **Diabetes-Probleme**: *W. Falta* Behandlung schwerer Fälle von Diabetes mit langfristigen Perioden ausschließlicher Kohlehydraternährung (12. 3. 1915), Insulin (22. 6. und 19. 10. 1923), Zuckerwert der Kost (3. 4. 1925), Aufmästung und Muskelübungen bei Diabetikern (26. 3. 1926), Synthalinbehandlung (3. 12. 1926), Fettsucht und Inselorgan (16. 3. 1928), (mit *F. Högler*) Inkretresistenz (7. 6. 1929), (mit *R. Boller*) insulärer und insulinresistenter Diabetes (20. 2. 1931) und die Lebensaussichten des Diabetikers (15. 3. 1935), *H. Elias* (mit *R. Singer*) Kriegsdiät und Diabetes (18. 10. 1918), Blutzuckerstudien bei Diabetes (8. 4. 1921), (mit *J. Güdemann* und *Roubitschek*) zur Frage der Graviditätsglykosurie (24. 4. 1925), *S. Bondi* Habitus im allgemeinen und Habitus bei Diabetikern (11. 4. 1919), *H. Schur* Novasurol und Zuckerausscheidung (12. 1. 1923), (mit *F. Kornfeld*) Pathogenese der diabetischen Glykosurie (16. 10. 1925), Inselorgan und Stoffwechsel (9. 11. 1928) und (mit *A. Löw* und *A. Krčma*) über dasselbe Thema (13. 4. 1934), *E. Freund* zur Wirkungsweise des Insulins als Vasokonstriktion der Lebergefäße (6. 6. 1923), *L. Pollak* Insulintherapie des Diabetes (19. 10. 1923) und Untersuchungen zur Pathogenese der Krankheit (13. 11. 1931), *R. Wertheimer* Pankreashormon und Zuckerverwertung (26. 10. 1923), *H. Feyertag* Grundumsatz bei Diabetes (2. 11. 1923) und *R. Bauer* Mechanismus der Insulinwirkung (7. 12. 1923). Eine neue Behandlung der Glykosurie schlug *G. Singer* vor (25. 1., 23. 5. und 5. 12. 1924, 11. 12. 1925, 30. 4. 1926 und 29. 1. 1932) und er erörterte die Beziehungen zwischen Diabetes und Cholezystopathie (28. 2. 1930). *A. Arnstein* sprach über Insulin und Temperatursenkung (11. 4. 1924), *O. Porges* über Diät bei Zuckerkrankheit (27. 6. 1924), (mit *D. Adlersberg*) die Beziehungen zwischen Azetonurie und

Kohlehydrattoleranz beim Gesunden und Diabetiker (13. 3. 1925) und (mit demselben) über Behandlung des Diabetes (12. 3. 1926), *F. Depisch* über Toleranzprüfungen beim Diabetes (3. 4. 1925), lokale Lipodystrophie nach langer Insulinbehandlung (30. 4. 1926), (mit *R. Hasenöhrl* und *L. Schönbauer*) operative Beeinflussung des Zuckerstoffwechsels (17. 1. 1930) und (mit *E. Urbach*) über das Problem des isolierten hohen Hautzuckers bzw. des Hautdiabetes (27. 11. 1936). *F. Lasch* und *S. Brieg* berichteten über die perorale Resorption des Insulins (25. 6. 1926), *R. Boller* über die Verhütung der Lipodystrophie nach Insulininjektionen (20. 6. 1930), *H. Schwarz* (mit *M. Taubenhaus*) über einen neuen Wirkungsmechanismus des Insulins (30. 1. 1931) und über die Verlaufsformen des Diabetes (20. 11. 1936), *H. Kutschera* über Diabetes und Tuberkulose (8. 5. 1931 und 20. 4. 1934), *E. Flaum* über Parotishypertrophie als neues Diabetessymptom (26. 2. 1932) und *D. Adlersberg* über Protamin-Insulin (3. 4. 1936).

Über hypoglykämische Zustände sprachen *J. Wilder* (15. 11. 1929) und *U. Strasser* (6. 12. 1929).

Das **Pankreas** betrafen noch die Mitteilungen von *F. Chvostek* Pankreas-Anaemie-Haemochromatose (11. 1. 1918), *G. Singer* Pancreatitis syphilitica (14. 5. 1920), *R. Latzel* Pankreatitis auf septischer Grundlage (28. 1. 1927), *J. Bauer* Pankreasnekrose mit hochgradiger Oligurie und Urämie (17. 6. 1932) und von *R. Bauer* chloropenische Urämie bei Pankreastumor und eine neue Seroreaktion (30. 6. 1933).

Über die Behandlung des **Morbus Addison** mit Insulin berichtete *W. Robitschek* (29. 10. 1926), mit Cortigen *O. Porges* (3. 2. 1933) und mit Cystein und Katalysin *J. Bauer* (20. 11. 1936).

Mit dem **Rheumatismus** beschäftigten sich: *M. Engländer* Rheumatismusbehandlung mit parenteraler Kochsalztherapie (8. 4. 1921), *E. Freund* jun. primäre chronische Form mit atypischem Verlauf (8. 5. 1925), Protrusion der Hüftgelenkspfanne bei chronischer Polyarthritis (12. 2. 1926) und Behandlung von Gelenkskontrakturen bei chronischem Gelenksrheumatismus (27. 1. 1933), *P. Saxl* (mit *O. Erlsbacher*) Entwässerungstherapie bei Exsudaten speziell des chronischen Gelenksrheumatismus (7. 6. 1929) und *G. Singer* akuter Rheumatismus und Osteomyelitis (2. 2. 1934); mit der **Arthritis deformans**: *Schramek* Kalkgicht (15. 12. 1916), *O. Fliegel-Strauß* Behandlung mit Mirion (25. 4. 1924), *M. Jerusalem* symmetrische Kalkeinlagerung in der Subcutis beider Daumen, sogenannte Kalkgicht (27. 4. 1928), *J. Bauer* Kombination mit Alkaptonurie, Ochronose und Defekten in der Spongiosa einzelner langer Röhrenknochen (15. 6. 1928), *R. Latzel* lokale Proteinkörpertherapie (14. 6. 1929) und *L. Berger* Jodbehandlung bei dieser Krankheit (15. 5. 1931); mit anderen Gelenkskrankheiten und über solche im allgemeinen: *W. Falta* hypertrophierende Arthropathie (26. 1. 1917) und Radiumtherapie bei Gelenkskrankheiten (24. 1. 1919), *H. Schlesinger* spätluetische Gelenksaffektionen (8. 6. 1923 und 6. 6. 1924), neue therapeutische Versuche bei Hydrops articulorum (3. 5. 1929) und Heilung intermittierender Gelenksschwellung nach Gebrauch von Ovarialhormon (14. 11. 1930), *E. Freund* jun. Arthritis haemophilica (20. 4. 1928) und Röntgenbefund bei chronischen Gelenkserkrankungen (29. 3. 1935), *J. Bauer* Hydrops articulorum intermittens (12. 4. 1929) sowie (mit *A. Vogl*) Psoriasis und Gelenksleiden (12. 6. 1931) und *K. Weiß* neoplastische Arthrosen (29. 1. 1932).

Über Knochenerkrankungen sprachen von internistischer Seite: *K. F. Wenckebach* (28. 2. 1919) und *O. Stracker* (9. 4. 1920) über Rachitis tarda, *A. Schüller* über hypophysäre Dysostosen (11. 12. 1925), *H. Schlesinger* über *Paget*sche Osteitis deformans (26. 1. 1923), *A. Arnstein* über Ostitis luetica (13. 6. 1930) und *M. Schur* über einen Fall von Ostitis fibrosa cystica mit Hyperparathyreoidismus (20. 11. 1936).

Verschiedene Themen aus der inneren Medizin und ihren Grenzgebieten behandelten die Vorträge von *M. Engländer* über das Kochsalzfieber in der menschlichen Pathologie (21. 1. 1916), *H. Eppinger* zur Ödemfrage (9. 6. 1916), *S. Federn* über Blutdruck und Bergkrankheit (16. 6. 1916), *H. Schur* zum Problem des Fiebertypus (4. 4. 1924) und über Grundumsatzbestimmungen im Dienste der Klinik (14. 5. 1926), *J. Pal* über Adynamie und Hypodynamie und ihre therapeutischen Probleme (25. 4. 1924), *W. Falta* über neue Probleme des Wasserstoffwechsels (29. 1. 1926), *F. Vollbracht* über allergische Erkrankungen und ihre Behandlung (25. 2. 1927), *J. Plesch* (Berlin) über klinische Hämodynamik (14. 6. 1929), *F. Kraus* (Berlin) über Grundlinien einer Lehre der Umstimmung im menschlichen Organismus (6. 2. 1931) und *O. Naegeli* (Zürich) zur heutigen Konstitutionslehre (4. 3. 1932).

Mit der Kapillarmikroskopie beschäftigten sich eine Demonstration von *H. Schur* (23. 11. 1917) und seine Hautstudien (28. 11. 1919) sowie *P. Liebesny* mit seinem Vortrag über die Morphogenese der menschlichen Hautkapillaren und die klinische Bedeutung ihrer Entwicklungshemmung (13. 6. 1930).

Einzeldemonstrationen hielten: von abnormer Verlängerung und Erweiterung der Speiseröhre mit vormagenähnlicher Bildung *M. Sternberg* (29. 10. 1915), von Eventratio diaphragmatica und angeborener falscher Zwerchfellhernie *K. Gläßner* (26. 11. 1915) bzw. *M. Weinberger* (30. 3. 1917), von Situs viscerum inversus totalis O. Deac (31. 3. 1916), von chronischer infektiöser Polydermatomyositis *M. Weinberger* (2. 7. 1916), von Splenomegalie *H. Schur* (25. 1. 1918), von *Paltauf-Sternberg*scher Lymphogranulomatose *F. Högler* (21. 6. 1918), von *Quincke*schem Ödem, durch Psychoanalyse geheilt *W. Stekel* (mit *Lingbeck*) (9. 3. 1923), von *Bardet-Biedl*schem Syndrom Frau *B. Aschner* (8. 4. 1927), von hereditärer Intersexualität *J. Bauer* (8. 4. 1927), von *Holländer-Simons*scher Lipodystrophie *O. Kren* (13. 1. 1928), von Haarausfall im lateralen Teil der Augenbrauen *P. Neuda* (10. 2. und 30. 3. 1928), von Spondylitis tuberculosa *H. Schlesinger* (30. 11. 1928), von *Quincke*schem Ödem und Urtikaria *J. Wilder* (11. 1. 1929), von Kaffeesucht *H. Schlesinger* (8. 5. 1931), von latentem familiärem hämolytischem Ikterus, durch ein Lymphogranulom der Milz manifest geworden *G. Kwaszewska* (15. 5. 1931), von extrarenal bedingter Azotaemie *E. Hammerschlag* (24. 11. 1933), von Parathyreoidismus *C. V. Medvei* (20. 11. 1936) und von achylischer Chloranämie bei Ösophaguskarzinom *K.* und *R. Singer* (22. 1. 1937).

In das Gebiet der internen Diagnostik fallen die Vorträge von *J. Bauer* (mit *E. Spiegel*) über die Bedeutung des Bilirubins im Blute (28. 3. 1919), von *M. Kahane* über kutane Diagnostik innerer Krankheiten (13. 5. 1921), von *P. Neuda* über den weichen Gaumen als Träger von Krankheitszeichen (20. 6. und 28. 11. 1924, 12. 6. 1925), von *M. Weiß* über die Bedeutung der spektroskopischen Harn- und Stuhluntersuchung (11. 4. 1930), von *E. Freund* über die

Regio sublingualis als Untersuchungsstelle für Arterien-, Venen- und Lymphgefäßsystem (28. 10. 1932), von *E. Weisz* über Ektoskopie (23. 2. 1934) und von *H. Reichel* über die praktische Bedeutung der Blutkörperchensenkung (24. 4. 1936).

Allgemein therapeutisch eingestellt waren die Mitteilungen und Vorträge von *M. Engländer* über Kochsalzbehandlung (3. 12. 1915, 7. 1. 1916 und 6. 4. 1923), *W. Falta* (mit *G. Riehl*) über die Dosierungsfrage bei der radioaktiven Behandlung innerer Krankheiten (16. 3. 1917) und (mit *F. Högler*) Ergebnisse der Behandlung innerer Erkrankungen durch Radiumbestrahlung (6. 2. 1920), *F. Vollbracht* über intravenöse Kalziumtherapie (23. 5. 1919), *K. Stejskal* (mit *A. Exner*, *H. Lauber* und *V. Pranter*) über intravenöse Therapie (14. 1. 1921), *R. Bauer* (mit *W. Nyiri*) zur spezifischen Therapie von Tumoren (14. 10. 1921), *E. Kolisko* über neue Wege in der Pathologie und Therapie durch Anthroposophie (26. 5. 1922), *P. Saxl* über die therapeutische Verwendung einiger Metallsalz-Emulsionen (10. 11. 1922), (mit *F. Donath*) intravenöse Injektionen bei blockiertem retikuloendothelialem System (6. 6. 1924), (mit *F. Donath* und *A. Kelen*) Heil- und Schutzwirkung chemisch-therapeutischer Substanzen bei septischen Infektionen (23. 4. 1926) und über die Kombination von peroralem Ammoniumchlorid und Salyrgan- und Novasurolinjektionen (19. 10. 1928), *K. Stejskal* über Lokalbehandlung mit Proteinkörpern (30. 5. 1924) und zur Wirkung von Gegenreizen (25. 11. 1932), *H. Pollitzer* über die therapeutische Verwendbarkeit des parenteralen Pepton (16. 10. 1925), *R. Eisenmenger* über supraabdominale Saug- und Druckluftwirkung und deren praktische Anwendung (17. 6. 1932), *O. Porges* und *D. Adlersberg* über entwässernde Wirkung kohlehydratarmer Kost und ihre therapeutische Verwertbarkeit (9. 6. 1933) und *A. Strasser* über Kombinationstherapie (28. 2. 1936).

Spezielle Therapie behandelten die Mitteilungen von *J. Pal* zur operativen Behandlung des Aszites (19. 4. 1918) *P. Saxl* über Novasurol als Diureticum (6. 2. 1920), *J. Flesch* über Ernährung bei Bewußtlosen oder schwer Benommenen ohne Magenschlauch (16. 5. 1924), *H. Eppinger* über Novasurol zur Entfettung (13. 2. 1925) *W. Falta* über Mastkuren mit Insulin (29. 5. 1925), *F. Depisch* über Zuckerfrühstück zum Zwecke der Mästung (8. 10. 1926), *H. Schur* über Chinin bei Lymphomatose (10. 12. 1926), *H. Elias* über Behandlung von *Cheyne-Stokes*-Fällen mit intravenösen Phosphatinjektionen (10. 12. 1926) und mit (*E. Violin*) über Insulin als Antiemeticum (29. 4. 1927), *M. Sternberg* über durch Vigantol geheilte Hungerosteomalazie (4. 5. 1928), *H. Schwarz* (mit *F. Herzog*) über Wirkung des Strophantins im Fieber (7. 2. 1930), *E. Urbach* über die Behandlung des Heufiebers mittels artspezifischer Gräserblumenpropeptane (20. 10. 1933), *R. Bauer* über die kurative Wirkung intravenöser Injektionen von Leberextrakt bei hypochlorämischer Azotämie (14. 12. 1934), *M. Engländer* über Kalziumionenwirkung bei Nasen-, Mund- und Rachenkrankheiten (13. 12. 1935), *W. Falta* über Vitamin A als Mastmittel (14. 2. 1936) und *A. Kramer* über Magnesiumglukonat zur Behandlung von spastischen Krampfzuständen der Muskulatur (12. 2. 1937).

Die **Neurologie** und **Psychiatrie** nahmen auch in diesem Zeitabschnitt einen bedeutenden Raum ein. Allgemeine Themen behandelten die Vorträge von *E. Redlich* Was hat uns die Gehirnpathologie für die Gehirnphysiologie gelehrt? (21. 3. 1919), *J. Wagner-Jauregg* Hypnose und Telepathie (13. 6. 1919), *M. Kahane* die wissenschaftlichen Grundlagen und die therapeutische Verwendung der Telepathie (4. 7. 1919), *E. Kugler* System der Neurose (5. 1. 1923), *O. Marburg* die Indikationen der Röntgenbehandlung bei Nervenkrankheiten (21. 3. 1930), *C. Economo* progressive Zerebration und die Erforschung der organischen Grundlagen der Bewegung (20. 3. 1931) und *L. Krainer* Geschwülste und Mißbildungen im Zentralnervensystem (13. 11. 1936).

Die **Krankheiten des Gehirns und seiner Häute** betrafen die Mitteilungen von *P. Defranceschi* Porenzephalie 12 Jahre nach operativem Gehirnabszeß (15. 12. 1916), *A. Schüller* Verkalkungsherd im Gehirn (18. 1. 1918), *O. Marburg* Meningitis serosa cystica (13. 12. 1918), *J. Gerstmann* Behandlung von Fällen akuter (purulenter) Meningitis mit Staphylokokkenvakzine (23. 5. 1919 und 30. 1. 1920), *R. Krämer* rudimentäre Enzephalitis (13. 2. 1920), *C. Massari* Encephalitis epidemica — chirurgische Erkrankung der Bauchhöhle vortäuschend (20. 2. 1920), *E. Stransky* pontine Erkrankung nach Fleckfieber (1. 4. 1921), *C. Economo* (mit *B. Dattner*) Behandlung der Encephalitis lethargica mit *Preglscher* Jodlösung (1. 7. 1921), *F. Brunn* gonorrhoische Hemiplegie (31. 3. 1922), *M. Sternberg* Encephalopathia saturnina (5. 6. 1925), *E. Redlich* Encephalomyelitis infectiosa disseminata (25. 2. 1927), *M. Schur* Meningo-Enzephalitis bei Diabetes insipidus (6. 5. 1927), *M. Pappenheim* epidemisches Auftreten einer wahrscheinlich im Mittelhirn lokalisierten Enzephalitis (6. 5. 1927) und postenzephalitischer Parkinsonismus (27. 1. 1933), *P. Saxl* Meningitis epidemica (15. 11. 1929), *J. Wilder* (mit *F. Halpern*) Enzephalitis während oder nach einer Angina (22. 1. 1932), *J. Zappert* (mit *M. Silbermann*) klinische Studien über die primäre Enzephalitis (12. 6. 1936).

Über operierte **Hirntumoren** sprachen vom neurologischen Standpunkt aus *J. Wagner-Jauregg* (7. 4. 1916) und *E. Redlich* (22. 4. 1921), über Unfall und Hirngeschwulst *O. Marburg* (2. 11. 1934), über Xanthomatose (mit *H. Chiari*), über suprasellare Geschwülste und über basale Hirntumoren *A. Schüller* (24. 1. 1930, 5. 4. 1935 bzw. 3. 4. 1936). Speziell die Hypophysentumoren waren Gegenstand der Mitteilungen von *O. Hirsch* über Radiumtherapie derselben (4. 2. 1921, 2. 11. 1923) und Genitalstörungen bei ihnen (28. 11. 1930) und von *E. Redlich* (26. 11. 1926). (Siehe auch das betreffende Kapitel im Abschnitt „Chirurgie".)

Von **Erkrankungen des Rückenmarks** behandelten *J. P. Karplus* die hereditäre Syringomyelie (11. 6. 1915) und *S. Plaschkes* die Syringomyelie vom zervikalen Typus (3. 1. 1918), *J. Gerstmann* (mit *A. Perutz*) die frühzeitige Taboparalyse bei einem mit Quecksilber und Salvarsan behandelten Fall (22. 10. 1915), *A. Bum* Folgezustände einer alten Poliomyelitis ant. transversa (13. 4. 1917), *J. Wilder* die Therapie der lanzinierenden Schmerzen bei Tabes (12. 2. 1937), *E. Redlich* die spinalen Erscheinungen bei schweren Anaemien (17. 2. 1928) und *O. Kauders* den Erfolg der Malariabehandlung bei einer Paraparese nach Poliomyelitis (8. 3. 1935). Hier eingefügt seien die Mitteilungen von *M. Pappenheim* über familiäre Paramyotonia congenita (25. 4. 1919) und von *J. P. Karplus* über Läsion der Cauda equina (24. 11. 1922).

Tumoren des Rückenmarks betrafen die Mitteilungen von *H. Schlesinger* (15. 1. 1915, 13. 4. 1917 und 5. 2. 1926) und *E. Redlich* (22. 6. 1917, 11. 6. 1920).

Liquorprobleme behandelten *M. Pappenheim* zur Theorie des Liquordrucks

(9. 6. 1922), *P. Neuda* praktische und theoretische Bedeutung der Kochsalz-bestimmung im Liquor cerebrospinalis (6. 4. 1923) und *B. Dattner* die ambulatorische Lumbalpunktion (7. 1. 1927).

In das Gebiet der Hirnnervenlähmungen fällt die Demonstration von *H. Herschmann* diabetisch bedingte Augenmuskellähmung ohne Glykosurie (28. 11. 1930) und in das der spinalen Nervenlähmungen die von *M. Sternberg* doppelseitige Plexuslähmung durch Tragen eines Rucksacks (26. 10. 1917), von *W. Prunnlechner Landry*sche Paralyse nach Grippe (12. 12. 1919), *E. Stransky* periphere Radialislähmung mit Herpes (17. 12. 1920) und von *E. Hauser* Lähmung des N. axillaris infolge einer Herpes zoster-Infektion (8. 11. 1935).

E. Freund und *C. V. Medvei* sprachen über Polyneuritis infolge von Arsenvergiftung (16. 6. 1933 bzw. 1. 3. 1935).

Über die elektrische Behandlung der Trigeminusneuralgie sprach *M. Kahane* (19. 12. 1919 und 10. 12. 1920) und über ihre endonasale Behandlung *M. Großmann* (16. 4. 1920), über Druckneuralgie bei Osteoarthrose und über symptomatische Neuralgie *A. Strasser* (9. 1. 1931 bzw. 15. 12. 1933) und über die Behandlung der Ischias mit praesakraler Novokaininjektion *E. Fenz* (29. 1. 1937).

Zur Klinik und Therapie der Potenzstörungen bei Neurosen sprach *P. Löwy* (20. 11. 1931) und über Sexualschwäche *S. Erben* (26. 5. 1933).

In das Gebiet der Hysterie fallen die Vorträge von *E. Stransky* Hysterie als Anlagedefekt und Hysteriefähigkeit (31. 10. 1919) und die Demonstration von „schnellender Hüfte" auf hysterischer Basis von *W. Neutra* (18. 1. 1918). Gegenstand zahlreicher Mitteilungen von *H. Kahler* (23. 4. 1920), *A. Mißriegler* (22. 12. 1922), *E. Redlich* (13. 6. 1924), *E. Stransky* (3. 4. 1925), *I. Silbermann* (20. 2. 1931) und von *E. Lustig* (15. 2. 1935) war die Narkolepsie. Angereiht seien hier der Vortrag *H. Kogerer*s Bericht über die Tätigkeit des psychotherapeutischen Ambulatoriums der psychiatrisch-neurologischen Klinik 1922—1925 (5. 3. 1926) und die zahlreichen Vorträge *W. Stekel*s geheilte Homosexualität (25. 6. 1920), Zooanthropie, Zoophilie und Zoophobie (29. 10. 1920), merkwürdige Schlafstörung (19. 11. 1920), Grenzen, Gefahren und Mißbrauch der Psychoanalyse (25. 11. 1921), Heilung von Tic durch Psychotherapie (24. 2. 1922), Transvestitismus (6. 10. 1922), Wandlungen der Psychotherapie (21. 2. 1936) und zur Psychopathologie und Therapie der Sucht nach Rauschgiften (12. 3. 1937). Über Klinik und Psychologie der Zwangsneurosen sprach *E. Wexberg* (19. 4. 1929), über Morphinismus, mit Kokain kombiniert und durch hypnotische Suggestion geheilt *W. Neutra* (28. 11. 1929). Über Hypnoseschädigungen machten *P. Schilder* und *H. Kogerer* Mitteilungen (3. 12. 1920 bzw. 25. 5. 1921).

Die verschiedenen Krampfformen waren Gegenstand von Mitteilungen *M. Infeld*s Krampf nach Kriegsverletzung (28. 1. 1916) und von *J. Wilder* (17. 4. 1931, 20. 1. 1933 und 16. 10. 1936). Über das plötzliche gehäufte Auftreten schwerer choreiformer Erkrankungen in Wien sprach *L. Dimitz* (6. 2. 1920), zur Behandlung der Chorea minor mit Cutivaccininjektionen *P. Freud* (12. 6. 1931), über Quecksilberzittern *S. Erben* (25. 4. 1919), über erbliches Kinnmuskelzittern *E. Frey* (28. 3. 1930) und über Zungentic bei postenzephalitischem Parkinsonismus *A. Huber* (mit *W. Oesterreicher*) (19. 2. 1937). — *A. Eiselsberg* sprach über die Behandlung der postoperativen Tetanie (28. 10. 1921), *O. Porges* (mit *D. Adlersberg*) über Atmungstetanie (24. 2. und 5. 5. 1922), *H. Elias* (mit *F. Kornfeld*)

über Beeinflussung der Arbeitertetanie durch Phosphate (30. 6. 1922), *J. Wilder*
über Hypoglykämie mit Tetanie (24. 2. 1933), (mit *E. Urbach*) über allergisch
bedingten Menière unter dem Bild einer Kleinhirnerkrankung (2. 3. 1934) und
E. Gold über AT10-Behandlung der chronischen parathyreopriven Tetanie
(25. 10. 1935).

Das Gebiet der Epilepsie behandelten: *M. Benedikt* die Epileptiker bei der
Musterung (21. 5. 1915), *J. Flesch* Karotiskompression zur Diagnostik der genuinen
Epilepsie (10. 12. 1915), *E. Kutscha* Entfernung der Nebenniere bei Epilepsie
(3. 6. 1921), *F. Frisch* das Serumeiweißbild als führendes Prinzip therapeutischer
Versuche bei Epilepsie (4. 5. 1928) und *O. Marburg* die Epilepsie als Problem und
in ihrer Beziehung zur Therapie (25. 10. 1935).

Erwähnung für die neurologische Therapie verdient die Vorführung *H. Urbans*
über die Unterwasserbehandlung bei Bewegungsstörungen (13. 11. 1936).

Psychiatrischen Inhalts waren die Mitteilungen und Vorträge von *A. Pilcz*
Dementia paranoides, durch Epiglandol geheilt (12. 12. 1917), *J. Gerstmann*
psychische Krankheitsbilder nach Leuchtgasvergiftung (4. 3. und 8. 4. 1921),
E. Stransky Zyklothymie mit psychogenen und endokrinen Symptomen (11. 11.
1921) und (mit *H. Hoff*) Jodausscheidung bei gewissen Psychosen (17. 12. 1926),
H. Herschmann die Paralysefrequenz in Wien 1902—1923 (29. 2. 1924), *O. Kauders* (mit *L. Horn*) zur Biologie der Malariaparasiten vom Standpunkt der Blut-
konservierung (3. 6. 1927) und hebephrenische Verwirrtheit bei Pubertas retardata,
mit Testosan geheilt (27. 1. 1928), *B. Dattner* Betrachtungen des Neurologen
zur Behandlung der Syphilis (13. 1. 1928), Liquorbefunde und Luestherapie
(17. 4. 1931) und therapeutische Wirkung fünfwertiger Arsenverbindungen bei
Neurosyphilis (21. 6. 1935), *P. Schilder* Psychiatrie in Amerika (26. 4. 1929),
B. Aschner (mit *H. Jellinek*) Heilung eines Falles von zwei Jahre lang dauernder
Amenorrhoe und Dementia praecox (12. 6. 1931) und durch somatische Behandlung geheilte und gebesserte Fälle von weiblicher Schizophrenie (8. 4. 1932),
M. Pappenheim das offene psychiatrische Krankenhaus als Mittelpunkt der
psychischen Hygiene (22. 1. 1932), *M. Brünner-Ornstein* die modifizierte Technik
der Hyperthermiebehandlung mit Diathermie (26. 5. 1933), *M. Sakel* neue Be-
handlungsart Schizophreniker und verwirrter Erregter (3. 11. 1933) und *J. Wagner-
Jauregg* zur Anwendung der fünfwertigen Arsenverbindungen bei Metalues
(28. 6. 1935).

Allgemeine Themen aus dem Gebiet der Kinderheilkunde behandelten
die Vorträge von *Cl. Pirquet* System der Ernährung (30. 3. 1917), *H. Abels*
Wichtigkeit der Vitamine für die Entwicklung des menschlichen fötalen und
mütterlichen Organismus (19. 5. 1922) und von *R. Neurath* Linkshändigkeit im
Kindesalter (20. 10. 1922), die Pathologie des Neugeborenen die Demonstrationen
und Mitteilungen von *R. Neurath* Ossifikationsdefekte im Schädel bei Mutter
und Kind (10. 6. 1921), von *H. Abels* zur Frage der intrauterinen Frakturen
(1. 7. 1921), die angeborenen Formabweichungen des menschlichen Schädels
und ihre Entstehung (25. 3. 1927), die Genese des Caput obstipum (9. 11. 1928)
und den angeborenen Klumpfuß mit eigenartigen, bisher nicht beschriebenen
Hautveränderungen (1. 3. 1929), *M. Jerusalem* angeborene Luxation der Patella
(25. 10. 1929) und *H. Mautner* Coxa vara congenita (20. 10. 1936). Zur Aufzucht
frühgeborener Kinder sprach *L. Moll* (28. 6. 1918), über Normalwerte für Größe

und Gewicht bei Kindern und Jugendlichen *W. Kornfeld* (17. 3. 1933). Die Dentition war Gegenstand von Mitteilungen von *H. Abels* ursächlicher Zusammenhang von Fieberzuständen und Zahndurchbruch (20. 12. 1918) und von *K. Kassowitz* gangränöse Zahnkeimentzündung des ersten Säuglingsalters (31. 1. 1919). Die Säuglingsernährung betraf die Mitteilung von *R. Lederer* Hypogalaktie (16. 12. 1921), die Ernährungsstörungen im Säuglingsalter (Säuglingsskorbut, *M. Barlow*) die Demonstrationen von *E. Nobel* (3. 5. 1918), *W. Knöpfelmacher* (22. 11. 1918), *K. Kassowitz* (6. 12. 1918), *H. Abels* (27. 6. 1919, 29. 11. 1929) und *A. Goldreich* (13. 5. 1921) und *L. Jehle* sprach über Toxikose und katastrophalen Gewichtssturz bei einem Säugling (25. 6. 1926), *L. Moll* über die Therapie der Ernährungsstörungen im Säuglingsalter (26. 1. 1923) und *R. Wagner* über intravenöse Traubenzuckerinfusion mit gleichzeitiger Insulininjektion (12. 12. 1924). Speziell auf den Pylorusspasmus und die Pylorusstenose bei Säuglingen und ihre operative Behandlung bezogen sich die Mitteilungen von *W. Denk* (4. 6. 1915), *A. Eiselsberg* (13. 2. 1920), *E. Nobel* (10. 3. 1922), *L. Moll* diätetische Therapie (20. 6. 1924), *P. Eichenwald* (27. 6. 1924), *O. Tezner* paravertebrale Anaesthesie (12. 12. 1924), *C. Foramitti* (21. 10. 1927), *M. Brünner-Ornstein* (mit *H. Mautner*) Diathermiebehandlung (28. 11. 1930), *L. Schönbauer* (12. 6. 1931) und *F. Demmer* (5. 4. 1935). — Anomalien der Konstitution und des Stoffwechsels besprachen *R. Wagner* kindlicher Diabetes (7. 5. 1926, 11. 5. 1928 und 5. 5. 1933) sowie *E. Nobel* Fettsucht (25. 1. 1935). — In das Gebiet der endokrinen Störungen im Kindesalter fallen die Demonstrationen von Fällen mit Pubertas praecox durch *Wiesenthal* (4. 6. 1920) und *R. Neurath* (23. 1. und 16. 10. 1931), von Myxoedem durch *E. Nobel* (14. 3., mit *A. Rosenblüth* 25. 4. 1924, 13. 3. 1925 und mit dems. 10. 3. 1933), von Kretinismus durch *E. Nobel* (13. 3. 1925), von *L. Moll* Behandlung der Säuglingstetanie mit Parathormon (24. 2. 1928) und von *W. Kornfeld* zwei Fälle von *Laurence-Bardet-Biedl*schem Syndrom (10. 11. 1933). — Die Blutkrankheiten im Kindesalter waren Gegenstand der Mitteilungen von *K. Kassowitz* durch Transfusion geheilte septisch-pyämische Purpura (9. 5. 1924), *H. Baar* progressive postinfektiöse Erythrophthise (7. 1. 1927), *L. Moll* Bluttransfusion bei hochgradiger kindlicher Anämie (25. 3. 1927) und von *Dienst* (mit *H. Hamperl*) lipoidzellige Splenomegalie *Niemann-Pick* (4. 11. 1927). *R. Wagner* (28. 6. 1929) und *E. Nobel* (15. 11. 1932) demonstrierten Fälle von Milzvenenthrombose. — Über Blattern sprachen *J. Kyrle* (mit *G. Morawetz*) tierexperimentelle Studien (11. 6. 1915), *G. Morawetz* (4. 2. 1921), über Impffragen *Cl. Pirquet* (26. 3. 1915) und *B. Lipschütz* (21. 12. 1917) Paravakzine, *L. Moll* Impfung an der Brusthaut (4. 4. 1919) und *W. Kornfeld* verspäteter Eintritt der Vakzinationsimmunität bei einem tuberkulösen Säugling (5. 12. 1924), über Typhus *S. Peller* und *Ruß* (22. 4. 1921), über Masern *W. Knöpfelmacher*, *J. Stroß*, *H. Baar* und *H. Benedict* Masernschutz (28. 11. 1930), über Diphtherie *K. Kassowitz* Methodik der Diphtherie-Prophylaxe (17. 6. 1921) und kutane Hautreaktion mittels Ditoxin zum Nachweis der Diphtherie-Immunität (9. 5. 1924), *P. Freud* Diphtheriebehandlung bei einem asthmatischen Kind (15. 6. 1934) und *E. Nobel* Diphtherie mit postdiphtherischer Zwerchfellähmung (30. 10. 1936), über infektiöse Chorea *R. Lenz* (8. 6. 1928), über Krieg und Erbsyphilis *K. Hochsinger* (14. 11. 1919), über Malariabehandlung bei Lues congenita *H. Koch* (16. 11. 1928) und über Tuberkulose *L. Moll* Säuglingstuberkulose (4. 4. 1919), *H. Mautner* Beziehungen der

Pubertätsdrüse zum Verlauf der Tuberkulose (3. 6. 1921), *P. Widowitz* Stand der Tuberkulindiagnostik an der Grazer Kinderklinik (28. 4. 1922), *F. Hamburger* subkutane und intrakutane Tuberkulinreaktion (14. 5. 1926) und die Bedeutung der Entdeckung des Tuberkelbazillus für die Kinderheilkunde (11. 3. 1932), *E. Nobel* Tuberkuloseprophylaxe und die *Calmette*sche Schutzimpfung gegen Tuberkulose (25. 5. 1928) und ausgeheilte Tuberkulose bei einem $8^1/_2$ Jahre alten Kind (12. 4. 1929), *A. Götzl* Sterblichkeit der Säuglinge und Kleinkinder in den Familien offener Tuberkulöser (25. 5. 1928) und *F. Gröer* (Lemberg) neue Wege in der prognostischen Diagnostik der Tuberkulose des Kindesalters (9. 3. 1934). Fälle von Beschneidungstuberkulose demonstrierte *B. Schick* (31. 3. 1916 und 7. 12. 1917). — Krankheiten des kindlichen Verdauungsapparates betrafen die Demonstrationen von *B. Schick Hirschsprung*sche Krankheit (18. 6. 1915), *M. Löwy* operative Ausschaltung des Dickdarms bei kindlicher Ruhr (23. 6. 1922), *H. Abels* die im Kindesalter beginnenden Gallenaffektionen (21. 11. 1924) und der Vortrag von *L. Moll* über Ernährungstherapie bei Durchfallsstörungen des Säuglings und Kleinkindes (1. 6. 1928), Krankheiten des Respirationstraktes die von *O. Silberknopf* Stridor thymicus (3. 5. 1918) sowie *S. Peller* Funktion und Entfernung der Tonsillen im Kindesalter (31. 3. 1933) und Krankheiten der Zirkulation die Demonstrationen und Mitteilungen von *A. Goldreich* (5. 4. 1918), *H. Mautner* und *M. Löwy* (3. 12. 1920), *K. Meixner* (15. 6. 1928) und *A. F. Hecht* (29. 4. 1932). — Krankheiten des Zentralnervensystems behandelten *E. Nobel* Hydrozephalus mit deutlicher Transparenz des Kopfes (3. 5. 1918), *R. Neurath* durch Sprung zustande gekommene Blutung in dem die Phonation regelnden Hirnzentrum (6. 2. 1920), *W. Knöpfelmacher* Meningitis serosa (27. 10. und 10. 11. 1922) und Hydrozephalus mit Hirnabszeß (1. 6. und 6. 7. 1923) und *F. Basch* zirkumskripte seröse Meningitis (29. 1. 1932), des peripheren Nervensystems *R. Neurath* familiäre amaurotische Idiotie (3. 12. 1915), *L. Jehle* die suggestive Therapie bei schweren Neurosen im Kindesalter (11. 2. 1916), *E. Nobel Feer*sche Krankheit (9. 3. 1928), *F. Hamburger* suggestiv geheilte Harnverhaltung (28. 11. 1930) und *J. K. Friedjung* psychogene Gesundheitsstörungen in der Vorpubertätszeit (28. 4. 1933). — In das Gebiet der Hautkrankheiten beim Kind fallen die Mitteilungen von *S. Weiß* dystrophische Form der Epidermolysis bullosa hereditaria (9. 2. 1917), *E. Nobel* Lipodystrophie im Kindesalter (14. 3. 1919) und Alopecia congenita (23. 4. 1920). — Das diagnostisch-therapeutische Gebiet behandelten *H. Abels* das Perkussionsphänomen in seiner physikalischen und diagnostischen Bedeutung nach Beobachtungen am Kinde (14. 1. 1921) und Anregung des Knochenwachstums durch Extension (24. 6. 1927), *E. Nobel* die diätetische Bedeutung des Knochenmarks im Kindesalter (9. 1. 1925), *L. Moll* die ärztlichen Indikationen und Kontraindikationen bei der Erholung der Kinder an der See und im Gebirge (21. 12. 1928) und *F. Frisch* der therapeutische Pneumozephalus im Kindesalter (11. 4. 1930). — Schließlich wäre hier noch des Vortrages von *L. Moll* über Maternitätspsychose (23. 1. 1920) zu gedenken.

Mit der wachsenden Vergrößerung ihres Anwendungsgebietes und mit den wachsenden Erfolgen trat die Chirurgie in Mitteilungen und Vorträgen immer mehr hervor, ja die Demonstrationen bei den Verhandlungen wurden zum weit überwiegenden Teil von den Chirurgen bestritten.

Der Schmerzbekämpfung galten die Mitteilungen und Vorträge: *W. Denk*

*Kappis*sche Splanchnicusanaesthesie (27. 6. 1919), *A. Exner* Einfluß intravenöser Zuckerinjektionen auf die Narkose (14. 1. 1921), *F. Mandl* (mit *F. Brunn*) Bekämpfung viszeraler Schmerzen mittels paravertebraler Injektion (11. 4. 1924), Diffusionsanaesthesie der Bauchhöhle (18. 10. 1929) und Drucklokalanaesthesie (27. 10. 1933), *P. Albrecht* Dichloren (20. 6. 1924 und 18. 12. 1925), *K. Preleitner* Leitungsanaesthesie mit Chloräthylspray (25. 3. 1927), *W. Weibel* Wie lernen die Studenten narkotisieren? (22. 6. 1928), *P. Wermer* Anwendung des Hypophysenhinterlappenextrakts in der Lokalanaesthesie (31. 1. 1930), *R. Demel* (mit *J. Burke*) die hohe Rückenmarksanaesthesie (21. 2. 1930), *F. Starlinger* zur Frage der Schmerzverhütung bei der Operation des Basedowkropfes (27. 2. 1931), *H. Finsterer* Bedeutung der Lokalanaesthesie für den Verlauf der Laparotomie (15. 4. 1932) und *L. Flamm* die intravenöse Narkose mit Evipan-Natrium (1. 12. 1933).

Die Aseptik und Antiseptik betrafen die Mitteilungen von *J. Flesch* Absaugen von Wundsekreten (12. 5. 1916 und 8. 5. 1925), *M. Weil* Vioform-Stryphnongaze (20. 6. 1930), *A. Winkelbauer* (mit *A. Musger*) Schnelldesinfektion der Operationshand (17. 6. 1932) und *A. Baumgarten* neues Sterilisationsverfahren (19. 5. 1933) sowie die Transfusionstechnik die Mitteilungen von *B. Breitner* (19. 1. 1923) und *R. Boller* (12. 5. 1932).

In das Gebiet der Wundbehandlung und Operationstechnik fielen die Mitteilungen von *O. Frisch* Amputationstechnik (28. 1. 1916), *O. Stracker* Wundbehandlung mit Paraffin (12. 4. 1918), *H. Salzer* primäre vollständige Wundnaht bei Handverletzungen (14. 3. 1919), *L. Schönbauer* (mit *H. Brunner*) Wundrandglättung als Methode der Wundbehandlung (15. 10. 1920) und antiseptische Wirkung des salzsauren Pepsins (3. 2. 1922), *P. Albrecht* Blutstillung mit Stryphnon (1. 12. 1922), *W. Denk Pregl*sche Lösung zur Verhütung der Peritonitis und Anwendung des Ileusserums (5. 2. 1926), *W. Spitzmüller* primäre Wundbehandlung und Elektrochirurgie (13. 6. 1930), *M. Jerusalem* Anwendung des Hochfrequenzapparats in der kleinen Chirurgie (3. 3. 1933), *R. Oppolzer* Vigantol-Lebertranbehandlung von Wunden (22. 12. 1933), *A. Solé* die Muttermilch als Blutstillungsmittel (23. 2. und 2. 11. 1934), *F. Schürer* Natrium citricum-Behandlung bei Blutungen Haemophiler (23. 11. 1934), *F. Mandl* elektrochirurgische Behandlung schwerer Infektionen (23. 11. 1934), *W. Ehalt* Erhaltung eines im Gefäß-Nerven-Bündel hängenden Armes (15. 2. 1935) und von *L. Böhler* Ist der Gipsverband ein Muskelschädiger? (5. 4. 1935).

Über die Behandlung der Skalpierungen sprach *F. Schnek* (1. 6. 1934). — Als besondere Form von Verletzungen gelten die Tintenstiftverletzungen, die *S. Erdheim* (20. 6. 1919) und *M. Jerusalem* (2. 3. 1923) erörterten. — *O. Susani* sprach über Fremdkörperextraktion (22. 1. 1926), *P. Moritsch* über Verletzungen durch Eindringen von Fremdkörpern (30. 11. 1928) und *U. Strasser* über Fremdkörpergranulationsgewebe nach Quetschungen (21. 12. 1928).

Die Behandlung des Tetanus berührten die Mitteilungen von *F. Starlinger* (19. 2. 1932) und *G. Lotheissen* (14. 12. 1934), den Gasbrand *L. Böhler* (2. 12. 1932). Über Verwundung und Infektion im allgemeinen sprach *A. Fraenkel* (22. 3. 1929). — Die Fettembolie war Gegenstand der Mitteilungen von *R. Oppolzer* (17. 1. 1936) und *E. Rappert* (22. 5. 1936).

In das Gebiet der chirurgischen Nachbehandlung fallen die Arbeiten von *A. Szenes* über zentripetale Nervenmassage (27. 6. 1919) und von *F. Mandl* über die Muskelatrophie nach Verletzungen und neue Versuche zu ihrer Verhütung (18. 5. 1923). — *G. Stein* betonte den Wert der Blutuntersuchungen in der Chirurgie vor und nach Operationen (26. 5. 1922). — Einen Fall von *Krukenberg*scher Plastik im Vorderarmstumpf demonstrierte *W. Denk* (21. 6. 1918).

Die Geschwulstlehre im allgemeinen und besonders vom chirurgischen Standpunkt aus betrafen die Mitteilungen von *J. Hochenegg* klinische Beobachtungen an Karzinomkranken und -operierten (31. 3. 1916), *M. Jerusalem* lange Entwicklungsdauer maligner Tumoren (21. 11. 1924), *A. Fraenkel* Beziehung der Konstitution zum Karzinom (13. 12. 1929), *F. Mandl* Elektrochirurgie bei Sarkom (29. 4. 1932), *K. Funke* und *G. Scherber* Erfolge mit Abjininsalbe (15. 12. 1933), *L. Schönbauer* einige Probleme der Diagnostik und der Therapie beim Karzinom (22. 12. 1933) und *R. L. Braun* günstige Erfahrungen mit kombinierter Tumorsan-Röntgenbehandlung bei malignen Neubildungen (12. 6. 1936).

In die Chirurgie der parasitären Krankheiten fallen die Mitteilungen und Vorträge von *K. Posch* Cysticercus cellulosae in den unteren Extremitäten (27. 11. 1925), *E. Gold* Echinococcus des Beckenskeletts (29. 10. 1926), *W. Denk* Laminektomie bei Echinococcus der Wirbelsäule (11. 6. 1926), *O. Copello* (Buenos Aires) chirurgische Behandlung des Leberechinococcus (1. 2. 1929) und von *H. Reimann* Pasteurellainfektion beim Menschen (30. 1. 1931).

Eine Reihe von verschiedenen plastischen Operationen führten *C. Beck*, New York (22. 10. 1920), *E. Lexer*, Freiburg i. B. (17. 2. 1922), *L. Moszkovicz* (9. 2. 1923) und *R. Demel* (23. 10. 1936) vor. — Es demonstrierten ferner *J. F. S. Esser*, Holland, Ohrenplastik (24. 3. 1916), *E. Ranzi* Nasenrüssel (19. 1. 1917), *H. Pichler* Knochenplastik im Unterkiefer (19. 1. 1917) und Progenie-Operationen (15. 2. und 3. 5. 1918, 26. 1. 1923 und 30. 3. 1928), *K. Foramitti* Oberlippenplastik (6. 6. 1919) und plastische Deckung von Gesichtsdefekten (2. 6. 1922), *A. Eiselsberg* (mit *H. Pichler*) Unterkieferplastik (10. 3. 1922), Gesichtsplastiken (31. 5. 1929) und Nasenflügelplastik (24. 3. 1935), *L. Moszkowicz* Lappenplastik der Wange (18. 1. 1924), Fetttransplantation bei Hemiatrophia faciei (4. 4. 1930) und Nasen- und Gesichtskorrekturen (22. 12. 1933), *R. Demel* plastischen Ersatz der ganzen Ober- und Unterlippe (19. 2. 1926), *D. Eisenklamm* plastische Verkleinerung zu großer Ohren (13. 6. 1930), *W. Denk* Gesichtsplastik nach *Lexer* (15. 12. 1933) und *O. Hofer* plastischer Ersatz der Wangenschleimhaut nach Karzinomoperation (26. 4. 1935).

Zur Diathermiebehandlung der Erfrierungen sprachen *R. Grünbaum* (24. 2. 1922) und *P. Liebesny* (1. 3. 1929), *O. Frisch* über Schwielenbildung am Fuß (7. 12. 1934), *L. Moszkovicz* über Plastik nach *Thiersch* bei Röntgen-Karzinom (5. 4. 1935 und 17. 1. 1936) und über die operative Behandlung der Lippen-Gesichtsfurunkel (19. 4. 1929), *H. Reimann* über Erysipelas carcinomatosum *Küttner* (2. 3. 1928), *K. Haslinger* über Elephantiasis des rechten Oberarms und der rechten oberen Thoraxhälfte (13. 3. 1925), *A. Winkelbauer* über Neurofibromatosis *Recklinghausen* (25. 6. 1926), *A. Hirschegger* über die Pyophagentherapie des Ulcus cruris (4. 11. 1932), *K. Haslinger* über Hautgangrän durch Kalkstickstoff (25. 11. 1921), *F. Kazda* über Fingergangrän nach Stich durch ein „Petermännchen" (27. 2. 1931), *W. Denk* über Hautsarkom der Bauchdecken (29. 11. 1918), *A. Mülleder* über Melanosarkom durch sieben Jahre bestehend (27. 1.

1928) und *R. Demel* über blutsparende Behandlung der Haemangiome (12. 5. 1933).

Fälle von Myositis ossificans demonstrierten *A. Exner* (14. 6. 1918), *A. Eiselsberg* (6. 6. 1919 und 10. 3. 1922) und *F. Mandl* (5. 6. 1936), ein Muskelangiom der tiefen Nackenmuskeln *H. Finsterer* (10. 2. 1922), eine *Dupuytrensche* Daumenkontraktur *A. Eiselsberg* (24. 3. 1916), *D. Pupovac* eine *Kirschnersche* Sehnenplastik (28. 3. 1919), *N. Grzywa* einen Riß der peripheren Bizepssehne (17. 6. 1921) und *M. Jerusalem* Sehnenfremdkörper (2. 12. 1932). *F. Starlinger* behandelte die Therapie der Ganglien (12. 4. 1935).

Außerordentlich zahlreich waren die Demonstrationen aus dem Gebiet der Knochenchirurgie. Was die Mißbildungen betrifft, sprachen über einen angeborenen Fibuladefekt *Starker*, Linz (7. 4. 1922), über angeborenen Femurdefekt *J. Haß* (6. 10. 1922), *G. Engelmann* (13. 10. 1922) und *P. Walzel* (13. 10. 1922), über totalen beiderseitigen Oberarmdefekt und partiellen Oberschenkeldefekt *H. Spitzy* (20. 10. 1922). *O. Frisch* zeigte einen Fall von Dysostosis cleidocranialis (5. 12. 1924), *M. Jerusalem* einen solchen von Kamptodaktylie (27. 4. 1928), ferner *R. Demel* und *E. Gold* die erfolgreiche Anwendung der Umdrehplastik beim kongenitalen Femurdefekt (29. 1. 1932). — Exostosen demonstrierten *H. Elias* (3. 5. 1918), *H. Lorenz* (5. 1. 1923) und *O. Stracker* (27. 10. 1933). *E. Frey* sprach über die Lichtbehandlung der Epikondylitis (13. 4. 1928), *K. Weiß* über die Pathogenese der aseptischen Nekrosen des Skeletts (5. 6. 1931) und *J. G. Knoflach* über Knochenveränderungen bei der Caissonkrankheit (19. 2. 1937). — *H. Reimann* demonstrierte einen Fall von Tuberkulose des Sternum (26. 4. 1918), *O. Frisch* von Tuberkulose des Calcaneus, mit Totalexstirpation behandelt (10. 3. 1922), *H. Lorenz* von Karies des Sitzbeins (29. 2. 1924), während *M. Jerusalem* über die Regeneration tuberkulöser zerstörter Knochen (23. 5. 1930) und *H. Salzer* über Wirbelregeneration (6. 12. 1935) sprachen. — *E. Glas* sprach über Osteomyelitis des Oberkiefers (25. 5. 1927), *L. Böhler* behandelte die akute und chronische Osteomyelitis (2. 12. 1927) und *H. Sternberg* die Wirbelsäule. Osteomyelitis und Spondylitis infectiosa (3. 11. 1933). — Die verschiedenen Formen der Ostitis waren Gegenstand der Mitteilungen von *J. Haß* (3. 6. 1921), *H. Eppinger* (22. 2. 1924), *F. Mandl* (4. 12. 1925), *E. Gold* (2. 12. 1927) sowie von *H. Schlesinger* und *E. Gold* (18. 11. 1932), in den letzteren Fällen mit Exstirpation eines Epithelkörperchentumors behandelt, schließlich demonstrierte *H. Salzer* einen Fall von halbseitiger Ostitis fibrosa cystica (30. 6. 1933). — *J. Haß* sprach über Osteopsathyrosis idiopathica (9. 5. 1919) und über die derzeit auftretenden eigenartigen Spontanfrakturen bei Adoleszenten (30. 5. 1919), *A. Szenes* über alimentär bedingte Spontanfraktur der unteren Extremität (5. 12. 1919), *O. Stracker* über Oberschenkelhalsbrüche bei Hungerosteopathie (9. 4. 1920) und *K. Weiß* über Osteoporosis circumscripta (14. 2. 1930). — Knochengeschwülste betrafen die Demonstrationen von *J. Schnitzler* freie Osteoplastik aus der Fibula als Ersatz des wegen Fibrosarkom resezierten unteren Femurendes (21. 6. 1918), *A. Eiselsberg* Sarkom der Wirbelsäule (17. 6. 1921), *H. Lorenz* Radikaloperation eines Schambeinsarkoms (29. 2. 1924), *P. Walzel* Osteochondromatose des Beckens (14. 3. 1924), *E. Gold* Sarkom des Oberarms auf Basis der *Paget*schen Ostitis deformans (25. 11. 1927), *P. Albrecht* endostales Sarkom des Oberarms (16. 12. 1927), *H. Schlesinger* und

E. Gold Wirbeltumor mit Kompression des Rückenmarks (14. 3. 1930), *L. Schön-bauer* Myelom des dritten Lendenwirbels (4. 11. 1932) und Riesenzellensarkom des fünften und sechsten Halswirbels (18. 11. 1932), *K. Weiß* Halbseitenchondro-matose des Skeletts (27. 10. 1933) und *F. Mandl* praesakrales Teratom (27. 4. 1934).

Einen breiten Raum in den Verhandlungen der Gesellschaft nahmen die Pathologie und Therapie der Frakturen ein. Mehr allgemeinen Inhalts waren die Mitteilungen von *E. Ullmann* über ein neues Verfahren zur exakten Knochen-vereinigung (25. 6. 1915 und 10. 3. 1916) und über autoplastische Knochen-transplantation (3. 12. 1915 und 12. 5. 1916), *W. Sacken* über Indikation und Verwendung der Klammerextension nach *Schmerz* (12. 5. 1916), *O. Frisch* über blutige Reposition von Frakturen (16. 6. 1922), *Lane*sche Osteosynthese (13. 1. 1928), Knochennaht (10. 3. 1933) und Film zur Frakturenheilung (21. 2. 1936), *R. Demel* über operative Frakturenbehandlung (16. 10. 1925), *E. Gold* über Er-fahrungen zur Frakturenbehandlung (16. 2. 1927), *L. Böhler* zur Behandlung der Knochenbrüche (17. 2. 1928), *K. Gläßner* und *J. Haß* über experimentelle Be-einflussung der Kallusbildung bei Knochenbrüchen (4. 5. 1928), *R. Oppolzer* Beiträge zur Frakturenbehandlung (26. 6. 1931) und von *W. Ehalt* über offene Frakturen und Gelenkseröffnung mit schweren Weichteilsverletzungen (17. 2. 1933). — Schädelfrakturen betrafen die Demonstrationen von *L. Schönbauer* Abriß des Processus mastoideus bei Skalpierung des Schädels (6. 2. 1920) und *K. Nather Bárány*sche Operation bei Schädelverletzung (15. 10. 1926), Wirbel-säulenfrakturen die Demonstrationen von *F. Demmer* (16. 6. 1916), *E. Ullmann* (29. 12. 1916), *A. Mülleder* (12. 10. 1923), *M. Hirsch* (11. 1. 1924), *L. Böhler* (27. 11. und 4. 12. 1931, 19. 5. 1933, 12. 1. 1934 und 21. 6. 1935), *L. Reich* (8. 4. 1932) und von *H. Reimann* (26. 5. 1933). — *L. Böhler* sprach über die Be-handlung von Brüchen und Verrenkungen des Schlüsselbeins (3. 6. 1927), *H. Fin-sterer* über Beckenruptur (19. 5. 1916), *F. Demmer* über Beckenbrüche (9. 6. 1916) und *E. Schwarzkopf* über Abriß der Insertionsstelle des M. rectus femoris und der Spina iliac. ant. inferior (25. 6. 1926). — Eingehend erörtert wurde die Behand-lung der Schenkelhalsbrüche von *L. Böhler* (11. 2. 1927, 20. 2. und 16. 10. 1931, 26. 10. und 21. 12. 1934, 18. 12. 1936), von *F. Pekarek* (23. 10. 1931), von *F. Stöhr* (21. 10. 1932), von *F. Felsenreich* (20. 10. 1933, 1. 2. und 28. 6. 1935), von *F. Schnek* (29. 11. 1935), von *M. Jerusalem* (22. 5. 1936) und von *W. Jeschke* (18. 12. 1936). — Frakturen der oberen Extremitäten waren Gegenstand der Demonstrationen von *E. Ullmann* Knochensynthese im Oberarm (10. 3. 1916), *F. Demmer* Radiusfrakturen (5. 11. 1920), *A. Bum* Kompressionsfraktur des Os triquetrum (17. 12. 1920), *L. Schönbauer* Vorder- und Oberarmfrakturen (13. 4. 1923), *O. Frisch* Abriß des Epicondylus medialis mit Einklammerung in das luxierte Ellbogengelenk (11. 11. 1927), *F. Schnek* Frakturen des Os navi-culare carpi (1. 6. 1928), *L. Böhler* Einrichtungsverfahren bei Schulterverrenkung mit Oberarmbruch (1. 2. 1929), *F. Felsenreich* Behandlung der suprakondylären kindlichen Ellbogenbrüche (23. 5. 1930), *M. Jerusalem* zur Behandlung der Brüche des Kahnbeins (8. 5. 1931) und *G. Politzer* typische Verletzungen des Os triquetrum (4. 12. 1936). — Die Frakturen der unteren Extremität betrafen die Demonstrationen von *O. Frisch* Verlängerung des Oberschenkels durch Osteoto-mie nach *Kirschner* (14. 6. 1918), *J. Haß* spätrachitische Spontanfraktur der

Metastarsi (3. 7. 1920), *A. Bum Schlatter*sche Krankheit (3. 3. 1922), *L. Böhler* Verrenkungsbrüche im Sprunggelenk (14. 1. 1927), Bruch des Sprungbeins und Verrenkung des Fußes, Verrenkung und Zertrümmerung des Kahn- und Mondbeins (8. 2. 1929) und Behandlung der Oberschenkelbrüche (14. 2. 1930), *F. Felsenreich* die perkutane Nagelung des sogenannten *Volkmann*schen Dreiecks (29. 4. 1932) und Osteosynthese bei offenen bimalleolären Verrenkungsbrüchen (22. 5. 1936) und von *L. Sukmann Schlatter*sche Krankheit (22. 1. 1937).

In das Gebiet der Gelenkschirurgie fallen die Mitteilungen von *M. Jerusalem* Sportverletzungen des Kniegelenks (18. 6. 1920), *F. Demmer* (28. 5. 1926), *F. Mandl* (11. 3. 1927, 28. 10. 1932 und 5. 2. 1937 Eigenblutinjektionen) und von *E. Gold* (26. 10. 1928 und 16. 11. 1934) Meniscusverletzungen und ihre Behandlung. — *L. Freund* sprach über Diathermiebehandlung bei Bursitis deltoides s. acromialis (11. 5. 1917) und *M. Hirsch* über Fremdkörperarthritis (31. 10. 1919), *M. Jerusalem* über die Operation des Hallux valgus (21. 11. 1930). Die Gelenkstuberkulose war Gegenstand der Mitteilungen von *O. Stracker* (24. 10. 1919), *M. Jerusalem* (19. 12. 1919 und 19. 4. 1929), *A. Saxl* (21. 10. 1921), *O. Fliegel* (2. 11. 1928) und von *E. Freund* jun. (11. 12. 1936). Hier seien auch die Mitteilungen von *M. Jerusalem* zur Behandlung des kalten Abszesses (21. 4. 1921) und zur operativen Behandlung der Knochen-, Gelenks- und Drüsentuberkulose (10. 1. 1936) angereiht. — Was die Luxationen betrifft, sprachen *H. Finsterer* über die operative Behandlung der habituellen Schultergelenksluxation (9. 2. 1917), *W. Denk* über Luxation des Os lunatum (4. 5. 1917), *R. Vogel* über Totalluxation der Clavicula (31. 5. 1918), *O. Frisch* über blutig reponierte Luxation des Mondbeins (4. 3. 1927), *H. Kunz* über Luxatio sub talo (6. 7. 1928), *F. Pekarek* über isolierte Talusluxation (23. 10. 1931), *F. Starlinger* über habituelle Verrenkung von Schulter und Kniescheibe (2. 3. 1934) und *J. G. Knoflach* über Operation einer habituellen Ellbogenluxation (10. 5. 1935). — *E. Dehne* erörterte die habituelle Distorsion des Fußes (24. 11. 1933) und *H. Kraus* eine neuartige Distorsionsbehandlung (25. 1. 1935). — Die Pseudoarthrosen waren Gegenstand von Mitteilungen von *O. Frisch* (26. 10. 1917), *S. Erdheim* (9. 11. 1917), *A. Eiselsberg* (22. 4. 1921) und von *F. Felsenreich* Behandlung mittels Trepanbohrung (9. 2. 1934). — Über die arthroplastische Resektion des Kniegelenks sprach *L. Moszkowicz* (13. 4. 1923), über die blutige Behandlung von Gelenksbrüchen *O. Frisch* (20. 4. 1923), *A. Eiselsberg* über totale Resektion des Kniegelenks (8. 6. 1923), *M. Jerusalem* über Arthroplastik (12. 2. 1926) und *F. Mandl* über Regeneration nach Resektion des Kniegelenkszwischenknorpels (25. 10. 1929). — Über freie Gelenkskörper sprachen *M. Jerusalem* (25. 11. 1927) und *G. Haberler* (27. 3. 1931). Einen Fall von Malazie des Os lunatum demonstrierte *K. Weiß* (16. 4. 1926), von Chondromatose des Hüftgelenks *H. Kaiser* (16. 3. 1928) und Geschwulstbildung in der Bursa subacromialis *M. Schwamm* (9. 5. 1930).

Auf dem Gebiet der Chirurgie des Herzens und der Gefäße tritt uns vor allem der große Fortschritt entgegen, der sich in der Behandlung der Herzverletzungen offenbart. Zahlreiche Demonstrationen von durch Operation geheilten Stich- und Schußverletzungen des Herzens wurden demonstriert von *W. Sacken* (25. 1. und 1. 3. 1918), *E. Hofmann* (6. 6. 1919), *A. Winkelbauer* (16. 11. 1923), *K. Nather* (12. 2. 1926 und 6. 3. 1931), *O. Frisch* (4. 3. 1927),

A. Mülleder (8. 3. 1929), *F. Stöhr* (18. 10. 1929 und 13. 3. 1931), *W. Schey* (13. 12. 1929), *H. L. Popper* (13. 12. 1929), *E. Ebner* (10. 6. 1932), *F. Felsenreich* (10. 2. 1933) und von *R. Oppolzer* (26. 6. 1936). *F. Windholz* führte einen Fall von einem vor 21 Jahren erfolgten Steckschuß im Herzen vor (29. 5. 1936). Die chirurgische Behandlung der Pericarditis und Concretio cordis zeigten die Demonstrationen von *P. Albrecht* Perikardiotomie (12. 12. 1919 und 11. 3. 1927), *G. Lotheissen* Kardiolyse (18. 2. 1927), *J. Schnitzler* Panzerherz (18. 10. 1929) und *A. Winkelbauer Delorme*sche Entrindung des Herzens (29. 5. 1931). — Verletzungen der Gefäße betrafen Demonstrationen von *E. Kutscha* Naht der Carotis (21. 5. 1915), *L. Schönbauer* Ligatur der Arteria carotis communis (30. 6. 1922), *R. Demel* Gefäßplastik (3. 2. 1928), *R. Oppolzer* (3. 3. 1933) und von *R. Paltauf* Geschoßembolie der A. pulmonalis (5. 5. 1933). — Den Aneurysmen galten die Mitteilungen von *E. Ranzi* (26. 5. 1916, 22. 2. 1918 und 31. 1. 1919), *H. Heyrovsky* (11. 4. 1919), *E. Gold* mykotisches Aneurysma (19. 1. 1923) und von *M. Teichmann* Aneurysma der Bauchaorta (27. 3. 1931). — Über Varizenbehandlung sprachen *G. Nobl* (1. 3. 1918 und 15. 6. 1926), *L. Moszkowicz* (25. 3. 1927 und 28. 10. 1932) und *R. Friedrich* (19. 2. 1937), über Thrombosen und Embolien *L. Schönbauer* (26. 11. 1926), *I. Snapper* (13. 5. 1932), *P. Huber* (2. 3. 1934), *F. Kazda* (14. 12. 1934) und *P. Neuda* intravenöse Lebertherapie der spontanen Thrombose (12. 3. 1937), über Embolektomie *L. Schönbauer* (16. 5. 1930), über Thrombophlebitis und Phlebitis *E. Friedländer* (21. 12. 1934, 7. 2. 1936, 29. 1. und 12. 2. 1937). — Hier eingereiht seien die Mitteilungen von *W. Denk* über ein subperiostales Hämatom im Oberschenkel bei Hämophilie (5. 4., 26. 4., 7. 6. und 29. 11. 1918) und von *L. Zwillinger* (mit *A. Glattauer*) über Druckbehandlung der Endarteriitis obliterans (19. 2. 1937).

G. Spengler sprach über einen malignen Lymphdrüsentumor bei einem siebzehnjährigen Mädchen (12. 3. 1926), *W. Haberfeld* über ein besonders in Südamerika vorkommendes malignes Lymphogranulom parasitären Ursprungs (17. 3. 1922) und *F. Kazda* über ein Lymphogranuloma inguinale mit Rektumstenose (21. 10. 1932).

Die Brustdrüse betrafen die Mitteilungen von *L. Moszkowicz* über Abnormitäten an den männlichen Brustdrüsen (14. 1. 1927) und über Mastopathia virilis (2. 7. 1926), die blutende Mamma die von *I. Fischer* (8. 2. 1918) und *S. Erdheim* (24. 10. 1924). Über Kosmetik bei kleineren Eingriffen an der Brustdrüse sprach *L. Moszkowicz* (29. 1. 1926) und über Mammaplastik *O. Frisch* (16. 4. 1926 und 24. 4. 1936) sowie *L. Moszkowicz* (27. 3. 1936). — Auf die Neubildungen der Brustdrüse bezogen sich die Demonstrationen und Mitteilungen von *L. Moszkowicz* Thoraxwandresektion nach Mammakarzinomrezidiv (12. 5. 1916) und Hormonbildung bei gutartigen Geschwülsten der Mamma (23. 2. 1934), *C. Beck* (Chicago) Oberarmresektion bei ausgedehntem Mammakarzinom (5. 1. 1923), *J. Schnitzler* Kritisches zur Operation des Mammakarzinoms (13. 12. 1929), *W. Latzko* Spätrezidiv nach Mammakarzinom (15. 1. 1932), *F. Hogenauer* Bilden gutartige Geschwülste der Brustdrüse die Grundlage einer Krebsentstehung? (23. 6. 1933) und von *F. Mandl* Carcinoma erysipelomatosum mammae (27. 4. 1934).

Was die Chirurgie der Drüsen mit innerer Sekretion betrifft, so kommt hier in erster Linie die Schilddrüse in Betracht. Mit Bezug auf sie mögen aber hier auch jene Mitteilungen Platz finden, die nicht nur die chirurgische Behandlung, sondern zum Teil auch das Wesen und die interne Behandlung beinhalten. Hierher gehören die Mitteilungen von *J. Wagner-Jauregg* über die Ätiologie des Kropfes (19. 3. 1915), zur Therapie und Prophylaxe des Kropfes (9. 2. 1923), Kropfprophylaxe durch Vollsalz (13. 11. 1925) und vorläufiger Bericht über die Erfolge der Kropfprophylaxe (3. 2. 1928), *B. Breitner* über Untersuchungen zur Schilddrüsenfrage (24. 11. 1922, 12. 12. 1924) und über prophylaktische Verwertbarkeit der heutigen Kenntnisse des Schilddrüsen-Jodstoffwechsels (26. 2. 1932), *J. Geringer* über den endemischen Kropf in Niederösterreich (9. 2. 1923), *F. Kaspar* zur Behandlung des juvenilen und parenchymatösen Kropfes mit Jodminimumdosen (15. 6. 1923) und individuelle Jodminimumtherapie und Rezidivstruma (27. 6. 1924), *E. Gold* und *V. Orator* zur Morphologie und Klinik der jugendlichen Strumen (15. 2. 1924), *M. Engländer* über Mikrojoddosen-Therapie bei substernaler Struma (26. 11. 1926) und von *G. Lunde* (Oslo) über die Geochemie und Biochemie des Jods mit besonderer Berücksichtigung der Kropfprophylaxe in Norwegen (2. 12. 1927). — Auf die chirurgische Therapie als solche nahm die Mitteilung von *Donald Guthrie* (Sayre, U. S. A.) über die Gefahren der Luftembolie mit besonderer Berücksichtigung der Thyreoidektomie (26. 2. 1937) Bezug.

Den M. Basedow betrafen die Demonstrationen von *F. Kaspar* 150 Basedowoperationen ohne Mortalität (25. 5. 1928) und von *A. Khautz* intrathorakale Basedow-Struma mit Aufklappen des Sternums, nach *Kocher* operiert (20. 5. 1932). — Die Tuberkulose der Schilddrüse besprachen *F. Starlinger* (9. 12. 1932), ihre Neubildungen *F. Stöhr* Adenom über dem Manubrium sterni (30. 11. 1928) und *R. Friedrich* Hypernephrom-Metastase (7. 4. 1933).

Ein Lymphoepitheliom der Thymus wurde von *L. Schönbauer* (4. 11. 1932) demonstriert. — Über die Operation von Hypophysentumoren sprachen *E. Ranzi* (22. 6. 1917), *O. Hirsch* (10. 5. 1918, 13. 3. 1925, 17. 2. 1928, 28. 6.1929, 13. 3. und 22. 5. 1931 und 17. 3. 1933), *H. Marschik* (21. 6. 1929), *R. Demel* (13. 3. 1931) und *O. Mayer* (1. 3. 1935). — Zur Epithelkörperchenchirurgie seien neben den früher angeführten Fällen von Ostitis fibrosa noch genannt: die Mitteilungen von *I. Snapper* Epithelkörperchentumor bei *Recklinghausen*scher Ostitis fibrosa (28. 2. 1930), *E. Gold* die Lebensdauer des homoioplastischen Epithelkörperchentransplantats (13. 5. 1932) und von *F. Mandl* die Chirurgie der Nebenschilddrüse und der Kalkstoffwechsel (31. 5. 1935).

F. J. Mayer demonstrierte einen Sinus pericranii (1. 2. 1929) und *R. O. Stein* eine Meningokele bei einem Erwachsenen (26. 1. 1934). — Verletzungen des Gehirns brachten zur Sprache: *H. Steindl* operative Behandlung· infizierter Hirnverletzungen (27. 10. 1922), *A. Eiselsberg* Stichverletzung (9. 12. 1927) und *J. G. Knoflach* (mit *R. Scholl*) stumpfe Schädelverletzungen (18. 12. 1936). — Die Commotio cerebri besprach *F. Demmer* (7. 6. und 29. 11. 1918). — *A. Vogl* demonstrierte einen traumatischen Pneumatocephalus internus (21. 5. 1926), *H. Neuffer* eine Pneumatocele occipitalis (16. 5. 1930) und *F. Starlinger* eine Pneumatocele extracerebralis (28. 4. 1933). — Von entzündlichen Prozessen des Gehirns und seiner Häute behandelten *A. Winkelbauer* (mit *H. Brunner*) die Stirnhirnabszesse (30. 10. 1925), *F. Demmer* den tiefen Hirnabszeß (25. 5. 1928) und *F. Starlinger* die Pneumokokkenmeningitis nach Schädelbasisfraktur (1. 2.

1935). Bezüglich der Erkrankungen im Anschluß an eine Ohrenaffektion sei auf den Abschnitt „Otologie" verwiesen. — Über die Behandlung des Hydrozephalus durch Verschorfung des Plexus chorioideus mit Diathermie sprach *L. Schönbauer* (18. 11. 1927). — Über die Operationen der Epilepsie nach geheilten Schädelschüssen berichtete *H. Finsterer* (8. 11. 1918) und über operierte Fälle von Epilepsie *L. Schönbauer* (10. 1. 1930).

Großes Interesse brachte die Gesellschaft den durch die Fortschritte der Chirurgie erzielten Erfolgen auf dem Gebiet der Hirntumoren entgegen. Von den Hypophysentumoren war schon in einem früheren Abschnitt die Rede. Hier wären noch die Demonstrationen und Vorträge zu nennen: *J. Schnitzler* (24. 3. 1916), *A. Eiselsberg* (8. 6. 1917 und 31. 10. 1924), *B. Breitner* (30. 6. 1922), *L. Schönbauer* (10. 1. 1930, 13. 3. und 20. 11. 1931, 18. 11. 1932, 26. 5. und 15. 12. 1933 und 9. 11. 1934), *A. Winkelbauer* (31. 1. 1930) und *H. Urban* (5. 6. 1936).

E. Kutscha sprach über Laminektomie bei Stich in die Wirbelsäule (5. 5. 1916), *H. Lehmann* (mit *M. Pappenheim*) über Chordotomie bei tabischen Krisen (25. 1. 1929), *W. Denk* (mit *O. Pötzl*) zur chirurgischen Behandlung der Syringomyelie (7. 4. 1933) und *L. Schönbauer* über Chordotomie wegen Schmerzen bei einem metastatischen Prozeß im Becken (15. 12. 1933). Operierte Fälle von Rückenmarkstumoren demonstrierten *E. Ranzi* (13. 12. 1918), *J. Wilder* und *L. Schönbauer* (4. 3. 1932 und 3. 11. 1933), *L. Schönbauer* (15. 12. 1933) und *H. Urban* (5. 6. 1936).

Fälle von S y m p a t h e k t o m i e teilten mit: *H. Schlesinger* bei intermittierendem Hinken (15. 12. 1922) und symmetrischer Gangrän der oberen Extremität (4. 12. 1925), *F. Mandl* (20. 10. 1933) und *E. Marcus* bei chronischem Ödem (9. 2. 1934), *O. Zimmermann* bei Endarteriitis obliterans (16. 11. 1934): *H. Kohlmayer* sprach über die Indikationsstellung für die Operation bei obliterierenden Gefäßerkrankungen (14. 6. 1935) und *F. Starlinger* über Grenzstrangresektion bei diesen (22. 11. 1935). — *K. Doppler* erörterte die Effekte der chemischen Sympathicusausschaltung mit Isophenol bzw. Phenol (7. 1. 1927).

Die Chirurgie der peripheren Nerven betrafen die Mitteilungen von *L. Moszkowicz* zur Überbrückung von Nervendefekten durch Muskellappen und Funktionsprüfung der Nervenstümpfe (5. 4. 1918) und von *Ph. Erlacher* über die Unterbrechung und Wiederherstellung der Leitung im peripheren Nerven (7. 3. 1924). — Die chirurgische Therapie der Trigeminusneuralgie behandelten *H. Pichler* Alkoholeinspritzung in das Ganglion Gasseri (26. 3. 1920 und 6. 3. 1931), *L. Schönbauer* Exstirpation des Ganglion Gasseri (21. 5. 1926) und Durchschneidung der sensiblen Wurzeln des Trigeminus (9. 11. 1934), *A. Lux* Diathermiebehandlung nach Versagen der Alkoholinjektionen (6. 3. 1931), *A. Winkelbauer* (mit *O. Hofer*) supraganglionäre Durchschneidung der Trigeminuswurzel nach *Frazier* (13. 3. 1931) und *H. Urban* (5. 6. 1936). — Die Fazialislähmung war Gegenstand der chirurgischen Therapie durch *H. Brunner* endorale Plastik (4. 5. 1928) und *L. Moszkowicz* Faszienplastik (11. 5. 1928). — *M. Haudek* berichtete über beiderseitige Cucullarislähmung nach Durchschneidung des N. accessorius (10. 5. 1918), *A. Eiselsberg* über hysterische Recurrenslähmung nach Kropfoperation (14. 3. 1924), *L. Schönbauer* über einen operierten Fall von Acusticus-Tumor (9. 11. 1934) und *P. Deuticke* über einen solchen von Neurofibrom des

Vagus (26. 6. 1936). — *J. Haß* sprach über Sehnenverpflanzung bei Radialislähmung (3. 5. 1929), *I. Silbermann* über die Heilung einer beiderseitigen symptomatischen Ischias durch Lösung arachnoiditischer Verwachsungen um die Wurzeln des Lendenmarks (30. 10. 1931) und *F. Kaspar* über einen Ischiadicus-Tumor mit Hyperthyreose (30. 5. 1924).

Die Chirurgie der Mundhöhle betrafen die Mitteilungen von *K. Ullmann* traumatisches Zungenepitheliom (17. 2. 1933), *H. Kunz* Makroglossie bedingt durch ein Lymphangioma cavernosum (28. 6. 1935), *W. Denk* Angioma arteriale racemosum im Mundhöhlengrund (21. 6. 1918) und von *L. Moszkowicz* Karzinom der Unterlippe (22. 12. 1922) und Totalexstirpation der Parotis (25. 5. 1923). — Über Operation der Doppelbildungen der Lippe sprachen *L. Moszkowicz* (20. 5. 1927), der Doppelbildung an der Nase *H. Pichler* (27. 10. 1922), über die Spaltbildungen *H. Pichler* (11. 1. 1918, 30. 6. 1922, 11. 2. 1927 und 21. 11. 1930), *A. Eiselsberg* (9. 5. 1924) und *H. Salzer* (17. 6. 1927). — Neubildungen der Kiefer waren Gegenstand der Demonstrationen von *H. Pichler* (24. 3. 1916, 13. 12. 1918, 26. 10. 1923, 11. 12. 1931, 10. 6. und 16. 12. 1932), *L. Moszkowicz* (22. 12. 1922) und von *R. Demel* und *H. Hamperl* (8. 1. und 5. 2. 1932). Hier angereiht sei auch die Mitteilung von *H. Finsterer* über Blutzysten am Halse (26. 3. 1920).

Überaus zahlreich waren die Mitteilungen zur Chirurgie der Bronchien und Lungen; zur chirurgischen Behandlung der Bronchiektasie sprachen *L. Schönbauer* (mit *A. Frisch*) (22. 10. 1926) und *W. Denk* (27. 5. 1927 und 11. 11. 1932), während zur Lungen- und Thoraxchirurgie *F. Sauerbruch* (11. 6. 1920), *W. Denk* (9. 6. 1922) und *P. Walzel* (20. 2. 1931) reiches Material brachten. Außerdem wären noch anzuführen die Demonstrationen von *J. Schnitzler* über Lungenaktinomykose (27. 6. 1919), von *A. Eiselsberg* (17. 11. und 12. 12. 1919) und *P. Walzel* (6. 11. 1931) über Lungenplombe, *E. Marcus* über Fremdkörper in Empyemhöhle (14. 11. 1919), *H. Finsterer* über lebende Tamponade bei alten Empyemhöhlen (21. 11. 1919), *L. Schönbauer* über Anaerobeninfektion nach Lungenschuß (28. 5. 1920), *A. Eiselsberg* (9. 6. 1922) und *W. Denk* (29. 10. 1926) über operierte Lungenzysten, *W. Denk* zur chirurgischen Therapie der Lungentuberkulose (27. 6. 1924, 9. 10. 1925 und 27. 5. 1932), *K. Nather* über Pneumothoraxbehandlung mit Ventiltroikart (4. 4. 1924 und 16. 1. 1925), *W. Denk* (13. 5. 1925) und *G. Lotheissen* (7. 6. 1929) über Lungenechinococcus, *M. Jerusalem* über Lungenfistel (12. 3. 1926), *W. Falta* über Phrenikusexhairese bei Lungenabszeß mit bedrohlicher Blutung (27. 1. 1928), *K. Rummelhardt* über dieselbe bei Empyem (20. 4. 1934) und schließlich von *P. Walzel* über Lungenkarzinom (26. 10. 1928). — Speziell die Pleura betrafen noch die Mitteilungen von *W. Denk* Karzinom der Pleura (19. 5. 1922), *K. Nather* zur Behandlung des totalen Pleuraempyems (15. 2. 1924) und von *L. Reich* Bronchus-Pleura-Hautfistel nach Gewehrschuß (23. 1. 1931). — Einen Tumor des Mediastinums demonstrierte *L. Schönbauer* (26. 5. 1933), eine Eventratio diaphragmatica *G. Lotheissen* (6. 3. 1925).

Die Chirurgie des Brustkorbs betrafen die Demonstrationen von *H. Finsterer* Halsrippe (20. 4. 1917), *W. Denk* Chondrom der Thoraxwand (29. 10. 1926), *O. Schumacher* und *H. Gerstmann* Topik der Subpektoralphlegmone (18. 1. 1929), *G. Hofer* Behandlung angeborener Halsfisteln mit Elektrokoagulation (22. 2. 1929), *E. Nobel* und *P. Walzel* axillares bzw. intrathorakales Myxolipom bei einem 1¹/₄jährigen Kind (5. 2. 1932), *E. Domanig* Mediastinalflattern nach Thorakotomie (1. 12. 1933) und Dextrokardie nach totaler Thorakoplastik (2. 2. 1934) und von *H. Kunz* intrathorakale teratoide Geschwulst (15. 5. 1936).

Die Chirurgie des Oesophagus behandelten die zahlreichen Mitteilungen von *G. Lotheissen* antethorakale Oesophagoplastik (30. 10. 1914 und 10. 1. 1936), Oesophagusplastik aus dem Magen (17. 10. 1919), elektrolytische Behandlung der Striktur (24. 11. 1922), retrograde Oesophagoskopie (30. 11. 1923) und Oesophago- und Mediastinotomie bei von der Speiseröhre ausgegangener Mediastinitis (25. 3. 1927), ferner die Demonstrationen von *H. Heyrovsky* antethorakale Plastik (16. 4. 1915 und 11. 4. 1919), *A. Exner* Fremdkörper im Oesophagus (5. 5. 1916) und subphrenische Oesophagogastrotomie (1. 6. 1917), *A. Heindl* Nervenstriktur nach Laugenverätzung und Fremdkörper im Oesophagus (7. 5. 1920), *G. Hofer* isolierte Tuberkulose der Speiseröhre (22. 3. 1918), *J. Schnitzler* subphrenische Oesophagogastrotomie wegen Kardiospasmus (21. 6. 1918), *E. Ranzi* totale Oesophagoplastik (13. 12. 1918), *H. Marschik* Oesophagusdivertikel bei *Madelung*schem Fetthals (20. 6. und 4. 7. 1919), *H. Salzer* frühzeitige Behandlung der frischen Laugenessenzverätzung der Speiseröhre (12. 3. 1920, 23. 3. 1923 und 1. 4. 1927), *L. Schönbauer* (mit *V. Orator*) experimentelle Untersuchungen zur Sicherheit der Oesophagusnaht (19. 5. 1922) und Karzinom des Halsteils der Speiseröhre (8. 11. 1929), *O. Hirsch* Oesophagusdivertikel (9. 6. 1922 und 5. 11. 1926), *H. Lorenz* Myom des unteren Oesophagusabschnitts (12. 1. 1923), *E. Suchanek* (mit *R. Lenk*) Fremdkörper im Oesophagus (18. 5. 1923), *M. Haudek* Kapselstoßverfahren zur Entfernung von Fremdkörpern im Oesophagus (9. 1. 1925), *K. Nather* Proben zur Konstatierung der Durchgängigkeit anscheinend impermeabler Stenosen (13. 2. 1925), Frau *M. Brünner-Ornstein* Oesophagospasmus mit Diathermie behandelt (27. 5. 1927) und zur Diagnose und Therapie von Schluckstörungen (18. 11. 1932), *F. Mandl* (mit *J. Palugyay*) Karzinom der Speiseröhre (23. 1. 1931) und gestielter Tumor derselben (15. 4. 1932), *R. Demel* Bedeutung der elektrolytischen Sonde bei Speiseröhrenverengerung (6. 2. 1931), *A. Fessler* (mit *R. Pohl*) Sklerodermie des Oesophagus (29. 5. 1931), *E. Suchanek* Rasierklinge im Oesophagus (6. 3. 1932), *F. Haslinger* Bajonettscheide als Fremdkörper (30. 6. 1933) und von *R. Pape* Oesophagus-Bronchusfistel infolge von durchbrochenem Speiseröhrendivertikel (22. 12. 1933).

Fast unübersehbar sind die Demonstrationen, Mitteilungen und Vorträge, die sich auf die Chirurgie des Magens und Duodenums beziehen, unter denen die *H. Finsterer*s am stärksten vertreten sind: Ulcus duod. perforatum (29. 10. 1915), arteriomesenterialer Duodenalverschluß und profuse Magenblutung durch Gastroenteroanastomose geheilt (17. 12. 1915), Duodenalresektion bei lebensbedrohlicher Blutung (27. 10. 1916), gedeckte Duodenalperforation (15. 12. 1916 und 11. 1. 1918), Wann soll man bei akuten Blutungen aus Magen- und Duodenalgeschwüren operieren? (26. 4. 1918, mit einer sich über mehrere Sitzungen erstreckenden Aussprache), Resektion des Magenkarzinoms als Palliativoperation (7. 3. 1919), Endresultate der Operationen wegen Ulcus duodeni (19. 11. 1920), Operation bei Kardiospasmus und Kardiostenose (7. 4. 1922), Erfolge der Operationen bei akuten Magen- und Duodenalblutungen (3. 11. 1922), Ulkuskarzinom des Magens (13. 4. 1923), zur chirurgischen Behandlung des nichtresorbierbaren Ulcus duodeni (4. 5. 1923), Dauererfolge der Resektion wegen

Magenkarzinom (17. 10. 1924), die Bedeutung des Ulkuskarzinoms für die Indikationsstellung zur Behandlung des Magengeschwürs (20. 2. 1925), Magenpankreasresektion, wegen Magenkarzinom (10. 6. und 28. 10. 1927), Fall von Gastritis phlegmonosa (4. 5. 1928), zur Prognose der Magenresektion wegen Karzinom (21. 6. 1929), Magenresektion wegen Ulkus bei alten Patienten (27. 6. 1930), chirurgische Behandlung der akuten Magen-Darmblutungen (29. 5. 1931), Ulcus callosum ventriculi (31. 3. 1933), Perforation eines Magenkarzinoms (15. 6. 1934) und Lymphosarkom des Magens (7. 2. 1936), *H. Lorenz* Totalresektion des Magens (22. 12. 1916) und (mit *H. Schur*) Resultate der Nachuntersuchung nach Antrektomie bei Ulcus pepticum (21. 10. 1921), *M. Großmann* Pylorusstenose durch Echinococcuszyste (4. 5. 1917), *P. Clairmont* Resektion wegen Magencolonfistel (22. 2. 1918), *W. Denk* zur chirurgischen Therapie des Ulcus ventriculi (17. 1. 1919), Quermagenresektion (21. 11. 1919) und zweimalige Resektion des Magens (23. 3. 1923), *O. Frisch* wiederholte Ulcera peptica (6. 5. 1921), *A. Mülleder* (mit *Neuberger*) zur Resektion beim perforierten Magenduodenal-Ulkus (26. 1. 1923), *L. Schönbauer* (mit *V. Orator*) Spätresultate beim Magenkarzinom (21. 12. 1923), experimentelle Untersuchungen zur Therapie des Ulcus ventriculi (31. 10. 1924), Carcinoma duodeni (12. 2. 1926), einige besonders lange Dauerheilungen nach Magenresektion wegen auch histologisch nachgewiesenen Carcinoma ventriculi (7. 5. 1926) und Magen- und Colonresektion (5. 11. 1926), *L. Moszkowicz* Regeneration und Krebswachstum in der Magenschleimhaut; Grundlagen einer biologischen Krebshypothese (9. 5. 1924), Entstehung der Magengeschwürskrankheit (22. 11. 1929) und Magenresektion nach Gastroenteroanastomose (6. 11. 1936), *E. Kutscha* Jejunostomie bei Ulcus ventriculi und duodeni (5. 2. 1926), *A. Eiselsberg* Unsere Erfahrungen mit der Behandlung des Magen-Duodenal-Ulkus (5. 2. 1926), *J. Hochenegg* zur Gastroenterostomie beim Ulcus ventriculi et duodeni und der Pylorusstenose (26. 2. 1926), *B. Breitner* primärer Kardiospasmus durch Oesophagogastrotomie geheilt (11. 5. 1928), *K. Blond* Duodenektomie (16. 11. 1928) und zur Verhütung postoperativer Ulcera nach Magenoperationen (10. 5. 1929), *H. Hufnagl* vom Magen ausgehender, in das Duodenum auswandernder gestielter Polyp (19. 4. 1929), *R. Pape* Magenkarzinom bei jugendlichen Personen (30. 5. 1930), *G. Lotheissen* Myosarkom des Magens (14. 11. 1930) und Wert der Jejunostomie bei Magentumoren (26. 4. 1935), *F. Ornstein* Adhäsionsstrang im Magen als Ursache unstillbaren Erbrechens (19. 2. 1932), *E. Dehne* Behandlung des Kardiospasmus mit Dilatationssonde (2. 12. 1932), *E. Domanig* operierter Fall von Lues ventriculi (7. 4. 1933) und *E. Gold* Behandlung der Magen-Duodenalgeschwürs-Perforation mittels Katheter und Netzmanschette (9. 3. 1934).

Die **Darmchirurgie** ist vertreten in den Demonstrationen und Vorträgen von *H. Finsterer* Vorteile und Nachteile der einfachen Enteroanastomose und der unilateralen Ausschaltung und deren Ersatz durch die totale Darmausschaltung nach *Hochenegg* (4. 2. 1916), Volvulus der Flexur (23. 11. 1917), doppelter Darmverschluß (21. 12. 1917), zur totalen Darmausschaltung (25. 10. 1918), Colitis ulcerosa phlegmonosa (12. 3. 1920), Karzinom der Flexur (22. 12. 1922), Ulcus pepticum jejuni (5. 1. 1923, 19. 6. 1925, 22. 6. 1928, 26. 4. und 17. 5. 1929, 31. 10. und 12. 12. 1930 und 27. 11. 1936), chirurgische Behandlung der chronischen Obstipation (26. 2. 1926), Lymphosarkom des Dickdarms durch 7 Jahre geheilt (13. 3. 1931), Flexurkarzinom durch 16$^1/_2$ Jahre geheilt (15. 1. 1932), (mit *F. Eisler*) Megaloduodenum und Pancreas annulare (29. 1. 1932), einzeitige Resektion eines Carcinoma coeci bei einer 82jährigen Frau (21. 12. 1934), zur Resektion des Dickdarmkrebses (21. 6. 1935), Colonkarzinomresektion bei einem 83jährigen Patienten (27. 3. 1936), spontane Ileocolostomie und Colocolostomie infolge Durchbruchs eines großen Colonkarzinoms. Resektion. 5$^1/_2$jährige Heilung (8. 5. 1936) und zur Klinik und Therapie des Colonkarzinoms (5. 2. 1937), *O. Frisch* Invagination bei einem 1$^1/_2$jährigen Kind (10. 11. 1916) und einzeitige Dickdarmresektion (6. 6. 1924), *H. Heyrovsky* Invagination des Dickdarms nach Jahre vorangegangener Gastroenteroanastomose (11. 4. 1919), *G. Lotheissen* chronische Invagination des Ileum (14. 11. 1919) und Obturationsileus (26. 11. 1920), *A. Khautz* Darmquetschung (3. 7. 1920) und Askaridenileus (8. 6. 1923), *P. Albrecht* Koloptose (5. 11. 1920), *W. Denk* Ätiologie und Prophylaxe des postoperativen Jejunalgeschwürs (3. 12. 1920) und postoperative Jejunalgeschwüre (19. 1. 1923), *F. Demmer* Atresia ilei (9. 12. 1921), *Sussig* Angiom des Dickdarms (1. 6. 1923), *E. Gold* ein differentialdiagnostisch verwertbares Zeichen bei Ileus (9. 11. 1923), *H. Kunz* Darmperforation durch verschluckte zahnärztliche Nervennadel (14. 3. 1924), *F. Kaspar* Darmpolypose (6. 6. 1924), *L. Schönbauer* retrograde Peristaltik (24. 10. 1924), Fremdkörper in den Intestinis (12. 2. 1926), Darmblutung bei Dickdarmpolypen, Heilung von Darmtuberkulose durch einfache Probelaparotomie (2. 7. 1926) und Invagination eines vom Coecum ausgehenden Lipoms (26. 5. 1933), *H. Reimann* Perforation tuberkulöser Dickdarmgeschwüre (17. 12. 1926), *P. Eichenwald* Exstirpation des ganzen Dickdarms bei Colitis ulcerosa (14. 1. 1927), *W. Zweig* Divertikel des S. romanum (25. 2. 1927), *J. Schnitzler* multiple Myome des Darms (22. 4. 1927) und Totalexstirpation des Colon wegen Polypose (6. 12. 1929), *H. Steindl* Coecumkarzinom mit Epidermoiden (2. 3. 1928) sowie Myom und Myosarkom des Dünndarms (10. 5. 1929), *L. Moszkowicz* Tuberkulose der Colonschleimhaut (15. 2. 1929), Vorteile der zweizeitigen Dickdarmresektion nach der Vorlagerungsmethode von *Mikulicz* (15. 6. 1934 und 29. 3. 1935) und Dickdarmresektion bei mehrfachen narbigen Stenosen (26. 10. 1934), *H. Schur* Ulcus pepticum jejuni (7. 2. 1930), *F. Starlinger* Haemangioma ilei als Ursache einer ileocoecalen Invagination (5. 12. 1930), *A. Eiselsberg* Jejunostomie (24. 5. 1935) und *H. L. Popper* Ileum-Harnblasenfistel (15. 5. 1936).

Speziell die **Appendix** betreffen die Mitteilungen von *C. Ewald* Abnahme der akuten Appendizitiden (7. 12. 1917), *A. Szenes* Appendix-Invagination (14. 10. 1921), *L. Moszkowicz* abnormal gelagerte Appendix (29. 5. 1925), *E. Freund* zur Pathogenese der Appendizitis (31. 5. 1929), *H. Hufnagl* Granulationstumor nach Appendicitis acuta perforata mit Resektion der Blase operiert (14. 6. 1929) und von *P. Walzel* Appendizitis bei vollkommenem Situs inversus viscerum (6. 3. 1931).

Über **Hernien** verschiedener Art sprachen in den Verhandlungen *H. Finsterer* chronischer Darmverschluß bei einer Nabelhernie (14. 5. 1920), Hernia diaphragmatica (15. 1. 1926) und Hernia supravesicalis interna incarcerata (29. 5. 1936), *A. Khautz* (3. 7. 1920) und *B. Breitner* (4. 11. 1921) retrograde Inkarzeration, *F. Kaspar* Hernia retrovesicalis interna incarcerata (24. 11. 1922), *L. Schönbauer* Nabelschnurbruch (14. 12. 1923) und (mit *J. Warkany*) Zwerchfellhernie

bei einem drei Monate alten Säugling (9. 5. 1930), *P. Walzel* Operation einer
Hernia diaphragmatica (23. 10. 1925), *L. Moszkowicz* Technik der Radikaloperation des Leistenbruches (20. 1. 1933), *E. Gold Bassini*sche Originaltechnik der
Radikaloperation des Leistenbruchs (27. 1. 1933), *P. Moritsch* Parajejunalhernie
(24. 2. 1933), *J. G. Knoflach* (mit *H. Brücke*) Faszienschnürplastik bei Bauchwand-
brüchen (1. 3. 1935) und Inkarzeration einer *Treitz*schen Hernie mit gleichzeitiger
Ruptur einer Tubargravidität (8. 5. 1936) und *O. Frisch* Kotstauung im Bruch-
darm (22. 11. 1935).

Auf die **Bauchwand** bezogen sich die Mitteilungen von *P. Walzel* (20. 2.
1925) und *J. Frist* (24. 4. 1927) über Fettbauchoperation.

Über Bauchverletzungen sprach *W. Goldschmidt* (27. 6. 1919), über die
Behandlung des Aszites durch Auswaschung mit Aq. destill. *L. Moszkowicz*
(27. 6. 1930); die **Krankheiten des Netzes** betrafen die Demonstrationen,
von *H. Finsterer* Fibrosarkom des Mesenteriums (25. 5. 1917) und Enterokystom
desselben (2. 5. 1919), *M. Hirsch* Torsion des Gesamtnetzes (18. 2. 1921) und von
R. Oppolzer Epiploitis (24. 1. 1936), das **Bauchfell und seine Erkrankungen** die
Mitteilungen von *L. Schönbauer* Erfahrungen mit salzsaurem Pepsin (16. 6. 1922),
Experimentelles und Klinisches zur Peritonitisfrage (27. 4. 1923), Adhäsions-
bildungen (13. 6. 1924) und von *H. Kunz* Behandlung mit Peritonitisserum (9. 3.
1934): schließlich demonstrierten **retroperitoneale Tumoren** verschiedenen
Baues *L. Kirchmayr* (4. 11. 1921), *H. Lorenz* (25. 4. 1924), *J. Schnitzler* (24. 10.
1924), *L. Schönbauer* (5. 11. 1926 und 16. 5. 1930) und *R. Joachimovits* (26. 2.
1937).

Die Krankheiten des Mastdarms und Afters wurden behandelt von
H. Finsterer Myom des Mastdarms (12. 5. 1916) und erfolgreiche Rektumkarzi-
nomoperationen bei ganz alten Leuten (25. 5. 1923 und 10. 2. 1928), *A. Exner*
Exstirpation eines Rektumkarzinoms mit Resektion der Blase und Implantation
der Ureteren (1. 6. 1917), *A. Foges* Inseln von Kutisgewebe in der Rektalschleim-
haut (7. 12. 1917), *L. Moszkowicz* Periproktitis und Fissura ani (20. 2. 1920),
atypische Operation eines Anus praeternaturalis (29. 5. 1925) und Mastdarmex-
stirpation nach *Goetze* ohne Entfernung des Steißbeins und mit Sphinkterersatz
(31. 5. 1935), *F. Kaspar* Carcinoma recti und Gravidität (12. 1. 1923), *P. Albrecht*
Plasmozytom im Anus und im Rektum (28. 5. 1926), *F. Mandl* sekundäre Durch-
ziehmethode bei Anus sacralis nach Erzeugung eines künstlichen Prolapses (26. 11.
1926), kontinenter Anus glutaealis praeternaturalis (25. 1. 1929), Radikaloperation
einer postoperativen Hernia sacralis mit Zelluloidplatten (22. 1. 1932) und zur
Frage der Mastdarmpolypen und Karzinom (12. 1. 1934), *W. Zweig* Behandlung
der Fissura ani mit Diathermie (26. 11. 1926), *B. Breitner* zur Operation des Anal-
prolapses (21. 1. 1927), *K. Blond* zur Pathologie und Therapie des varikösen
Symptomenkomplexes des Mastdarms (8. 6. 1934) und von *F. Felsenreich* Pfäh-
lungsverletzung von Rektum und Blase (22. 1. 1935).

**Die chirurgische Behandlung von Leber- und Gallenblasenkrank-
heiten** war Gegenstand von Demonstrationen und Mitteilungen durch *C. Massari*
geheilter gashaltiger Leberabszeß (21. 10. 1921), *H. Finsterer* Cholecystitis
typhosa (11. 4. 1924), zur Frage der Gallensteinrezidive nach Cholezystektomie
(23. 1. 1925), Choledocho-Duodenostomie (8. 5. 1925), Gallenblasenkarzinom bei
Cholelithiasis (27. 11. 1925 und 14. 3. 1930), Gallensteinileus (24. 4. 1931), Gan-

grän und Perforation der Gallenblase zwei Monate nach Appendicitis perforata (6. 5. 1932) und unmittelbare Erfolge und Dauerresultate der operativen Behandlung des Gallensteinleidens (18. 1. 1935), *L. Moszkowicz* Frühoperation an den Gallenwegen (5. 12. 1924), zur transduodenalen Choledochoduodenostomie (3. 6. 1927), Porzellan-Gallenblase (21. 2. 1930) und Cholangitis sine concremento. Choledocho-Duodenostomia transduodenalis interna (11. 1. 1935), *O. Frisch* Gallensteinileus (13. 3. 1925) und Drainage nach Gallenblasenoperation (1. 12. 1933), *R. Demel* Operation von Gallenfisteln (12. 4. 1929), *D. Eisenklamm* Taenia als Inhalt einer Gallenblase (5. 7. 1929) und *F. Starlinger* kongenitale Obliteration des Choledochus bei döppelter, gabelförmiger Anlage des Cysticus und Demonstration einer Porzellan-Gallenblase (16. 10. 1936).

Über operativ geheilte Apoplexie des Pankreas sprach *A. Exner* (15. 6. 1917), kasuistische Beiträge zur Pankreas- und Gallenchirurgie brachte *H. Lorenz* (24. 6. 1921); *L. Kraul* sprach über Pankreasnekrose (5. 5. 1922), *L. Moszkowicz* über Pancreatitis acuta mit Fettnekrosen (9. 11. 1923), *P. Walzel* über akute hämorrhagische Pankreasnekrose (20. 6. 1924), *J. Schnitzler* über Dystopie des Pankreasgewebes bei lang bestehendem Ikterus (11. 12. 1925) und über Pankreassequester (18. 6. 1926), *H. L. Popper* über Pathogenese der akuten Pankreaserkrankungen (7. 4. 1933), *E. Gold* über Behandlung einer Pankreaszyste durch Anastomose zwischen Zyste und Magen (8. 6. 1934), *A. Winkelbauer* und *M. Taubenhaus* über Operation bei Hyperinsulinismus (1. 3. 1935) und *H. Schur* und *F. Schürer* über hypoglykämische Reaktion bei Pankreatitis und ihre operative Beeinflußbarkeit (8. 3. 1935).

Über Milzrupturen berichteten *C. Ewald* (24. 10. 1919), *C. Massari* (4. 6. 1920) und *F. Demmer* (19. 1. 1923), über Milzexstirpation bei thrombopenischer Purpura *G. Lotheissen* (13. 11. 1931).

E. Ullmann sprach über Hodentransplantation (30. 6. 1916) und über eine operative Methode zur Anregung der Hodentätigkeit (22. 6. 1928), *R. Lichtenstern* über Hodenimplantation (25. 10. 1918), *E. Schleyer* (20. 1. 1928) und *R. Bachrach* (29. 11. 1929) über die *Voronoff*sche Operation, *L. Moszkowicz* über die Entstehung des Kryptorchismus (26. 1. 1934) und *W. Denk* über die Hormontherapie der Retentio testis (22. 11. 1935).

R. O. Stein demonstrierte ein Plattenepithelkarzinom des inneren Vorhautblatts (15. 3. 1929) und *H. Heyrovsky* eine Geschwulst in der Unterbauchgegend und des Scrotum (Hydrocele bilocularis) (26. 4. 1918).

Zwischen Chirurgie und Orthopädie läßt sich kaum eine scharfe Grenze finden und es wurde daher schon eine Reihe von Mitteilungen, die in das Gebiet der Orthopädie fallen, in dem Abschnitt über Kriegschirurgie und in dem vorstehenden Abschnitt über Chirurgie angeführt. Hier seien noch die folgenden Demonstrationen und Vorträge angereiht: *A. Bum* Behandlung des myogenen Spitzfußes (26. 11. 1915) und zur funktionellen Extremitätenchirurgie (9. 3. 1923), *J. Haß* Knochenbolzung (26. 5. 1916), Nervenresektion nach *Stoffel* bei spastischer Kontraktur der Hand (3. 11. 1916), zur Vermeidung von Fettembolien nach orthopädischen Operationen (18. 1. 1924), Spondylitis ankylopoetica (14. 11. 1924), Gabelung bei Coxa vara luxans, tuberkulöser Koxitis und Arthritis deformans (22. 10. 1926), Skoliosenbehandlung (13. 5. 1927), Nearthrosen des Kniegelenks (28. 3. 1930), Epiphysenlösung des Oberschenkels und ihre Behandlung (11. 11. 1932), operative Ankylosierung der Hüfte bei tuberkulöser Koxitis (27. 10. 1933), autoplastische Bolzung bei Schenkelhalspseudoarthrosen (30. 11. 1934), operative Ankylosierung des tuberkulösen Kniegelenks (29. 11. 1935) und Operationen bei Schulterlähmung (29. 5. 1936), *Ph. Erlacher* Verlagerung beider Kniescheiben auf die äußeren Epikondylen (22. 3. 1918), *O. Frisch* blutige Reposition bei angeborener Hüftgelenksluxation (21. 11. 1919), *O. Stracker* Behandlung des Hohlfußes (24. 11. 1922) und die Kontrakturenbehandlung mittels Quengelns (25. 5. 1923), *H. Spitzy* Gelenksplastiken (13. 4. 1923), *A. Strasser* Spondylarthritis ankylopoetica (15. 6. 1923), *O. Semeleder* konservative Behandlung des Klumpfußes (8. 1. 1926), *L. Böhler* Behandlung von Kontrakturen nach Hemiplegie und Kinderlähmung (2. 12. 1927), *M. Jungmann* Kreuzschmerzen bei statisch-dynamischer Dekompensation und ihre Behandlung (10. 2. 1928 und 21. 11. 1930), Senkrumpf und Plattfuß (17. 5. 1929), ischiasartige Beschwerden auf statischer Grundlage (29. 3. 1935), therapeutische Effekte starken mechanischen Drucks bei Ermüdung und anderen Störungen an den Extremitäten (31. 1. 1936) und Problem des Versagens des menschlichen Fußes und seine rationelle Bekämpfung (15. 5. 1936), *G. Haberler* Überkreuzung der Beine durch Epiphyseolysis cap. femoris (18. 10. 1929 und 14. 2. 1930), *F. Bauer* Pathogenese, Verhütung und Behandlung der angeborenen Hüftverrenkung (10. 11. und 22. 12. 1933, 15. 6. 1934, 21. 6. 1935 und 20. 11. 1936), Myelogelosen (29. 3. 1935), die frontale Zwangshaltung und ihre Bedeutung für die Entstehung angeborener Mißbildungen (26. 4. 1935) und *H. Sternberg* tabische Arthropathie der Wirbelsäule (13. 4. 1934), Entwicklung mechanisch bemerkenswerter Deformität des unteren Femurendes (8. 2. 1935) und chronische Wirbelsäule-Osteomyelitis (3. 4. 1936).

Die Fortschritte der U r o l o g i e offenbaren sich auch in dem reichen vorgeführten Material. Diagnostischen Zwecken dienten die Mitteilungen und Vorträge von *F. Pregl* und *H. Haberer* (Graz) über die differentialdiagnostische Untersuchung der durch Ureterenkatheterismus gleichzeitig gewonnenen Harnportionen (22. 5. 1925), *K. Hutter* zur intravenösen Pyelographie (29. 11. 1929), *W. Fritz* über Urethrozystographie (28. 2. 1930) und von *P. Blatt* über die Bedeutung der retrograden und intravenösen Pyelographie in der Praxis (17. 4. 1936). — Einen Überblick über 50 Jahre Zystoskopie entwarf *V. Blum* (10. 5. 1929).

Anomalien der Harnentleerung betrafen die Demonstrationen und Vorträge von *I. Soudek*, Brünn, zur Therapie der Enuresis und Pollakisurie (18. 5. 1917), *H. G. Pleschner* Physiologie und Pathologie der Miktion (7. 11. 1919), *H. Rubritius* Sphinkterotomie bei tabischer Harnretention (23. 4. 1920) und reflektorische Anurie (5. 6. 1925), *O. Schwarz* Pollakisurie (13. 2. 1920), *V. Blum* Pseudochylurie (22. 2. 1924) und ein neues Verfahren zur Behandlung der prostatischen und nichtprostatischen Harnverhaltung (20. 1. 1928), *R. Chwalla* Neues zur Therapie der Harnretention (6. 3. 1931), *P. Blatt* zur Frage der reflektorischen Anurie (27. 5. 1932) und *H. Kamniker* zur Behandlung schwerer Harninkontinenz bei Frauen (5. 3. 1937).

Auf das äußere männliche Genitale bezogen sich die Demonstrationen von *H. G. Pleschner* Abschnürung des Praeputiums (20. 4. 1917) und Abszeß im Corpus cavernosum penis (29. 10. 1920) sowie von *V. Blum* Phallusplastik (17. 4. 1936).

Das Gebiet der Krankheiten der Harnröhre behandelten *A. Glingar* Entfernung eines Knochensequesters aus der Harnröhre (4. 2. 1927), *A. Feßler* doppelte Urethra (8. 3. 1929), *A. Weiser* Steine in der prostatischen Harnröhre (3. 5. 1929) und *F. Fuchs* doppelte Urethra (17. 1. 1936).

Die Krankheiten der Blase (zum Teil auch des Nierenbeckens), und zwar die entzündlichen Affektionen betrafen die Mitteilungen von *S. Grosz* neue Behandlungsmethode der Zystopyelitis (2. 3. 1917), *H. G. Pleschner* Kollargolöl bei Zystitis (31. 3. 1922), *B. Frisch* Behandlung der Kolipyelozystitis mit Bakteriophagen (29. 5. 1925), *K. Sternbach* Spirozid bei Harninfektionen (7. 5. 1926), andere Blasenzustände die Demonstrationen von *H. G. Pleschner* extraperitoneale Blasenruptur (20. 4. 1917) und Fremdkörper in der Blase und Urethra (2. 12. 1921), *V. Blum* Malakoplakie der Blase (8. 2. 1918) und erfolgreich operierte Ekstrophie (11. 12. 1931), *F. Kroiß* Verfahren von *Praetorius* bei Anlegung der Blasenfistel (14. 3. 1919), *R. Paschkis* angeborene Anomalie der Blase (20. 6. 1919) und Granulom der Blase (28. 4. 1933), *O. Schwarz* (mit *R. Wagner*) Tetanie der Blase (23. 4. 1920), *H. Rubritius* Sphinkterspasmus der Blase (10. 11. 1922), *L. Moszkowicz* Totalexstirpation der Blase (30. 4. 1926) und *A. Vogl* Colica mucosa der Harnblase (10. 5. 1935).

Ureterenerkrankungen waren Gegenstand der Demonstrationen von *H. Finsterer* Uretertumor (25. 6. 1915), *H. G. Pleschner* zystische Erweiterung des vesikalen Ureterendes (12. 1. 1917) und beiderseitige Harnleitersteine (8. 4. 1932), *V. Blum* zystische Dilatation des unteren Harnleiterendes (10. 5. 1918 und 13. 3. 1925), *F. Kroiß* juxtavesikale Harnleitersteine (14. 3. 1919), *Th. Hryntschak* Bewegungsphänomene des Harnleiters (17. 10. 1924) und ektopisch mündender Harnleiter mit Pyonephritis und Pyoureter (22. 11. 1929), *K. Gagstatter* vesikale Insuffizienz der Ureteren (26. 11. 1926), *A. Weiser* Harnretention bei Megaloureter und bei Blasendivertikel (15. 2. 1929), *H. Rubritius* vaginale Ureterolithotomie (22. 11. 1929), *B. Aschner* (mit *F. Mahler*) vorgetäuschter inoperabler Bauchtumor, veranlaßt durch einen durchgebrochenen Ureterstein (13. 6. 1930), *F. Necker* fehlende Uroselektan-Ausscheidung bei Harnleiterverschluß (20. 11. 1931), *A. Zinner* konservativ geheilte Ureterstenose (3. 2. 1933), *R. Paschkis* Anomalie der ableitenden Harnwege bei einem Kind (6. 3. 1936) und *W. Latzko* extravesikale Ausmündung eines überzähligen Harnleiters (16. 10. 1936) und Vaginalsteine bei dieser Anomalie (15. 1. 1937).

Fälle von Uretereniplantation demonstrierten *R. Demel* (31. 10. 1924), *K. Gagstatter* (26. 3. 1926, 31. 10. 1930 und 15. 2. 1935), *H. G. Pleschner* (13. 5. 1927), *L. Moszkowicz* (2. 12. 1927), *H. Katz* (22. 6. 1928 und 20. 6. 1930) und *R. Herbst* (17. 4. 1936). — Über Rektourethralfistel nach operierter Atresia ani sprach *H. G. Pleschner* (6. 12. 1918), über Blasendivertikel *V. Blum* (10. 5. und 16. 12. 1918), *Th. Hryntschak* (20. 6. 1919) und *H. G. Pleschner* (23. 10. 1925).

Blasen- und Nierensteine waren Gegenstand der Demonstrationen von *F. Necker* (8. 3. 1918 und 3. 3. 1933), *V. Blum* (13. 1. 1922 und 27. 2. 1931), *O. Gersuny* Zystinsteine mit familiärer Zystinurie (15. 2. 1924), *H. G. Pleschner* Blasendivertikelsteine (11. 6. 1926), *H. Rubritius* zur kalkulösen Anurie (27. 4. 1929), *R. Paschkis* doppelseitige Steinbildung in beiden Nieren (17. 5. 1929), Nierensteine (27. 2. 1931) und (mit *F. Fleischner*) Übersehen eines Nierensteins durch Verwendung von Röntgenpapier (25. 1. 1935), *Th. Hryntschak* einzeitige Operation doppelseitiger Nierensteine (13. 6. 1930), *K. Haslinger* (20. 2. 1931), *F. Mandl* (mit *R. Uebelhör*) Kalkablagerungen in den Harnwegen bei Ostitis fibrosa (18. 11. 1932) und *K. Hutter* Steine bei Doppelniere (22. 6. 1934).

Über Prostatahypertrophie und ihre operative Behandlung sprachen *F. Necker* (8. 3. 1918), *F. Kroiß* (6. 6. 1919), *H. Haberer*, Innsbruck, Resektion der Vasa deferentia (10. 12. 1920), *H. Rubritius* (2. 3. 1923 und 2. 12. 1932), *V. Blum* (27. 4. 1923), *O. Schwarz* (5. 6. 1925) und *P. Blatt* konstitutionelle Disposition zur Erkrankung (7. 5. 1926), *K. Hutter* intratumorale Behandlung mit Mesothorium (5. 7. 1929), *L. Moszkowicz* Untersuchungen über die Ätiologie (27. 11. 1931), *Th. Hryntschak* transurethrale Resektion (17. 11. 1933) und *H. G. Pleschner* (24. 4. 1936). — Die rezidivierende Prostatitis erörterte *O. Schwarz* (24. 2. 1922).

Die chirurgischen Krankheiten der Niere (einschließlich der Bildungsanomalien) waren Gegenstand der Mitteilungen von *A. Eiselsberg* Nierenexstirpation (13. 12. 1918), *H. G. Pleschner* Nachblutung nach Nephrektomie (20. 12. 1918), doppelseitige Zystenniere (7. 11. 1924), Langniere, gekreuzte Dystopie, Hydronephrose beider Nieren (29. 11. 1929) und Nierenbeckendivertikel (11. 1. 1935), *V. Blum* Nierenbeckengeschwulst (9. 5. 1919) und Nieren-Echinococcus (25. 11. 1932), *O. Frisch* Fibrom der Nierenkapsel (6. 6. 1919), *H. Rubritius* Nierenschädigungen durch Kollargol bei Pyelographie (20. 6. 1929), *K. Gagstatter* zur Hypernephromfrage (15. 4. 1921), arterielle Arrosionsblutung nach Nephrektomie bei Nierentuberkulose (25. 11. 1932) und Doppelniere, Ureter duplex und Ureterectomia totalis (8. 5. 1936), *S. Kraft* Papillom des Nierenbeckens (20. 1. 1922), *Th. Hryntschak* Nierentuberkulose (8. 2. 1924) und plastische Operation im Nierenbecken bei Hydronephrose (21. 2. 1936), *E. Brecher* Nierenresektion bei Doppelniere, Nephrektomie auf der anderen Seite (27. 2. 1925) und transperitoneale Isthmusdiszission bei Hufeisenniere (20. 11. 1925), *R. Paschkis* Nierenanomalien (6. 11. 1925), (mit *Th. Canigiani*) beiderseitige Nierentuberkulose mit hochgradiger Verkalkung der peripheren Gefäße (2. 2. 1934) sowie Hydronephrose und Hydroureter (13. 3. 1936), *K. Haslinger* Aplasie der Niere mit teilweiser Obliteration und teilweiser Hypertrophie des Ureters (26. 2. 1926), Dekapsulation der Niere bei oligurischen und urämischen Erscheinungen (28. 6. 1929) und sogenannte „essentielle" Nierenblutung (20. 10. 1933), *E. Felber* Pyelogramme von Nierenlues, Tumoren vortäuschend (16. 4. 1926), *F. Fuchs* pyelovenöser Reflux der menschlichen Niere (25. 2. 1927 und 30. 3. 1928), zur Pathologie der Hydronephrose (28. 2. 1930), (mit *M. Schur*) Versuch zur Herbeiführung einer Nierenhyperämie (22. 12. 1933) und Resektion einer Hufeisenniere (14. 2. 1936), *O. Schwarz* vasomotorische Nierenschmerzen (9. 3. 1928), *R. Chwalla* chirurgische Behandlung der chronischen Nephritis (6. 11. 1931), *A. Vogl* zur Diagnose des perinephritischen Abszesses (18. 12. 1931), *K. Hutter* Behandlung von atypischen Nierenblutungen (20. 1. 1933), Nierenhypoplasie (11. 1. 1935), Nephrostomie wegen Steinverschluß nach Nephrektomie wegen Pyonephrose (20. 12. 1935) und Fall von Pyonephrose (30. 10. 1936), *P. Blatt* Nierentuberkulose (3. 11. 1933), Nierenbeckenkelchstenose (14. 12. 1934) und Nierenbecken-Ureter-Papillomatose (3. 5. 1935), *P. Deuticke* stumpfe Nierenverletzungen und deren Spätfolgen (6. 3. 1936), *R. Herbst* Nierenbeckenplastik bei Hydronephrose (26. 6. 1936) und von *W. Denk* Nierensteinoperation unter Röntgenkontrolle (27. 10. 1936).

Schließlich sprach *R. Bachrach* über familiäre Erkrankungen an Urogenitalorganen (9. 2. 1934).

Die Geburtshilfe war vertreten durch die Mitteilungen und Vorträge von *W. Weibel* über Photographie der menschlichen Plazenta im Uterus (15. 2. 1918), den Film als Unterrichtsbehelf in der Geburtshilfe und Gynäkologie (22. 10. 1920), Scheidenkarzinom und Schwangerschaft (15. 4. 1921) und über Geburtshilfe im Film (1. 7. 1921), *C. Fleischmann* über Nebenhornschwangerschaft (21. 5. 1920), *H. Kogerer* über die posthypnotische Geburtsanalgesie (21. 4. 1922), *M. Jungmann* über den Röntgennachweis der Frucht in der ersten Hälfte der Schwangerschaft (18. 6. 1926), *R. Joachimovits* zur Frage des *Hegar*schen Zeichens (28. 3. 1924), *W. Schiller* über erste Gravidität nach Myombestrahlung (13. 6. 1924), *L. Kraul* über Placenta accreta (13. 1. 1928), *E. Waldstein* über einen durch Bauchdeckennarben und Myom komplizierten Geburtsfall (3. 5. 1929), *B. Tunis* über Schwangerschaft und Geburt bei herzkranken Frauen (31. 5. 1929), *A. V. Frisch* über die Indikationen zur Schwangerschaftsunterbrechung bei Lungentuberkulose (27. 6. 1930). Fälle von Thrombose der Vena cava inferior mit ausgedehntem Kollateralkreislauf demonstrierten *W. Mestitz* (24. 4. 1931) und *R. St. Hoffmann* (15. 5. 1931). *L. Margulies* sprach über Pernocton-Scopolamin-Coffein-Dämmerschlaf in der Geburtshilfe (13. 11. 1931), *M. Schur* (mit *R. Wertheimer*) über eingebildete Schwangerschaft (27. 11. 1931) und *A. F. Hecht* brachte einen Behandlungsvorschlag für die intrauterine Asphyxie vor (25. 10. 1935).

In das Gebiet der Gynäkologie fallen die Mitteilungen und Vorträge von *H. Zacherl* zwölfjähriges Mädchen (fragliches Geschlecht) (13. 12. 1918), *E. Waldstein* Myomata praevia (28. 11. 1919) und Heilung von Scheidenkrebs durch Radium-Points (19. 12. 1930), *B. Schick* das Menstruationsgift (23. 4. 1920), *W. Weibel* Bildung einer künstlichen Scheide aus Dünndarm (14. 5. 1920), die Behandlung des Uteruskarzinoms mit dem Symmetrieapparat (20. 5. 1921), die *Wertheim*sche Karzinomoperation im Film (1. 7. 1921), Behandlung der Peritoneal- und Genitaltuberkulose des Weibes mit Röntgenstrahlen (19. 5. 1922) und 25 Jahre *Wertheim*sche Karzinomoperation (12. 6. 1925), *C. Fleischmann* Ovarientransplantation (9. 12. 1921), *J. Halban* zur Therapie der klimakterischen Kongestionen (24. 2. 1922), Beeinflussung der Geschlechtscharaktere durch Tumoren (17. 4. 1925), Pseudohermaphroditismus (15. 1. 1926) und Schmerzstillung in der Gynäkologie (6. 7. 1928), *K. Neuwirth* Behandlung des Uteruskarzinoms durch Operation und durch Bestrahlung (5. 5. 1922), *H. Thaler* die Anwendung kleiner Röntgendosen bei Amenorrhoe (13. 10. 1922), *A. Khautz* Ruptur einer fünfmonatigen Gravidität im rudimentären Horn eines Uterus bicornis (8. 6. 1923), *P. Werner* Beeinflussung gynäkologischer Erkrankungen durch Röntgenbestrahlungen der Hypophysengegend (15. 6. 1923), *E. Graff* Einpflanzung beider Ureteren in den Dickdarm bei inoperabler Blasenscheidenfistel (16. 10. 1925), Unfruchtbarmachung (15. 10. 1926) und regressive Myome unter dem Bild einer bösartigen Neubildung (21. 12. 1928), *R. Franz* Bildung einer künstlichen Scheide nach *Schubert* (4. 12. 1925), *W. Latzko* Sekundärnaht der Bauchdecken unmittelbar nach der Eröffnung von Bauchdeckenabszessen (22. 1. 1926) und Schmerzbetäubung in der Gynäkologie (16. 10. 1931), *P. Liebesny*

Behandlung der Ausfallerscheinungen mit Diathermie der Hypophysengegend (28. 5. 1926), *P. Schneider* (mit *F. Eisler*) Hysterosalpingographie (22. 10. 1926), *B. Aschner* Hypomenorrhoe, mit stoffwechselverbessernden und entgiftenden Methoden behandelt (13. 1. 1927) und Allgemeinbehandlung des Klimakteriums (8. 11. 1935), *J. Novak* (mit *M. Harnik*) Ursache und Behandlung der Dysmenorrhoe (30. 11. 1928), *C. Bucura* Serodiagnose und Vakzinebehandlung bei entzündlichen Erkrankungen des weiblichen Genitales (12. 4. 1929), *L. Kraul* Operation der atretischen Vagina nach *Kirschner-Wagner* (27. 3. 1931) und (mit *O. Frankl*) Schleimhautplastik bei supravaginaler Uterusamputation (7. 2. 1936), *L. Adler* die Behandlung des Kollumkarzinoms (8. 1. 1932), *F. Weigl* Aplasia vaginae nach *Kirschner-Wagner* operiert (27. 4. 1934), *St. Simon* Dauererfolge der Bestrahlung des weiblichen Genitalkarzinoms (15. 6. 1934), *J. Böck* und *L. Brings* Ovarientransplantation in die Vorderkammer der Kaninchen (30. 11. 1934), *R. Paschkis* Vaginalsteine bei einem Kind (7. 12. 1934), *R. Joachimovits* Fluor vaginalis (14. 12. 1934), *R. O. Stein* Lymphogranulomatose unter dem Bild einer Elephantiasis genito-ano-rectalis (22. 3. 1935), *H. Sigmund*, Graz, Organisation der Krebsbekämpfung an der Grazer Frauenklinik (13. 12. 1935) und *E. Schleyer* die Wechselbeziehungen zwischen entzündlichen Erkrankungen des weiblichen Genitales und dem Rektum-Sigmoid (30. 10. 1936).

Speziell mit den **weiblichen Hormonen** beschäftigten sich *E. Herrmann* (mit Frau *M. Stein*) der Einfluß eines Hormons des Corpus luteum auf die Entwicklung der männlichen Geschlechtsmerkmale (28. 1. 1916), *O. O. Fellner* weitere Beiträge zur Lehre von der inneren Sekretion der weiblichen Genitalien (7. 7. 1916), das Vorkommen des femininen Sexuallipoids in Vogeleiern und den Eierstöcken der Fische (26. 6. 1925), Zuckerstoffwechsel, Sexualorgan und Insulin (15. 10. 1926), Wirkung des Feminins auf das Ei (3. 6. 1927) und Theorie der Menstruation (3. 6. 1932), *H. V. Klein* die Wirkungsweise abgestufter Keimdrüsenschädigung (21. 5. 1926), *H. Knaus* (Graz) die Funktion des Corpus luteum (14. 2. 1930), *L. Kraul* zur Funktion des Hypophysenvorderlappens (7. 11. 1930) und (mit *St. Simon*) der Einfluß der Hormone auf die Funktion der Uterusmuskulatur (22. 6. 1934) und *P. Steiner* Menformonausscheidung bei einer Patientin mit hypophysären Erscheinungen (12. 6. 1931).

Die **Ophthalmologie** war vertreten durch die Mitteilungen und Vorträge von *M. Sachs* Eröffnung der vorderen Augenkammer ohne Kommunikation gegen den Bindehautsack (7. 5. 1915 und 24. 5. 1918), Operation des Blepharospasmus essentialis (16. 1. 1925) und zur Lehre vom binokulären Sehen (14. 10. 1927), *R. Krämer* sympathische Ophthalmie mit Poliosis der Zilien und Brauen (25. 2. 1916), Melanosis bulbi (30. 3. 1917), höchstgradige Hypermetropie im linsenhältigen Auge (19. 10. 1917) und Wirkung der *Hertel-Rohr*schen Fernrohrbrille (14. 6. 1918), *L. Müller* Trepanation der Sehnervenscheide bei intrakranieller Drucksteigerung (7. 4. 1916 und 19. 1. 1917), parenterale Eiweißinjektionen bei verschiedenen Augenkrankheiten (1. 12. 1916 und 9. 3. 1923), Hornhauttransplantation bei adhärentem Leukom (24. 1. 1919), Zusammenhang zwischen Hypophyse und Auge (28. 11. 1924) und zur Pathogenese und Behandlung der Myopie (5. 3. 1926), *F. Dimmer* doppelseitiges Netzhautgliom (1. 12. 1916), *L. Königstein* Trachom (4. 1. 1918), *E. Kraupa* epibulbäres Melanosarkom (28. 6. 1918), Kontusionsverletzung des Augapfels (25. 10. 1918), Feuerstar (3. 5. 1929) und Epitheldystrophien der Hornhaut (15. 4. 1932), *A. Kestenbaum* Megalocornea (29. 11. 1918), *Friede* zystoides Gewebe in der Conjunctiva bulbi (6. 12. 1918), *H. Lauber* Hornhautimplantation (19. 12. 1919), zur Behandlung exsudativer Augenkrankheiten mittels intravenöser Zuckereinspritzung (14. 1. 1921), ophthalmologische Bemerkungen zu hypophysär bedingten Chiasmaerkrankungen (28. 6. 1929), Entstehung der Stauungspapille (19. 10. 1934) und allgemeine Hypertonie und Sehnervenerkrankungen (10. 10. 1935), *Th. Birnbacher* die epidemische Mangelhemeralopie (14. 1. 1927), *G. Guist* Netzhautveränderungen nach Sistierung der Blutzirkulation (13. 5. 1927) und (mit *J. Pal*) bei primärer und toxogener Hypertonie (5. 12. 1930), *A. Fuchs* zur Behandlung der Keratomalazie und Hemeralopie mit ultraviolettem Licht (13. 5. 1927), Sehstörung nach schwerer Geburtsblutung, durch Transfusion geheilt (18. 5. 1928), Migraine ophtalmoplégique (8. 11. 1929), *Salzmann*sche Modifikation der Iridektomie (5. 6. 1931), geheiltes Orbitalsarkom (20. 1. 1933) und beiderseitige Akkomodationsparese unbekannter Ätiologie (8. 11. 1935), *A. Elschnigg* (Prag) der gegenwärtige Standpunkt der Altersstarextraktion (7. 12. 1928), *K. Lindner* die bisherigen Behandlungserfolge der Netzhautabhebung mit dem Verfahren von *Gonin* (24. 1. 1930), *K. Safař* Starausziehung in der Kapsel bei Diabetes (26. 6. 1931) und (mit *W. Spitzmüller*) Behandlung von schwerem Lidkrampf mit Elektrokoagulation (8. 4. 1932), *M. Meißner* Erfolge moderner Blindenerziehung (2. 3. 1934) und *A. Pillat* Fundusbefunde bei akuter Polyarthritis (22. 6. 1934).

Sehr reichlich waren die Beiträge der Rhino-Laryngologen zu den Verhandlungen der Gesellschaft. Mit diagnostischen Methoden befaßten sich die Mitteilungen von *F. Haslinger* Sondierung der Bronchien ohne Bronchoskopie (30. 6. 1922) und die über Bronchographie von *J. Sorgo* (14. 12. 1934), *F. Nagl* (5. 2. 1937) und *R. Pape* (5. 2. 1937).

Die Krankheiten der Nase betrafen die Mitteilungen von *G. Hofer* und *K. Kofler* (30. 6. 1916), *F. Perez* (8. 11. 1918) und *O. Mayer* (30. 1. 1920) über Ozaena, vom erstgenannten auch Fälle von malignen Epitheliomen der Nase (21. 5. 1920) und Karzinom der Nasenhöhle (10. 12. 1926), von *E. Glas* über Rhinolithen (31. 1. 1919) und über die Behandlung von rhinogenen Kopfschmerzen mit Isophenol (19. 2. 1932), von *K. Kofler* über Erkrankungen der unteren Tränenwege rhinogenen Ursprungs (14. 3. 1919), von *K. Tschiaßny* über endonasale Knorpelplastik des Nasenflügels (7. 5. 1920), von *J. Fein* über Nachteile der üblichen Methode der Nasenspülung (11. 2. 1921) und über Keloid im Naseneingang (17. 11. 1922), von *M. Weil* über abnorme Auftreibung der Nase durch Schleimpolypen (7. 6. 1929) und über einen ungewöhnlichen Fall von Polypose und Tumor des Nasenrückens (26. 6. 1936), von *O. Hirsch* über rhinogene Meningitis (13. 3. 1931) und Siebbeinosteomyelitis (17. 3. 1933) und von *A. Mechner* über neue Behandlungsmethode der Rhinitis vasomotoria (19. 6. 1936). Angereiht seien hier die Mitteilungen über die Trichloressigbehandlung des Heuschnupfens von *M. Weil* (19. 6. 1931, 30. 6. 1933 und 22. 6. 1934) und über die allergische Behandlung des Heufiebers von *E. Urbach* (20. 10. 1933 und 19. 6. 1936).

Auf die Nebenhöhlen bezogen sich die Mitteilungen von *M. Hajek* Mukozele der Stirnhöhle (26. 3. 1920) und Operation eines Plattenepithelialkarzinoms der Kieferhöhle (15. 3. 1929), von *O. Hirsch* die katarrhalische Kieferhöhlenentzündung und die Nasenpolypen als Folge derselben (9. 3. 1923) und von *M. Weil* Kopfschmerzen bei Keilbeinhöhleneiterung (29. 5. 1931).

Über die Operationen bei Zungenkarzinom sprachen *G. Hofer* (6. 2. 1920) und *M. Hajek* (17. 3. 1922), über Spätnekrose am Zungenrücken nach Radiumbehandlung eines Plattenepithelkarzinoms des weichen Gaumens *H. Marschik* (13. 11. 1925).

In das Gebiet der **Krankheiten des Rachens** gehören die Demonstrationen und Mitteilungen von *E. Urbantschitsch* Tonsillitis keratosa punctata (12. 3. 1915) und Karzinom der Tonsillen als Zufallsbefund (5. 3. 1937), *K. Kofler* Karzinom des Pharynx (19. 11. 1915), *H. Körbl* Papillom der Uvula (1. 12. 1916), *L. Réthi* Lymphosarkom des Rachens, erfolgreich mit Radium behandelt (16. 11. 1917 und 31. 5. 1918), *G. Hofer* Pharynxpolypen, Amyloidose der Mundhöhle, des Pharynx und des Kehlkopfs (22. 3. 1918), *J. Fein* Decubitusgeschwüre im Pharynx und Kehlkopf (31. 10. 1919), zur Pathologie der Angina (26. 3. 1920) und luetische Schleimhautveränderungen im Pharynx und Kehlkopf (13. 1. 1922), *M. Hajek* retropharyngealer teratoider Tumor (20. 2. 1920), *H. Marschik* retropharyngeales Lipom (20. 2. 1920), Pneumokokkenangina (23. 10. 1925), Hypopharynxkarzinom (29. 10. 1926) und (mit *B. Busson*) zur Lokalbehandlung entzündlicher Prozesse in Mund- und Rachenhöhle mit Sulfosalizylsäure (6. 5. 1932), *A. Heindl* Erkrankungen des Rachens durch Diplococcus lanceolatus pneumoniae (5. 3. 1920), *F. Schlemmer* Indikationsstellung zur Tonsillotomie (11. 2. 1921), *K. Tschiaßny* zur Operation der peritonsillären Abszesse (25. 11. 1921), *K. Menzel* Verätzungen von Pharynx und Larynx durch Kristalle von hypermangansaurem Kali (6. 10. 1922), *J. Schmelz* Kalkkonkremente aus der vereiterten Sublingualdrüse (23. 2. 1923), *E. Suchanek* plastischer Ersatz eines großen Pharynxdefektes (25. 5. 1923), *P. Freud* Behandlung eines entzündlichen Ödems der Schleimhaut der oberen Luftwege durch Zuckerinjektionen (8. 6. 1928), *S. Peller* klinische Tonsillenbefunde bei Krebskranken (12. 6. 1936) und *F. J. Mayer* Sauerstoff zur konservativen Behandlung der Tonsillen (26. 2. 1937).

Die **Krankheiten des Kehlkopfs** und ihre Therapie waren Gegenstand der Mitteilungen von *K. Kofler* Röntgenbestrahlung bei nichtradikal operiertem Carcinoma laryngis (8. 1. 1917) und Tanninbehandlung von Larynxkarzinomen (19. 6. 1931), *O. Mayer* Behandlung der eitrigen Perichondritis der Kehlkopfknorpel (13. 12. 1918), *O. Hirsch* Plastik einer Obliteration des Luftrohrs vom subglottischen Raum bis zur Tracheotomiewunde nach Halsschuß (5. 11. 1920), *E. V. Ullmann* Übertragungsversuch bei Kehlkopfpolypen (25. 11. 1921), *M. Hajek* zur Therapie der Kehlkopfstenosen (25. 11. und 2. 12. 1921), *F. Hutter* Lokalisation des akuten Gelenksrheumatismus im Kehlkopf (16. 12. 1921), *E. Glas* multiple eitrige Perichondritis des Larynx mit multipler Knorpelnekrose (3. 12. 1926) und Behandlung maligner Tumoren der oberen Luftwege (21. 2. 1936), *H. Marschik* Narbenstenose im Kehlkopf nach Diphtherie (18. 5. 1928) und chirurgische Behandlung der Larynxstenosen (10. 6. 1932), *E. Suchanek* Bartwuchs im Kehlkopf als Folge einer unrichtig ausgeführten Laryngo-Trachealplastik (31. 5. 1929). Speziell über Kehlkopftuberkulose sprachen *E. Wessely* (1. 2., 22. 2., 14. 3. und 2. 5. 1924, 17. 1. und 20. 6. 1930), *J. Sorgo* (25. 11. 1927) und *A. Cemach* (19. 6. 1931).

Über Larynxexstirpationen berichteten *H. Koschier* (22. 12. 1916), *G. Hofer*

(21. 6. 1918), *F. Schlemmer* (21. 11. 1919), *M. Hajek* (26. 11. 1920 und 7. 3. 1924), *H. Marschik* (18. 11. 1921) und *O. Hirsch* (9. 6. 1922 und 21. 6. 1929).

Die Krankheiten der Trachea und der Bronchien behandelten *F. Deutsch* Tracheobronchostenosis syphilitica (19. 5. 1916), *G. Hofer* Tracheomalazie — subperichondrale Resektion von Trachealsegmenten (21. 6. 1918) und zur Pathologie der Trachea bei Kanülenträgern (25. 11. 1921), *H. Marschik* Tracheoplastik wegen Tracheomalazie (4. 4. und 24. 10. 1919, 2. 11. 1923), erschwerte Tracheotomie durch Röntgenschwielen (30. 5. 1919) und Bemerkungen zur Tracheotomie (12. 2. 1926), *A. Sankott* angeborene Verengerung der Trachea und der Bronchien (24. 6. 1921), *M. Hajek* Trachealtumor bei einem 76jährigen Patienten auf direktem Wege entfernt (28. 10. 1927) und *H. Kahler* durch Röntgenbestrahlung durch neun Jahre geheiltes, histologisch nachgewiesenes Bronchuskarzinom (10. 11. 1933).

Über Fremdkörper in den Luftwegen sprachen *K. Kofler* (14. 6. 1918 und 27. 5. 1927), *A. Heindl* (23. 5. 1919), *E. Wessely* (10. 6. 1921), *E. Glas* (4. 11. 1921 und 27. 11. 1936), *F. Genz* (27. 11. 1925), *O. Frisch* (8. 1. 1926) und *F. Haslinger* (17. 3. 1933).

Zu nennen wären noch die Demonstrationen von *M. Hajek* Pneumolithen (10. 11. 1922) und Beobachtungen des physiologischen Schluckaktes in Fällen mit freiem Einblick durch den Nasen-Rachenraum (25. 1. 1924), *H. Marschik* Kehlkopffilm einer früher vorgestellten, mit Exstirpation des Pharynx und halbseitiger Larynxexstirpation behandelten Patientin (1. 4. 1927), *H. Sternberg* multiple Sarkomatose in den Nebenhöhlen der Nase, der Orbitalhöhle und der Haut (30. 5. 1930).

Die Sprach- und Stimmanomalien waren Gegenstand der Mitteilungen von *E. Fröschels* sprachärztlich behandelte Aphasien (18. 12. 1914), Sprachfehler bei Schwerhörigkeit (17. 11. 1916), Echolalie (1. 12. 1916), expressiv auditive Aphasie (25. 6. und 5. 11. 1915, 27. 4. und 4. 5. 1917, 1. 2. 1918), hysterischer Mutismus (15. 6. 1917), motorische Aphasien (1. 2. 1918), Stimmumfang von fünf Oktaven (20. 1. 1922), Neues aus der Stotterforschung (4. 1. 1924), Oesophagusatmung eines Laryngektomierten (30. 4. 1926), ein weiblicher Tenor (17. 12. 1926), zur Behandlung der Lähmungserscheinungen und Atembeschwerden bei doppelseitiger Recurrens-Lähmung (8. 2. 1935) und ein Fall von Mutationsstimmstörung (12. 5. 1937), von *H. Stern* Grundprinzipien der Sprach- und Stimmausbildung bei Laryngektomierten (9. 4. 1920) sowie Gaumensegellähmung ohne nachweisbare Ursache (25. 6. 1920) und von *L. Stein* neue logopädisch-phoniatrische Apparate (13. 3. 1936) und ein Fall von zentraler Sprachstörung (11. 12. 1936).

Die Otologie betrafen die Demonstrationen und Vorträge von *E. Ruttin* Sinusthrombose und lymphadenogene Septikämie (19. 5. 1916), Drainrohr-Hautplastik zur Herstellung des äußeren Gehörganges (3. 11. 1916) und zur Differentialdiagnose von Kleinhirnabszeß und Meningitis nach Labyrinthoperationen (10. 5. 1918), *E. Urbantschitsch* zweifacher rechtsseitiger Schläfenabszeß (10. 11. 1916), eitrige Meningitis und Schläfenabszeß, Operation, Heilung (28. 6. 1918), spontane Sinusblutung, doppelseitige Jugularisunterbindung (28. 3. 1919), wiederholtes Auftreten und Verschwinden einer beiderseitigen Stauungspapille und einseitige Abducensparese nach Grippe (30. 1. 1920), toxische Meningitis bei Mumps

(28. 10. 1921), zur Therapie der otogenen Okzipitalabszesse (16. 6. 1922), geheilte Mukosus-Meningitis (16. 4. 1926) und linksseitiger Schläfenabszeß, Heilung (22. 6. 1934), *V. Urbantschitsch* Gedächtnisstörungen infolge von Erkrankungen des Ohres (2. 3. 1917) und otogene psychische Erregungszustände (25. 5. 1917), *O. Mayer* seröse Meningitis des Kleinhirn-Brückenschenkels nach chronischer Mittelohreiterung (1. 3. 1918), das anatomische Substrat der Altersschwerhörigkeit (10. 1. 1919), otitische Schläfenabszesse (28. 11. 1924), komplizierte Fälle von akuter Stirnhöhlen- und Siebbeineiterung (26. 3. 1926), Frühkomplikationen der akuten Mittelohrentzündung (16. 5. 1930), Durchstoßung der Lamina cribrosa mit einem Schreibgriffel, Meningitis, Hirnabszeß, Heilung (10. 2. 1933) und schwere Meningo-Enzephalitis nach akuter Mittelohreiterung, Heilung (8. 2. 1935), *F. Alt* spontaner Durchbruch eines Hirnabszesses durch die Schläfenbeinschuppe (8. 3. 1918), *H. Frey* vollständige Resektion der Schläfenbeinpyramide (12. 4. 1918), Indikation zur Operation eines akuten Warzenfortsatz-Abszesses auf Grund des Röntgenbefundes (4. 12. 1925), akute Nephritis bei akuter Mittelohrentzündung (11. 12. 1931) und isolierte eitrige Thrombose des Sinus transversus infolge Mittelohrentzündung, Heilung (9. 11. 1934), *S. Gatscher* Einfluß der Vestibularisreaktion auf einen bestehenden nichtlabyrinthogenen Spontannystagmus (31. 1. 1919), (mit *J. Kyrle*) Vestibularisuntersuchungen bei Luetikern verschiedener Stadien (2. 5. 1919), Hypertrophie der rechten Schläfenbeinschuppe und Anomalie der vestibularen Erregbarkeit auf dieser Seite (30. 4. 1920) und Otalgie durch Apicitis (23. 11. 1923), *S. Toch* Behandlung der akuten Meningitis mit Staphylokokken-Vakzine (28. 11. 1919), *H. Brunner* multiple Embolien im Gehirn unter dem Bilde eines Schläfenlappen-Abszesses (29. 10. 1920) und Hörstörungen bei Hirntumoren (14. 2. 1936), *O. Beck* Stauungspapille bei eitriger Meningitis (4. 2. 1921) und chronische Otitis mit Hirnabszeß, Heilung trotz eitrigen Liquors (5. 3. 1926), *F. Fremel* polypenförmiger Tumor des äußeren Gehörgangs (3. 6. 1921), *R. Leidler* und *Erwin Stransky* Vakzinetherapie bei Erkrankungen des N. acusticus und seines Endorgans (22. 12. 1922), *E. V. Ullmann* Myringitis bullosa (15. 5. 1925), *G. Alexander* Innenohrerkrankung und Allgemeinmedizin (8. 1. 1926), *G. Bondy* konservative Otochirurgie (10. 6. 1927) und von *J. Wilder* Heileffekte einer endolumbalen Lufteinblasung auf die Schwerhörigkeit eines Epileptikers (10. 1. 1936).

Von Stomatologen sprachen *J. Bodo* über die odontoorthopädische Versorgungsart der bleibenden Unterkieferpseudarthrosen (31. 5. 1918), *E. Schwarz* über Mittel zur Verhütung der Karies der Zähne (10. 1. 1919), *A. Hauer* über *Pregl*sche Lösung in der Zahnheilkunde (1. 7. 1921), Replantation von Zähnen (1. 12. 1922), Kieferzysten (27. 4. 1923) und über Cholesteatom unter einem Weisheitszahn (27. 2. 1923), *R. Kronfeld* über Oral sepsis (11. 11. 1921), *A. Kneucker* über Anaesthesie bei Zahnextraktionen (16. 12. 1921), *A. Oppenheim* über Orthodontie (11. 1. 1924), *G. Stein* über tuberkulöse Primärinfektion durch einen pulpakranken Zahn (13. 1. 1933) und *E. Schreier* über ein neues Mittel zur Zahn- und Mundpflege (23. 11. 1934).

Der alten Tradition der Wiener Schule entsprechend, nahm auch in diesem Zeitabschnitt die Dermatologie einen breiten Raum in den Verhandlungen der Gesellschaft ein. Aus der übergroßen Fülle des Materials sei angeführt: *G. Riehl* zur Behandlung der Phlegmonen im kontinuierlichen Bad (6. 11. 1914), eine neue

Salbengrundlage (17. 11. 1916), Melanose der Haut (1. 6. 1917), Ichthyosis congenita tarda (31. 5. 1918), Sykosis parasitaria (28. 3. 1919), Pferderäude beim Menschen (16. 5. 1919), Lichen trichophyticus (16. 4. 1920), Dermatochalasis der Gesichtshaut bei einem dreizehnjährigen Mädchen (7. 1. 1921) und Xanthoma areolare multiplex (18. 2. 1921), *B. Beer* diffuse Sklerodermie (23. 4. 1915), *S. Reines* neurotrophisches Pemphigoid (15. 10. 1915), *S. Ehrmann* zur radiologischen Behandlung einiger Dermatosen (22. 10. 1915), *Recklinghausen*sche Krankheit (26. 1. 1917), Acne cachecticum (25. 1. 1918), Psorospermosis follicularis (6. 12. 1918), Neurodermitis circumscripta (11. 4. 1919) und Parapsoriasis en gouttes (14. 5. 1920), *V. Mucha* Arsenmelanose bei Psoriasis (5. 11. 1915), *J. Kyrle Darier*sche Krankheit (3. 12. 1915), Argyrose der Gesichtshaut (20. 10. 1916), universale Naevusbildung (19. 1. 1917), Aleppobeule (18. 1. 1918) und biologische Stellung der Hautanhänge und ihr Schicksal in der Phylogenese (25. 5. 1923), *S. Grosz* Epidermolysis bullosa hereditaria (21. 1. 1916), *M. Schramek* Pilzerkrankungen (21. 1. 1916), *M. Oppenheim* Favus universalis (5. 5. 1916), Veränderungen der Haut durch unreines Vaselin (21. 12. 1917), pellagroide Hautveränderungen (16. 5. 1919), Katzenräude beim Menschen (14. 12. 1928), Arsendermatitis durch arsenhältigen Maueranstrich (13. 12. 1929 und 4. 4. 1930), eine noch nicht beschriebene Hauterkrankung bei Diabetes mellitus (26. 2. 1932), Wiesendermatitis (17. 6. 1932), Vogelmilbenerkrankung der Haut, durch Tauben verursacht (1. 6. 1934), durch einen Stubenvogel hervorgerufen (6. 12. 1935 und 5. 2. 1937), *A. Perutz* Bromoderma (12. 5. 1916), *G. Nobl* exfoliative Erythrodermie (12. 12. 1916), kutanes Sarkoid (8. 6. 1917), Hautveränderungen bei chronischer Arsenintoxikation (21. 2. 1919), Erythema induratum *Bazin* (4. 7. 1919 und 26. 10. 1923), Adenoma sebaceum *Pringle* (12. 12. 1924), gutartig verlaufende maligne Neoplasmen (13. 5. 1932) und familiäre universale Alopecie (13. 1. 1933), *O. Kren* Haemangioendotheliom des Schädels mit Metastasenbildung (22. 12. 1916), Melanose der Haut (11. 4. 1919), Anonychie (17. 10. 1919), Kombination von Vitiligo mit Psoriasis (20. 2. 1925), Sarcoma idiopathicum pigmentosum (8. 1. 1926), Knochenzerstörungen und Entkalkungen im Fußskelett mit dem Malum perforatum entsprechenden Ulzerationen (18. 1. 1929), ulzerative Prozesse an Zunge und Tonsillen, durch Bacillus fuscus hervorgerufen (18. 6. 1920), (mit *E. Löwenstein*) zur Pathogenese der Hauttuberkulose und der Tuberkuloide (20. 2. 1931) sowie zur Verwendung der *Polsjak*-Salbe (17. 10. 1933), *W. Kerl* epidemische Dermatomykosen (27. 4. 1917), Xeroderma pigmentosum (18. 5. 1917), naevogene Knotenbildung der Kopfschwarte, Favus corporis (19. 4. 1918), Mikrosporie (9. 5. 1919), Geflügeltuberkulose (15. 5. 1928 und 17. 11. 1933), Mykosis fungoides, Rhinosklerom (14. 12. 1928), Antipyrinexanthem (16. 5. 1930), trophisches Geschwür mit schweren Knochenveränderungen (16. 12. 1932) und ulzeroglanduläre Form der Tularämie (15. 1. 1937), *K. Ullmann* Arsenhyperkeratose (15. 6. 1917), tuberkulöse Zungenaffektionen (31. 5. 1918), multiple Hauttumoren (13. 12. 1918), zur herrschenden Trichophyton-Epidemie (30. 5. 1919), zur Krysolganbehandlung der tuberkulösen Hautaffektionen (23. 5. 1924), Fall von Erythrose mit Hautsymptomen bei Polyglobulie (24. 6. 1927), Begriff und Krankheitsbild der Angiomatosis (14. 11. 1930), zur Behandlung von Warzen (27. 3. 1931), seltene und neuartige Formen der Leukoplakie (15. 4. 1932), Bedeutung der Gerbsäurebehandlung für die tägliche Praxis und die Pathologie der schweren Verbrennungszustände (17. 11. 1933), Leukoplakien und Krebsbildung in verschiedenen Schleimhautgebieten (9. 11. 1934, 19. 2. und 12. 3. 1937), *G. Scherber* Ulcus acutum vulvae (18. 1. 1918), Impetigo herpetiformis (18. 5. 1923), *J. Saphier* Dermatoskopie, eine neue Beobachtungsmethode der Hautkrankheiten (15. 6. 1917), *R. O. Stein* Neurodermitis universalis (25. 1. 1918), Mikrosporieepidemie (3. 7. 1920), Röntgenbehandlung der spitzen Kondylome (29. 4. 1921), Milzbrandkarbunkel im Unterarm (11. 5. 1923), Untersuchungen über die Entstehung der Glatze (18. 5. 1923), Dermatitis, durch die Telephonhörmuschel veranlaßt (19. 10. 1923 und 13. 2. 1925), Haarausfall nach Thalliumvergiftung (3. 2. 1928), Hautveränderungen durch Eindringen von Kakteennadeln in die Haut (7. 12. 1928), Behandlung von Warzen und spitzen Kondylomen mit intrakutanen Injektionen von Warzenextrakten (6. 3. 1931), Behandlung der Psoriasis mit Sulfantren-Moorsalzbadekuren (14. 12. 1934) und Beziehungen des Haarwachstums und des Haarausfalls zum endokrinen System und die Möglichkeit einer hormonalen Therapie der Glatze (22. 11. 1935), *V. Blum* akute Melanodermie nach Gasvergiftung (1. 3. 1918), *H. Königstein* Epidermolysis bullosa (28. 6. 1918), amyloide Ablagerungen in der Haut als Ursache von Dermatosen (11. 3. 1921), (mit *E. Urbach*) pemphigusartiger Ausschlag bei Urämie (28. 3. 1924), Wasserverschiebung in der Haut unter physiologischen und pathologischen Bedingungen (25. 6. 1926), bisher unbekannte Knötchenerkrankung der Gesichtshaut (27. 4. 1928), Sarcoma idiopathicum haem. Kaposi (18. 1. 1929), Hyperkeratosen auf der Gesichtshaut einer 92 Jahre alten Frau (5. 7. 1929), (mit *H. Goldberg* und Frau *D. Rappaport*) angebliche Störungen des Inselorgans bei Psoriasis (17. 1. 1930), Kombination von genuiner praematurer Entwicklung, Asymmetrie und Naevus (16. 10. 1931), Kalkgicht (10. 6. 1932), Xanthosis nigricans und Adipositas (25. 11. 1932), Einfluß der Ernährung auf die Empfindlichkeit der Haut (30. 6. 1933) und zur Entstehung und Bekämpfung des Juckreizes (6. 3. 1936), *L. Freund* Genese und Therapie der Keloide (18. 10. 1918) und Ätiologie, Prophylaxe und Therapie der Bartkrankheit (7. 3. 1919), *E. Spitzer* Pellagra (16. 5. 1919) und pustulöse Dermatitis nach Wundsalbenbehandlung von seiten eines Kurpfuschers (13. 4. 1928), *W. Pick* Melanoderma (30. 5. 1919), *B. Lipschütz* experimentelle Prüfung des Verhaltens der tierischen Neoplasmen zur Haut der Versuchstiere (6. 6. 1919), *M. Straßberg* Pellagra (24. 10. 1919), *H. Steindl* Xanthoma tuberosum (19. 12. 1919), *O. Sachs* eigenartige Verletzung mit schwarzem italienischem Zwirn (25. 6. 1920) und Behandlung der Psoriasis mit intravenösen Injektionen von Natr. salicyl. (21. 1. 1921), *V. Pranter* Verwendung von intravenösen Injektionen hypertonischer Traubenzuckerlösung auf dem Gebiet der Dermatologie und Syphilis (14. 1. 1921) und zur Therapie der Schuppenflechte (24. 6. 1921), *H. Schrötter* zur Kenntnis der sogenannten Orientbeule (3. 2. 1922), *L. Arzt* Mikrosporie (10. 3. 1922), Dermatitis bei Radioamateuren (9. 5. 1924), Klinik und Therapie der Pemphiguserkrankungen (23. 5. 1930), Xanthelasmatose bei latentem Diabetes (24. 11. 1933) und Rhinosklerom (11. 5. 1934), *E. Urbach* lokale Adipositas (9. 11. 1923), (mit *M. Steiner*) Gibt es eine mechanische Idiosynkrasie? (28. 1. 1927), biologisch-chemische Forschung in der Dermatologie (13. 4. 1928), Zuckergehalt der Haut unter physiologischen und pathologischen Bedingungen (19. 10. 1928), generalisierte Blastomykose (24. 5. 1929), Studien über das subaquale Darmbad und dessen therapeutische Verwendung in der Dermatologie (29. 11. 1929), orale

Desensibilisierung nutritiv-allergischer Dermatosen mit spezifischen Pepton-Vormahlzeiten (11. 4. 1930), alimentär-idiosynkrasische Ekzeme (23. 1. 1931), (mit *C. Wiethe*) ätherische Öle und Pflanzenöle als Ursache von allergischen Haut- und Schleimhauterkrankungen (24. 4. 1931), Bedeutung und Methoden der Feststellung des exogenen Faktors bei einigen allergischen Haut- und Schleimhauterkrankungen (3. 6. 1932), Wohnungsallergene als Ursache chronischer Dermatosen und Mukosen (9. 12. 1932), (mit *St. Wolfram*) Passagenführung des hypothetischen Pemphigusvirus im Tierversuch (16. 6. 1933), die pathologische Ausscheidung von Sexualhormon bei einem Fall von Dermatitis dysmenorrhoica *Polland-Matzenauer* (30. 11. 1934) und Fortschritte in der Testung allergischer Kranker (8. 2. 1935), *Ch. Winckel*, Java, Bekämpfung der Framboesia tropica (23. 10. 1925), *E. Finger* die Haut als Abwehrorgan (18. 3. 1927), *R. Volk* Tuberkulose-Antivirus bei tuberkulösen Hauterkrankungen (9. 12. 1927), lokalisierte Hühnertuberkulose (22. 6. 1928) und Therapie der Hauttuberkulose (27. 6. 1930 und 9. 6. 1933), *H. Fuhs* Anthrax der Haut (20. 4. 1928), (mit *A. Musger*) *Nicolas-Durand-Favre*sche Krankheit, Fall in Wien (11. 5. 1928), Milbennachweis bei der Katzenräude (8. 2. 1929) und Grenzstrahlen in der Hauttherapie (14. 3. 1930), *G. Morawetz* Hautmilzbrand (15. 6. 1928), *A. Matras* Urticaria pigmentosa (7. 2. 1930), Favus herpeticus, Infektion von einem Igel (3. 11. 1933) und metastatische Hauttumoren (12. 4. 1935), *F. Kazda* Onychogryphosis (14. 11. 1930), *A. Musger* zur kombinierten Elektrotomie-Radiumbehandlung der Hautkarzinome (27. 2. 1931), rezidivierende Urticaria als Folge von Trichinose (9. 6. 1933), zwei Fälle von Trichophytien (23. 2. 1934) und Elephantiasis ano-rectalis (1. 2. 1935), *V. Hecht* Gesichtserysipel, hervorgerufen durch die Olive eines Stethoskops (15. 4. 1932), *H. W. Siemens* Zwillingsforschung in der Dermatologie (20. 5. 1932), *J. Wilder* Kälteurticaria mit schweren Allgemeinerscheinungen (11. 11. 1932), *M. Sternberg* Sclerodermia periarticularis pigmentosa (8. 6. 1934), *G. Riehl* jun. (mit *K. Paschkis*) *Boeck*sches Miliarlupoid (22. 6. 1934) und Myxoedema circumscriptum symmetricum bei Thyreotoxikose (27. 11. 1936) und *E. Hammerschlag* Leberbehandlung bei Sklerodermie (30. 11. 1934).

Speziell die Skabiestherapie behandelten *G. Scherber* (15. 6. 1917) und *M. Oppenheim* (28. 1. 1921). Einen Fall von Scabies norwegica stellte *R. Gruß* vor (21. 12. 1923). — Von den verschiedenen Herpesarten besprachen *G. Nobl* den Herpes zoster gangraenosus universalis (8. 2. 1918), *W. Kerl* den Herpes gestationis (28. 5. 1920), *E. Spitzer* einen Fall von Herpes zoster sacro-ischiadicus genitalis (15. 10. 1920), *A. Musger* von Herpes zoster nach Revakzination (20. 6. 1930) und *R. O. Stein* von Herpes zoster und Varizellen (11. 5. 1934). — *L. Spitzer* sprach über Prothesen bei geheiltem Lupus (7. 1. 1916), *E. Horner* über Lupus des harten und weichen Gaumens (25. 4. 1919), *O. Sachs* über Lupus der Kopfhaut (6. 2. 1920), *R. Volk* über Kohlenbogenlicht bei lupösen und tuberkulösen Schleimhautaffektionen (3. 12. 1920) und über Rückbildung eines Lupus bei kochsalzarmer Spitalskost (27. 3. 1931) und *L. Arzt* über Tuberculosis luposa bei einem Säugling (11. 3. 1932). — Fälle von Lupus erythematosus demonstrierten *S. Ehrmann* (14. 4. 1916), *R. Volk* Behandlung mit Spirocid (13. 11. 1931) und *R. Kanta* Vitaminbehandlung (13. 4. 1934), von Lepra *M. Oppenheim* (11. 6. 1915), *S. Ehrmann* (2. 12. 1921), *L. Kumer* (28. 10. 1927) und *L. Arzt* (15. 1. 1937). — Die leukämischen Hautkrankheiten waren Gegenstand von Demonstrationen und Mitteilungen von *G. Nobl* (26. 5. 1916 und 27. 11. 1931), *L. Arzt* (27. 3. 1925, 20. 4. und 30. 11. 1928, 13. 3. 1936) und von *R. O. Stein* (14. 12. 1934).

Fälle von gewerblichen Hautkrankheiten demonstrierten *M. Oppenheim* Schmierölhaut (15. 6. 1917), Krebsentwicklung des Praeputiums bei einem Metallschleifer (15. 2. 1929), Teerkarzinome und Hautschädigungen durch Kalksalpeter als Kunstdünger (7. 6. 1929) und Hautschädigungen durch Arbeit mit einer Benzol-Vergußmasse-Lösung in einer Minenzünderfabrik (14. 2. 1930), *R. O. Stein* Schmieröl-Dermatitis (23. 11. 1917), *H. Fuhs* Hautschädigungen beim Sortieren und Umpacken von nicht einwandfreien Prünellen (16. 11. 1923), *L. Arzt* Berufserkrankungen bei Melkern (6. 6. 1924), *E. Spitzer* Hautschädigung bei Kunstharzfabrikation (28. 11. 1924), *G. Scherber* Hautschädigungen durch Mineralöle (3. 6. 1927), *J. Flesch* Berufsdermatose bei Geigern (26. 2. 1932), *L. Freund* Prophylaxe der Berufshautkrankheiten bei Photographen (11. 11. 1932) und *L. Teleky* berufliche Radiumschädigungen (22. 1. 1937).

Schließlich seien die Mitteilungen über die Behandlung der Verbrennungen mit der Tanninmethode nach *Davidson* von *H. Salzer* (9. 3. 1928), *M. Langer* (9. 12. 1932) und *F. G. Schnek* (17. 11. 1933) und mit Transfusion von *P. Fasal* (22. 2. und 13. 12. 1935) angeführt.

Das Gebiet der Geschlechtskrankheiten betrafen die Demonstrationen und Vorträge von *G. Scherber* Exzision von Sklerosen (19. 11. 1915) und Balanitis gangraenosa (17. 5. 1918), *S. Ehrmann* Kombination von Syphilis und Tuberkulose (17. 12. 1915), *H. Königstein* (mit *P. Goldberger*) Liquoruntersuchungen bei Neurosyphilis (9. 3. 1917), die Bedeutung der Disposition für die Entstehung und den Verlauf der Syphilis (12. 4. 1918), extragenitale Primäraffekte (17. 5. 1918), Gumma des Hodens, der Leber und Milz (28. 6. 1918) und (mit *E. Spiegel*) zur pathologischen Anatomie des Nervensystems im frühen Sekundärstadium der Syphilis (19. 12. 1919), *H. Fasal* ausgebreiteter destruktiver Prozeß der Genitalien nach Ulcus molle (19. 4. 1918), *O. Kren* tuberkulöses Ulkus, durch Lues vorgetäuscht (2. 5. 1919), *W. Kerl* Scrofuloderma und Sarkoid *Darier* auf luetischer Grundlage (2. 5. 1919) und Natriumthiosulfat zur Verhütung von Salvarsan-Nebenerscheinungen (17. 5. 1929), *M. Oppenheim* Syphilis framboesiformis des Schädels (16. 5. 1919), *L. Kirschner* und *I. Segall* Serodiagnose der Lues (16. 4. 1920), *L. Arzt* Neosalvarsanfälschungen (7. 5. 1920), Primäraffekt an der Unterlippe (18. 2. 1921) und Ulcus molle serpiginosum (24. 5. 1929), *H. Planner* Luetinreaktion (18. 2. 1921) und seltene luetische Erscheinungen — juxtartikulärer Knoten und schankeriforme Papeln (22. 4. 1932), *A. Fröhlich* (mit *J. Kyrle* und *H. Planner*) neuartige Jodverbindung zur Behandlung der Syphilis (25. 2. 1921), *V. Pranter* kombinierte Behandlung mit Zucker und Salvarsan (1. 4. 1921), *E. Spitzer* Syphilis extragenitalis ignota (6. 5. 1921) sowie luetische Ehepartner und Portiosklerose (21. 12. 1934), *F. Mandl* chronische nicht spezifische Epydidymitis (11. 11. 1921), *St. Brünauer* (mit *W. Ostwald*) spezifisch-unspezifische Behandlung der Lues (22. 6. 1923), *H. Krüger* Sklerose der Konjunktiva (12. 10. 1923), *M. Steiner* Phimose und Balanitis auf diabetischer Grundlage, durch Proteinkörpertherapie geheilt (11. 6. 1926), *A. Kaltofen* das venerische Granulom und seine Bekämpfung in Holländisch-Neuguinea (6. 7. 1928), *E. Kunewälder* Syphilisreinfektion (11. 4. 1930), *R. O. Stein* ausgedehntes serpiginöses Tertiärsyphilid (19. 12. 1930), die tertiäre Syphilis als zweite Krankheit (13. 5. 1932) und (mit *E. Schleyer*) Reinfectio syphilitica — Primäraffekt an der Vaginalschleimhaut (16. 12. 1932), *A. Feßler* Soziologie der Gonorrhoe in Wien (19. 5. 1933). *A. Musger* (16. 6. 1933), *W. Balban* (20. 10. 1933) und *A. Matras* (10. 1. 1936) berichteten über Fälle extragenitaler Sklerosen, schließlich *B. Lindenfeld* über Kurzbehandlung der akuten männlichen Gonorrhoe (26. 6. 1936).

Hygiene, Gewerbehygiene und Sozialhygiene waren vertreten durch die Vorträge von *Durig* zum Ernährungsproblem Österreichs (Jahressitzung 19. 3. 1920), *L. Teleky* Quecksilber- und Zinkoxydvergiftungen bei Arbeitern (30. 4. 1920), Gesundheitsfürsorge (18. 6. 1920), Krieg und Gewerbekrankheiten (11. 3. 1921) und Arbeiten und Forschen in der Gewerbehygiene (12. 4. 1935), *W. Smital* Gewerbeschädigung bei Faßbindern (28. 5. 1920), *M. Jerusalem* typische Verletzungen der Bau- und Industriearbeiter (10. 2. 1922), *A. Arnstein* gewerbliche Tetralinvergiftung (12. 5. 1922), *J. Schnürer* Bekämpfung der Wut bei Hunden (8. 6. 1923), *R. Uhlirz* Grundlagen der ärztlichen Jugendfürsorge (11. 5. 1923). *A. Eiselsberg* Hodensackkarzinom als Gewerbeschädigung durch Paraffin (13. 2. 1925), *R. Graßberger* zur Wiener Wasserfrage (9. 10. 1925), *E. Březina-Lebzelter* Körpermessungen bei Arbeitern (25. 6. 1926), *K. Schütz* Gesundheitsgefahren beim Skisport und ihre Verhütung (8. 2. 1935), *V. Gegenbauer* Wiener Diphtherie- und Scharlach-Morbiditätsziffern (5. 12. 1936) und *M. Oppenheim* Nasenseptumperforation durch Alkalichromat bei einem Stockdrechsler (5. 2. 1937).

Das Gebiet der gerichtlichen Medizin betrafen: *A. Haberda* der Arzt im letzten österreichischen und deutschen Strafgesetzentwurf (27. 1. 1922), *K. Meixner* die Blutgruppen in der gerichtlichen Medizin (4. 2. 1927), *A. Werkgartner* Leichenzerstückelung oder Operationsabfall? (27. 10. 1933) und Selbstmord durch Beilhiebe (8. 3. 1935) und *F. Starlinger* (mit *R. Scholl*) Verkehrsunfall und Alkohol (11. 12. 1936).

In das Gebiet der Elektrophysiologie, -diagnostik und -therapie fallen die Mitteilungen von *M. Kahane* über Beeinflussung der Pulsbeschaffenheit durch den elektrischen Strom (13. 2. 1920) und über den gegenwärtigen Stand der Elektrodiagnostik und Elektrotherapie (13. 1. 1922), von *E. Freund* zur Wirkung des galvanischen Stromes (21. 1. 1921) und von *A. Leimdörfer* über die Wirkung des galvanischen Stromes auf das Herz und den Blutdruck (19. 6. 1936), in das der Elektropathologie die Mitteilungen und Vorträge von *F. Hautmann* über Depigmentation nach elektrischem Unfall (20. 11. 1914), von *G. Riehl* jun. über die Spuren elektrischen Stromes in der Haut (9. 12. 1921), von *F. Mandl* über elektrischen Unfall (9. 11. 1923), von *St. Jellinek* über Gefährdungsmöglichkeit durch Radioapparate (23. 1. 1925), Spurenkunde in der Elektrizität (4. 11. 1927), (mit *A. Winkelbauer*) innere organische Texturveränderungen durch Elektrizität (5. 7. 1929), (mit *R. Demel* und *C. J. Rothberger*) vorübergehendes Herzflimmern nach Einwirkung von Starkstrom (25. 10. 1929) und elektrische Muskelspiralen und deren Histologie (20. 11. 1931), von *G. Spiegler* über die elektromedizinischen Apparate zur Untersuchung und Behandlung, ihre Gefahren und deren Vermeidung (17. 11. 1933) und von *P. Huber* über Starkstromverletzungen und Gefäßsystem (13. 3. 1936). Das moderne Gebiet der Hochfrequenz- und Kurzwellenbestrahlungen war vertreten durch die Mitteilungen von *L. H. Stieböck* Iontophorese im Kurzwellenfeld (27. 6. 1930) und die Resultate der Kurzwellentherapie (15. 8. 1932), von *St. Jellinek* (31. 10. 1930), *P. Liebesny* (8. 5. 1931, mit *E. Finaly* 12. 2. 1932, 28. 4. 1933 und mit *K. Hutter* 19. 5. 1933), *J. Kowarschik* (15. 5. 1931 und 3. 11. 1933), *E. Schliephake*, Jena, (30. 10. 1931), *S. Knopfmacher* Wirkung elektrischer Schwingungen hoher Frequenz auf den karzinolytischen Serumstatus (10. 2. 1933), *G. Fuchs* Beeinflussung der *Freund-Kaminer*schen Reaktion durch Kurz- und Ultrakurzwellen (17. 4. 1936) und von *H. Weisz* Wirkung der Kurzwellen auf die Blutgefäße (5. 3. 1937).

Einen breiten Raum nahm die in immer weiterem Aufschwung begriffene Röntgenologie ein, die ja besonders in Wien ihre Pflegestätte gefunden hatte.

Von allgemeinen Themen besprachen *R. Lenk* (15. 6. 1917) und *S. Kreuzfuchs* (18. 10. 1918) die Röntgenologie im Felde, *E. Lecher* Physikalisches zur Erinnerung an die fünfundzwanzigjährige Entdeckung der Röntgenstrahlen (18. 3. 1921), *G. Holzknecht* die Tiefentherapie (6. 10. 1922), *M. Saito* Methoden der Neuro-, Lympho- und Arterio- sowie der Pneumogastroparietographie (23. 6. 1933), *L. Schönbauer* drei Jahre Strahlentherapeutisches Institut (11. 1. 1935), *M. Sgalitzer* (mit *E. Ungar*) Röntgentotalbestrahlung — eine Körpereignungsprüfung zur Beschäftigung mit Röntgenstrahlen (8. 1. 1937) und *L. Freund* 40 Jahre Röntgentherapie (8. 1. 1937).

Die Technik betrafen die Mitteilungen von *G. Holzknecht* die neue gasfreie Röntgenröhre *Lilienfelds* (30. 4. 1915), *M. Sgalitzer* Seitenaufnahmen (13. 12. 1918) und Röntgenuntersuchung Schwerkranker im Krankenzimmer (28. 4. 1933), Ing. *Beyerlein*, München, neue Röntgen-Stereomethoden (31. 10. 1919), *G. Schwarz* Röntgenphotometer für Zwecke der Tiefentherapie (1. 4. 1921) und transportable Apparaturen zur Röntgendauerbestrahlung (23. 5. 1930) sowie von *A. Kriser* zur exakten Einstellung bei Gehirnbestrahlungen (4. 5. 1923) und zur Verhütung von Röntgenverbrennungen (26. 2. 1926).

Speziell die Methoden der Fremdkörperlokalisation waren Gegenstand der Mitteilungen von *I. Robinsohn* (23. 10. 1914), *G. Holzknecht* (23. 10. 1914 und 30. 6. 1916), *H. Wachtel* (23. 10. 1914), *L. Freund* (14. 5. 1915), *N. Swoboda* (29. 10. 1915) und von *A. Kautzky* (17. 12. 1915). — Zur Bekämpfung des Röntgenkaters empfahl *G. Holzknecht* (mit *H. Sielmann*) intravenöse Kochsalzinjektionen (15. 12. 1922).

Über Röntgenschädigungen berichteten *M. Jerusalem* Röntgengeschwüre (3. 11. 1922), *P. Neuda* (mit *F. Redlich*) allgemeine Schädigungen (6. 7. 1923), schließlich *H. Abels* (23. 5. 1924) und *J. Zappert* (13. 3. 1925) über Fruchtschädigungen.

Über Röntgenographie des Ohres sprachen *J. Fischer* und *M. Sgalitzer* (16. 2. 1923), zur Röntgendiagnostik im Bereich des Respirationstrakts *M. Sgalitzer* Nachweis von Fremdkörpern geringer Dichte in Pleuraempyemhöhlen (9. 5. 1919), Darstellung verkalkter tuberkulöser Mesenterialdrüsen (6. 6. 1919), (mit *F. Stöhr*) Nachweis der Tracheomalazie (6. 7. 1923 und 28. 3. 1930), Lungenfüllung (3. 4. 1925) und Untersuchung der Pharynxtumoren (9. 12. 1927), *M. Haudek* zur Beurteilung der Entwicklungsstadien und Prognose der Lungentuberkulose (10. 10. 1924 und 11. 6. 1926), *R. Lenk* zur Frage der Verschieblichkeit von Pleuraexsudaten (7. 11. 1924), (mit *Haslinger* und *Presser*) Diagnose von Erkrankungen der großen Bronchien mittels Kontrastfüllung (23. 10. 1925) und Röntgenbilder von Zystenlungen (5. 5. 1933), *K. Nather* und *O. Beck* Lungenfüllung (beide 3. 4. 1925), *F. Fleischner* (mit *R. Sandera*) Lokalisation freier Pleuraergüsse (21. 5. 1926), Chylothorax bei einem Mediastinaltumor (8. 10. 1926), Vergrößerung der Mediastinallymphdrüsen und Kompressionsstenose des Oesophagus bei Grippe (11. 5. 1928), Heilungsvorgang der Tuberkulose (21. 2. 1930), Stenosen und Perforationen der großen Bronchien (22. 3. 1935) und Kontusionspneumonie und Atelektase (13. 11. 1936), *J. Borak* maligne Degeneration eines gutartigen Lungentumors (4. 3. 1932), *E. Zdansky* Röntgenbild des Lungenödems (18. 11. 1932), *A. Frank* Kontaktbestrahlung eines Plattenepithelkarzinoms im harten Gaumen (28. 2. 1936), *R. Waldapfel* Röntgenologie des Kehlkopfs (28. 2. 1936) und *S. Kreuzfuchs* die Lymphgefäße der Lunge im anatomischen und Röntgenbild (26. 6. 1936) und Retractio et distractio tracheae (4. 12. 1936).

Herz und Gefäße betrafen die Demonstrationen und Vorträge von *M. Sgalitzer* Aneurysma der Aorta descendens thoracica (12. 4. 1918), *G. Schwarz* röntgenoskopische Messung und Analyse der Herzkammeraktion unter physiologischen und pathologischen Verhältnissen (27. 2. 1920), *R. Lenk* Panzerherz (26. 6. 1925) und Röntgenbilder der Koronarsklerose (28. 1. 1927), *L. Reich* radiologische Aortenmessung (15. 1. 1926) und Torsion der Aorta um ca. 90⁰ (15. 11. 1929), *F. Eisler* Röntgenogramm von schweren Gefäßveränderungen nach übermäßigem Gebrauch von Ergosterinpräparaten bei einem siebenjährigen Mädchen (27. 6. 1930), *E. Zdansky*, Diagnostik der schwieligen Pericarditis (27. 3. 1931) und *S. Kreuzfuchs* Aortenmessung (29. 5. 1936) und Aorta und Pulmonalis als Konstitutionsdetermination (19. 2. 1937). — Speziell die Arterio- und Venographie wurden von *M. Sgalitzer*, *V. Kollert* und *R. Demel* (7. 3. 1930, 8. 5. 1931, 16. 6. 1933, 8. 6. 1934) eingehend besprochen.

Besondere Förderung erfuhr die Röntgendiagnostik des Verdauungsapparates. Hier sind in erster Linie die reichen Beiträge von *G. Schwarz* zu nennen: Gastroptose bei Kruralhernie (5. 5. 1916), Erkennbarkeit gewisser Formen von Gastritis chronica (10. 11. 1916), röntgenologische Entwicklungsgeschichte eines Ulcus callosum (11. 4. 1919), Retroportationstätigkeit des Menschendickdarms (23. 4. 1926), Megapneumogaster congenitus (27. 1. 1928), Dickdarmstenosen (6. 12. 1929), zur röntgenologischen Frühdiagnose des Karzinoms im Magen-Darmkanal (27. 10. 1933), Nachweis der akuten hohen Dickdarmstenose (7. 12. 1934) und die Diverticulitis des Sigmas und ihre Komplikationen (19. 3. 1937), ferner die von *M. Haudek*: Pathogenese und Diagnose der Magen- und Zwölffingerdarmgeschwüre (1. 2. 1918, mit einer sich über mehrere Sitzungen erstreckenden Diskussion), Röntgenuntersuchung von verschluckten Fremdkörpern (28. 1. 1921 und 11. 4. 1924), Veränderungen des Oesophagus bei Lymphosarkom und Lymphogranulom des Mediastinums (26. 5. 1922), zur Frage der Verläßlichkeit der Röntgendiagnostik des Ulcus duodeni (17. 11. 1922), Röntgennachweis benigner Magentumoren (6. 7. 1923), Divertikel des Dünndarms (7. 3. 1924), Röntgenuntersuchung des Dickdarmkarzinoms (16. 3. 1928), bei regionärem Gastrospasmus (23. 11. 1928), Röntgenbefunde bei Rektumstenosen (28. 3. 1930) und zur Symptomatologie des Magenkarzinoms (4. 4. 1930). Weitere Beiträge lieferten *J. Palugyay* Darstellungen von Veränderungen der Kardia (12. 3. 1920), der normale und gestörte Transport der Ingesta durch die Speiseröhre im Röntgenbild (1. 6. 1923) und die Luft-Reliefdarstellung der Speiseröhre (9. 12. 1932), *R. Lenk* Diverticulitis (23. 2. 1923), *A. Czepa* Oesophagusdivertikel (23. 3. 1922), Diverticulitis (28. 3. 1924) und Röntgendiagnostik der Appendixerkrankungen (26. 11. 1926 und 11. 4. 1927), *L. Rapoport* Röntgenfüllung der Appendix (4. 4. 1924), *F. Fleischner* röntgenologisch diagnostiziertes Ulcus pepticum oesophagi (6. 11. 1925), *J. Zollschan* Magenformen im Röntgenbild (9. 12. 1927), *L. Freund* unvermuteter Fremdkörper im Rektum (23. 11. 1928), *A. Weiser* zur Röntgendarstellung der Milz und Leber (23. 1. 1931), *F. Eisler* Fortschritte in der Röntgendiagnose des Magengeschwürs und Magenkrebses (20. 10. 1933), *G. Kopstein* (mit *A. Schneiderbaur*) Oesophagus-Bronchus-Fistel (16. 11. 1934), *St. Simon* Hernia oesophagi ventralis (12. 2. 1937) und *F. Windholz* zur Röntgendarstellbarkeit blutender Magengeschwüre (5. 3. 1937). — Angereiht seien hier noch die Mitteilungen von *G. Schwarz* über retroperitoneale Liposarkome und ihre röntgenologische Symptomatik (20. 5. 1927).

Speziell der Röntgenographie der Gallenblase und der Darstellung von Gallensteinen galten die Demonstrationen von *L. Freund* (14. 5. 1915), *G. Schwarz* (23. 2. 1923, 11. 2. und 22. 4. 1927 Biloptinschädigung), *M. Haudek* (7. 12. 1923), *F. Eisler* (14. 2. 1923 und mit *W. Nyiri* 15. 5. 1925), *R. Lenk* Füllung der Gallenwege mit Barium (5. 6. 1925), *K. Presser* (17. 12. 1926), *K. Hitzenberger* Biloptin-Schädigung (4. 2. 1927), *J. Palugyay* (11. 3. 1927) und *F. Kornfeld* (8. 4. 1927).

Über Röntgendiagnostik der Nierenkonkremente (13. 12. 1918) und über Zystographie (11. 3. 1921) sprach *M. Sgalitzer*, über Urographie *Th. Canigiani* (6. 3. 1936).

Verkalkte Zystizerken in der Muskulatur demonstrierte *G. Kopstein* (28. 6. 1929).

Die Röntgenologie des Nervensystems betrafen die Röntgenbilder eines Gehirnsteckschusses (29. 11. 1918) und solche bei Epilepsie (4. 5. 1923) von *A. Schüller*, Fremdkörperdarstellung in der mittleren Schädelgrube von *F. Eisler* (9. 5. 1919), die Röntgenbefunde bei Rückenmarkstumoren (mit *St. Jatrou*) (3. 6. 1922) und die Myelographie mit aufsteigendem Lipiodol (14. 5. 1926 und 24. 6. 1927) von *M. Sgalitzer*, ein Verfahren zur exakten Einstellung bei Gehirnbestrahlungen von *A. Kriser* (4. 5. 1923) sowie die Zysternenfüllung mit Lipiodol (20. 6. 1924) und die Myelographie (26. 6. 1925) von *W. Denk*.

Für die Förderung der Kenntnis der Knochen- und Gelenkskrankheiten war insbesondere *R. Kienböck* tätig. Genannt seien seine Mitteilungen über Beckenechinococcus (30. 5. 1924), häufige Irrtümer in der Knochendiagnostik (29. 10. 1926), *Paget*sche und *Recklinghausen*sche Krankheit (28. 1. 1927), den chronischen Gelenksrheumatismus im Röntgenbild (2. 3. 1928), praesenile trophostatische Osteoarthrose des Hüftgelenks (31. 5. 1929), alimentäre Psathyrose des Skeletts (8. 4. 1932) und über Wirbelsäulenerkrankungen (8. 3. 1935). *L. Meisels* sprach über die Röntgenographie eines spondylolisthetischen Beckens (5. 11. 1926), *L. Reich* über lokalisierte *Engel-Recklinghausen*sche Krankheit (16. 5. 1930), *F. Windholz* über Systemerkrankung des Skeletts (Osteopoikilie) kombiniert mit einer Affektion der Haut (Dermatofibrosis lenticularis disseminata) (11. 12. 1931), *F. Fleisch-*

ner über Erkrankungen der Wirbelsäule bei Lymphogranulom (10. 3. 1933), *K. Goldhamer* über Osteodystrophia fibrosa unilateralis kombiniert mit Pubertas praecox und gleichseitigen osteosklerotischen Veränderungen der Schädelbasis (9. 2. 1934), *J. Borak* (mit *B. Doll*) über halbseitige *Recklinghausen*sche Knochenkrankheit mit Pubertas praecox (20. 4. 1934) und *F. Felsenreich* über Röntgenuntersuchungen an kreuzbandverletzten Kniegelenken (9. 11. 1934).

Ein umfangreiches Kapitel in den Verhandlungen der Gesellschaft bildete auch die Röntgentherapie der verschiedensten Krankheiten. Die Haut betrafen die Mitteilungen von *A. Kriser* Behandlung von Dermatosen durch indirekte Bestrahlung (15. 5. 1925), *A. Czepa* Röntgenbehandlung bei Mykosis fungoides (20. 11. 1925), *L. Freund* bei frischen offenen Wunden (5. 3. 1926), *H. Fuhs* bei Pilzerkrankungen des Kopfes mit nachfolgendem dichterem Haarwuchs (4. 11. 1927), bei scheinbar radiuminfraktären Hautkarzinomen (8. 3. 1929) und von *H. Salzer* bei großen Hautverlusten (15. 3. 1929). — Über günstige Erfolge der Behandlung der Aktinomykose berichteten *F. Pordes* (26. 5. 1916) und *M. Wickhoff* (22. 12. 1916). — Mit der Röntgentherapie von Herz- und Gefäßerkrankungen beschäftigte sich *J. Borak Raynaud*sche Krankheit, mit Rückenmarksbestrahlung gebessert (10. 6. 1927), Therapie des intermittierenden Hinkens und der Extremitätengangrän (19. 12. 1930) und Beeinflussung organischer Herzkrankheiten durch Ovarialbestrahlung (6. 5. 1932). — *E. Mattauschek* sprach über die Röntgenbestrahlung von nicht radikal operierten Hirntumoren (25. 1. 1924), *H. Schlesinger* über wesentliche Besserung eines bestrahlten Hirntumors (24. 10. 1924) und *M. Sgalitzer* über die Bestrahlung von solchen (19. 11. 1926 und 14. 6. 1935) sowie über die Röntgenbehandlung des Hydrozephalus (25. 11. 1932). Über die Behandlung der Trigeminusneuralgie berichtete *L. Freund* (18. 10. 1918). — Einzelne Mitteilungen betrafen die Behandlung der reflektorischen Anurie mit Röntgentiefenbestrahlung *G. Schwarz* (15. 6. 1923), der Lymphogranulomatose *L. Freund* (18. 1. 1924), der ovariellen Ausfallserscheinungen *J. Borak* (28. 3. 1924), des Ulcus ventriculi *R. Lenk* (20. 6. 1924), der septischen Erkrankungen *G. Holzknecht* (10. 12. 1926), der Ostitis fibrosa generalisata *E. Freund* (21. 11. 1930), der Tonsillitis chronica *G. Schwarz* (27. 3. 1931), der Polyzythaemie *M. Sgalitzer* (29. 4. 1932), der Hyperthyreosen *J. Borak* (15. 2. 1935) und der Myositis ossificans multiplex progressiva *M. Sgalitzer* (16. 10. 1936).

Reich an Zahl waren aber die Mitteilungen über die Behandlung benigner und insbesondere maligner Geschwülste: *G. Schwarz* Radiotherapie maligner Tumoren (7. 12. 1917), zur Biologie bestrahlter Karzinome (23. 5. 1924) und intermittierende Langbestrahlung (23. 5. 1930), *G. Holzknecht* Karzinomdosen und zeitliche Verteilung der Röntgenstrahlen (9. 11. 1923), *A. Czepa* Röntgenbehandlung der Struma maligna (8. 2. 1924), *R. Lenk* Lungenmetastasen (24. 10. 1924), *E. G. Mayer* Steigerung der Röntgenwirkung bei Bestrahlung maligner und benigner Tumoren (29. 1. 1926), *J. Borak* Behandlung von Knochenkarzinom-Metastasen (14. 5. 1926), die Bedingungen der Strahlenempfindlichkeit bei malignen Tumoren (10. 6. 1932), Behandlung von Lungenmetastasen (24. 11. 1933), intraorales Karzinom (13. 3. 1936) und die biologischen Grundlagen der fraktionierten Bestrahlungsmethode bösartiger Geschwülste (15. 1. 1937), *F. Melchart* Röntgenbehandlung von Tumoren des Kehlkopfes, der Tonsillen und des Darms (24. 6. 1932) und

L. Reich Röntgenbehandlung eines inoperablen Gallertkarzinoms des Magens und Darms (1. 6. 1934).

Die Radiumtherapie behandelten: *L. Kumer* Fortschritte in der Technik der Radiumbestrahlung (11. 5. 1923) und Radiumbehandlung der Epulis (17. 12. 1926), *W. Latzko* Dauerheilung eines Zungenkarzinoms (22. 2. 1929), *O. Schindler* geheilte Hautkarzinome (22. 2. 1929), *H. Fuhs* therapeutische Erfolge bei Induratio penis plastica (28. 6. 1929), *W. Schloß* Gefäßbestrahlung (27. 11. 1931), Bestrahlung von Geschwülsten der Mundhöhle, des Rachens, Penis und Thorax (25. 6. 1932), Radontherapie (8. 5. 1936) und Fall von Zungenkarzinom, mit gleichzeitiger Elektrokoagulation behandelt (29. 1. 1937).

Mit der Lichtforschung und der Lichttherapie beschäftigte sich insbesondere *L. Freund* zur medizinischen Lichtforschung (12. 12. 1919), Lichtbehandlung des Asthmas (18. 11. 1921), (mit *J. M. Eder*) ein neues Mittel gegen Lichtschäden (23. 6. 1922), (mit *K. Toldt*, Innsbruck) Streulicht als Mittel zur Feststellung innerer Zustände des Körpers (27. 3. 1936) und Streulichtbefunde (26. 2. 1937). — *R. Volk* berichtete über die Fernbestrahlung mit konzentriertem Kohlenbogenlicht bei Lupus (9. 10. 1925).

Das Gebiet der Balneo- und Hydrotherapie betrafen der Vortrag von *M. Benedikt* zur Theorie der Balneologie (20. 12. 1918) und die Mitteilungen von *V. Pranter* über Technisches zur Wärme- und Kälteapplikation (4. 2. 1921), *W. Weis-Ostborn* über die quantitative Rhodan-Bestimmung — ein Nachweis der Wirksamkeit von Schwefelbädern (15. 1. 1926) und von *E. Freund* jun. über Schlammpackungen und Schlammersatzmittel (24. 6. 1927).

Das moderne Gebiet des Luft- und Gasschutzes war Gegenstand der Vorträge, die in der Sitzung vom 19. Januar 1934 von *E. Küchler* und *K. Müllern* gehalten wurden.

In das Gebiet der Medizingeschichte fallen die Vorträge von *S. Exner* über *J. R. v. Mayer* (20. 11. 1914), *I. Fischer* über *Semmelweis* (15. 3. 1918), Wiener Reminiszenzen eines dänischen Feldmedikus des 17. Jahrhunderts (29. 4. 1921) und zur Geschichte der medizinischen Abbildung (12. 1. 1923), *L. Piskaček* über die Puerperalendemien des Gebärhauses (15. 3. 1918), *K. Wenckebach* über ein mediko-historisches Museum im Josephinum (30. 1. 1920), *A. Kronfeld* über den Wiener Dioskurides (8. 4. 1921) und zur Geschichte des anatomischen Bildes (18. 12. 1931), *J. Rille*, Leipzig, über *David Gruby* (19. 2. 1926), *M. Neuburger* über *Laënnec* (10. 12. 1926), Gedenkworte über *Harvey* (30. 3. 1928) und über das Allgemeine Krankenhaus und die Wiener medizinische Schule (17. 5. 1935), *E. Freund* zur Erinnerung an *Friedrich Wöhlers* Harnstoffsynthese (15. 6. 1928), *A. Fraenkel* über den Entwicklungsgedanken bei *Goethe* und *Darwin* (Jahressitzung 18. 3. 1932), *A. Eiselsberg* Gedenkrede zu *Billroths* 40. Todestag (2. 2. 1934), *R. Maresch* über das Lebenswerk *Rokitanskys* (16. 3. 1934), *J. Meller* Gedenkworte zum 50. Jahrestag des Vortrags von *Carl Koller* über das Kokain (19. 10. 1934), *H. Hüller* 150 Jahre Wiener Allgemeines Krankenhaus (Film) (17. 5. 1935) und von *P. Clairmont* über die Auswirkungen der Wiener chirurgischen Schule in 150 Jahren (17. 5. 1935). Zur Erinnerung an die Entdeckung des Tuberkelbazillus durch *R. Koch* wurde am 12. 3. 1932 in den Vorträgen von *R. Maresch*, *N. Jagić* und *F. Hamburger* auch die Geschichte der Entdeckung gewürdigt.

Vorträge allgemeinen Inhalts waren die von *A. Eiselsberg* Bericht über den Kriegschirurgentag in Brüssel (23. 4. 1915), *M. Sgalitzer* medizinische und persönliche Erlebnisse in russischer Kriegsgefangenschaft (7. 1. 1916), *J. Tandler* Krieg und Bevölkerung (24. 3. 1916), *M. Herz* Klangschrift für Schlechtsehende und Blinde (12. 5. 1916 und 26. 1. 1917), *W. Zweig* Bericht über die außerordentliche Tagung des Deutschen Internistenkongresses in Warschau (26. 5. 1916), *V. Baar* Wetter und Krankheiten im abgelaufenen Jahr 1918/19 (13. 2. 1920), *Balner* einiges über das Leben und die Medizin bei den Dajak-Stämmen Zentral-Borneos (11. 2. 1921), *C. Pirquet* die amerikanische Schulausspeisung in Deutsch-Österreich (27. 5. 1921), *E. Mayerhofer* das Oberkommissariat für die Länder mit Ausschluß von Wien und Niederösterreich (27. 5. 1921), *E. Nobel* einiges über die amerikanische Kinderhilfsaktion in Wien und Niederösterreich (27. 5. 1921), *R. Wagner* die Küchenkontrolle mittels der Trockensubstanzbestimmung (27. 5. 1921), *L. Moll* die Fürsorge für den Säugling und das Kleinkind durch die englische und amerikanische Hilfsaktion (10. 6. 1921), *J. Fiebiger* die Rattenräude und ihre Beziehungen zu den *Steinach*schen Versuchen (1. 7. 1921), *M. Pappenheim* Medizinisches und Ärztliches aus Sowjet-Rußland (18. 11. 1921), *J. Thieme* München, zur Farbenphotographie im Dienst der Medizin (2. 12. 1921), *K. Wenckebach* Was können wir von Amerika lernen? (23. 11. 1923) und Meine Reise nach Niederländisch-Indien (1. 7. 1932), *R. Kraus* Medizin und Hygiene in Südamerika (7. 12. 1923), *H. Finsterer* Meine ärztlichen Beobachtungen in Amerika (18. 1. 1924), *S. Weiß* gesellschaftsbiologische Betrachtungen über das Kinderelend in deutschen Städten (11. 4. 1924), *H. Andresen* Agfa-Farbenplatten für medizinische Aufnahmen (28. 11. 1924), *J. Wölfel* die Trepanation bei den Naturvölkern (16. 1. 1925), *M. Vogel*, Dresden, das Deutsche Hygienemuseum in Dresden (24. 4. 1925), *E. Fuchs* ärztliche Erfahrungen in Abessinien (18. 6. 1926), *O. Paneth* Tuberkulose in den Karolanden von Sumatra (2. 11. 1928), *R. Sparmann* als Arzt in Holländisch-Ostindien (12. 4. 1929), *H. Hamperl* Medizinisches aus der Sowjet-Union (27. 3. 1931), *A. Strasser* Sektentum in der Medizin (22. 5. 1931), *A. Fuchs* Krankheitsbilder auf figuralen Töpfen der Chimu in Alt-Peru (20. 5. 1932) und von *L. Teleky* der mittlere Fehler (13. 11. 1936).

Wenn auch nicht so reichlich wie in den früheren Zeitabschnitten, so wurden doch auch in diesen uns beschäftigenden Jahren eine Reihe von Instrumenten und Apparaten zur Demonstration gebracht. Der Rückgang erklärt sich ja leicht dadurch, daß in unserer Gegenwart die Industrie den direkten Kontakt mit den Ärzten sucht und im allgemeinen nicht den Weg über die ärztlichen Gesellschaften einschlägt. — *E. Helmreich* (mit *R. Wagner*) demonstrierte ein zur indirekten Bestimmung der CO_2-Ausscheidung bestimmtes „Differenzspirometer" (7. 2. 1923). — Für Zwecke der inneren Medizin wurde von *H. Schur* ein Mikroskop zur Untersuchung der Hautkapillaren (23. 11. 1917), von *F. Scheminsky* und *K. Wenckebach* das Elektroskop (20. 5. 1927), von *H. Winterberg* ein tragbarer Elektrokardiograph (20. 4. 1928) und von *O. F. Ehrentheil* (mit *F. G. Back*) ein von außen lenkbarer Gastrophotographieapparat (24. 2. 1933) vorgeführt. — In das Gebiet der Chirurgie und der Orthopädie fielen die Demonstrationen von *G. Engelmann* Extensionsschiene (11. 12. 1914), *Ph. Erlacher* und *H. Spitzy* Kurzstumpfprothesen (17. 11. 1916), *E. Fischer* neuartige Prothesen für Schenkelamputierte (22. 6. 1917), *R. Grünbaum* Gelenk für Prothesen (9. 11. 1917) und

Apparat für Schlottergelenk im Ellbogen (18. 11. 1921), *L. Moszkowicz* Schienen-apparat zur ambulanten Behandlung von Frakturen (23. 10. 1925) und verschie-dene chirurgische Instrumente (30. 5. 1930), *C. Ewald* neue endoskopische Ope-rationslampe (18. 5. 1928), *I. Korsche* Instrumentarium zur Krampfaderinjektion (6. 7. 1928), *L. Böhler* Schraubenzugapparat zum Einrichten von Frakturen (2. 11. 1928), *J. Hartmann* Staubinde mit Fenster zur Varizenbehandlung (9. 11. 1928), *H. Adler* neuer Operationsstuhl (7. 6. 1929), *R. Boller* Apparat zur intravenösen Dauertropfinfusion (19. 6. 1931), *O. Frisch* Lagerungsapparat für ein im Knie in Streckstellung versteiftes Bein (10. 2. 1933), *F. Demmer* (5. 4. 1935) und *H. Schur* (12. 4. 1935) neue Rektoskope, *F. Schnek* umstellbare Abduktionsschiene (20. 12. 1935), *A. Baumgarten* Mundspekulum für Narkosezwecke (5. 6. 1936) und *F. Schürer* Kardiotren zur objektiven Beurteilung der Pulsfrequenz, des Blut-drucks und der Atmung während Operationen (6. 11. 1936). — *K. Safař* demon-strierte ein Zielophthalmoskop (30. 5. 1930), *H. Marschik* ein Tonsillenkompresso-rium (2. 5. 1919), *E. Wessely* eine Stereobrille für laryngologische und otologische Zwecke (28. 1. 1921), *F. Haslinger* eine neue Kanüle (25. 11. 1921), *H. Pichler* (9. 5. 1924) und *E. Fröschels* (mit *Schalit*) (15. 6. 1928, 21. 6. und 5. 7. 1929) Gaumenobturatoren und *O. F. Ehrentheil* (mit *F. G. Back* und *E. Suchanek*) einen Apparat für Kehlkopfphotographie (17. 10. 1930), schließlich *St. Jellinek* (mit Ing. *Scheiber*) einen Apparat für eine neue Methode des Hörens (28. 3. und 4. 4. 1930). — Für urologische Zwecke gab *V. Blum* einen Apparat zur symptomatischen Behandlung der Inkontinenz (23. 11. 1917) und *R. Tauber* einen solchen zur Blasenspülung an (7. 1. 1927). — *A. Eiselsberg* besprach einen Apparat zur Frak-turendurchleuchtung auf dem Krankenzimmer (5. 12. 1924), *M. Sgalitzer* das Kryptoskop zur Durchleuchtung von Frakturen im Extensionsverband (20. 11. 1925) sowie *G. Schwarz* einen Röntgendauerstrahler für Lichtnetzanschluß (19. 2. 1932) und eine neue Röntgenröhre (Ekto-Antikathoden-Röhre) und deren bio-logisch-therapeutische Wirkungen (22. 3. 1935). — Zwecken der physikalischen Therapie dienten die Demonstrationen von *W. Bienenstock* improvisierter Heiß-luftapparat (2. 6. 1916), *L. Stieböck* Kurzwellensender als therapeutisches Instru-ment (27. 1. 1928), *J. Hartmann* neuartige Elektrode für Diathermie (15. 3. 1929) und Stromdroßler für Diathermieapparate (14. 3. 1930) sowie von *J. Kowarschik* Vorrichtung zum Schutz gegen Diathermieverbrennung (28. 2. 1930) und neue Quarzlampe (4. 12. 1931). — Zur Krankenpflege empfahl *M. Kilhof* einen Bett-einsatz für Kranke mit Atemnot (23. 6. 1933) und *E. Nobel* Isolierbetten für Säuglinge nach *Pirquet* (12. 6. 1936).

Zum Schluß sei des leuchtenden Gehirnmodells von Frau *E. Klemperer* und *R. Exner* gedacht (30. 10. 1931).

Ich habe versucht, im vorangegangenen ein, wenn auch nur dürftiges, Bild der Arbeit unserer Gesellschaft zu geben, dürftig schon darum, weil eine Auf-zählung der vielen Hunderte Mitteilungen und Vorträge nie eine Vorstellung des lebendig gesprochenen Wortes und namentlich der Diskussionen geben kann, die sich nicht nur an diese Mitteilungen und Vorträge, sondern auch an die vielen tausend Demonstrationen anschlossen. Eine solche Aufzählung ohne die Schil-derung des jeweiligen Standes der Medizin, der den natürlichen Hintergrund bildet, bringt uns auch nicht zum Bewußtsein, wie gerade dieses und jenes Saat-korn im richtigen Moment auf fruchtbaren Boden fiel und welchen Widerhall es in der Welt der Forscher und ausübenden Ärzte fand. Die Festwochen, mit denen die Gesellschaft ihre Hundertjahr-Feier beging, waren schnell verrauscht, die Festgewänder bald abgelegt, die Feststimmung bald verklungen; aber die Arbeit der Gesellschaft wird nach der kurzen Weile, die wir nach einem Säkulum der Rückschau gewidmet haben, weitergehen, und wir hoffen, nach all dem vielen neuen Wissensgut, das uns die Gelehrten der verschiedenen Länder in den Festvorträgen gespendet haben, in noch erhöhterem Maße.

Im Laufe der letzten Jahrzehnte sind in Wien eine große Zahl Gesellschaften geschaffen worden, in denen allen sich ein reges wissenschaftliches Leben entfaltet und reiche wissenschaftliche Ernte gewonnen wird; wenn die Gesellschaft der Ärzte aber trotzdem ihre alte Stellung behauptete, die überwiegende Zahl der Mitglieder der Fachvereinigungen auch unserer Gesellschaft angehören, so liegt der Grund hierfür wohl darin, daß sie das geistige Zentrum darstellt, das alle die auseinanderstrebenden Disziplinen verbindet, den Blick auf das Ganze richtet und die mehr theoretisch orientierten Fächer in lebendigem Zusammen-hang mit den hauptsächlich praktisch sich auswirkenden Spezialgebieten der Heilkunde erhält. Insbesondere die Physiologie und Biologie, die medizinische Chemie und Pharmakologie, die allgemeine und experimentelle Pathologie vermitteln hier dem allgemeinen Praktiker und dem Vertreter eines jeden Spezial-faches nicht nur die Kenntnis der auf diesen Gebieten gemachten Fortschritte, sondern geben ihm auch wertvolle Anregungen, die ihn nicht zum bloßen Arbeiter seines erlernten Handwerks herabsinken lassen. Aber auch der Theoretiker vermag in der Berührung mit den praktischen Disziplinen neue Ideen zu schöpfen und eine ernste, sachliche, selbst von Kritik begleitete Diskussion wird beide Teile, den Theoretiker und Praktiker, in ihrem ernsten Wollen, in ihrem ernsten Streben nur fördern können. Haben auch die heutigen schwierigen materiellen Verhält-nisse und der Kampf um das tägliche Brot den Zustrom der immer neu zuwach-senden Ärztegenerationen eingedämmt, so bleibt es doch der Ehrgeiz jedes für seine Wissenschaft und Kunst begeisterten jungen Arztes, sich unserer Gesell-schaft anzuschließen, die trotz ihrer hundert Jahre nicht altert, weil das junge Blut, die jungen, aufwärtsstrebenden Kräfte auch sie jung erhalten. Und die alten und älteren Mitglieder hinwiederum haben es stets — dies sei zu ihrer Ehre gesagt — als ihre Aufgabe betrachtet, den jungen und jüngeren Elementen in der Gesellschaft eine Tribüne zu schaffen, auf der sie mit ihren Ideen und Leistungen auftreten und sich ihre ersten wissenschaftlichen Sporen erwerben können. *Chrobak* nannte in der Jahressitzung vom 15. März 1907 die Gesellschaft das Glashaus, in welchem unsere reichen jungen Talente heranwachsen, in welchem sie die Rede, in welchem die älteren die jüngeren Kräfte kennenlernen. Ernste, gewissenhafte und gründliche Arbeit hat in dem Kreis der Gesellschaft stets den verdienten Widerhall gefunden; Bonzentum und Autoritätenwahn, Cliquenwesen haben gleicherweise in der Gesellschaft nie Boden gewonnen und die Gesellschaft ist der schon von *Feuchtersleben* in seinem Jahresbericht von 1840 aufgestellten Devise „Einheit und Fortschritt" treu geblieben.

Das war vor allem das Verdienst der führenden Männer, deren glanzvolle Reihe Namen wie *Rokitansky, Hebra, Skoda, Dittel, Bamberger, Billroth, Chrobak,*

Exner, Wagner-Jauregg und *Eiselsberg* nennt, Männer, die nur das eine Ziel vor Augen hatten, an dem Aufbau einer wissenschaftlichen Heilkunde mitzuarbeiten und damit auch das Ansehen des ärztlichen Standes am besten zu festigen und zu wahren. Der internationale Ruhm dieser Namen kann auch als Beweis dienen, daß sie diese Aufgaben voll und ganz erfüllt haben.

Aber auch alle die Mitglieder der Gesellschaft, die in den hundert Jahren an ihrer Arbeit regen Anteil nahmen und deren Namen in den vorhergehenden Abschnitten des öftern genannt wurden, sie alle haben an dem großen, immer mehr in die Höhe strebenden Bau unserer Wissenschaft und Kunst, an dem jeder Stein seinen Zweck erfüllt, mitgeschaffen.

Die Bibliothek der Gesellschaft.

Im Altertum und im Mittelalter gab es nur spärliche medizinische Werke, die sich in Privatbesitz, an Lehrstätten und in Klöstern befanden. Seit der Renaissance der antiken Medizin sowie seit der Erfindung der Buckdruckerkunst stieg die Zahl der geschriebenen und gedruckten Werke immer mehr an. Da man sich nicht mehr mit den medizinischen Codices als Vermittlern des alten Wissensgutes begnügte, setzte schon im 16. Jahrhundert eine außerordentlich fruchtbare Eigenproduktion ein, die Zahl der Observationes und Consilia, die praktisches Gut brachten, wurde immer größer, es traten im 18. Jahrhundert die medizinischen Zeitschriften, die neue Erkenntnisse aus aller Herren Länder mitteilten, hinzu, so daß das Bedürfnis nach Schaffung von Bibliotheken nicht nur für den einzelnen, sondern auch für die neuentstandenen ärztlichen Vereinigungen immer dringlicher wurde.

Schon seit dem Gründungsjahr, 1837, flossen unserer Gesellschaft Bücherspenden sowohl von ihren ordentlichen als von ihren Ehren- und korrespondierenden Mitgliedern zu; nach Ablauf des ersten Jahres waren es bereits 145 Bände. Von einer benützbaren Bibliothek konnte aber erst die Rede sein, als 1842 das Lesezimmer im Domherrenhof eröffnet wurde, das, wie wir bereits gehört haben, schon 1844 nach der Übersiedlung auf den Petersplatz auch Nichtmitgliedern zugänglich gemacht wurde. 1840 war der erste Bibliothekar gewählt worden. Zahlreiche Spender, unter denen die Hofbibliothek, Fürst *Metternich*, Hofrat *von Schreibers*, *Wirer* und viele andere aufscheinen, trugen dazu bei, daß der Bibliothekar, *H. Beer*, in der Jahresversammlung vom 31. März 1843 schon über den Besitz von 2000 Bänden und 18 Zeitschriften aus allen Teilen der Heilkunde und ihrer Hilfsfächer in deutscher, französischer und englischer Sprache berichten konnte.

In der Generalversammlung vom 24. März 1846 wurde der Beschluß gefaßt, behufs leichterer Benützbarkeit den geschriebenen Katalog in Druck legen zu lassen und die alljährlich stattfindenden Zuwächse in Nachträgen zu veröffentlichen.

Im März 1853 wurde die an die Oberste Polizeibehörde gerichtete Bitte der Gesellschaft, der Bibliothek die Pflichtexemplare der medizinischen Werke zukommen zu lassen, bewilligt[1]; es scheint dieser Erlaß aber bloß von platonischem Wert geblieben zu sein. Die Nachlässe hervorragender Mitglieder, wie die *Feuchterslebens*, *L. Mauthners*, *Malfattis* und *Türcks* verhalfen jedoch der Bibliothek zu raschem Wachstum. *Ignaz Hofmannsthal* spendete auch eine Sammlung von

---

[1] Dekret v. 17. März 1853, Z. 3319/580 IV.

170 Ärzte-Portraits. Im Jahre 1861 verzeichnet der Bibliotheksbericht recht summarisch den Besitz von 5000—6000 Bänden, was um so mehr verwundert, als von Beginn an ein recht sorgfältiger Bücherkatalog geführt wurde. Auch die Schaffung eines Sachkatalogs wurde in diesen Jahren schon in Aussicht genommen. Ein in der Gesellschaft am 12. März 1866 eingebrachter Antrag verlangte bei den stetig anwachsenden Forderungen an die Bibliothekare die Anstellung eines Amanuensis oder zweier Skriptoren, ferner die Schaffung eines Zentralkatalogs oder das Auflegen der eigenen und fremden Bibliothekskataloge sowie auch ein Einvernehmen der verschiedenen Bibliotheken bezüglich ihrer Anschaffungen.

Im Jahre 1879 gestattete die Universitätsbibliotheks-Direktion mit Genehmigung der Statthalterei den Mitgliedern der Gesellschaft, Bücher zu entlehnen.

Die Übersiedlung in das eigene Haus bedeutete insbesondere für die Bibliothek einen ganz gewaltigen Fortschritt; denn es wurden dadurch nicht nur entsprechende Leseräume geschaffen, sondern auch der für die Unterbringung von Büchern und Zeitschriften schon dringendst notwendig gewordene Raum gewonnen. Aber selbst dieser Raum mußte sich mit der wachsenden Zahl der Bestände immer mehr als unzulänglich erweisen, so daß schon zweimal, wie im vorhergegangenen erwähnt, bauliche Veränderungen zur Erweiterung der Bibliothek zur Durchführung kamen. Nach der Übersiedlung der Bibliothek kam es auch mit Hilfe des Universitätsbibliothekars *M. Holzmann* zur Anlage eines modernen Buchkatalogs nach dem Muster des Katalogs der Universitätsbibliothek, der seither durch einen alphabetischen Zettelkatalog ersetzt wurde, und zur Schaffung eines Materienkatalogs, dessen Ersetzung durch einen Schlagwortkatalog bisnun ein pium desiderium geblieben ist.

Im Jahre 1903 wurde über Beschluß des Verwaltungsrates für die Benützung der Bibliothek durch Ärzte, die nicht Mitglieder der Gesellschaft sind, eine kleine Taxe für Gastkarten eingeführt, wobei Spitalsärzte besondere Berücksichtigung fanden.

Mit dem Verein für Psychiatrie und Neurologie wurde im Jahre 1905 ein Vertrag geschlossen, nach welchem die Gesellschaft die Bücher- und Zeitschriftenbestände des genannten Vereins übernahm und dieser sich verpflichtete, die von ihm abonnierten vier Zeitschriften regelmäßig weiter der Gesellschaft zuzuwenden, die Gesellschaft aber als Gegenleistung dem Verein für jene seiner Mitglieder, die nicht der Gesellschaft angehörten, zehn Jahreskarten bzw. zwanzig Halbjahreskarten der Bibliothek überließ. Seit wann diese Bestimmungen außer Kraft stehen, ist aktenmäßig nicht festzustellen.

Im Jahre 1906 spendete die Wiener Dermatologische Gesellschaft einen Betrag von 500 K zur Vervollständigung der Bibliothek an dermatologischen Werken, dem später weitere Spenden folgten, wie solche auch von der Otologischen Gesellschaft und der Freien Vereinigung der Chirurgen zuflossen.

Im Jahre 1927 stellte die Wiener Urologische Gesellschaft ihre Bibliothek zur Mitbenützung für unsere Mitglieder in unseren Räumen auf.

Trotzdem die Gesellschaft den weitaus größten Teil ihrer Einnahmen Bibliothekszwecken widmet, war es im Laufe des ganzen Jahrhunderts kaum möglich, die wichtigsten Büchererscheinungen des Auslands zu erwerben, was bei der immer mehr sich steigernden Produktion des internationalen Büchermarktes

230

auch tatsächlich ein Millionenbudget beansprucht hätte. Nur die wichtigsten
Handbücher und Enzyklopädien der deutschsprachigen Medizin konnten angeschafft werden. Was wir jetzt an Büchern besitzen, verdanken wir Spenden der
Autoren, Spenden öffentlicher Institutionen und medizinischer Gesellschaften,
seit einigen Jahren auch unserem Anschluß an die Deutsche Reichstauschstelle,
ferner Nachlässen, von denen aus jüngster Zeit die großen Bibliotheken *H. Schlesingers* und *C. Sternbergs* genannt seien. Die nachgelassenen Bibliotheken führen
aber auch zur Vermehrung unserer Dubletten, die, soweit es ältere Werke betrifft,
nur schwer verkäuflich sind.

Großen Wert aber legte die Gesellschaft seit ihrem Bestand auf die Anschaffung
von Zeitschriften und Archiven, die darum von besonderer Wichtigkeit sind, weil
sie unsere Mitglieder mit der laufenden literarischen Produktion und den wissenschaftlichen Ergebnissen des Auslands in steter Fühlung erhalten. Einen Teil
dieser Zeitschriften — dies gilt aber nicht gerade für die kostspieligen Archive —
erhalten wir im Austausch mit der Wiener klinischen Wochenschrift; doch müssen
wir seit dem Übergang der Wiener klinischen Wochenschrift aus dem Besitz
der Gesellschaft in den des Verlags *Springer* einen Teil dieser Austauschexemplare,
wenn auch zu einem ermäßigten Satz, selbst bezahlen und außerdem das nicht
unbeträchtliche Auslandsporto für die Versendung auf uns nehmen.

Der große Lesesaal dient ausschließlich Studienzwecken; im Archivzimmer
sind die neuerschienenen Hefte der Fachzeitschriften und Archive — nach Fächern
geordnet — aufgelegt und in dem auch als Rauch- und Konversationsraum die-
nenden Lesezimmer stehen die allgemeinen medizinischen Wochenschriften,
mehrere politische Tagesblätter und zwei allgemein naturwissenschaftliche
Zeitschriften zur Benützung.

Die Zahl unserer Einzelwerke beläuft sich auf 22275, die unserer Zeitschriftenserien auf 1351, von denen 468 fortlaufen. Die Zahl der Einzelwerke
gestattet mit denen der früheren Jahrzehnte darum keinen Vergleich, weil die
ungebundenen Broschüren und Sonderabdrucke, die früher mit eingerechnet
waren, aus den Bücherbeständen herausgenommen und zu einer eigenen Sammlung vereinigt wurden; diese wird zur Schonung der Hefte in geschlossenen
Schachteln aufbewahrt. Die Sammlung der Sonderdrucke und Broschüren, die
heute 58043 Nummern aufweist, wird darum von uns gepflegt, weil sie Sonderdrucke von Zeitschriften enthält, die wir nicht besitzen, und weil die Entlehnung von Sonderdrucken aus Zeitschriften und Archiven, die zwar in
unserer Bibliothek vorhanden sind, speziell aus den großen und dickbändigen
Wochenschriften, bequemer und für die Erhaltung der Zeitschriftenbände
schonender ist als die Entlehnung des ganzen Jahrgangs. Unsere Dubletten-
sammlung enthält derzeit 4244 Bücher und Zeitschriften.

Mit dem bedeutenden Anwachsen der Bibliothek wird auch der Wunsch
nach Vergrößerung der Bücherdepots immer lauter.

Die Kosten der Bibliothek beliefen sich im letzten Jahre auf S 31467,66.
Den Dienst in der Bibliothek leisten zwei weibliche Kanzleibeamte und ein
Hauswart; die wissenschaftliche Hilfskraft stellt ihre wertvollen Dienste un-
eigennützig der Bibliothek zur Verfügung.

So ist im Laufe eines Jahrhunderts aus kleinen Anfängen trotz vielfacher
Hemmnisse eine große Sammlung erwachsen, die jedem wissenschaftlichen

Arbeiter namentlich durch ihre imposanten Zeitschriftenserien unentbehrlich geworden ist und die, wenn sie sich auch mit manchen medizinischen Bibliotheken des Auslands nicht vergleichen kann, wir doch unsere Schatzkammer nennen dürfen, die nicht der Besitz eines einzelnen Souveräns oder einer Behörde, sondern das Eigentum aller Mitglieder ist.

Die von der Gesellschaft herausgegebenen Zeitschriften.

Schon in den provisorischen Statuten war die Herausgabe einer Zeitschrift vorgesehen, wie dies bereits bei einer Reihe deutscher und ausländischer Gesellschaften der Fall war, aber es dauerte bis zum Jahre 1842, bis der erste Band der „Verhandlungen der Gesellschaft der Ärzte" herauskam, der eine kurze Geschichte der Gründung, die Protokolle der ersten drei Vereinsjahre und eine Auswahl der in diesen drei Jahren gehaltenen Vorträge, nach Materien geordnet, enthielt. Die Sitzungsberichte waren ein wörtlicher Abdruck jener, die bisher in den „Medicinischen Jahrbüchern des österreichischen Kaiserstaates" erschienen waren. Es folgten zwei weitere Bände dieser „Verhandlungen", 1843 und 1844, welche die Berichte über die allgemeinen Sitzungen der Vereinsjahre 1841/42 und 1842/43, vom Jahre 1842 auch die der Sektionen, ferner abgehaltene Vorträge und vorgelegte Arbeiten enthielten, während der vierte Band, vom Jahre 1844 (Gesellschaftsjahr 1843/44), nur Sitzungsberichte brachte.

Im September 1843 hatte die Gesellschaft an die Polizei- und Zensur-Hofstelle eine Eingabe gerichtet, in der sie um die Genehmigung zur Herausgabe einer mit Ostern 1844 zu beginnenden Zeitschrift ansuchte, was auch bewilligt wurde.[1] Diese Zeitschrift erschien seit April 1844 in monatlichen Heften von vier bis sechs Bogen und enthielt selbständige Arbeiten, Institutsberichte, Bücherbesprechungen, Personalien und Notizen, vom zweiten Band ab auch mit eigener Paginierung die Sitzungsberichte der Gesellschaft. Der Prospekt motiviert das Erscheinen einer eigenen Zeitschrift damit, daß die Wiener Medizin in neuerer Zeit auch im Ausland an Bedeutung gewonnen habe und daß gerade ein wissenschaftlicher Verein, welcher die besten Kräfte des ganzen Landes im Kreise seiner Mitglieder vereinige, in erster Linie zur Herausgabe einer solchen Zeitschrift berufen und befähigt sei. Ihr erster Redakteur war *Franz Zehetmayer*, der aber schon in der allgemeinen Versammlung vom 15. Oktober 1845 dieses Amt niederlegen mußte, da er, kaum zweiunddreißigjährig, als Professor der medizinischen Klinik nach Lemberg berufen wurde, wo er schon am 3. Mai 1846 starb, ein Mann, von dessen Begabung man noch Großes hätte erwarten können. Die Leitung der Zeitschrift übernahm dann der Primararzt *Carl Haller* und er führte die Redaktion in einem Geiste, der am besten aus seiner Vorrede zum zweiten Band des Jahrgangs 1846 hervorleuchtet, wo er sagt: „Ein frischer Morgenwind durchweht das Gebiet der Heilkunde und sie reift einer schönen Zukunft entgegen, wenn die Weihe einer charaktervollen Gesinnung dem Geiste nüchterner, parteiloser Forschung dauernd die Bahn gebrochen haben wird". In dieser Vorrede hatte *Haller* von dem Leserkreis Abschied genommen; denn schon vom zweiten Band

---

[1] Hofdekret v. 31. Dezember 1843, Z. 1063, Verordnung des k. k. Central-Bücher-Revisionsamtes vom 8. Januar 1844, Z. 17.

des Jahres 1847 ab führte *H. Hebra* die Redaktion, die er bis zum Jahre 1858 versah. In den Jahren 1855 und 1856 standen ihm *C. Blodig* und *B. Hönigsberg*, 1857 *Blodig* allein zur Seite. In diesen Jahren 1855—57 erschienen neben der Zeitschrift das „Wochenblatt der Zeitschrift der Gesellschaft der Ärzte", das Originalabhandlungen kürzeren Inhalts, vorläufige Anzeigen von Entdeckungen und neuen Beobachtungen zwecks Sicherung der Priorität, statistische Mitteilungen aus den Krankenhäusern, Kasuistik aus den Spitälern und der Privatpraxis, Ergebnisse der pathologischen und gerichtlichen Sektionen, die amtlichen Erlässe und Verordnungen, die Protokolle und Programme der Gesellschaftssitzungen, Personalien und Anzeigen, Analekten, die Listen der der Gesellschaft zugesandten Werke und endlich eine Rubrik Tagesfragen zur Besprechung wissenschaftlicher und korporativer Themata, Stellenausschreibungen und Ernennungen bringen sollte. Es scheint immer wieder Schwierigkeiten gegeben zu haben — *Hajek* nennt darum mit Recht die „Literatur" das wahre Schmerzenskind der Gesellschaft, es wurde über Mangel an Material geklagt, Beschwerden über die Vortragenden wurden vorgebracht; dazu kamen Konflikte mit der 1850 gegründeten „Wiener medizinischen Wochenschrift" und schwere finanzielle Sorgen, da die Mitglieder die Zeitschrift kostenlos erhielten und die Zahl der Abonnenten nur gering war. Dies gab zu unzähligen Beratungen im Vorstand Anlaß und es mußte auch an die Regierung um Unterstützung herangetreten werden.

1858 wurde die Redaktion der Zeitschrift vom Präsidium, *C. Rokitansky* als Präsidenten, *K. D. Schroff* als Vizepräsidenten, *C. Blodig* und *C. Friedinger* als Sekretären, übernommen. 1860 fanden im Schoße der Gesellschaft wieder ausgedehnte Beratungen über die Neugestaltung der Zeitschrift statt und es erschien vom Jahre 1861 an die Zeitschrift unter dem Titel „Zeitschrift der k. k. Gesellschaft der Ärzte. Medicinische Jahrbücher", vom Jahre 1866 ab unter dem Titel „Medicinische Jahrbücher der Zeitschrift der k. k. Gesellschaft der Ärzte", daneben als Beilage wieder das „Wochenblatt". Die Redaktion führten 1861 *A. Duchek, J. Klob* und *A. Schauenstein*, seit 1862 *A. Duchek, C. Langer* und *L. Schlager*. Jahrbücher und Wochenblatt wurden alle diese Jahre von der Gesellschaft selbst verlegt. Die Jahrbücher brachten außer Originalien ausführliche Literaturübersichten.

Eine durchgreifende Änderung hatte neuerlich im Jahre 1871 statt, als *S. Stricker* die Redaktion der „Medicinischen Jahrbücher" übernahm und an die Stelle des „Wochenblatts" der „Anzeiger" trat. In den „Jahrbüchern" fielen die Literaturübersichten weg, sie waren ausschließlich zur Aufnahme von Originalabhandlungen bestimmt, die fast ausschließlich der theoretischen Medizin dienten und vorwiegend von dem Institut *Strickers* beigestellt wurden. 1880 wurde *R. L. Heschl*, der ein ausführliches Programm vorgelegt hatte (siehe „Anzeiger der k. k. Gesellschaft der Ärzte" 1880, Nr. 5, S. 47), Redakteur der Jahrbücher, doch starb er schon am 26. Mai 1881 und sein Name findet sich darum nicht auf dem Titel der „Jahrbücher", die seit 1881 von *E. Albert* und *E. Ludwig*, seit 1883 von diesen im Verein mit *H. Kundrat* redigiert wurden.

In der Sitzung vom 3. Februar 1888 wurde der Gesellschaft ein ausführliches Promemoria vorgelegt, das in dem Antrag gipfelte, die von einer Anzahl von Professoren der Fakultät gegründete „Wiener klinische Wochenschrift" als

Organ der Gesellschaft zu benützen und in demselben die authentischen stenographischen Sitzungsberichte und Vorträge zu publizieren. Der Antrag wurde, wenn auch unter einer gewissen Opposition (29 gegen 95 Stimmen), zum Beschluß erhoben. Es war insbesondere *Fuchs*, der die Anregung zur Gründung einer neuen Wochenschrift gegeben hatte, die mit den großen deutschen Wochenschriften in Konkurrenz treten könnte. Es wurde ein Aufsichtskomitee (*Bamberger*, *Fuchs*, *Kundrat*, *Ludwig* und *L. Schrötter*) und ein Redaktionskomitee, welchem der Redakteur der Zeitschrift, der Sekretär und ein aus dem Plenum gewähltes Mitglied angehörten, eingesetzt. Die Gesellschaft erhielt für jedes Mitglied ein Exemplar der Zeitschrift und bezahlte hierfür je 5 fl. pro anno. Der erste Redakteur war *G. Riehl*. Die Wochenschrift steht seit ihrem Beginn unter der Patronanz der Wiener medizinischen Fakultät, seit dem Jahre 1926 erscheinen auch die Mitglieder der Grazer und Innsbrucker medizinischen Fakultät als Mitherausgeber. An Stelle *Riehls* übernahm im April 1896 *A. Fraenkel* die Redaktion, dem 1921 *J. Kyrle*, von Nr. 18 des Jahrgangs 1926 *W. Denk* und von Nr. 48 des Jahrgangs 1928 der jetzige Redakteur, *L. Arzt*, folgten.

Die große Bedeutung des Sanitätswesens in den Armeen, welche die Balkankriege vor Augen gestellt hatten, und die damit gewachsenen Ansprüche an die Leistungsfähigkeit der Militärärzte hatten dazu geführt, daß seit dem 14. Mai 1914 der Wiener klinischen Wochenschrift eine wöchentliche Beilage, „Militärsanitätswesen", angefügt wurde, als deren Redakteur der Stabsarzt d. R. *E. Wiener* tätig war. Mit dem vorletzten Heft des Jahrgangs 1918 entfiel infolge Auflösung der österreichisch-ungarischen Armee diese Beilage.

Im Jahre 1922 war die „Wiener klinische Wochenschrift" vom Verlag *W. Braumüller*, in dem sie sich seit dem Jahre 1893 befunden hatte, in den Verlag *Rikola* übergegangen; dieser hatte auch die bisherige Verpflichtung übernommen, jedem Gesellschaftsmitglied die Wochenschrift kostenlos zu liefern, während die Gesellschaft für jedes Exemplar einen Preis zahlte, der 25% des normalen Abonnementpreises nicht übersteigen durfte. Aber die stets sich steigernden Herstellungskosten der Zeitschrift zwangen die Gesellschaft, den Verlag von dieser Bestimmung zu entheben und den Gesellschaftsmitgliedern den Bezug der Wochenschrift gegen Bezahlung des Abonnementpreises freizustellen. „So wurde", wie der erste Sekretär, *R. Paltauf*, in der Jahresversammlung vom 16. März 1923 mit Wehmut feststellte, „durch die Unbill der Zeiten eine über ein halbes Jahrhundert bestandene Eigenart unserer wie der gelehrten Gesellschaften ihrer Zeit zerstört und ihre innere Struktur sozusagen verändert. Denn es besteht wohl kein Zweifel, daß die Beteilung aller Mitglieder mit den Verhandlungen der Gesellschaft, namentlich in der Form eines medizinischen Wochenblatts, ein einigendes Band herstellte, nicht nur zwischen den einheimischen und auswärtigen Mitgliedern, sondern auch unter diesen, deren Zahl ja so groß ist, daß sie persönlich an den Sitzungen der Gesellschaft gar nicht teilnehmen könnten". 1924 ging der Verlag an *Julius Springer*, Wien, über.

Was die „Wiener klinische Wochenschrift", die in diesem Jahre ihren 51. Jahrgang eröffnete, leistete und wie sie sich und damit der Wiener Schule immer mehr Ansehen in der ganzen Welt erwarb, das braucht hier nicht des weiteren ausgeführt zu werden. Da ihr Inhalt zum großen Teil aus den in der Gesellschaft der Ärzte gehaltenen Vorträgen, aus Arbeiten von Gesellschaftsmitgliedern und aus den ausführlichen Berichten über die Gesellschaftssitzungen besteht, so können wir wohl, wenn sie auch heute nicht mehr unser faktischer Besitz ist, einen Teil ihrer Weltgeltung unserer Gesellschaft zugute schreiben.

Stiftungen der Gesellschaft.

1. Dr. Franz Wirer von Rettenbachsche Stiftung.

Wie bereits im vorhergehenden erwähnt, hatte *Wirer* seine sämtlichen Bezüge aus dem von ihm geführten Rektorat des Jahres 1837 im Betrage von 1200 fl. C.M., den er noch auf die Summe von 2000 fl. C. M. ergänzte, schon 1838 zu einer Stiftung bestimmt, die der Unterstützung hilfsbedürftiger Mitglieder der Gesellschaft dienen sollte. Dieses Stiftungskapital wurde unaufkündbar gegen jährlich 5% Verzinsung für alle zukünftigen Zeiten auf dem Haus des Stifters am Peter Nr. 577 grundbücherlich einverleibt. Am 4. August 1841 bestimmte der Stifter in Anbetracht des Umstandes, daß sich nicht so bald der Fall ergeben dürfte, daß Mitglieder der k. k. Gesellschaft der Ärzte in Wien von seiner am 2. Juli 1838 errichteten Stiftung Gebrauch machen würden, daß die Zinsen, sobald sie den Betrag von 450 fl. C. M. erreicht haben würden, als Prämien für das beste Elaborat einer von der Gesellschaft zu bestimmenden Preisfrage auf dem Gebiet der Medizin bestimmt werden sollten.

Durch Spenden wie die im Jahre 1850 von der Witwe des Wiener Arztes *Edmund Vincenz Guldener von Lobes*, geb. *Alt* (500 fl. C. M.), und 1856 des Protomedicus *Lindenmayer* in Belgrad (100 fl.) wurde diese Stiftung vermehrt.

Am 1. Januar 1909 belief sie sich auf K 18154,89.

2. Dr. Gustav Leitnersche Stiftung.

Ebenfalls für dürftige Mitglieder der Gesellschaft war die Stiftung im Betrag von 1000 fl. galizische Grundentlastungsobligation bestimmt, die der am 29. November 1878 verstorbene ehemalige Primararzt am Wiedener Krankenhaus *Gustav Lorenz Leitner* in seinem Testament vom 20. August 1873 zugedacht hatte. Sie wurde 1881 durch ein Legat von Dr. *V. Effenberger* im Betrage von 1000 fl. vermehrt.

Ihre Höhe betrug am 1. Juni 1908 K 6240,32.

3. Dr. Moriz Andreas Goldberger-Stiftung.

In seinem Testament vom 14. Januar 1888 hatte der am 28. Oktober 1891 verstorbene Dr. *Moriz Andreas Goldberger* 8000 fl. Mairente zu dem Zwecke legiert, daß die dreijährigen Zinsen dieses Kapitals alle drei Jahre als Preis für die beste Beantwortung einer medizinischen Preisfrage an seinem Sterbetag zu verteilen seien. Die Preisbewerbung wurde auf die Ärzte aus Österreich-Ungarn und Deutschland beschränkt, die Feststellung der Preisfrage und die Beurteilung der eingelaufenen Arbeiten dem Präsidium der Gesellschaft überlassen. Sie kam erst 1895 zur behördlichen Genehmigung; das offizielle Statut über die Preisausschreibung und -Verleihung wurde am 17. Januar 1896 beschlossen.

Die Höhe der Stiftung betrug am 1. Januar 1909 K 17762,60.

Der *Goldberger*-Preis wurde das erstemal im Jahre 1895 ausgeschrieben, und zwar wurde die Preisfrage gestellt: „Ist die Erkältung eine Krankheitsursache und inwieferne?" Es wurde die Arbeit von *J. Ruhemann* in Berlin am 22. Oktober 1897 preisgekrönt.

Die zweite Ausschreibung, 1898, stellte das Thema: „Über digestive Wirkung von Mikroorganismen mit Rücksicht auf die Verdauung beim Menschen." Es war keine Bewerbungsschrift eingelaufen und es wurde darum — dem § 2 des Statuts entsprechend — eine aus sechs Mitgliedern der Gesellschaft bestehende Kommission eingesetzt, die einen Vorschlag für die Zuerkennung des Preises erstatten sollte. Der im Neurologischen Centralblatt 1897, Nr. 23, erschienenen Arbeit von Professor *Ewald Hering* in Prag „Über zentripetale Ataxie beim Menschen und Affen" wurde in der Sitzung vom 19. Oktober 1900 der Preis zuerkannt, einer Arbeit, die „den Abschluß einer Reihe von experimentellen Untersuchungen desselben Autors über die Abhängigkeit der Bewegungsfähigkeit von den sensiblen Impulsen bei Fröschen, Hunden und Affen bildet und dadurch die wertvollsten Aufklärungen über die Erscheinungen der Ataxie beim Menschen, besonders auch über gewisse Symptome der Tabes schafft".

Im April 1901 war als Thema der Preisausschreibung, von einem Komitee, bestehend aus *Exner, Fuchs, M. Gruber, Gussenbauer, Ludwig, Neumann, Wagner-Jauregg* und *Weichselbaum*, vorgeschlagen: „Die infektiöse Natur der malignen Neubildungen", und da keine der eingelangten Arbeiten sich als prämiierbar erwies, erhielt am 23. Oktober 1903 Dozent Dr. *Alfred Kohn* in Prag den Preis für seine Arbeit über die chromaffinen Zellen und Paraganglien.

Das Preisthema vom April des Jahres 1904 lautete: „Einfluß von Schwangerschaft auf die Tuberkulose der Respirationsorgane". Da die einzige eingereichte Arbeit nicht als preiswert erkannt wurde, wurde der Preis am 19. Oktober 1906 *F. Obermayer* und *E. P. Pick* für ihre Arbeit „Über die chemischen Grundlagen der Arteigenschaften der Eiweißkörper" zugewendet.

Am 22. Oktober 1909 erhielt, da auf die Preisfrage des Jahres 1907 „Experimentelle Beiträge zur Frage der Beeinflussung von Organsystemen und Organfunktionen untereinander in normalen und pathologischen Verhältnissen" wieder keine prämiierbare Arbeit eingelaufen war, Professor *C. Pirquet* den Preis für seine Arbeit über Allergie, speziell die diagnostische Verwertbarkeit mittels der kutanen Tuberkulinreaktion, zuerkannt.

1910 wurde das Thema „Über die bakteriologischen Grundlagen der sekundären Geschlechtscharaktere" ausgeschrieben und der Preis *J. Tandler* und *S. Grosz* in der Sitzung vom 18. Oktober 1912 zuerkannt.

1913 wurde als Preisfrage das Thema: „Entstehung und Therapie der Reflexanurie" ausgeschrieben. Der Preis wurde 1915 Professor *E. P. Pick* für seine Arbeit über die Lebersperre zugesprochen, von diesem aber der Aktion der Gesellschaft zur Unterstützung der Hinterbliebenen gefallener Ärzte zugewendet.

4. Dr. Anton Loew-Stiftung.

Zur Erinnerung an ihren am 14. September 1907 verstorbenen Gatten, Dr. *Anton Loew*, wurde 1908 von Frau *Sofie Loew-Unger* anläßlich des sechzigjährigen Regierungsjubiläums des Kaisers Franz Josef I. ein Betrag von K 20000 zur Errichtung einer Stiftung erlegt, deren Erträgnis für hilfsbedürftige Ärzte, welche Mitglieder der Gesellschaft sind oder waren, eventuell für deren Witwen und unversorgte Waisen bestimmt. Das jährliche Erträgnis müsse nicht in jedem Jahre ausgegeben, vielmehr könne dasselbe auch aus mehreren Jahren zusammengelegt werden, um sodann zur Verteilung zu gelangen. Das Verleihungsrecht stehe dem Präsidenten der Gesellschaft zu. Die Genehmigung der Stiftung erfolgte am 13. Oktober 1908.

5. Professor Adam Politzer-Stiftung.

Anläßlich seines fünfzigjährigen Doktorjubiläums übergab *A. Politzer* am 1. Oktober 1909 einen Betrag von K 10000 in 4%iger ungarischer Rente der Gesellschaft zum Zweck einer Stiftung für hilfsbedürftige Ärzte, welche Mitglieder der k. k. Gesellschaft der Ärzte in Wien sind oder waren, eventuell für deren Witwen und unversorgte Waisen. Die weiteren Bestimmungen lauten konform der vorangehenden Stiftung. Die Genehmigung erfolgte am 23. Mai 1911.

6. Dr. Rudolf Chrobak-Stiftung.

Rudolf Chrobak, der am 1. Oktober 1910 starb, hatte in seinem Testament vom 25. August 1909 bestimmt, daß ein Betrag von K 5000 zu einer Stiftung verwendet werde, die ebenfalls hilfsbedürftigen Mitgliedern, eventuell ihren Frauen und Kindern zugedacht war. Der Betrag wurde am 11. November 1910 der Gesellschaft in 4%igen österreichischen Staatsobligationen übergeben. Die Verteilung der Zinsen sollte alle zwei Jahre, und zwar als ein Ganzes an eine Person erfolgen. Das Verleihungsrecht stehe dem Präsidenten zu. Die stiftungsbehördliche Genehmigung erfolgte am 17. März 1911.

7. Professor Dr. Leopold Oser-Stiftung.

Sie wurde von Frau *Amelie Oser* zur Erinnerung an ihren am 22. August 1910 verstorbenen Gatten, Professor *Leopold Oser*, am 4. Februar 1911 im Betrag von K 10000 in Form von 4%igen Obligationen gestiftet und war für denselben Zweck und mit denselben Bedingungen wie die drei vorangegangenen Stiftungen gewidmet. Die Genehmigung erfolgte am 28. Oktober 1911.

8. Professor Dr. Josef Pollak-Stiftung.

Der am 14. September 1916 verstorbene Professor Dr. *Josef Pollak* traf in seinem Testament vom 9. April 1916 die Verfügung, daß aus seinem Nachlaß K 10000 4%ige Nordbahnprioritäten zur Errichtung einer seinen Namen tragenden Stiftung zu verwenden seien, deren Zinsen zur Unterstützung bedürftiger Mitglieder der k. k. Gesellschaft der Ärzte dienen sollten. Das Verleihungsrecht stehe dem Präsidenten der Gesellschaft zu. Die Stiftung wurde am 6. Februar 1918 behördlich genehmigt.

9. Dr. Otto Sachs-Stiftung.

Zur Erinnerung an seinen verstorbenen Bruder Professor Dr. *Otto Sachs* übergab Dr. *Richard Sachs*, ebenfalls Mitglied unserer Gesellschaft, am 29. Oktober 1927 dem Verwaltungsrat der Gesellschaft S 5000 mit der Bestimmung, daß die Zinsen für Zwecke der Bibliothek verwendet werden sollen. Zur Überwachung der stiftungsgemäßen Verwendung ist ein Kuratorium bestimmt, das aus dem jeweiligen Präsidenten, einem Sekretär, dem Vermögensverwalter und einem vom Verwaltungsrat zu wählenden Mitglied der Gesellschaft besteht. Die Stiftung wurde am 23. Februar 1937 behördlich genehmigt.

10. In memoriam I. P.-Stiftung.

Ein Mitglied der Gesellschaft, das unbekannt bleiben wollte, erlegte 1929 S 10000 7% Goldkommunalobligationen der Landeshypothekenanstalt für Niederösterreich mit der Bestimmung, daß die Jahreszinsen im Betrage von S 700 zur Dotation eines Festvortrags dienen mögen, den ein namhafter Gelehrter in einer Sitzung unserer Gesellschaft halten solle. Dem Verwaltungsrat bleibe es unbenommen, gegebenenfalls auch die Einkünfte von zwei Jahren zu diesem Zwecke zu verwenden. Die Stiftung wurde am 4. März 1937 behördlich genehmigt.

Die Präsidenten und Mitglieder des Verwaltungsrates der Gesellschaft der Ärzte.

Jahr	Präsident	Vizepräsident	Erster Sekretär	Zweiter Sekretär	Ökonom	Bibliothekare	Vorsitzende	Verwaltungsräte
v. Dez. 1837								
1838	Malfatti	Wirer	Knolz	Czermak				
1839	"	"	"	"				
1840	"	"	Czermak	Feuchtersleben		Beer		
1841	Wirer	Bischof	"	"		"		
1842	"	"	"	"		"		
1843	"	"	Zehetmayer	Czermak		"		
1844	Güntner	Wattmann	"	Haller		Gouge und Hummel		
1845	"	"	Zehetmayer, dann Haller	Hebra	Stainer	"		
1846	"	"	Haller	"	"	"		
1847	"	F. Jäger	Hebra	J. A. Raimann	"	"		
1848	"	"	"	"	"	Hummel		
1849	"	"	"	"	"	Redtenbacher, Wotzelka		
1850	Rokitansky	K. D. Schroff	"	Herzfelder	"	"		
1851	"	"	"	"	"	"		
1852	"	"	Herzfelder	Lackner	"	"		
1853	"	"	Türck	Blodig	"	"		
1854	"	"	"	"	"	Redtenbacher, Meyr		
1855	"	"	"	"	"	Redtenbacher, Haschek		
1856	"	"	Blodig	Friedinger	"	"		
1857	"	"	"	"	"	"		
1858	"	"	"	"	"	"		
1859	"	"	"	Schauenstein	,	"		

1860	„	„	„	„	„	„		
1861	„	„	„	„	Jurić sen.	„		
1862	„	„	Schauenstein	G. Wertheim	„	Redtenbacher, Karajan	Arlt, Brücke, Schuh	Skoda, Schneider, Dlauhy, Schlager, Helm, Dumreicher, Haller
1863	„	„	„	„	„	„	„	„
1864	„	„	G. Wertheim	G. Schott	„	„	„	„
1865	„	„	„	„	„	„	„	„
1866	„	„	Klob	Hauke	„	„	Arlt, Brücke, Ulrich	Die vorigen und Rollett
1867	„	„	Hauke	Klob	„	„	Pitha, Langer, Herzfelder	„
1868	„	„	„	„	„	Redtenbacher, Karajan, dann Rollett	Wedl, Hassinger, Lackner	Dlauhy, Dumreicher, Skoda, Schlager, Schneider, Langer, G. Wertheim
1869	„	„	„	„	„	Redtenbacher, Rollett, dann Mader	Nusser, Standhartner, Zeißl	„
1870	„	„	„	„	„	Redtenbacher †, Mader	„	„
1871	„	„	Auspitz	„	„	Wahrmann, Györi	Nusser, Standhartner, Skoda	„
1872	„	„	„	„	„	„	Hebra, Dittel, Meynert	Langer, Dlauhy, Skoda, Schneider, Dumreicher, Wertheim
1873	„	„	„	„	„	Wahrmann	„	„
1874	„	Dumreicher	„	„	„	Wahrmann, Hofmokl	„	Wertheim, Skoda, Dlauhy, Schroff
1875	„	„	„	„	„	„	„	„
1876	„	„	„	„	„	„	„	„
1877	„	Hebra	Klob	l. Neumann	Funk	Eisenschitz	H. Bamberger, Heschl, Stricker	Dittel, Wertheim, Richter, Widerhofer, Skoda
1878	„	„	„	„	„	Eisenschitz, S. Hajek	„	„
1879	Hebra	H. Bamberger	„	„	„	„	„	„
1880	Hebra, † 5. Aug., Arlt v. 12. Nov.	„	Klob † Neumann	H. Chiari	„	Puschmann, S. Hajek	Billroth, J Hoffmann, E. Hofmann	Dittel, Widerhofer, G. Braun, Heschl, Leidesdorf, Gunz, Eisenschitz

Jahr	Präsident	Vizepräsident	Erster Sekretär	Zweiter Sekretär	Ökonom	Bibliothekare	Vorsitzende	Verwaltungsräte
1881	Arlt	H. Bamberger	I. Neumann	H. Chiari	Funk	Gatscher, S. Hajek	Schrötter, J. Hoffmann, Weinlechner	Dittel, Widerhofer, G. Braun, Heschl, Leidesdorf, Gunz, Eisenschitz
1882	,,	,,	,,	H. Chiari, dann Bergmeister	,,	Gatscher †, S. Hajek	Billroth, Stricker, G. Braun	Richter, Drasche, Dittel, Leidesdorf
1883	,,	,,	E. Ludwig	Bergmeister	Funk †	S. Hajek	Albert, Billroth, C. Braun	Richter, Drasche, Englisch, Eisenschitz, Exner
1884	,,	,,	,,	,,	Spitzmüller	,,	Billroth, Nothnagel, Leidesdorf	,,
1885	,,	,,	,,	,,	,,	,,	Billroth, Kundrat, Albert	,,
1886	H. Bamberger	Meynert	Kundrat	,,	,,	S. Hajek, O. Chiari	Widerhofer, Exner, L. Mauthner	Ludwig, Nothnagel, Schrötter, Reuß, Teleky
1887	,,	,,	,,	,,	,,	,,	Breisky, Toldt, Richter	,,
1888	H. Bamberger, † 9. Nov. Billroth v. 7. Dez.	,,	,,	,,	,,	,,	Dittel, Fuchs, Ludwig	,,
1889	Billroth	,,	,,	,,	,,	S. Hajek, L. Herz	Mosetig, Podrazky, Weichselbaum	S. Exner, Ludwig, Rabl, Teleky, V. Urbantschitsch
1890	,,	,,	,,	,,	,,	,,	Kahler, Chrobak, E. Ullmann	,,
1891	,,	,,	,,	,,	,,	,,	V. Urbantschitsch, Breuer, Kammerer	,,
1892	,,	Dittel	,,	,,	,,	Heitler, Unger	Krafft-Ebing, Stoerk, A. Hoffmann	Bartsch, Fillenbaum, Heim, Ludwig, Urbantschitsch
1893	,,	,,	Kundrat, † 25. April 1893	R. Paltauf	,,	Unger, Paschkis	M. Gruber, Kaposi, Hofmokl	,,
1894	Billroth, † 6. Febr. 1894	,,	Bergmeister	,,	,,	,,	Drasche, I. Neumann, Puschmann	,,
1895	Dittel	Chrobak	,,	,,	A. Loew	,,	Gussenbauer, Wagner-Jauregg, E. Zuckerkandl	H. Adler, Czokor, Exner, Frisch, Gruber, Kolisko, Ludwig, Neumann, Spitzmüller, Stoerk

1896	„	„	„	„	„	„	Obersteiner, Schauta, J. Schnabel	„
1897	„	„	„	„	„	„	Gersuny, Mucha, Kratschmer	„
1898	Chrobak	S. Exner	„	„	„	„	Ludwig, Neußer, Oser	Breuer, Frisch, Gruber, Gussenbauer, Khautz, Kolisko, Kratschmer, Neumann, Stoerk, Zuckerkandl
1899	„	„	„	„	„	„	Weinlechner, Reuß, J. Mauthner	„
1900	„	„	„	„	„	„	Czokor, Habart, Teleky	„
1901	„	„	„	„	„	„	K. Breus, O. Chiari, Gärtner	Breuer, Frisch, Gruber, Gussenbauer, Khautz, Kolisko, Mosetig, I. Neumann, Nothnagel, E. Zuckerkandl
1902	„	„	„	„	„	„	Eiselsberg, Mraček, Ronsburger	Wie 1901 und statt Gruber O. Chiari
1903	„	„	„	„	„	„	Eisenschitz, Escherich, A. Frisch	„
1904	„	„	„	„	„	„	L. Redtenbacher, Riehl, W. Winternitz. Statt Redtenbacher, † 7. Nov 1904, Hochenegg	Breuer, Chiari, Ewald, Frisch, Khautz, Kolisko, Mosetig, I. Neumann, Nothnagel, Zuckerkandl
1905	„	„	„	„	„	„	Hochenegg, C. Fleischmann, Rosmanit	„
1906	„	„	„	„	„	„	A. Kolisko, E. Lang, H. H. Meyer	Wie 1904 und statt Nothnagel, † 7. Juli 1905, Oser
1907	„	„	„	„	„	„	Ebner, Finger, L. Königstein	Breuer, Chiari, Ewald, Frisch, Khautz, Kolisko, Meyer, Mosetig, Oser, E. Zuckerkandl
1908	„	„	„	„	A. Cziner	„	Lott, Noorden, J. Pollak	„
1909	„	„	„	„	„	„	Rosthorn, Frankl-Hochwart, A. Lorenz	„
1910	Chrobak † 1. Okt. 1910	„	„	„	„	H. Paschkis, A. Hinterberger	H. Adler, M. Großmann, F. Hochstetter	Bamberger, Breuer, Chiari, Ewald, Frisch, Khautz, Kolisko, Meyer, Oser, Wagner-Jauregg
1911	Exner	Eiselsberg	„	„	„	„	Kreidl, Unger, E. Wertheim	Wie 1910 und statt Oser, † 22. Aug. 1910, J. Schnitzler

Jahr	Präsident	Vizepräsident	Erster Sekretär	Zweiter Sekretär	Ökonom	Bibliothekare	Vorsitzende	Verwaltungsräte
1912	Exner	Eiselsberg	Bergmeister	R. Paltauf	A. Czinner	H. Paschkis, A. Hinterberger	Dimmer, Möller, Pal	Bamberger, Breuer, Chiari, Ewald, Frisch, Khautz, Kolisko, Meyer, J. Schnitzler, Wagner-Jauregg
1913	„	„	„	„	„	„	Lihotzky, Schattenfroh, Tandler	„
1914	„	„	„	„	„	„	Chvostek, Ortner, I. Weiss	„
1915	„	„	„	„	„	„	S. Klein, Pirquet, Schaffer	„
1916	„	„	R. Paltauf	J. Kyrle	„	„	Bergmeister, Kobler, Wenckebach	„
1917	„	„	„	„	„	„	Bernheimer, Haberda, Piskaček	„
1918	„	„	„	„	„	„	Ehrmann, Helly, Horn	Bamberger, Breuer, Chiari, Dimmer, Ewald, Irtl, Koschier, Meyer, Schnitzler, Wagner-Jauregg
1919	Eiselsberg	Wagner-Jauregg	„	„	Hötzl	„	Mellor, Passini, Réthi	Bamberger, Breuer, Dimmer, Ewald, Föderl, Irtl, H. H. Meyer, Peham, Redlich, Schnitzler
1920	„	„	„	„	„	„	Durig, Hajek, Pranter	Wie 1919 und A. Böhm, F. Fuhrmann, Frey, K. Helly, Réthi
1921	„	„	„	„	Hötzl, † 23. März 1921, J. Fürth	H. Paschkis, provisorisch Fischer, Luger	A. Fraenkel, Neubauer, H. Neumann	—
1922	„	„	„	„	J. Fürth	„	Kermauner, Mannaberg, Thenen	Böhm, Breuer, Dimmer, Ewald, Föderl, A. Fraenkel, Frey, Fuhrmann, Helly, Irtl, Meyer, Peham, Redlich, Réthi, Schnitzler
1923	„	„	„	„	J. Fürth, † 30. April 1923, Irtl	H. Paschkis, † 18. Mai 1923. Fischer, Luger	Fischel, Kovacs, F. Steiner	Wie 1922 und statt Föderl J. Thenen
1924	„	,	R. Paltauf, † 21. April 1924, Kyrle	J. Kyrle, C. Sternberg	Irtl	Fischer, Luger	Hübl, Latzko, Maresch	Wie 1922 und statt Meyer und Réthi V. Hanke und F. Steiner

1925	„	„	„	C. Sternberg	„	„	Graßberger, E. P. Pick, Resch	Böhm, Dimmer, Ewald, Fraenkel, Frey, Fuhrmann, Hanke, Helly, Mannaberg, Maresch, Peham, Redlich, Schnitzler, Steiner, Thenen
1926	„	„	Kyrle, †20. März 1926, C. Sternberg	C. Sternberg, P. Albrecht	„	„	E. Freund, Preindlsperger, Wasicky	Wie 1926 und statt Dimmer G. Riehl
1927	„	„	C. Sternberg	P. Albrecht	„	„	Böhm, Peham, Schnitzler	„
1928	„	„	„	P. Albrecht, †23. Nov. 1928, Breitner	„	„	Ewald, Neuburger, Scherrer	Böhm, Ewald, Fraenkel, Frey, Hanke, Helly, Hübl, Mannaberg, Maresch, Peham, Redlich, Riehl, Schnitzler, Steiner, Thenen und statt A. Fraenkel Denk
1929	„	„	„	Breitner	„	„	Rubritius, Schönbauer, E. Schwarz	Wie 1928 und statt Denk Arzt
1930	„	„	„	„	„	„	Czyhlarz, Frey, Kerl	„
1931	„	„	„	Breitner, nach seinem Abgang nach Innsbruck Ranzi	„	„	K. Lindner, J. Müller, H. Schlesinger	Durig, Ewald, Frey, Hanke, Helly, Hübl, Mannaberg, Maresch, Panzer, Riehl, Scherrer, Schnitzler, Schönbauer, Steiner, Thenen
1932	„	Durig	„	Ranzi	„	„	L. Braun, Hamburger, Lotheissen	„
1933	„	„	„	„	„	„	Irtl, Pötzl, M. Sternberg	„
1934	„	„	„	„	„	„	Denk, Halban, Kobler	Eppinger, Ewald, Frey, Gegenbauer, Hanke, Hübl, Maresch, Panzer, Riehl, Rubritius, Scherrer, Schnitzler, Steiner, Thenen, Wagner-Jauregg
1935	„	„	C. Sternberg, †15. Aug. 1935, Ranzi	Arzt	„	„	Hanke, Jagić, A. Schiff	„
1936	„	„	Ranzi	„	„	„	Gegenbauer, Reuter, M. Sachs	Wie 1934 und J. Müller
1937	„	„	„	„	„	„	Pichler, Reimann, Weinberger	Chiari, Eppinger, C. Fleischmann, Frey, Gegenbauer, Hanke, Hübl, J. Müller, Rubritius, Salzer, Scherrer, Schnitzler, Steiner, Thenen, Wagner-Jauregg

Die Funktionäre der Sektionen für

	Pharmakologie				Pathologie (seit 1851 Physiologie und Pathologie)				Hygiene (1852 Staatsarzneikunde)				Therapie			
	Obmann	Obmann-stellvertreter	Erster Sekretär	Zweiter Sekretär	Obmann	Obmann-stellvertreter	Erster Sekretär	Zweiter Sekretär	Obmann	Obmann-stellvertreter	Erster Sekretär	Zweiter Sekretär	Obmann	Obmann-stellvertreter	Erster Sekretär	Zweiter Sekretär
1842	Pleischl		Wisgrill	C. D. Schroff	Töltényi		Eckel	Dlauhy	Knolz		Dobler	Haller	Rosas		Sigmund	Klucky
1843	"		"	"	"		Dlauhy	Zehet-mayer	"		"	Beer	Güntner		"	"
1844	"		K. D. Schroff	Heider	Czermak		"	Hebra	"		"	"	Sterz		"	"
1845	"		"	"	"		Dlauhy Dumreicher	Hebra Dumreicher	Dobler		Beer	Jurié	"		Klucky	Gassner
1846	"		"	"	Rokitansky		Dumreicher	Dietl	"		"	"	"		"	"
1847	"	K. D. Schroff	Heider	Ragsky	"	Hyrtl	"	"	H. Böhm	Beer	Jurié	Prinz	St. Schroff	Czykanek	"	"
1848	"	"	"	"	"	"	"	"	"	"	"	"	"	"	"	Lackner
1849	"	"	"	Schneller	"	"	Herz-felder	Türck	"	Prinz	Hofmanns-thal	Lang	"	"	Lackner	Winter-nitz
1850	"	Kainz-bauer	"	Striech	Skoda	Dum-reicher	Türck	Müller	"	"	Lang	Ober-hofer	Czykanek	Raimann	Winter-nitz	Alten-berger
1851	"	"	Striech	Heider	"	"	"	"	Prinz	Dlauhy	Massari	Witlačil	"	"	"	"
1852	"	"	"	Flechner	"	"	"	"	Dlauhy	Haller	"	Hueber	Oppolzer	Schuh	"	Lumpe
1853	"	"	Flechner	Wertheim	"	"	Heschl	"	"	"	"	"	"	"	"	"
1854	"	"	"	"	"	"	H. Schle-singer	"	"	"	Friedinger	Schauen-stein	"	Sigmund	"	"
1855	"	Schneller	"	"	"	"	"	"	"	"	"	Scholz	"	"	"	"
1856	"	"	"	"	"	"	Körner Schuller	H. Schle-singer	"	"	Chrastina	Endlicher	"	"	"	"
1857	"	"	"	"	"	"	Schuller	"	"	"	"	"	"	"	"	"
1858	"	Kurzak	Zavisics	Fröhlich	"	"	Klob	"	"	"	"	"	"	"	"	"
1859	Kurzak		Jaco-bovics	M. Gold-berger	Dum-reicher	Arlt	"	A. Richter	"	"	Schlager	Nader	"	"	"	"
1860			"	"	"	"	"	Reder	"	"	"	Habit	"	"	"	"
1861			"	"	Arlt	C. Braun	Reder	Wallmann	"	"	"	"	"	"	"	"

Statistische Daten.

Jahr	Mit- glieder- zahl	Sitzungen	Vorträge	Mit- teilungen	Demon- strationen	Einnahmen	Ausgaben	Bücher	Mitgliedsbeitrag
1838	40	18				1209,— fl. C. M.	1376,19 fl. C. M.		
1839	89	18	74					145	20 fl. C. M.
1840	89	17 1 außerord.	70			1209,93 fl. C. M.	633,03 fl. C. M.		20 fl. C. M.
1841		18	35			1836,20 fl. C. M.	1398,22 fl. C. M.		20 fl. C. M.
1842	100	18 18 Sekt.	50					2000 18 Ztschr.	20 fl. C. M.
1843		18 27 Sekt.	34 21 Sekt.						20 fl. C. M.
1844		12 33 Sekt.							20 fl. C. M.
1845	102	10 37 Sekt.	30 90 Sekt.					über 3000	20 fl. C. M.
1846	99	10 37 Sekt.	19 92 Sekt.						20 fl. C. M.
1847		10 30 Sekt.							20 fl. C. M.
1848		2							20 fl. C. M.
1849		4 34 Sekt.							20 fl. C. M.
1850	125	9 37 Sekt.				4078,— fl. C. M.	4057,— fl. C. M.	2421	15 fl. C. M.
1851	156	10 39 Sekt.							20 fl. C. M.

Jahr	Mitgliederzahl	Sitzungen	Vorträge	Mitteilungen	Demonstrationen	Einnahmen	Ausgaben	Bücher	Mitgliedsbeitrag
1852		10 37 Sekt.	112						20 fl. C. M.
1853		10 34 Sekt.							20 fl. C. M.
1854		10 36 Sekt.							20 fl. C. M.
1855		10 35 Sekt.							20 fl. C. M.
1856		10 37 Sekt.	144						20 fl. C. M.
1857	178	10 34 Sekt.	181						20 fl. C. M.
1858	197	9 28 Sekt.	149						20 fl.
1859	187	8 29 Sekt.	155						20 fl.
1860		8 32 Sekt.							20 fl.
1861	192	8 29 Sekt.	90					5000 bis 6000	20 fl.
1862		31							20 fl.
1863	197	32							20 fl.
1864		34							20 fl.
1865		32							20 fl.

Jahr									
1866		34						7372 (6291 Mono-graphien, 451 Sammelwerke und Ztschr.)	20 fl.
1867		37	70						20 fl.
1868	200	35							20 fl.
1869	199	34	53						20 fl.
1870	193	22	63						20 fl.
1871	199	35	83						20 fl.
1872	210	28	54						20 fl.
1873	212	34	76			28 231,64 fl.	15 457,24 fl. C. M.		20 fl.
1874	214	30	65						20 fl.
1875	219	31	50						20 fl.
1876	216	31	81						20 fl.
1877	220	35	88						20 fl.
1878		29						10343 9374 Monogr. 969 Sammelw. Ztschr., Wörterb.	20 fl.
1879	245	30	68						20 fl.
1880	255	32	76						15 fl.
1881	270	33	69						15 fl.
1882	272	33	66						15 fl.
1883	277	32	79						15 fl.
1884	275	35	76					10000 Werke 125 Ztschr.	15 fl.

Jahr	Mit-gliederzahl	Sitzungen	Vorträge	Mit-teilungen	Demon-strationen	Einnahmen	Ausgaben	Bücher	Mitgliedsbeitrag
1885	277	31	84					10900, inkl. Ztschr.	15 fl.
1886	279	31	88					über 10000 ohne Ztschr.	20 fl.
1887	306	30	25	4	60				20 fl.
1888	309	28	21	6	72				20 fl.
1889	308	29	40	2	61	8880,49 fl.	6339,63 fl.	11069	20 fl.
1890	318	29	32	1	72	9096,24 fl.	6212,40 fl.	11200	20 fl.
1891	326	25	25	2	75	8182,44 fl.	3868,44 fl.	11430	20 fl.
1892	367	24	18	5	81	8802,29 fl.	4912,02 fl.	16000	20 fl.
1893	409	26	27	2	71	9179,95 fl.	7420,65 fl.	25 bis 30000	20 fl.
1894	442	32	25	4	104	11951,50 fl.	10976,69 fl.	30 bis 32000 430 Ztschr.	20 fl., neue Mitgl. 40 u. 30 fl.
1895	465	28	24	11	88	10018,09 fl.	9814,11 fl.	über 30000 453 Ztschr.	20 fl., neue Mitgl. 40 u. 30 fl.
1896	487	28	22	10	83	10540,— fl.	7553,58 fl.	32000, davon 500 Ztschr.	20 fl., neue Mitgl. 40 u. 30 fl.
1897	519	29	27	10	74	11360,— fl.	8777,87 fl.	12673 Werke 530 Ztschr.	20 fl., neue Mitgl. 40 u. 30 fl.
1898	532	31	21	3	72	11641,53 fl.	9256,19 fl.	12900 Werke 570 Ztschr.	20 fl., neue Mitgl. 40 u. 30 fl.
1899	555	29	21	6	90	12502,— fl.	11135,84 fl.	13080 Werke 596 Ztschr.	20 fl., neue Mitgl. 40 u. 30 fl.
1900	570	30	27	13	92	24360,— K	22691,16 K	13283 Werke 625 Ztschr.	40 K, neue Mitgl. 80 und 60 K

1901	576	28	18	10	74	24900,— K	23837,55 K	13444 Werke 648 Ztschr.	40 K, neue Mitgl. 80 und 60 K
1902	590	36	27	5	122	25280,— K	24716,96 K	13764 Werke 668 Ztschr.	40 K, neue Mitgl. 80 und 60 K
1903	641	31	26		133	28560,— K	24085,71 K	13978 Werke 687 Ztschr.	40 K, neue Mitgl. 80 und 60 K
1904	660	32	28	16	101	28960,— K	26140,65 K	14479 Werke 694 Ztschr.	40 K, neue Mitgl. 80 und 60 K
1905	674	29	20	9	159	27880,— K	28534,59 K	14999 Werke 727 Ztschr.	40 K
1906	678	30	27	5	125	36640,— K	29134,75 K	15261 Werke 746 Ztschr.	50 K
1907	691	30	22	18	142	37100,— K	30030,88 K	15646 Werke 775 Ztschr.	50 K
1908	724	31	25	14	130	38470,— K	31373,69 K	16549 Werke 809 Ztschr.	50 K
1909	741	34	26	21	126	43956,67 K	42956,67 K	16773 Werke 845 Ztschr.	50 K
1910	759	32	25	6	155	61647,64 K	75562,31 K	16900 Werke 858 Ztschr.	50 K
1911	770	29	25	7	118	43046,05 K	35051,49 K	17436 Werke 891 Ztschr.	50 K
1912	785	30	39		123	41908,63 K	33178,56 K	17624 Werke 917 Ztschr.	50 K
1913	809	33	27	7	198	45733,37 K	51643,73 K	18147 Werke 940 Ztschr.	50 K
1914	824	31	14	7	146	45534,73 K	51207,50 K	18991 Werke 946 Ztschr.	50 K

Jahr	Mit-glieder-zahl	Sitzungen	Vorträge	Mit-teilungen	Demon-strationen	Einnahmen	Ausgaben	Bücher	Mitgliedsbeitrag
1915	824	32	24	11	125	43 990,28 K	37 019,80 K	19 134 Werke 949 Ztschr.	50 K
1916	809	30	21	10	97	46 084,85 K	39 119,24 K	19 203 Werke 950 Ztschr.	50 K
1917	803	32	25	7	97	51 321,30 K	43 468,87 K	19 377 Werke 950 Ztschr.	50 K
1918	816	35	27	3	119	89 914,67 K	86 757,18 K	19 750 Werke 950 Ztschr.	50 K
1919	852	35	32	14	104	393 997,97 K	269 857,06 K	20 529 Werke 950 Ztschr.	50 K
1920	930	32	29	12	74	390 840,48 K	232 707,02 K	20 840 Werke 950 Ztschr.	200 K
1921	988	34	30	15	77	1 920 467,59 K	1 521 146,26 K	21 000 Werke 950 Ztschr.	500 + 500 K
1922	1011	34	30	26	76			21 010 Werke 957 Ztschr.	4000 + 39 000 K
1923	1027	35	30	13	103	164 000 000,— K	über 90 000 000,— K	21 144 Werke 997 Ztschr.	100 000 K
1924	1049	35	30	15	80	407 100 181,— K	327 570 940,— K	21 222 Werke 1027 Ztschr.	400 000 K
1925	1050	34	30	14	96	57 989,75 S	53 368,38 S	21 380 Werke 1060 Ztschr.	40 S
1926	1059	34	31	22	96	58 122,86 S	56 720,35 S	21 860 Werke 1069 Ztschr.	40 S

1927	1041	33	31	18	92	57072,95 S	55755,08 S	18856 Werke 1113 Ztschr. 24609 Sondabdr.	50 S
1928	1029	33	37	20	94	84473,23 S	69340,66 S	19339 Werke 1143 Ztschr. 27031 Sondabdr.	80 S
1929	1023	33	34	23	100	101523,14 S	80638,84 S	19494 Werke 1200 Ztschr. 29840 Sondabdr.	80 S
1930	1009	32	31	19	103	106293,88 S	84587,39 S	19636 Werke 1229 Ztschr. 31194 Sondabdr.	80 S
1931	992	31	34	15	102	105068,82 S	77034,49 S	20073 Werke 1254 Ztschr. 33737 Sondabdr.	80 S
1932	990	33	32	20	97	104119,15 S	83152,50 S	20315 Werke 1288 Ztschr. 36540 Sondabdr.	80 S
1933	994	29	30	16	85	95993,50 S	80445,69 S	20634 Werke 1300 Ztschr. 38715 Sondabdr.	80 S
1934	974	30	31	7	84	89950,19 S	74107,25 S	21586 Werke 1320 Ztschr. 43375 Sondabdr.	80 S
1935	949	32	34	11	80	84029,11 S	67425,09 S	22100 Werke 1337 Ztschr. 48252 Sondabdr.	80 S
1936	930	33	32	7	108	81436,72 S	62650,24 S	22275 Werke 1351 Ztschr. 58043 Sondabdr.	80 S

Tabellarische Übersicht der von der „Gesellschaft der Ärzte in Wien" herausgegebenen Zeitschriften.

Im Jahre	erschien	Nummer	gleichzeitig erschien	Nummer	redigiert von	For-mat	Verlag von
1842	Verhandlungen der k. k. Gesellschaft der Ärzte zu Wien	—	—	—	—	8^0	Braumüller & Seidel
1843	Verhandlungen der k. k. Gesellschaft der Ärzte zu Wien. Viertes Gesellschaftsjahr 1841/42	2. Band	—	—	—	8^0	„
1844	Verhandlungen der k. k. Gesellschaft der Ärzte zu Wien. Fünftes Gesellschaftsjahr 1842/43. Sechstes Gesellschaftsjahr 1843/44.	3. u. 4. Band	Zeitschrift der k. k. Gesellschaft der Ärzte zu Wien	1. Jahrg. 1.Bd.	Zehetmayer	8^0	Kaulfuss Ww., Prandl & Co.
1845	Zeitschrift der k. k. Gesellschaft der Ärzte in Wien	1. Jg. 2. Bd. 2. „ 1. „	—	—	„	8^0	„
1846	„	2. Jg. 2. Bd. 3. „ 1. „	—	—	Haller	8^0	„
1847	„	3. Jg. 2. Bd. 4. „ 1. „	—	—	Haller, Hebra Hebra	8^0	„
1848	„	4. Jg. 2. Bd.	—	—	„	8^0	„
1849	„	5. Jahrg. 1. u. 2. Band	—	—	„	8^0	Carl Gerold
1850	„	6. Jahrg. 1. u. 2. Band	—	—	„	8^0	„
1851	„	7. Jahrg. 1. u. 2. Band	—	—	„	8^0	„

1852	,,	8. Jahrg. 1. u. 2. Band	—	—	,,	8⁰	Carl Gerold & Sohn
1853	,,	9. Jahrg. 1. u. 2. Band	-		,,	8⁰	,,
1854	,,	10. Jahrg. 1. u. 2. Band	—	—	,,	8⁰	,,
1855	,,	11. Jahrg.	Wochenblatt d. Zeitschrift der k. k. Ges. der Ärzte (52 Nummern)	1. Jahrg.	Verantw. Red. Hebra, Mitred. Blodig und Hönigsberg	8⁰	,,
1856	,,	12. Jahrg.	,,	2. ,,	,,	8⁰	,,
1857	,,	13. Jahrg.	,,	3. ,,	Verantw. Red. Hebra, Mitredakteur Blodig	8⁰	,,
1858	,,	14. Jahrg. Neue Folge 1. Jahrg.	—	—	Unter Redaktion des Gesellschaftspräsidiums. Präs. Rokitansky, Präs.-Stellv. K. D. Schroff, 1. Sekr. Blodig, 2. Sekr. Friedinger	4⁰	,,
1859	,,	15. Jahrg. N. F. 2. Jg.	—	—	,, 2. Sekr. Schauenstein	4⁰	Im Selbstverlag der Gesellschaft
1860	,,	16. Jahrg. N. F. 3. Jg.	—	—	,,	4⁰	,,
1861	Zeitschr. d. k. k. Ges. d. Ärzte in Wien. Mediz. Jahrbücher	17. Jahrg. 1. u. 2. Band	Wochenblatt, Beilage d. Med. Jahrbücher (52 Nummern)	17. Jahrg.	Duchek, Klob, Schauenstein	8⁰	,,

Im Jahre	erschien	Nummer	gleichzeitig erschien	Nummer	redigiert von	For-mat	Verlag von
1862	Ztschr. d. k. k. Ges. d. Ärzte in Wien. Mediz. Jahrbücher	18. Jahrg. 1. u. 2. Band	Wochenblatt, Beilage d. Med. Jahrbücher (52 Nummern)	18. Jahrg.	Duchek, Langer, Schauenstein	8⁰	Im Selbstverlag der Gesellschaft
1863	„	19. Jahrg. 1. u. 2. Band	„	19. „	Duchek, Schauenstein	8⁰	„
1864	„	20. Jahrg. 1. u. 2. Band	„	20. „	C. Braun, Duchek, Schlager	8⁰	„
1865	„	21. Jahrg. 1. u. 2. Band	„	21. „	„	8⁰	„
1866	Mediz. Jahrbücher, d. Ztschr. der k. k. Gesellschaft d. Ärzte	11. u. 12. Bd. 22. Jahrg.	„.	22. Jahrg. 6. Band	„	8⁰	„
1867	„	13. u. 14. Bd. 23. Jahrg.	„	23. Jahrg. 7. Band	„	8⁰	„
1868	„	15. u. 16. Bd. 24. Jahrg.	„	24. Jahrg. 8. Band	„	8⁰	„
1869	„	17. u. 18. Bd. 25. Jahrg.	„	25. Jahrg. 9. Band	„	8⁰	„
1870	„	19. u. 20. Bd. 26. Jahrg.	„	26. Jahrg. 10. Band	„	8⁰	„
1871	Mediz. Jahrbücher, herausg. von der k. k. Gesellschaft der Ärzte	Jahrg. 1871	Anzg. d. k. k. Ges. d. Ärzte, wöchentlich während d. Sitzungsdauer	—	Stricker	8⁰	Wilhelm Braumüller

1872	„	„ 1872	„	Der Anzeiger wurde von den jeweiligen Sekretären der Gesellschaft redigiert		„	8⁰	„
1873	„	„ 1873	„			„	8⁰	„
1874	„	„ 1874	„			„	8⁰	„
1875	„	„ 1875	„			„	8⁰	„
1876	„	„ 1876	„			„	8⁰	„
1877	„	„ 1877	„			„	8⁰	„
1878	„	„ 1878	„			„	8⁰	„
1879	„	„ 1879	„			„	8⁰	„
1880	„	„ 1880	„			„	8⁰	„
1881	„	„ 1881	„			(Prov. I. Neumann) Albert und E. Ludwig	8⁰	„
1882	„	„ 1882	„			„	8⁰	„
1883	„	„ 1883	„			Albert, Kundrat und E. Ludwig	8⁰	„
1884	„	„ 1884	„			„	8⁰	„
1885	„	„ 1885	„			„	8⁰	„
1886	„	Neue Folge 1. Jg., d. ganz. Reihe 82. Jg.	„			„	8⁰	Alfred Hölder
1887	„	N. F. 2. Jg., d. g. R. 83. Jg.	„			„	8⁰	„
1888	„	N. F. 3. Jg., d. g. R. 84. Jg.	Anzeiger bis Ende März 1888			„	8⁰	„
	„		Vom April Wiener klinische Wochenschrift		1. Jahrg.	Riehl	4⁰	„
1889	Wiener klinische Wochenschrift	2. Jahrg.	—			„	4⁰	„

Im Jahre	erschien	Nummer	gleichzeitig erschien	Nummer	redigiert von	For-mat	Verlag von
1890	Wiener klinische Wochen-schrift	3. Jahrg.	—	—	Riehl	4^0	Alfred Hölder
1891	,,	4. ,,	—	—	,,	4^0	,,
1892	,,	5. ,,	—	—	,,	4^0	,,
1893	,,	6. ,,	—	—	,,	4^0	W. Braumüller
1894	,,	7. ,,	—	—	,,	4^0	,,
1895	,,	8. ,,	—	—	,,	4^0	,,
1896	,,	9. ,,	—	—	A. Fraenkel ab Nr. 14	4^0	,,
1897	,,	10. ,,	—	—	,,	4^0	,,
1898	,,	11. ,,	—	—	,,	4^0	,,
1899	,,	12. ,,	—	—	,,	4^0	,,
1900	,,	13. ,,	—	—	,,	4^0	,,
1901	,,	14. ,,	—	—	,,	4^0	,,
1902	,,	15. ,,	—	—	,,	4^0	,,
1903	,,	16. ,,	—	—	,,	4^0	,,
1904	,,	17. ,,	—	—	,,	4^0	,,
1905	,,	18. ,,	—	—	,,	4^0	,,
1906	,,	19. ,,	—	—	,,	4^0	,,
1907	,,	20. ,,	—	—	,,	4^0	,,
1908	,,	21. ,,	—	—	,,	4^0	,,
1909	,,	22. ,,	—	—	,,	4^0	,,
1910	,,	23. ,,	—	—	,,	4^0	,,
1911	,,	24. ,,	—	—	,,	4^0	,,

1912	„	25.	„	—	—	„	4⁰	„
1913	„	26.	„	—	—	„	4⁰	„
1914	„	27.	„	—	—	„	4⁰	„
1915	„	28.	„	—	—	„	4⁰	„
1916	„	29.	„	—	—	„	4⁰	„
1917	„	30.	„	—	—	„	4⁰	„
1918	„	31.	„	—	—	„	4⁰	„
1919	„	32.	„	—	—	„	4⁰	„
1920	„	33.	„	—	—	„	4⁰	„
1921	„	34.	„	—	—	Kyrle	4⁰	„
1922	„	35.	„	—	—	„	4⁰	Rikola-Verlag
1923	„	36.	„	—	—	„	4⁰	„
1924	„	37.	„	—	—	„	4⁰	Julius Springer, Wien
1925	„	38.	„	Sonderbeilage (Fortbildungskurse)	Heft 1 bis 52	„	4⁰	„
1926	„	39.	„	„	Heft 1 bis 52	Denk ab Nr. 18	4⁰	„
1927	„	40.	„	„	Heft 1 bis 52	„	4⁰	„
1928	„	41.	„	—	—	Arzt ab Nr. 48	4⁰	„
1929	„	42.	„	—	—	„	4⁰	„
1930	„	43.	„	—	—	„	4⁰	„
1931	„	44.	„	—	—	„	4⁰	„
1932	„	45.	„	—	—	„	4⁰	„
1933	„	46.	„	—	—	„	4⁰	„
1934	„	47.	„	—	—	„	4⁰	„
1935	„	48.	„	—	—	„	4⁰	„
1936	„	49.	„	—	—	„	4⁰	„
1937	„	50.	„	—	—	„	4⁰	„

Namenverzeichnis.[1]

---

[1] Falls kein anderer Ort genannt ist, beziehen sich die näheren Angaben auf Wien.

Böhm, Karl Edler von Böhmersheim, 1827—1902, hab. 1861 für Chir., 1864 Tit. Prof. Josephinum, 1865 Primararzt, 1870 Direktor Rudolfstiftung, 1887 Allg. Krankenh. 64, 67, 68, 83, 84, 89, 94, 96, 145.

Boerhaave, Hermann, 1668—1738, 1701 Prof. Leiden 2.

Börner, Ernst, 1843—1914, hab. 1874 Geburtsh. u. Gynäk. Graz, 1880 Tit. Prof. 145.

Bogdanik, Josef, Chirurg Krakau 164.

Boissoneau, A. Paris 100.

Boller, Reinhold, *1901, hab. 1937 inn. Med. 175, 182, 183, 191, 225.

Bondi, Samuel, *1878, hab. 1919 inn. Med. 129, 130, 131, 138, 172, 178, 182.

Bondy, Gustav, *1870, hab. 1912 Ohrenheilkunde, Primar. Ohrenabteil. Krankenhaus Wieden 213.

Borak, Jonas, *1893, 1931 Vorst. Röntgeninst. Spital Israelit. Kultusg. 220, 222.

Bowditch, Henry Ingersoll, 1808—1892, Boston, Facharzt für Erkrankungen d. Brustorgane 77.

Boxer, Siegfried, *1877, Frauenarzt 125.

Brandt, Robert, *1888, Dermatologe, Leiter Serolog. Untersuchstat. 170, 177.

Brandweiner, Alfred, 1875—1932, hab. 1908 Dermat., 1929 Tit. Prof., Abteilungsvorstand Allg. Poliklinik 151.

Brants, C., Magister u. Apothekenbesitzer 41, 67.

Brants, Gerhard Carl, 1781—1858, prakt. Arzt 6, 8.

Braun, Carl Ritter von Fernwald, 1822 bis 1891, hab. 1853 Geburtsh., 1853 o. Prof. Trient, 1856 Wien 68, 88, 89, 145.

Braun, Gustav, 1829—1911, hab. 1856 Geburtsh., 1862 Prof. Josephinum, 1873 Universität 89, 103, 145.

Braun, Ludwig, 1867—1936, hab. 1900 inn. Med., 1910 Tit. Prof., 1910 Primararzt Spital Israel. Kultusg. 117, 120, 121, 128, 172, 178.

Braun, Ludwig, *1864, prakt. Arzt 158.

Braun, Robert Leopold, *1874, prakt. Arzt 192.

Braus, Hermann, 1867—1924, hab. 1896 Jena, 1912 o. Prof. Anat. Heidelberg, 1921 Würzburg 116.

Brecher, Eduard, 1895—1935, Urologe 207.

Breisky, August, 1832—1889, 1866 Prof. Geburtsh. u. Gynäk. Salzburg, 1867 Bern, 1874 Prag, 1886 Wien 145.

Breitner, Burghard, *1884, hab. 1922 Chir., 1927 Tit. Prof., 1932 o. Prof. Innsbruck 137, 164, 191, 197, 198, 201, 202, 203.

Bremser, Johann Gottfried, 1767—1827, Konservator d. naturwissenschaftl. Museums Wien 3, 4.

Breuer, Josef, 1842—1925, hab. 1875 inn. Med., dann prakt. Arzt 68, 71, 112, 113.

Breuer, Richard, *1865, Zahnarzt 136.

Breuer, Robert, 1869—1936, hab. 1904 inn. Med., 1910 Primararzt Spital d. Israel. Kultusg. 126, 128, 131.

Breus, Karl, 1852—1914, hab. 1883 Geburtsh., 1892 Gynäk., 1894 Tit. Prof. 114, 138.

Březina, Ernst, *1874, hab. 1908 Hyg., a. o. Prof. Techn. Hochschule, 1919 Tit. Prof. 115, 218.

Brieg, S. 183.

Brings, Ludwig, *1902, Frauenarzt 172, 209.

Brosche, Johann Nepomuk Joseph, *1775, 1812 Prof. Zootomie Tierarzn.-Inst. Wien, dann Dresden, 1820 n.-ö. Landesveterinär 40.

Bruckmüller, Andreas, 1823—1883, 1853 Prof. Tierarzn.-Inst. patholog. Anat. u. Naturwissensch., dann Tierproduktionslehre, Geburtsh. u. Physiol. 76, 99.

Brücke, Ernst Wilhelm Ritter von, 1819 bis 1892, hab. 1844 Physiol. Berlin, 1848 a. o. Prof. Königsberg, 1849 o. Prof. Wien 56, 69, 70, 77, 79, 123.

Brücke, Hans, *1905. 203.

Brünauer, Stephan Robert, *1887, hab. 1925 Haut- u. Geschlechtskr. 217.

Brünner-Ornstein, Martha, *1895, Facharzt physik. Therap. 179, 188, 189, 200.

Brum, Fr. Ritter von, †1876 (im 76. Lebensjahr), Generalstabsarzt 73.

Brunn, Fritz, *1888, Internist 170, 171, 177, 186, 197.

Brunner, Hans, *1893, hab. 1932 Hals-, Nasen- u. Ohrenheilk., Abteilungsvorstand Allg. Poliklinik 191, 198, 213.

Bsteh, Otto, *1900, Chirurg, Primararzt Waidhofen a. d. Th. 181.

Bucura, Constantin, 1874—1935, hab. 1908 Geburtsh. u. Gynäk., 1917 Tit. Prof., 1922 Vorst. Allg. Poliklinik 209.

Büdinger, Konrad, *1867, hab. 1897 Chir., 1909 Tit. Prof., 1903 Primararzt Allg. Krankenh. 137, 139, 144.

Bulard, A. F., Paris 45.

Bum, Anton, 1856—1925, hab. 1904 Chir. 113, 117, 130, 134, 139, 141, 153, 165, 186, 194, 195, 204.

Bume, Georg Felix, 1892—1937, zuletzt in Schanghai tätig 169, 176.

Burger, Emanuel, 1833—1916, Ohrenarzt 83.

Burgerstein, Leo, 1853—1928, Dr. phil., Dozent für hyg. Pädagogik 111, 153.

Burke, John, Buffalo 191.

Buschmann, Ferdinand Freiherr von, 1852—1911. 146.

Busson, Bruno, 1880—1936, hab. 1920 exp. u. allg. Pathol., 1927 Tit. Prof., Vorst. bundesstaatl. Kontrolle Serotherap. Institut u. d. bundesstaatl. Schutzimpfungsanstalt gegen Wut 173, 174, 175, 181, 211.

Butenandt, Adolf, *1903, 1933 o. Prof. organ. Chemie u. Technologie Techn. Hochschule Danzig 169.

Canigiani, Thomas, *1898, Röntgenologe 207, 221.

Carabelli, Georg Edler von Lunkaszprie, 1787—1842, 1821 a. o. Prof. Zahnheilk. 48, 50, 51.

Castagna, L., Universitätsmechaniker 158.

Catti, Georg 92.

Cemach, Alexander, *1882, Oto-Rhino-Laryngologe 211.

Cessner, Karl Ritter von, †1892 (75 Jahre alt), 1849 Dozent chir. Instrumenten- u. Bandagenlehre, a. o. Prof. 60.

Chiari, Hans, 1851—1916, Assistent Rokitanskys, hab. 1878 patholog. Anat., 1882 o. Prof. Prag, 1906 Straßburg 76, 122.

Chiari, Hermann, *1897, hab. 1931 pathol. Anat., 1936 o. Prof. 172, 186.

Chiari, Johann Baptist, 1817—1854, hab. 1849 Geburtsh., 1853 o. Prof. Prag, 1854 Josephinum 87, 88, 89, 100.

Chiari, Ottokar Freiherr von, 1853—1918, hab. 1882 Laryngo-Rhinologie, 1891 a. o. Prof., 1900 Leiter Laryngolog. Klinik, 1907 Tit. o. Prof., 1913 o. Prof. 137, 147, 165.

Chiari, Richard Freiherr von, 1882 bis 1929, Primararzt 136.

Chilaitidi, Démétrios, *1883, Röntgenologe Istambul 129.

Chrastina, Johann Alexander, 1810 bis 1887, 1846 Primararzt städt. Versorgungsh. Mauerbach, 1855 Wien 75, 77, 80, 96, 130.

Chrobak, Rudolf, 1843—1910, hab. 1871 Gynäk., 1880 a. o., 1889 o. Prof. 101, 103, 112, 113, 114, 145, 146, 226, 236.

Chvostek, Franz, *1864, hab. 1895 inn. Med., 1897 a. o., 1909 Tit. o. Prof., 1911 o. Prof. 129, 131, 135, 177, 179, 183.

Chwalla, Rudolf, *1900, hab. 1933 Urol. 205, 207.

Clairmont, Paul Johann, *1875, hab. 1907 Chir., 1912 Tit. Prof., 1918 o. Prof. Zürich, 1913 Primararzt 138, 140, 141, 142, 156, 201, 223.

Claivaz, Maurice, 1798—1833, Walliser Staatsarzt, Präsident d. Gesundheitsrates 57.

Clar, Konrad, 1844—1904, Dr. phil. et med., hab. 1870 Balneol. Graz, 1888 Wien, 1890 Tit. Prof., Kurarzt in Gleichenberg 100, 153, 158, 159.

Coën, Rafael del fu Vitale, 1839—1904, Spracharzt 148.

Cohn, Max, *1875, Orthopäde 167.

Concato, Luigi, 1825—1882, 1860 Prof. med. Klinik Bologna 99.

Copello, O., Prof. adj. d. klin. Chir. Buenos Aires 192.

Cordes, Paris 99.

Coronini, Carmen von, *1885, hab. 1930 pathol. Anat., Assist. a. pathol. Inst. 172, 173.

Costomyris, Georg A. Lesbos 146.

Creutzer, Ludwig, 1809—1866, Primararzt Rudolfstiftung 45, 82, 85, 96, 97.

Crinis, Max de, *1889, hab. 1920 Neuropathol. u. Psychiatr. Graz, 1924 a. o. Prof., 1934 o. Prof. Köln 168.

Csokor, Johann, 1849—1911, 1881 Prof. pathol. Anat., gerichtl. Tiermed. u. Fleischbeschau Tierärzn.-Inst., 1895 a. o. Prof. u. 1910 Tit. o. Prof. Tierseuchenlehre Med. Fakultät 113, 122, 123, 127, 130, 131, 154.

Cyon, Elie von, 1842—1912, 1868 Dozent, 1870 a. o. Prof. Anat. u. Physiol. physikal.-mathemat. Fakultät St. Petersburg, 1872 o. Prof. Med. Akad., ab 1877 in Paris ansässig 81.

Czepa, Alois, 1886—1931, Dr. med. et phil., hab. 1928 Röntgenol., 1930 Leiter d. Röntgeninst. S. Canning Childs-Spital 221, 222.

Czermak, Johann Nepomuk, 1828 bis 1873, 1855 Prof. Physiol. Graz, 1856 Krakau, 1858 Pest, 1865 Jena, 1870 a. o. Hon.-Prof. Leipzig 91.

Czermak, Joseph Julius, 1799—1851, 1827 o. Prof. Physiol. 6, 13, 34, 39, 41, 42, 43.

Czermak, Wilhelm, 1856—1906, hab. 1886 Augenheilk. Graz, 1887 Wien, 1892 a. o., 1894 o. Prof. Innsbruck, 1895 Prag 147.

Czerny, Vinzenz, 1842—1916, hab. 1871 Chir., 1871 o. Prof. Freiburg i. B., 1877 Heidelberg 86.

Czyhlarz, Ernst, *1873, hab. 1903 inn. Med., 1917 Tit. Prof., 1908 Primararzt K.-Franz-Josef-Spital, 1923 Allg. Krankenh. 134.

Czykanek, Franz Xaver, 1789—1872, Leibarzt d. fürstl. Familie Esterhazy, 1847 Arzt k. k. Civil-Mädchenpensionat 6, 41, 45, 54, 97.

Czyrniánski, Julian, später Arzt in Krakau 158.

Daimer, Josef, 1845—1909, 1905 Referent für Sanitätsangelegenheiten Ministerium d. Innern 114.

Dalla Rosa, Alois, *1847, hab. 1884 Prag, später Prosektor am Wiener Anat. Inst. 116.

Dattner, Bernhard, *1887, Dr. jur. et med., Psychiater u. Neurologe 169, 186, 187, 188.

Deac, Oct. 184.

Decastello, Alfred Ritter von Rechtwehr, *1872, hab. 1909 inn. Med. Innsbruck, 1912 Wien, 1921 Tit. Prof., 1917 Primararzt K.-Franz-Josef-Spital 126, 131.

Defranceschi, Peter, emer. Primararzt Görz 186.

Dehne, Ernst, *1905. 195, 201.

Dehne, Robert, 1876—1936, 1933 Primararzt St.-Anna-Kinderspital 126.

Dembo, Isak Alexandrovitsch, *1847, St. Petersburg 117.

Demel, Rudolf, *1891, hab. 1928 Chir., 1933 Tit. Prof., Primararzt Rudolfstiftung 173, 191, 192, 193, 194, 196, 197, 199, 200, 204, 206, 218, 220.

Démétriades, Theodor, hab. 1927 Oto-Rhino-Laryngol., 1930 Primararzt Athen 168.

Demmer, Fritz, *1884, 1932 Tit. Prof. Chir., 1924 Primararzt Barmh. Brüder, Abteilvorst. Allg. Poliklinik 158, 164, 165, 189, 194, 195, 197, 202, 204, 225.

Denk, Wolfgang, *1882, hab. 1916 Chir., 1923 Tit. Prof., 1928 o. Prof. Graz, 1931 Wien 141, 142, 166, 189, 190, 191, 192, 195, 196, 198, 199, 201, 202, 204, 208, 221, 233.

Depisch, Franz, *1894, hab. inn. Med. 172, 178, 183, 185.

Deuticke, Paul, *1901. 198, 207.

Detre, L., Budapest 170.

Deutsch, Felix, *1884, hab. 1919 inn. Med., dzt. Nordamerika 167, 171, 174, 175, 181, 212.

Dexler, Hermann, 1866—1931, dipl. 1894 Tierärztl. Hochschule, hab. 1898 Histol., 1898 a. o. Prof. u. 1920 o. Prof. Tierseuchenlehre Prag 154.

Dibold, Hans, *1904, Internist, Primararzt 178.

Diem, Karl, 1866—1936, hab. 1927 Balneol. 158.

Dienst 189.

Dietl, Josef, 1804—1878, 1841 Primararzt, 1848 Direktor Krankenh. Wieden, 1851 o. Prof. spez. Pathol. u. Therap. Krakau 44.

Dimitz, Ludwig, *1889, Psychiater u. Neurologe 118, 187.

Dimmer, Friedrich, 1855—1926, hab. 1885 Augenheilk., 1895 o. Prof. Innsbruck, 1900 Graz, 1910 Wien 147, 165, 209.

Dittel, Leopold Ritter von sen., 1815 bis 1898, hab. 1856 Chir., 1865 a. o. Prof. 36, 45, 48, 65, 83, 84, 86, 99, 100, 101, 103, 110, 139, 140, 141, 143, 145, 159, 226.

Dittel, Leopold Ritter von jun., *1861, hab. 1899 Geburtsh. u. Gynäk., 1906 Primararzt Kairo, seit d. Weltkrieg wieder in Wien 146.

Dlauhy, Johann, 1808—1888, 1844 Prof. pathol. Anat. Prag, 1848 gerichtl. Med. u. Staatsarzneik. Wien 44, 47, 66, 68, 78, 96.

Dobler, Emil, 1808—1848, 1837 Polizeibezirksarzt, 1845 Primararzt 44.

Dömény, Paul 156.

Doerr, Robert, *1871, hab. 1908 allg. u. exp. Pathol., 1912 Tit. Prof., 1919 o. Prof. Hyg. u. Bakteriol. Basel 153, 167.

Doll, Benjamin, *1894, prakt. Arzt 222.

Domanig, Erwin, *1898, Chirurg, 1934 Primararzt Landeskrankenanstalt Salzburg 200, 201.

Donath, Ferdinand, *1895, Internist, Assistent d. Herzstation 181, 185.

Engel, Joseph, 1816—1899, 1844 Prof. Anat. Zürich, 1849 path. Anat. Prag, 1854 Josephinum Wien 32, 43, 44, 47.

Engel, Paul, *1907. 169.

Engelmann, Guido, *1876, hab. 1920 orthop. Chir. 143, 166, 193, 224.

Engerth, Karl Freiherr von, Ingenieur 111.

Engländer, Martin, *1868, Internist 126, 127, 128, 131, 159, 167, 170, 182, 183, 184, 185, 197.

Englisch, Josef, 1835—1915, hab. 1871 Chir., 1892 a. o. Prof., 1876 Primararzt Rudolfstiftung 77, 83, 85, 86, 90, 138, 143, 152, 158.

Eppinger, Hans, *1879, hab. 1907 inn. Med. Graz, 1914 Tit. Prof., 1919 a. o. Prof., 1926 o. Prof. Freiburg i. B., 1930 Köln, 1933 Wien 120, 121, 171, 177, 180, 184, 185, 193.

Epstein, Emil, *1875, hab. 1926 allg. u. exp. Pathol., Leiter d. serodiagn. Station K.-Franz-Josef-Spital u. Rudolfstiftung 174.

Erben, Franz, 1876—1937, hab. 1910 inn. Med. 119, 134.

Erben, Siegmund, *1863, hab. 1900 inn. Med. u. Neurol., 1912 Tit. Prof. 135, 167, 187.

Erdheim, Jakob, 1874—1937, hab. 1913 pathol. Anat., 1918 a. o. Prof., Vorst. Pathol.-anat. Inst. Krankenh. Stadt Wien 120, 172.

Erdheim, Sigmund, *1868, hab. 1917 Chir., 1927 Tit. Prof., 1929 Abtvorst. Allg. Poliklinik 145, 191, 195, 196.

Erlacher, Philipp, *1886, hab. 1919 orthopäd. Chir. Graz, 1923 a. o. Prof. 166, 198, 205, 224.

Erlsbacher, Otto, *1900, Internist 181, 183.

Ernst, Karl, †1928, Zahnarzt 154.

Ertl, Johann von 165.

Escherich, Theodor, 1857—1911, hab. 1885 Kinderheilk. München, 1890 a. o., 1894 o. Prof. Graz, 1902 o. Prof. Wien 113, 114, 115, 124, 132, 138.

Essen, Hans, *1892, Primararzt Krankenh. Steyr 179.

Esser, J. F. S., Holland 192.

Ettinghausen, Andreas Ritter von, 1796 bis 1878, Physiker u. Mathematiker, 1819 Prof. Innsbruck, 1822 Wien 32, 39, 53, 54, 67.

Etzelt, Friedrich von Löwenfels, Magister, I. „Zum Salvator" 41.

Eugling, Max, *1880, hab. 1920 Hyg., 1928 a. o. Prof., 1937 Vorst. d. Hyg. Inst. 167.

Ewald, Carl, *1865, hab. 1898 Chir., 1912 Tit. Prof., 1918 a. o. Prof., 1900 Primararzt Rochusspital, später Sophienspital 137, 163, 173, 202, 204, 225.

Exner, Alfred, 1875—1921, hab. 1909 Chir., 1912 Tit. Prof., Primararzt Spital d. Barmherz. Brüder 121, 129, 137, 138, 142, 156, 165, 166, 167, 185, 191, 193, 200, 203, 204.

Exner, Robert, *1891, Neurologe 225.

Exner, Siegmund, 1846—1926, 1875 a. o. Prof. Physiol., 1891 o. Prof. 71, 91, 101, 110, 112, 114, 115, 116, 155, 159, 160, 163, 223, 226, 235.

Faber, E. 54, 93.

Fabricius, Josef, 1865—1933, hab. 1902 Geburtsh. u. Gynäkol., 1915 Tit. Prof. u. Primararzt Diakonissenkrankenhaus 138.

Faehndrich, Direktor 100.

Falkner, Anselm, *1876, Primararzt, 1910 Deutsch-Libau (Nordmähren) 145.

Falta, Wilhelm, *1875, hab. 1907 inn. Med. Basel, 1912 Tit. Prof. u. 1919 a. o. Prof. Wien, Primararzt K.-Elisabeth-Spital 118, 120, 121, 126, 130, 156, 167, 169, 170, 175, 179, 180, 181, 182, 183, 184, 185, 199.

Farkas, Bela, Prof. Zoologie Szeged 169.

Fasal, Hugo, *1873, Dermatologe 217.

Fasal, Paul, *1904, Dermatologe 217.

Favarger, Heinrich, 1848—1916, prakt. Arzt 128, 154.

Federn, Salomon, 1831—1920, prakt. Arzt 118, 126, 128, 129, 130, 131, 135, 168, 176, 184.

Fein, Johann, 1864—1923, hab. 1904 Laryngol., 1914 Tit. Prof., Leiter d. Laryngol. Ambul. Krankenh. Wieden 137, 148, 162, 210, 211.

Feher, G. 177.

Felber, Ernst, *1887, Urologe 207.

Feller, Adolf, *1891, hab. 1931 pathol. Anat., 1936 Tit. Prof., Prosektor Krankenh. Wieden u. Allg. Poliklinik 171, 172, 178.

Fellinger, Karl, *1904, hab. 1937 inn. Med., 1937 Primararzt Krankenh. Stadt Wien 170, 171, 172, 181.

Fellner, Bruno, †1919, Kurarzt Franzensbad 121.

Fellner, Leopold, 1840—1919, Kurarzt Franzensbad 117, 146.

Fellner, Ottfried O., *1873, Frauenarzt 145, 178, 209.

Felsenreich, Anton, 1848—1926, hab. 1883 Geburtsh. u. Gynäk., 1898 Tit. Prof. 114.

Felsenreich, Friedrich, *1902, Assistent d. II. chir. Klinik 194, 195, 196, 203, 222.

Fenz, Egon, *1907. 181, 187.

Fenzl, Eduard, 1808—1879, prakt. Arzt, dann Prof. d. Botanik u. Direktor d. Botanischen Gartens 73.

Ferrari, P., Genua 124.

Ferstel, J. 97.

Feßler, Alfred, *1896, Dermatologe 200, 218.

Feuchtersleben, Ernst Freiherr von, 1806 bis 1849, Vizedirektor d. med.-chir. Studiums, 1848 Unterstaatssekretär im Unterrichtsministerium 24, 26, 36, 47, 49, 54, 226, 228.

Feyertag, Hans, *1896, Distriktsarzt Hartmannsdorf 182.

Ficker, J., Ministerialsekretär 66.

Fieber, Friedrich, 1835—1882, hab. 1869 Nervenkr. u. Elektrotherap., ord. Arzt Allg. Krankenh. 80, 92.

Fieber, Karl, 1837—1908, hab. 1872 Chir. 86.

Fiebiger, Josef, *1870, 1900 Tierarzt, hab. 1903 Biolog. u. Pathol. d. Fische Tierärztl. Hochschule, 1906 Tit. Prof., 1913 Venia legendi für Parasitol., hab. 1914 Univ., 1914 a. o. Prof. Tierärztl. Hochschule, das. 1920 o. Prof. Histol. u. Embryol. sowie Fischkunde 154, 167, 224.

Fillenbaum, Anton von, †1893 (51 Jahre alt), Oberstabsarzt 136.

Finaly, E. 219.

Finger, Albert 167.

Finger, Ernest, *1856, hab. 1883 Dermat., 1894 Tit. Prof., 1901 a. o., 1904 o. Prof. 113, 148, 152, 216.

Fink, Franz Edler von Finkenheim, *1859 Primararzt Allg. Krankenh. Karlsbad 129.

Finsterer, Hans, *1877, hab. 1913 Chir., 1920 Tit. Prof., 1935 Primararzt Wieden, Primararzt Allg. Krankenh. 138, 139, 156, 165, 191, 193, 194, 195, 198, 199, 200, 201, 202, 203, 206, 224.

Fischer, Alois, Radium-Chemiker 156.

Fischer, E. 224.

Fischer, Eugen, *1874, hab. 1900 Anat. u. Anthropol. Freiburg i. B., 1904 a. o. Prof., 1912 Prosektor Würzburg, 1913 Freiburg i. B., das. 1918 o. Prof. u. Direktor d. Anatom. Instit., 1927 Prof. Anthropol. u. Direktor K.-Wilhelm-Inst. Berlin 171.

Fischer, Isidor, *1868, hab. 1914 Gesch. Med., Frauenarzt 196, 223.

Fischer, Josef, *1890, Ohrenarzt 219.

Fischer, Robert, *1890, Internist 178.

Flamm, Ignaz Hermann, †1886, k. k. Hofarzt 76, 78.

Flamm, Lukas, *1898, Chirurg 191.

Flaum, Ernst, *1904, Assistent d. II. med. Univ.-Klinik 183.

Flechner, Anton Emerich, 1807—1883, 1834 Bergphysikus Reichenau, N.-Ö., dann Oberphysikus Eisenerz, 1857 Gerichtsarzt Wien 31, 35, 42, 54, 97, 98.

Fleischl von Marxow, Ernst, 1846—1891, hab. 1874 Physiol., 1880 a. o. Prof. 75, 116, 126, 158.

Fleischmann, Carl, *1859, Frauenarzt, 1902—1929 Primararzt Spital Israel. Kultusg. 173, 208.

Fleischmann, Leo, 1872—1932, hab. 1908 Zahnheilk., 1915 Tit. Prof. 154.

Fleischmann, Walter, *1896, hab. 1931 Physiol. 169.

Fleischner, Felix, *1893, hab. 1931 Radiol., Leiter Röntgeninst. S. Canning Childs-Spital 172, 206, 220, 221.

Flesch, Julius, *1871, prakt. Arzt 134, 147, 178, 185, 188, 191, 217.

Fliegel, Otto, *1896, Orthopäde 172, 183, 195.

Föderl, Oskar, 1865—1932, hab. 1902 Chir., 1909 Tit. Prof., 1919 a. o. Prof., 1902 Primararzt Rochusspital, 1903 Rudolfstiftung, 1913 Allg. Krankenhaus 138, 140, 158, 162, 166.

Foges, Arthur, 1868—1920, hab. 1910 Geburtsh. u. Gynäk. 138, 146, 159, 178, 203.

Foltanek, Karl, *1856, hab. 1892 Kinderheilk., 1892 a. o. Prof. Innsbruck u. in dems. Jahr resigniert, Primararzt Wilhelminenspital 114.

Folwarczny, Carl sen., 1798—1851, Hausarzt am Versorgungsh. Mauerbach, dann am Alsergrund Wien, 1831 Primararzt Allg. Krankenhaus 44, 51.

Folwarczny, Carl jun., 1832—1875, hab. 1861 physiolog. Chemie, 1864 a. o. Prof. Graz, dann Leiter d. Kurhauses Gries bei Bozen 70, 72, 77, 93.

Foramitti, Kamillo, *1875, Chirurg, 1918 Primararzt Rainerspital 165, 189, 192.

Forscher, Zoltan, *1902. 171.

Fraenkel, Alexander, *1857, hab. 1890 Chir., 1902 a. o., 1917 Tit. o. Prof., 1895—1929 Vorst. Allg. Poliklinik 112, 113, 114, 136, 140, 142, 157, 164, 173, 191, 192, 223, 233.

Fränkel, Sigmund, *1868, hab. 1896 med. Chemie, 1909 Tit., 1915 a. o. Prof., 1904 Leiter d. Laboratoriums Spiegler-Stiftung 118, 119, 120, 121, 151, 153, 167.

Frank, Andreas, *1904, Röntgenologe 220.

Frank, Franz, 1812—1883, Kurarzt Pyrawarth 97.

Frank, Johann Peter, 1745—1821, 1784 Prof. med. Klinik Göttingen, 1786 Pavia, 1795 Direktor Allg. Krankenh. Wien, 1804 Prof. Wilna, 1805 St. Petersburg, 1808 Wien 2.

Frank, Oskar, *1876, Regimentsarzt 127.

Frank, Rudolf, 1862—1913, hab. 1893 Chir., 1911 Tit. Prof., 1896 Primararzt Rudolfstiftung, 1900 Allg. Krankenhaus 137, 138, 140, 141, 144, 158.

Frankel, Rudolf, 1816—1880, Hof- u. Theaterarzt 41, 47, 52, 55.

Frankl, Joseph Adam, 1803—1877, 1832 Kurarzt Marienbad 54, 72, 95, 97, 98, 99.

Frankl, Lothar Ritter von Hochwart, 1862—1914, hab. 1891 Neuropathol., 1898 Tit. Prof., 1911 a. o. Prof. 120, 134.

Frankl, Oskar, *1873, hab. 1914 Geburtsh. u. Gynäk., 1921 Tit. Prof., 1908 Laboratoriumsvorst. d. I. geburtsh.-gynäk. Klinik 116, 157, 209.

Franz, K., Oberstabsarzt 130.

Franz, Rupert, *1881, hab. 1914 Geburtshilfe u. Gynäk. Graz, 1919 Wien, 1932 Primararzt Maria-Theresia-Frauenhospital 208.

Fremel, Franz, *1887, hab. 1927 Ohren-, Nasen- u. Kehlkopfkrankheiten 149, 213.

Freud, David, 1832—1883, Leiter d. pneumatischen Anstalt Sofienbad 78.

Freud, Johann 173.

Freud, Paul, *1894, Primararzt Säuglingsheim Zentr. Krippenverein 187, 189, 211.

Freud, Sigmund, *1856, hab. 1885 Neuropathol., 1902 a. o., 1920 Tit. o. Prof. 134.

Freund, Ernst, *1863, 1891 Vorst. Chem. Laborat. Rudolfstiftung, 1914 a. o. Prof. med. Chem. 113, 117, 118, 123, 125, 164, 170, 171, 173, 175, 182, 184, 187, 202, 218, 222, 223.

Freund, Ernst jun., *1876, hab. 1922 inn. Med., 1936 Primararzt Krankenh. Wien. Kaufmannschaft 183, 195, 223.

Freund, Leopold, *1868, hab. 1904 Radiol., 1915 Tit. Prof. 128, 154, 155, 156, 157, 158, 168, 195, 215, 217, 219, 221, 222, 223.

Freundlich, Jakob, *1894, Assistent d. Herzstation 178.

Frey, Egon, *1892, prakt. Arzt 187, 193.

Frey, Hugo, *1873, hab. 1906 Ohrenheilk., 1921 Tit. Prof. 149, 213.

Frey, Ludwig, 1861—1937, prakt. Arzt 136.

Friedberg, Hermann, 1817—1884, hab. 1852 Chir. u. Staatsarzneik. Berlin, 1866 Prof. Staatsarzneik. Breslau 85.

Friede 210.

Friedinger, Karl, 1821—1892, hab. 1857 Schutzpockenimpfung, 1866 Direktor Landes-Gebär- u. Findelanstalt 63, 68, 82, 85, 95, 232.

Friedjung, Josef Karl, *1871, hab. 1921 Kinderheilk., 1911 Abtvorst., 1924 stellvertr. Direktor Kinderkrankeninstitut 114, 132, 162, 190.

Friedländer, Ernst, *1889, prakt. Arzt 196.

Friedländer, Friedrich, 1867—1926, hab. 1902 Chir., 1914 Tit. Prof., 1902 Primararzt Wilhelminenspital 138, 140.

Friedmann, Ingenieur 96.

Friedmann, Rudolf 178.

Friedmann, Sigismund, 1832—1893, Leiter Kuranstalt Gainfarn 117, 134.

Friedrich, Rudolf, *1901, hab. 1936 Chir. 179, 196, 197.

Frisch, Alfred V., *1890, hab. 1927 inn. Med. 176, 199, 208.

Frisch, Anton Ritter von, 1849—1917, hab. 1882 Chir., 1889 Tit. Prof., Abtvorst. Allg. Poliklinik 113, 114, 130, 131, 144, 156, 159.

Frisch, Bruno, *1891, Urologe 206.

Frisch, Felix, *1879, Internist u. Neurologe 188, 190.

Frisch, Karl Ritter von, o. Prof. d. Zoologie u. vergl. Anat. München 168.

Frisch, Otto von, *1877, hab. 1911 Chir., 1915 Tit. Prof., Direktor u. Primararzt Rudolfinerhaus 124, 139, 140, 141, 142, 164, 165, 166, 172, 191, 192, 193, 194, 195, 196, 201, 202, 203, 204, 205, 207, 212, 225.

Kálmán, Isidor 89.

Kaltofen, Alfred, *1891. 217.

Kaminer, Gisela, *1883. 123, 173, 174.

Kammerer, Paul, 1880—1926, Dr. phil., hab. 1910 exp. Morphol. d. Tiere, Assistent, dann Adjunkt Biolog. Versuchsanstalt 118.

Kammerer, Emil, 1846—1901, Oberstadtphysikus 110, 111.

Kamniker, Hellmut, *1898, hab. 1934 Geburtsh. u. Gynäk., 1936 Vorst. Allg. Poliklinik 172, 205.

Kanta, Rudolf, *1878, Dermatologe 216.

Kaposi, Moriz, 1837—1902, hab. 1866 Dermat., 1875 a. o., 1891 o. Prof., 1881 Vorst. Klinik u. Abt. f. Hautkr. 56, 94, 95, 103, 112, 127, 150, 155.

Kapsammer, Georg, 1870—1911, 1907 Vorst. Urolog. Abt. K.-Franz-Josef-Amb. 139, 144.

Karajan, Ludwig Ritter von, 1835 bis 1906, Landessanitätsreferent f. Nied.-Öst. 68, 74, 103, 111.

Karplus, Johann Paul, 1866—1936, hab. 1901 Psychiatr. u. Neurol., 1909 Tit. Prof., 1914 a. o. Prof. f. Physiol. u. Pathol. d. Zentralnervensystems, 1917 Abtvorst. Allg. Poliklinik 118, 167, 186.

Karplus, Richard, 1876—1934, prakt. Arzt 175.

Karrer, Felix, Geologe 110.

Kaspar, Fritz, *1885, hab. 1926 Chir., Primararzt K.-Elisabeth-Spital 197, 199, 202, 203.

Kassowitz, Karl, *1886, dzt. Milwaukee 174, 189.

Kassowitz, Max, 1842—1913, hab. 1886 Kinderheilk., 1891 a. o. Prof., 1881 Leiter Kinderkrankeninst. 132.

Katholický, Karl, 1839—1925, 1870 bis 1911 Primararzt Landeskrankenh. Brünn 86, 139.

Katz, Heinrich, siehe Kahr, Heinrich.

Katz, Rudolf, *1905, 1934 Belgisch-Kongo 175.

Kauders, Felix, 1858—1937, prakt. Arzt 179.

Kauders, Otto, *1893, hab. 1932 Neurologie u. Psychiatr., 1935 a. o. Prof. Graz 169, 186, 188.

Kauf, Emil, 1895—1927, Internist 177, 178.

Kauffmann, Ludwig 5.

Kaufmann, Daniel, 1864—1919, Ohrenarzt Krankenh. Wieden, St. Rochus- u. Wilhelminenspital 149.

Kaufmann, Rudolf, 1871—1927, hab. 1908 inn. Med., 1920 Tit. Prof., 1909 Abtvorst. Allg. Poliklinik 128, 167, 177.

Kaunitz, Hans, *1905, Internist 181.

Kaup, Ignaz, *1870, hab. 1904 Hyg. Techn. Hochschule Charlottenburg, 1912 Prof., 1920 a. o. Prof. München 163.

Kazda, Franz, *1888, hab. 1928 Chir., Primarius St. Augustus Barmh. Brüder 192, 196, 216.

Kautzky-Bey, Anton, *1867, Arzt d. Khedive, dann Leiter Röntgenabt. Sanat. Auersperg 165, 219.

Kelen, Alexander, *1898. 185.

Keppich, J. 172.

Kerl, Wilhelm, *1880, hab. 1915 Haut- u. Geschlechtskrankh., 1921 Tit. Prof., 1926 o. Prof. Innsbruck, 1927 Wien 130, 153, 214, 216, 217.

Kestenbaum, Alfred, *1890, Augenarzt 210.

Khautz, Anton von Eulenthal, *1875, Chirurg, Primararzt St. Josef-Kinderspital 139, 197, 202, 208.

Kienböck, Robert, *1871, hab. 1904 Radiol., 1915 Tit. Prof., 1925 a. o. Prof., Leiter d. Radiol. Abt. Allg. Poliklinik 155, 221.

Kieser, Dietrich Georg, 1779—1862, 1812 a. o., 1818 o. hon., 1824 o. Prof. Med. Jena, 1847 Vorst. Psychiatr. Klinik 15, 16, 17.

Kilhof, Max, *1878, prakt. Arzt 225.

Kirchmayr, Ludwig, 1873—1928, Chirurg, Primararzt Stefanie-Spital 203.

Kirschbaum, P., Regimentsarzt 126.

Kirschner, L. 174, 217.

Kisch, Franz Josef, *1879, Kurarzt Marienbad 177, 178, 182.

Kitaj, Jakob, *1869, prakt. Arzt 158.

Kiwisch, Franz Ritter von Rotterau, 1814—1852, hab. 1842 Gynäk. Prag, 1845 o. Prof. Geburtsh. u. Gynäk. Würzburg, 1850 Prag 50.

Klausner, Erwin, *1883, hab. 1914 Haut- u. Geschlechtskrankh. Prag 153.

Klein, Arthur, 1863—1930, hab. 1895 inn. Med., 1907 Tit. Prof. 124, 125, 167.

Klein, Heinrich Viktor, *1881, Frauenarzt 209.

Klein, Johann, 1788—1856, 1819 Prof. Geburtsh. Lyzeum Salzburg, 1822 Prof. prakt. Geburtsh. Wien 50.

Pawlik, Karl, 1849—1914, hab. 1881 Geburtsh. u. Gynäk., 1886 Vorst. Allg. Poliklinik, 1887 o. Prof. Prag 145.

Peham, Heinrich, 1871—1930, hab. 1904 Geburtsh. u. Gynäk., 1909 Tit. Prof., 1920 o. Prof., 1912 Vorst. Allg. Poliklinik 145, 164, 173.

Pekarek, Franz, *1894, Orthopäde, Primararzt 194, 195.

Pellischek, Thomas Friedrich, 1812 bis 1876, hab. 1848 Pastoralmed. 73.

Peller, Sigismund, *1890, Internist u. Statistiker 164, 169, 173, 176, 189, 190, 211.

Perez, Fernando, 1863—1935, Otolaryngologe, Diplomat 210.

Peričič, Bozo, *1865, 1897 Primararzt Zadar, 1921 Split 181.

Pernhofer, Gustav, *1831, Kurarzt Römerbad b. Tüffer 98.

Perutz, Alfred, 1885—1934, hab. 1919 Haut- u. Geschlechtskr. 151, 186, 214.

Peter, Josef, *1877, hab. 1924 Zahnheilk. 154.

Petroff, S. A., Director of Research and Clin. Laboratory, Trudeau Sanatorium, Trudeau, N. Y., U. S. A. 175.

Pfeuffer, Karl von, 1806—1869, 1840 Prof. med. Klinik Zürich, 1844 Heidelberg, 1852 München 18.

Phelan, New York 159.

Pichler, Hans, *1877, 1919 a. o. Prof. Zahnheilk., 1930 Tit. o. Prof. u. Vorst. Zahnärztl. Inst. 142, 172, 192, 198, 199, 225.

Pichler, K., Brünn 174.

Pick, Alois, *1859, hab. 1890 inn. Med., 1904 Tit. Prof., 1918 Tit. o. Prof., Generaloberstabsarzt 128.

Pick, Ernst, *1896, prakt. Arzt 176.

Pick, Ernst Peter, *1872, hab. 1904 med. Chemie, 1911 Tit. Prof., 1919 exp. Pharmak., Toxikol. u. Rezeptierk., 1911 Tit. Prof., 1912 a. o., 1917 Tit. u. Char. o., 1924 o. Prof. Pharmak. 119, 125, 129, 171, 235.

Pick, Philipp Joseph, 1834—1910, hab. 1868 Haut- u. Geschlechtskr., 1873 a. o., 1896 o. Prof. Prag 94.

Pick, Walter, 1874—1932, hab. 1908 Dermatol., 1907—1920 Vorst. Kinderkrankeninstitut, 1920 Dermatologe Teplitz-Schönau, 1929 Prag 126, 153, 167, 215.

Pilcz, Alexander, *1871, hab. 1902 Psychiatrie u. Neurol., 1907 Tit. Prof., 1921 a. o. Prof. 135, 136, 188.

Pillat, Arnold, *1891, hab. 1928 Augenheilkunde, 1936 a. o. Prof. Graz 210.

Pineles, Friedrich, 1868—1936, hab. 1902 inn. Med., 1912 Tit. Prof. 120, 130, 135.

Pirogoff, Nikolai Iwanowitsch, 1810 bis 1881, 1836 Prof. Chir. Dorpat., 1840 St. Petersburg 49.

Pirquet, Clemens Freiherr von, 1874 bis 1929, hab. 1908 Kinderheilk., o. Prof. Johns Hopkins University Baltimore, 1910 Breslau, 1911 Wien 127, 132, 162, 176, 188, 189, 224, 235.

Piskaček, Ludwig, 1854—1932, hab. 1889 Geburtsh., 1890 Prof. Oberösterr. Landesgebäranstalt Linz, 1901 Prof. Hebammenlehranstalt Wien, 1920 a. o. Prof. 137, 223.

Pißling, Wilhelm F., 1848 Assistent Med. Klinik Wundärzte, 1861 Prof. med. Klinik Olmütz 73, 77.

Pitha, Franz Freiherr von, 1810—1875, 1839 suppl. Prof. chir. Klinik u. Dozent Acologie sowie 1843 o. Prof. Prag, 1854 Prof. Chir. u. chir. Klinik Josephinum Wien 67, 84, 87, 94.

Planner, Herbert, 1887—1933, hab. 1924 Dermatol., 1928 Primararzt K.-Elisabeth-Spital 217.

Plaschkes, Siegfried, *1886, Internist 127, 186.

Pleischl, Adolph Martin, 1787—1867, 1819 Prof. Chemie Prag, 1838—1848 Wien 39, 40, 42, 48, 49, 53, 54, 55, 62, 65, 71, 72, 95, 97, 99, 100.

Pleischl, Theodor, 1823—1886, Assistent Oppolzers 73, 80, 95, 99.

Pleninger, Andreas Ritter von Heilbrunn, 1815—1896, Arzt Theresianum 70, 97.

Plenk, Hans, *1887, Dr. phil. et med., hab. 1923 Histol., 1930 a. o. Prof. 168.

Plesch, Johann, *1878, hab. 1912 inn. Med. Berlin, 1917 Tit. Prof., 1921 a. o. Prof. 184.

Pleschner, Hans Gallus, *1883, hab. 1920 Urolog. 144, 205, 206, 207.

Podrazky, Josef, 1830—1894, Assistent Pithas Josephs-Akademie, bis 1874 a. o. Prof. das., Generalstabsarzt 86, 99, 142, 158.

Podzahradsky, David, 1849—1928, 1914 Sanatoriumsleiter Baden b. Wien 159.

Pöch, Rudolf, 1870—1921, hab. 1910 Anthropol. u. Ethnogr., 1913 a. o., 1919 o. Prof. 155.